はじめての

不妊治療 最新版

監修：森本義晴　HORACグランフロント大阪クリニック院長

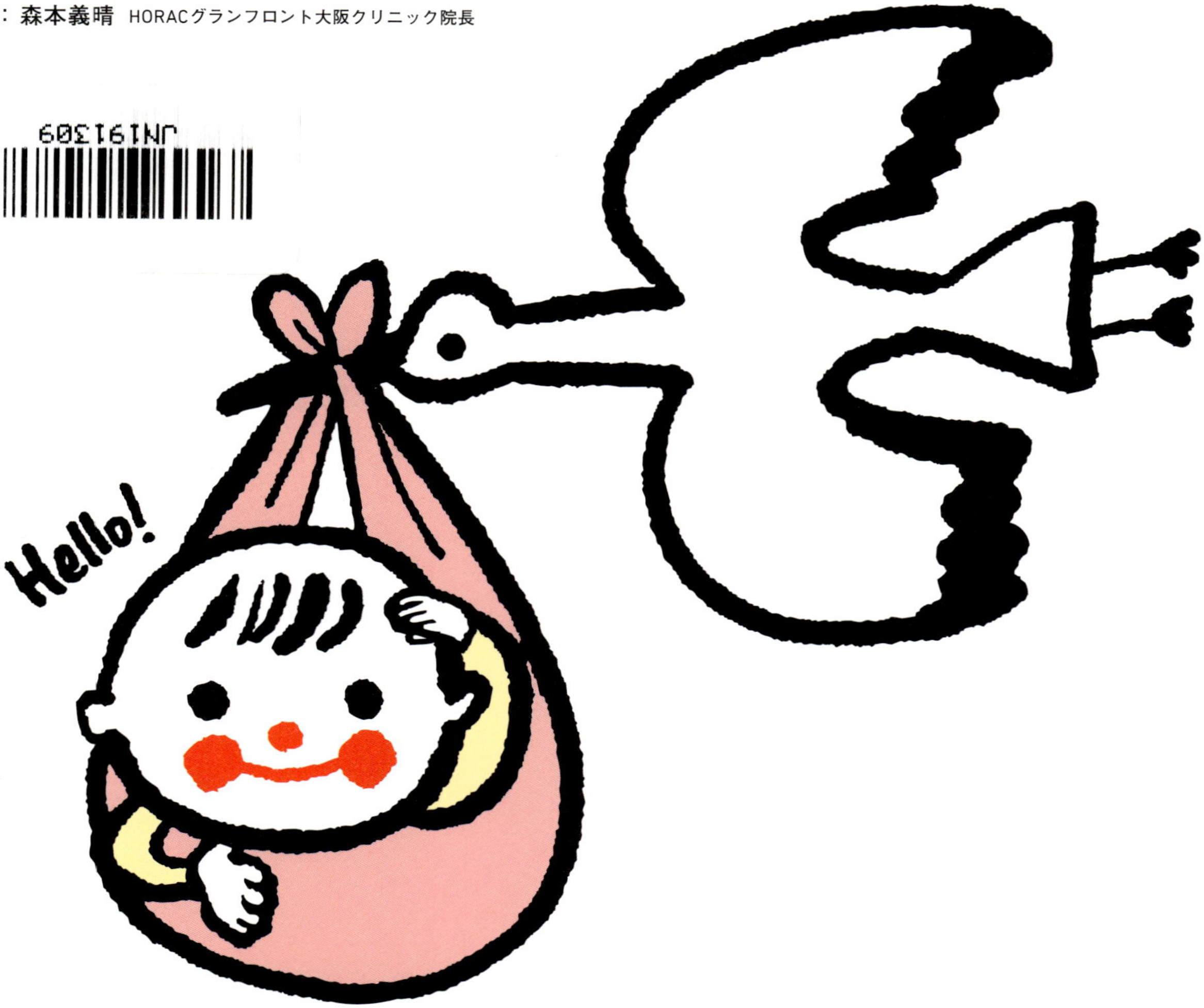

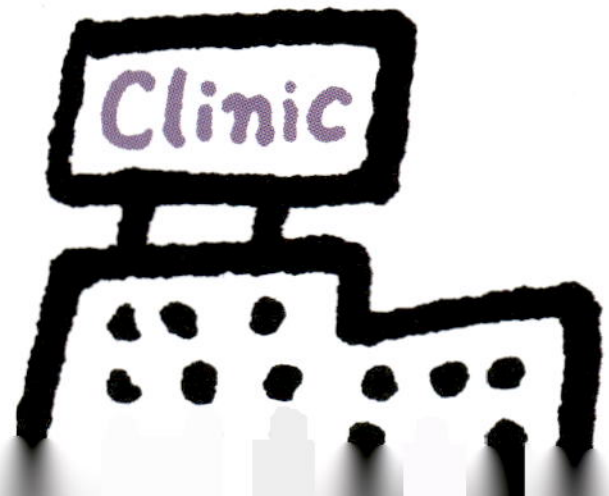

主婦の友社

治療を始める前に
知っておきたいコト 1

卵子は老化する

女の子は
ママのおなかの
中にいるときに、
すでに**卵子のモト**を
つくってたくわえています。

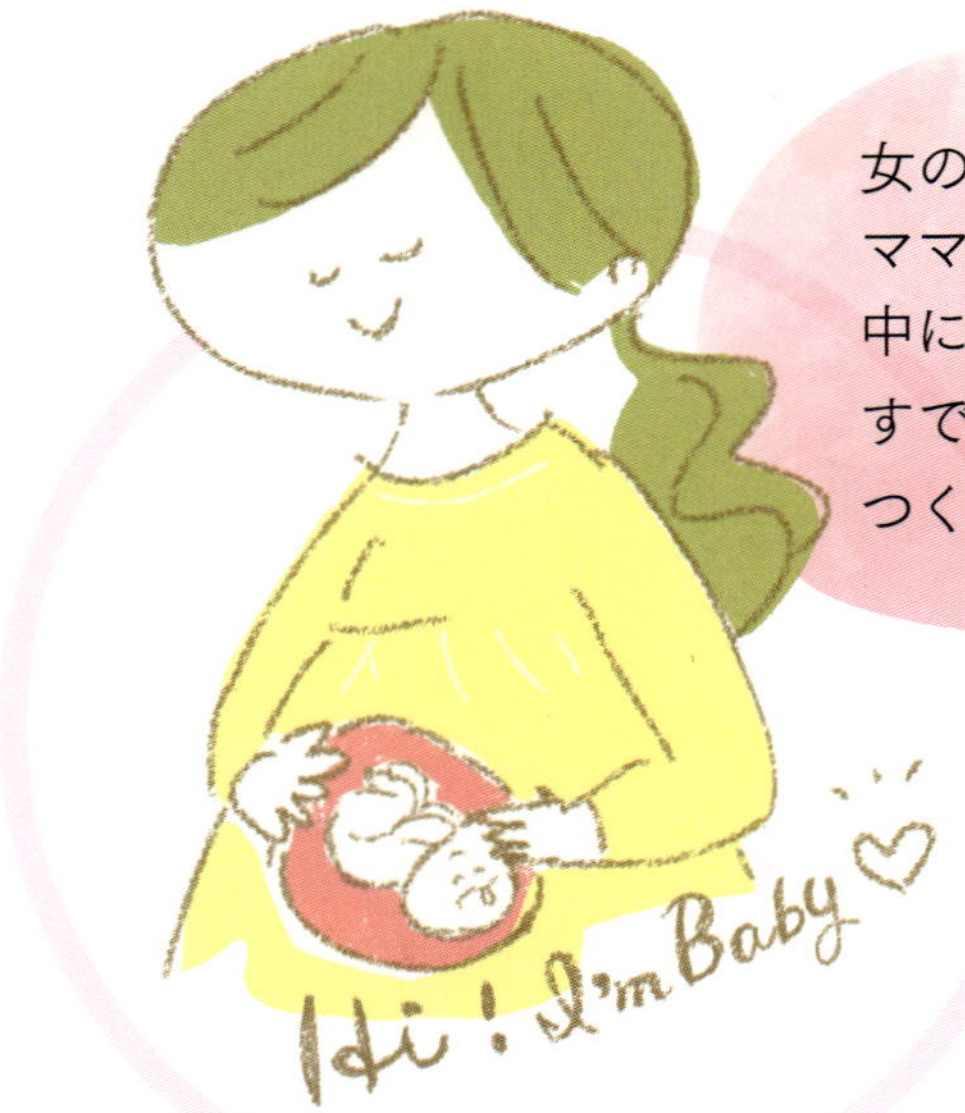

生まれたとき、
卵巣には200万個もの
卵子のモトが
眠っています。

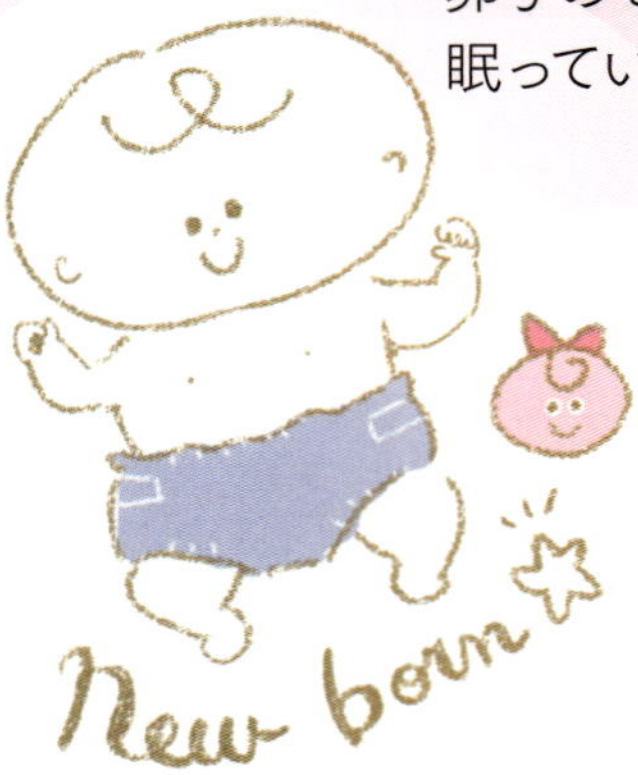

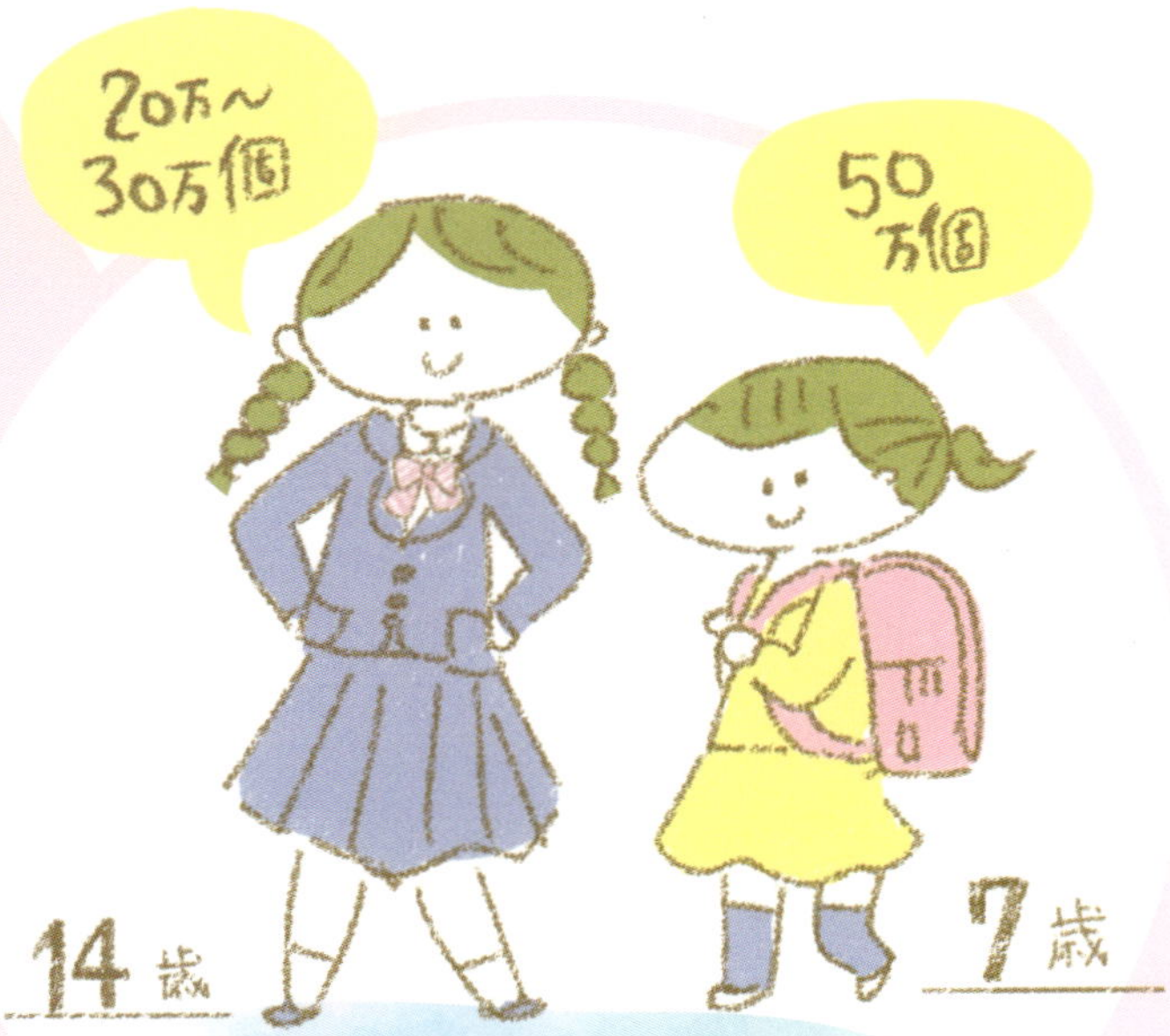

小学校に入学するころには
50万個くらい、
思春期には
20万～30万個にまで
減っています。

眠っている途中で
消えてしまう卵子も
たくさんあって

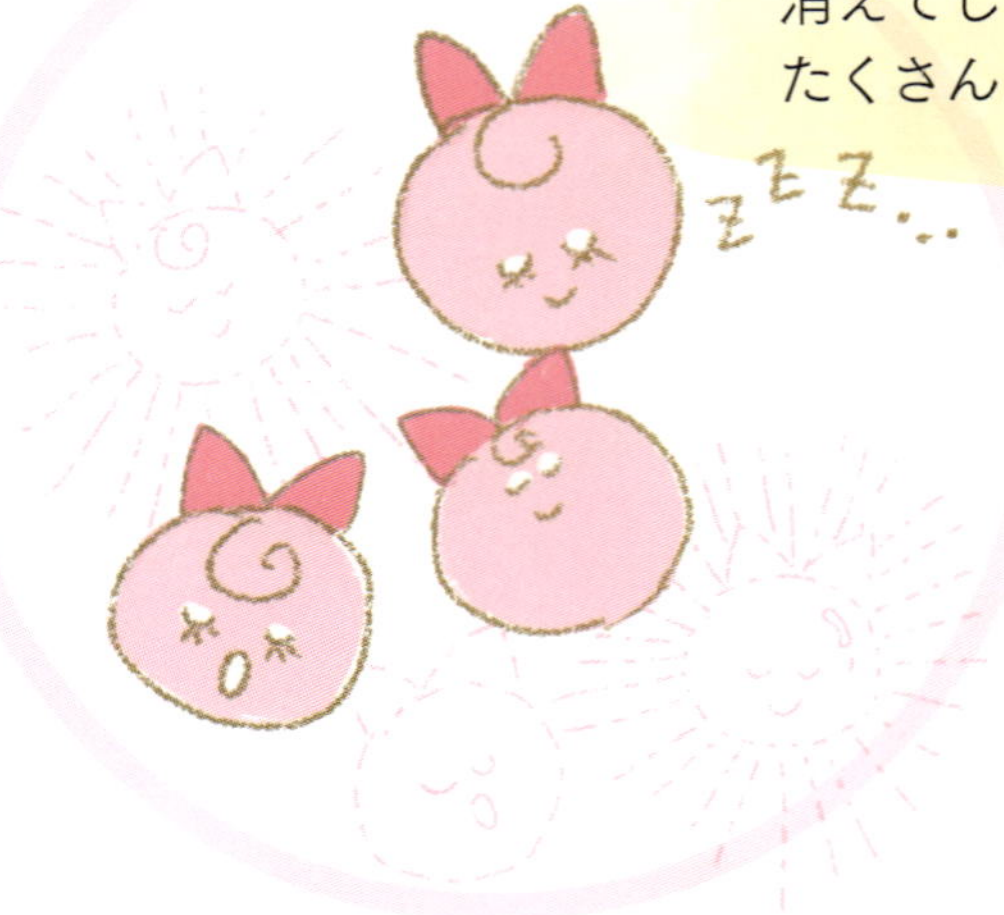

勉強しているときも、働いているときも、
愛する人と幸せな時間を過ごしているときも、
卵子はずっとあなたと一緒！

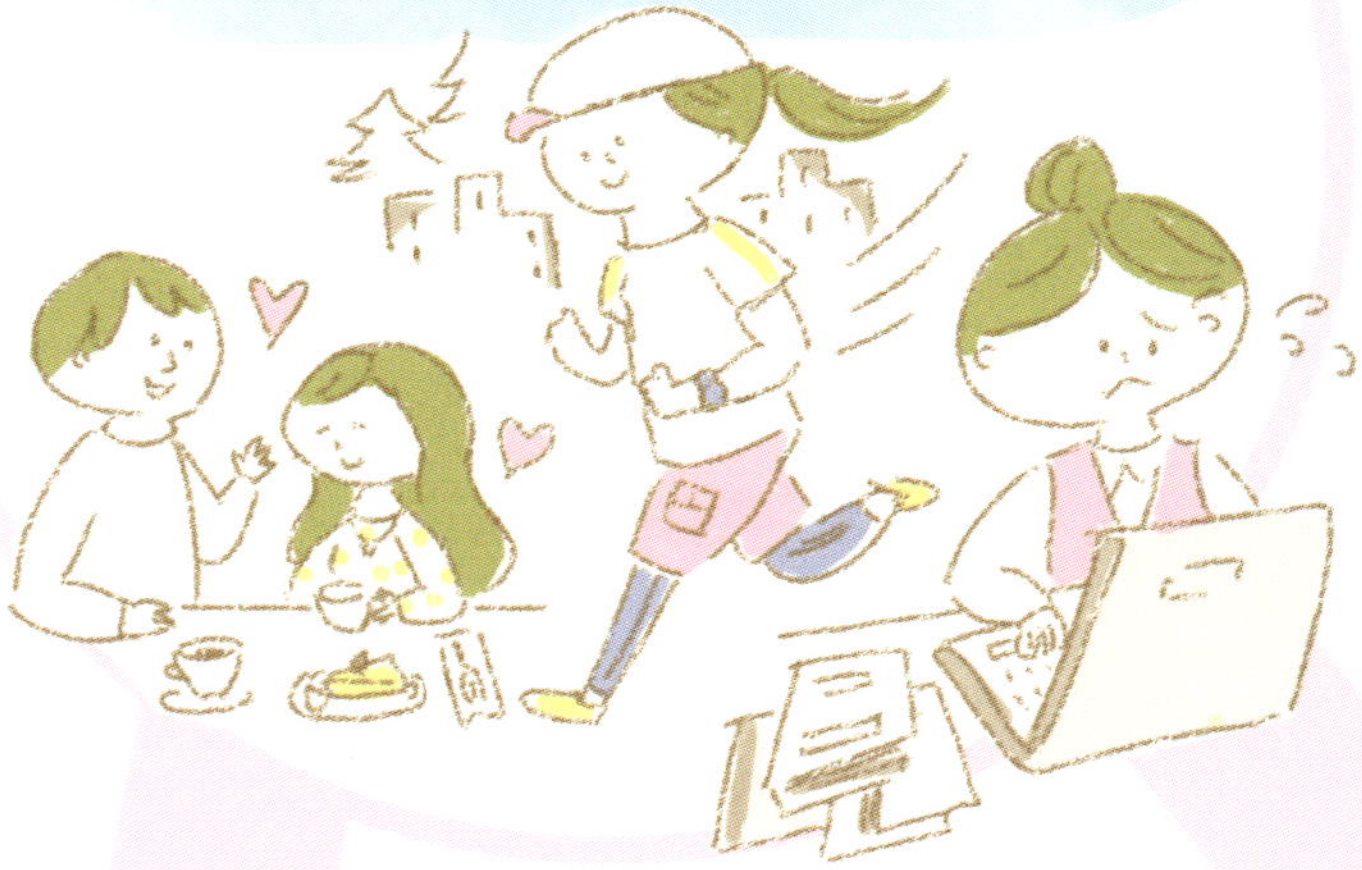

あなたが誕生日を迎えると、
卵子も同時に年齢を重ねます。
加齢に伴い、
卵子の中には赤ちゃんになる力を
失ってしまうものも出てきます。

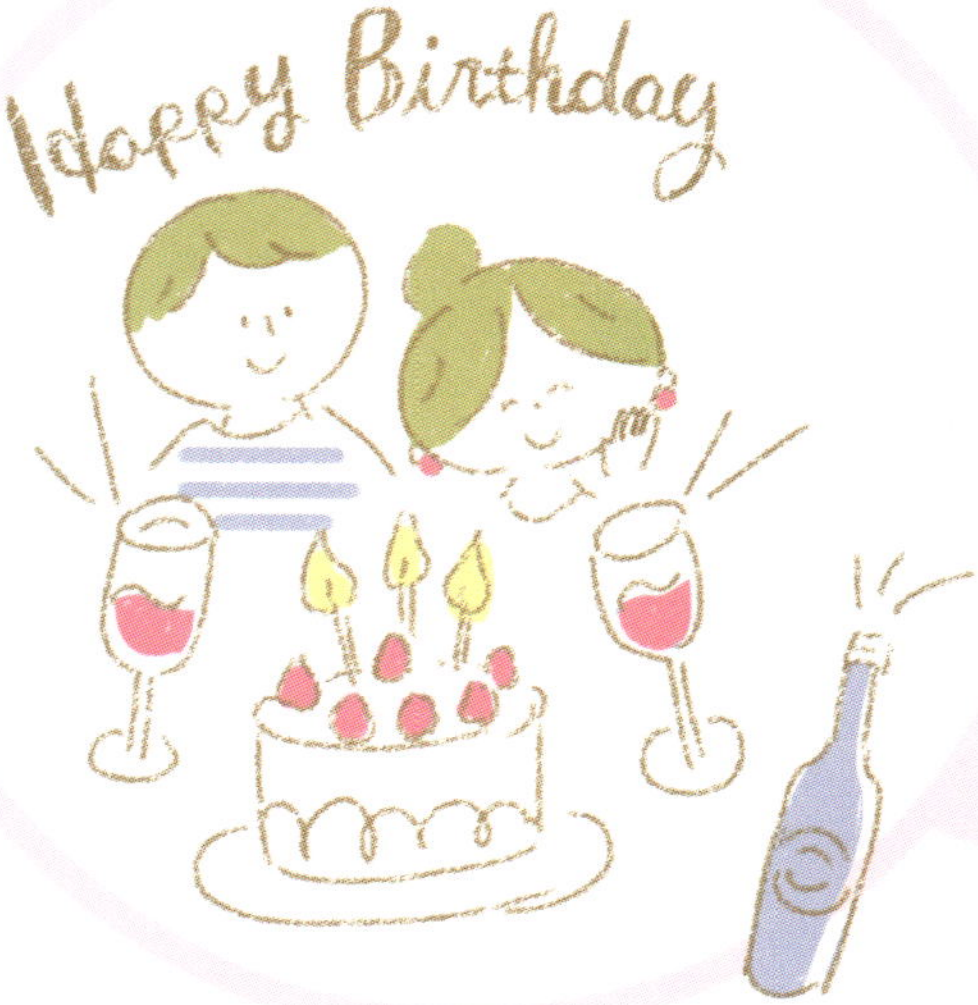

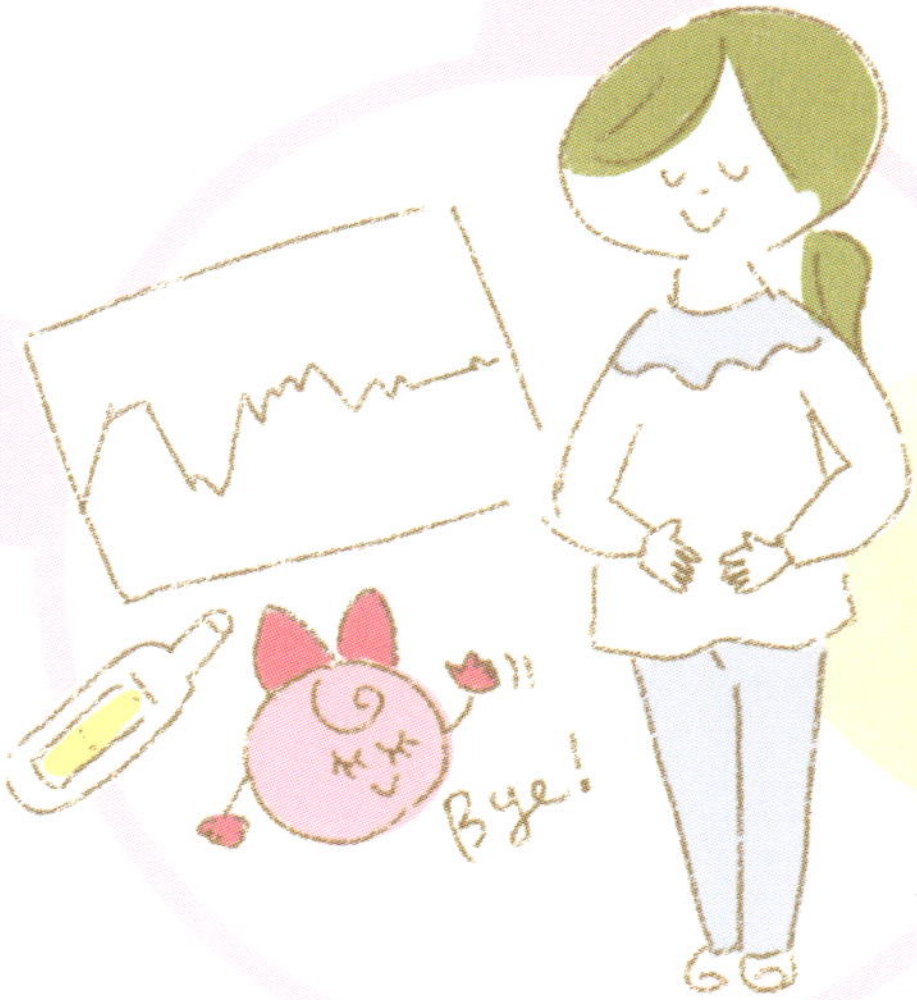

月経（生理）のたびに
約1000個の卵子が
めざめて成長し、
消えていきます。

＼だから／
時間を味方につけて、**効率のいい妊活**をめざすことが大事！

治療を始める前に知っておきたいコト 2

妊娠のしくみ

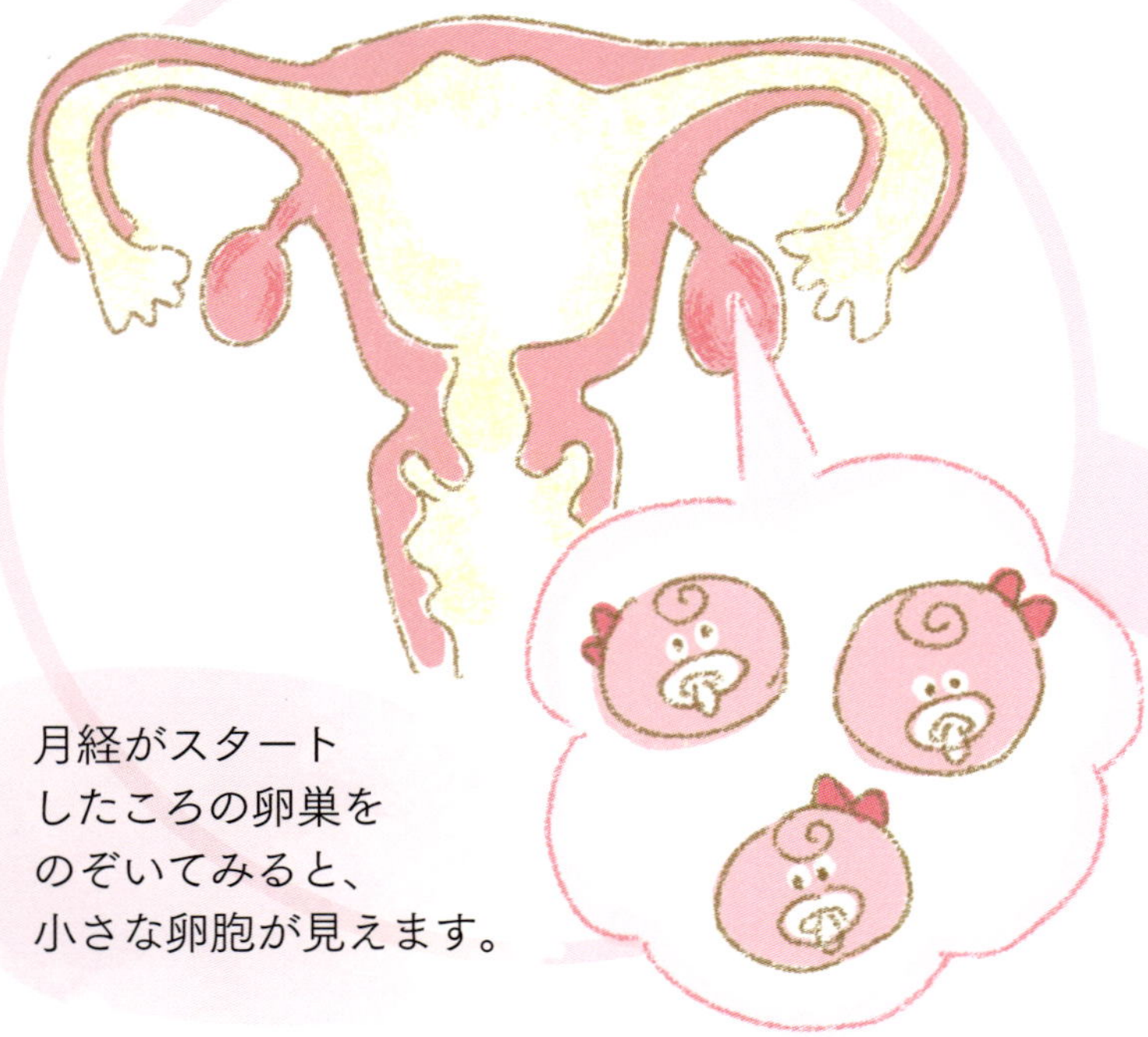

月経がスタート
したころの卵巣を
のぞいてみると、
小さな卵胞が見えます。

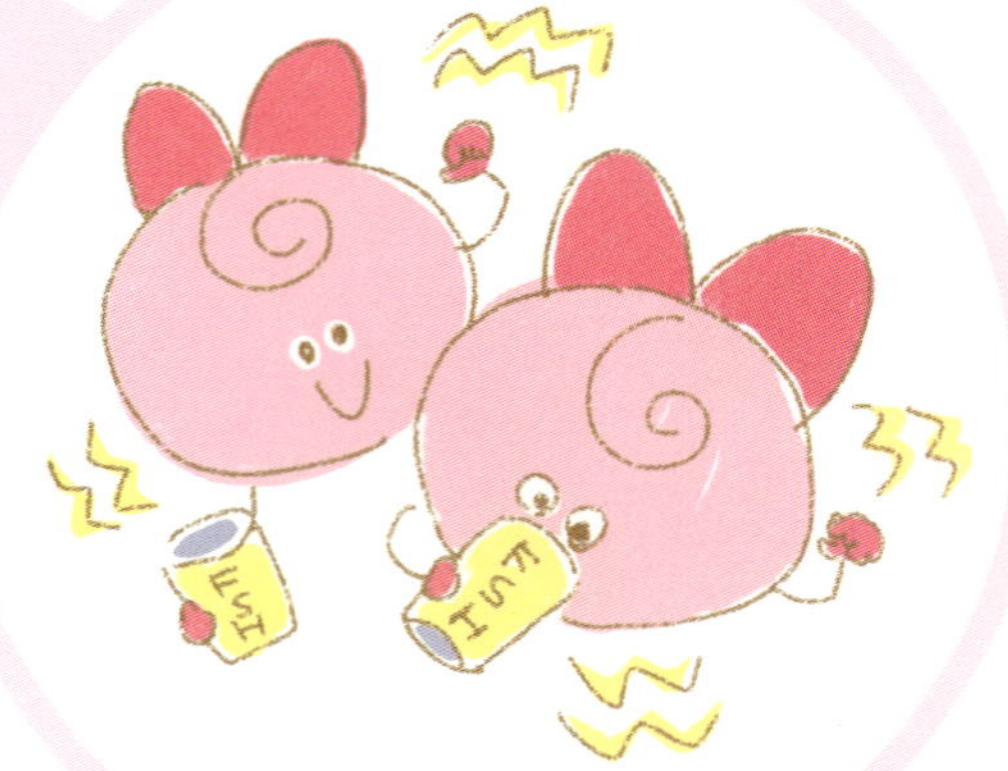

卵胞は脳の視床下部から
分泌される
ホルモンを受けとって、
すくすく成長！

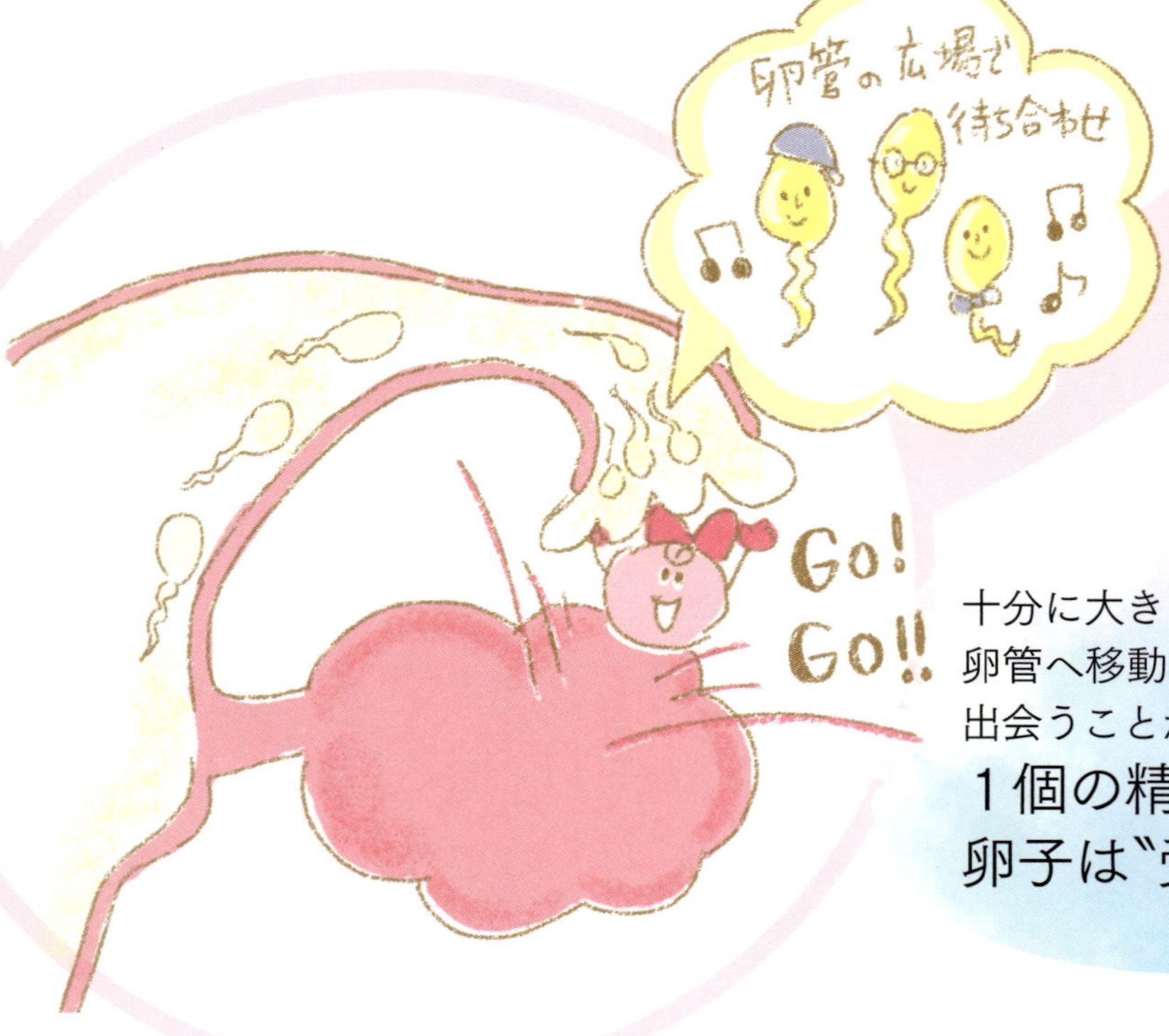

十分に大きくなると、卵巣から飛び出して
卵管へ移動します。ここで精子と
出会うことができたら、受精のチャンス！
１個の精子が卵子にもぐり込むと、
卵子は〝受精卵〟になります。

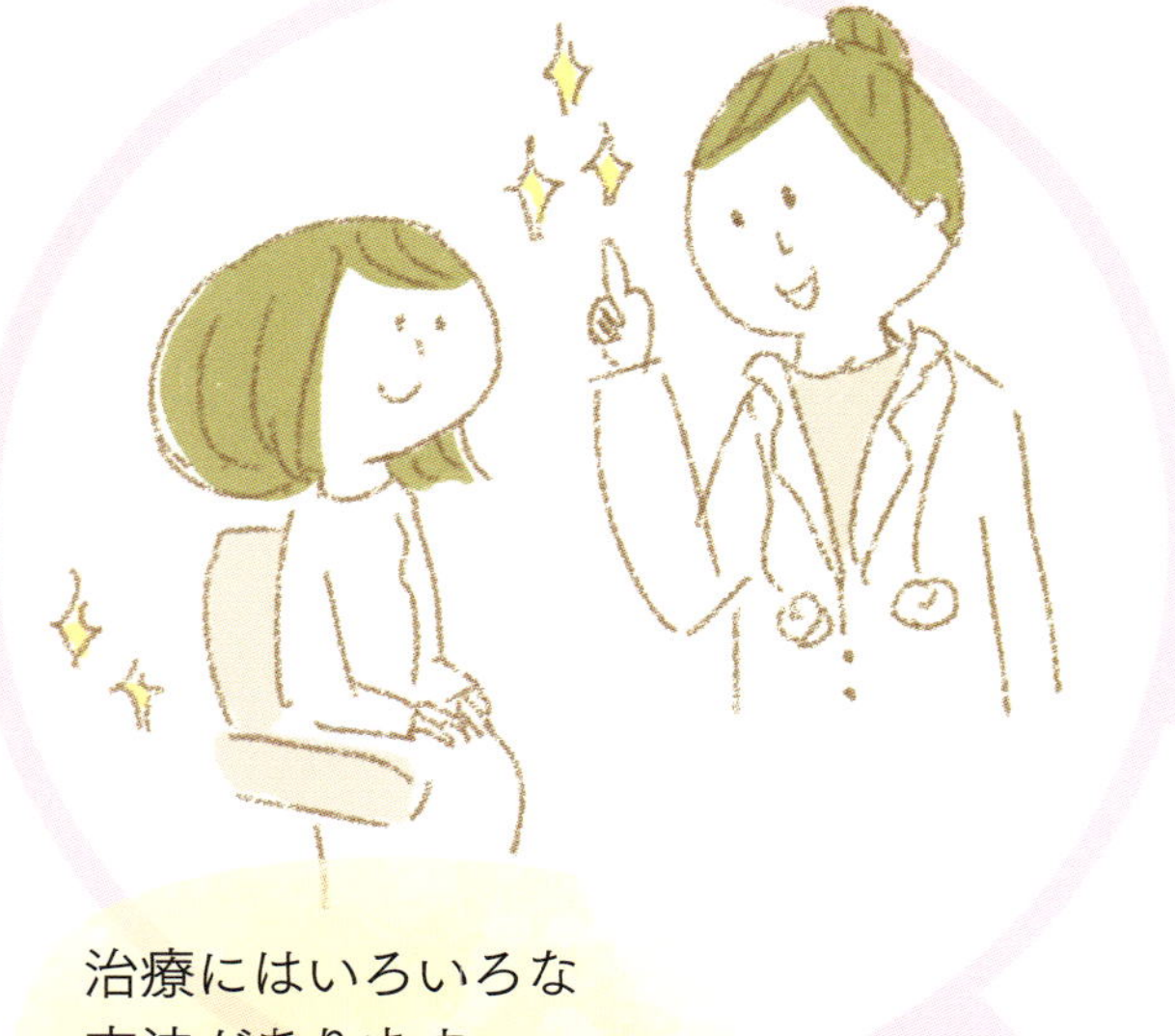

体外受精や顕微授精は、
卵子と精子の出会いを
手助けする医療。
受精後、赤ちゃんになれるかどうかは、
卵子と精子の力にかかっています。

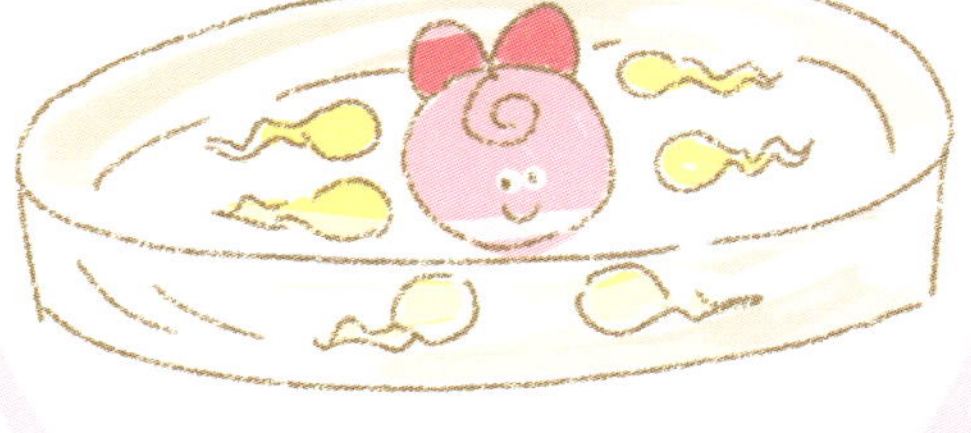

治療にはいろいろな
方法があります。
自分に合う
スタイルを選べば、
仕事との両立だって
可能です。

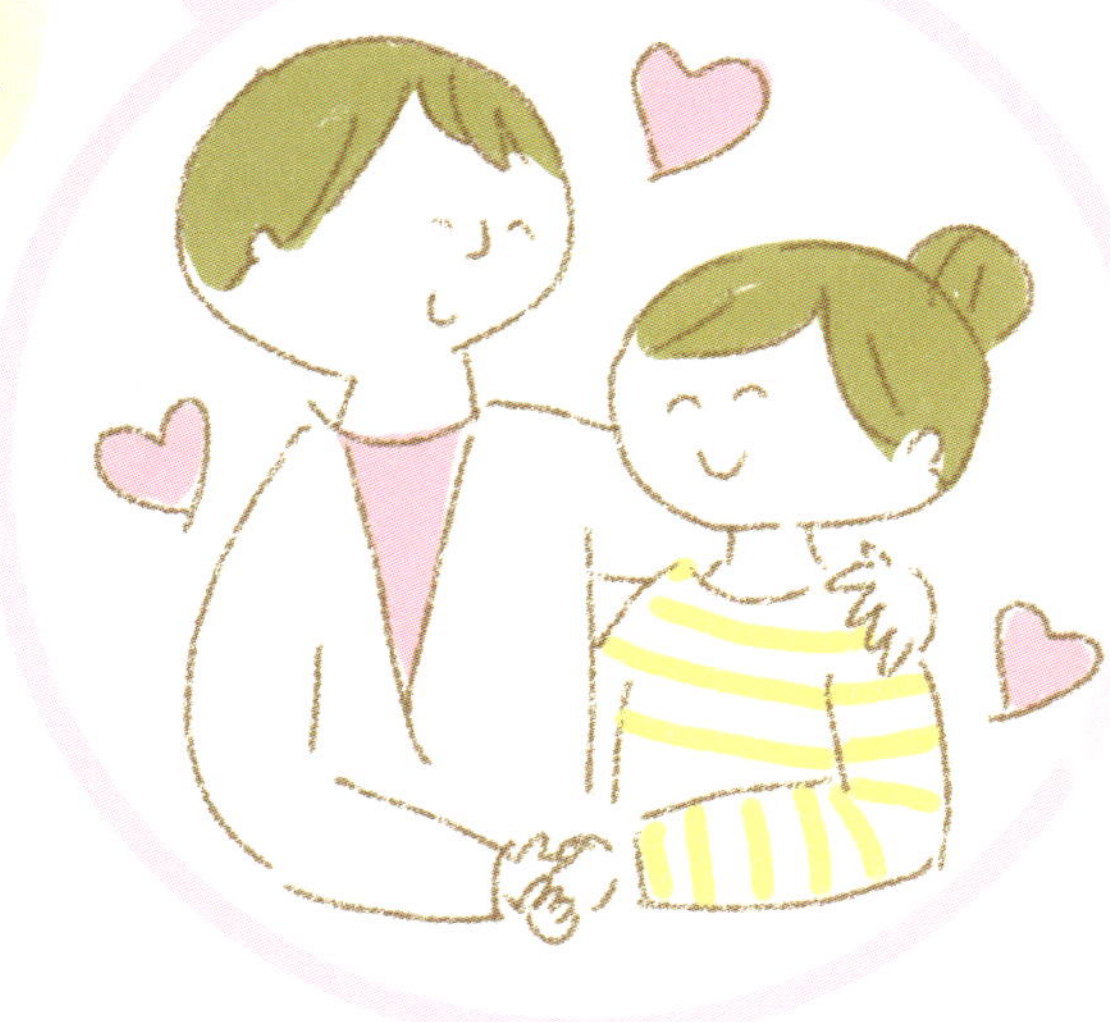

夫婦で支え合って、
力を合わせて
赤ちゃんを迎えるのは、
体外受精でも顕微授精でも、
自然妊娠でも同じ！

＼だから／

こわがらなくても大丈夫！
体外受精、顕微授精は特別なものではありません。

治療を始める前に
知っておきたいコト 3

妊娠しやすい体づくり

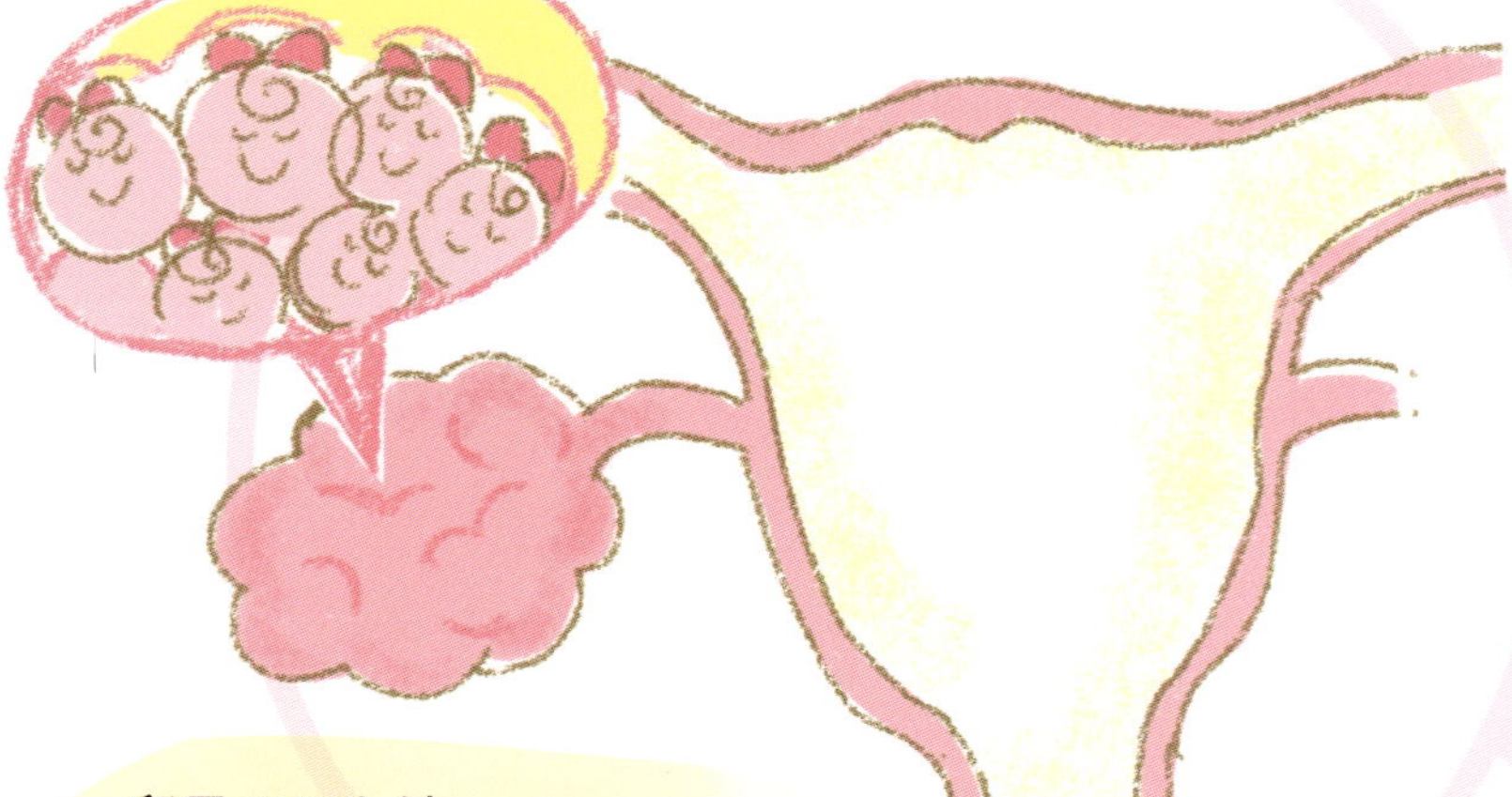

卵子のモトは、
卵巣の表面にギュッと
密閉されて眠っています。

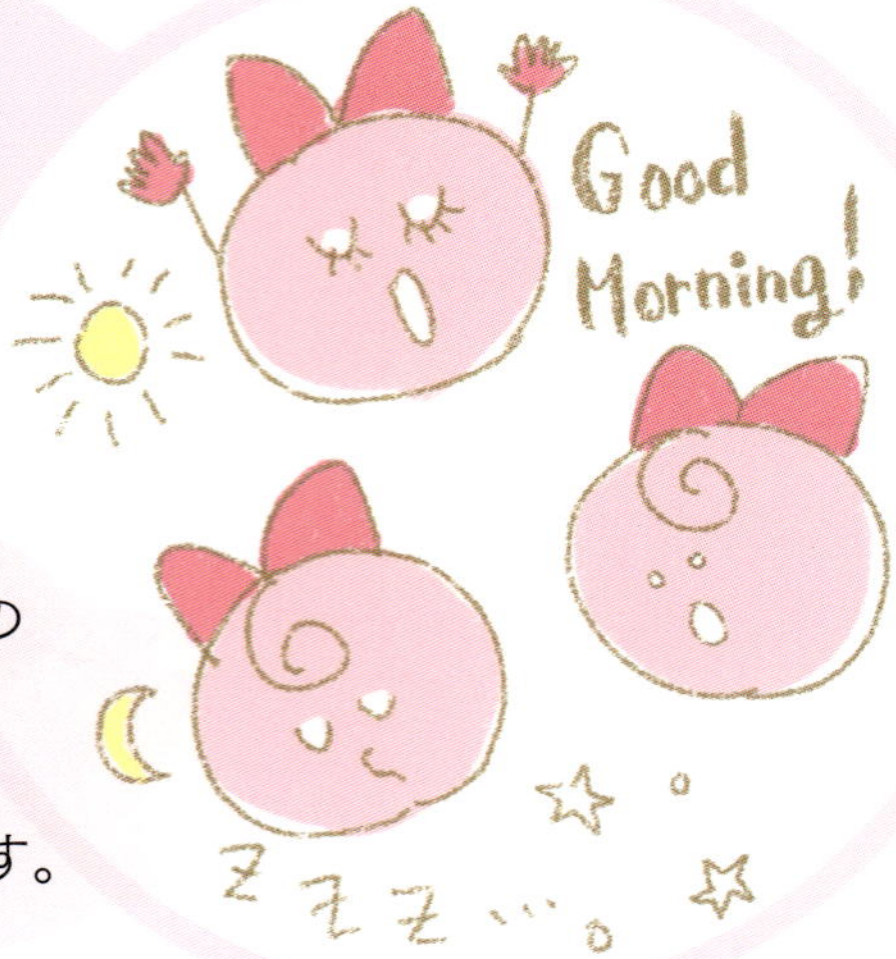

毎日いくつかの
卵子のモトが
めざめて、
成長を始めます。

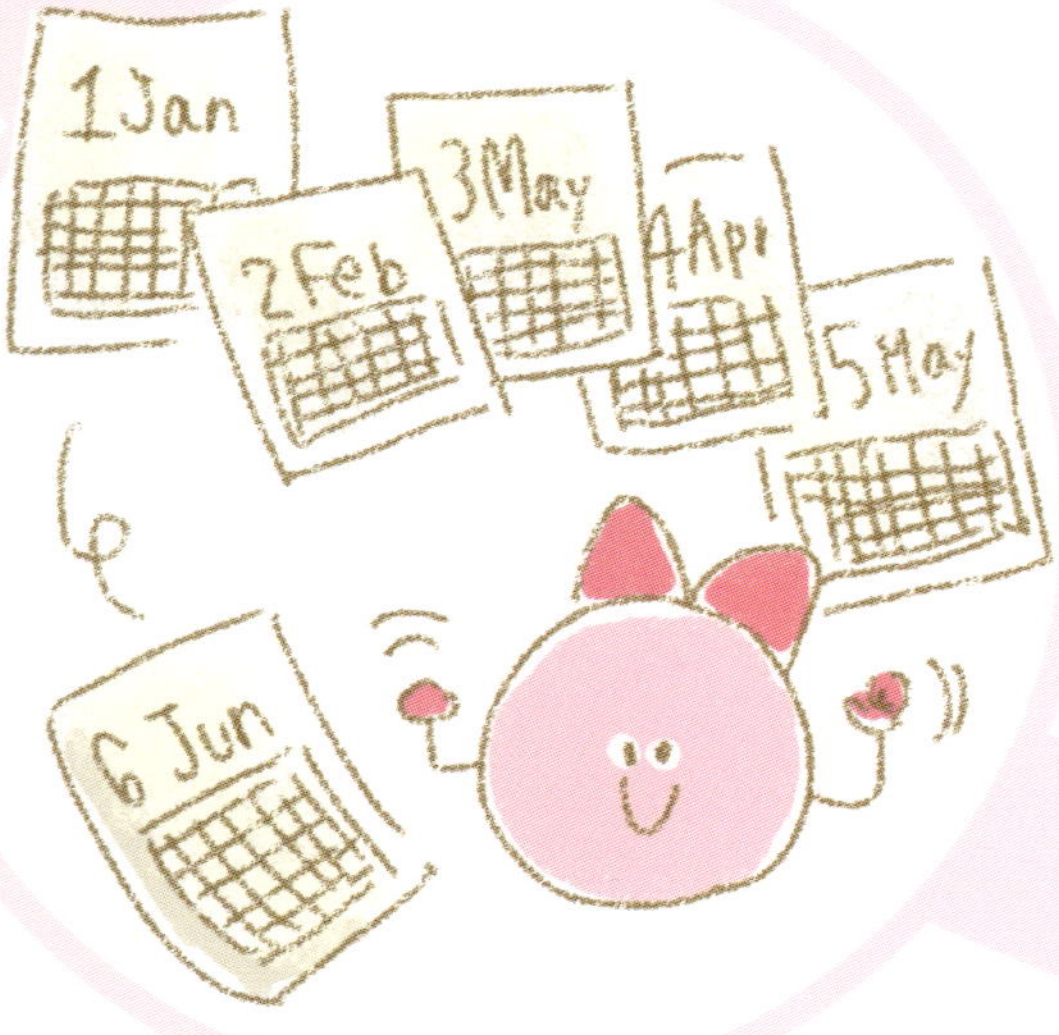

卵子のモトがめざめてから
排卵までは約180日。
半年もの時間をかけて
成長します。

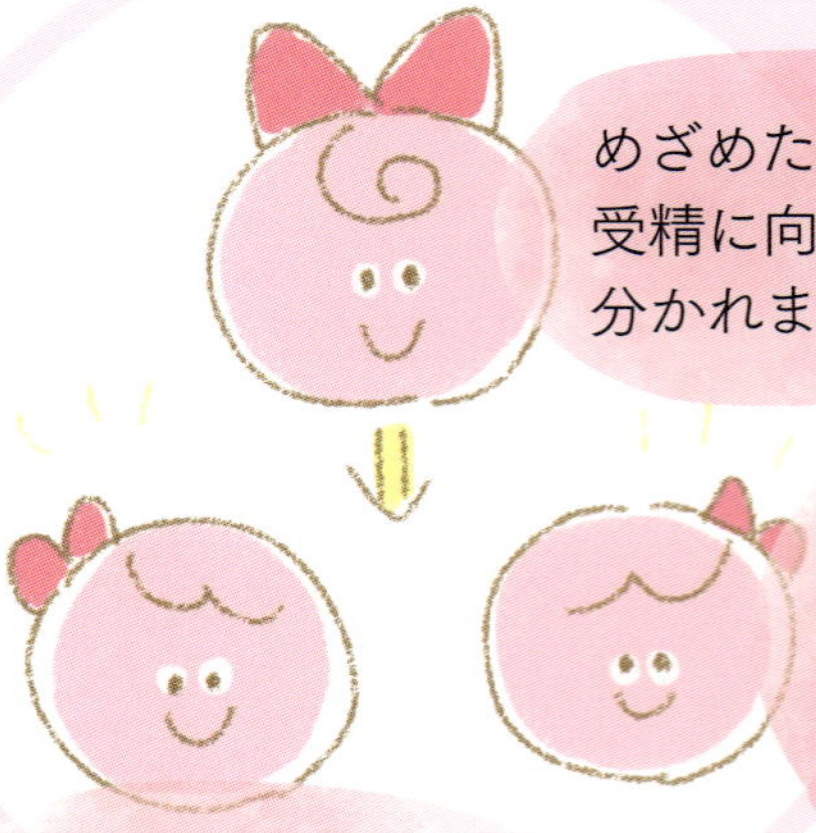

めざめた卵子のモトは
受精に向けて2つに
分かれます。

このときに
卵子のモトが持つ
46本の染色体は
23本ずつに。

精子と合体すると、
46本もの染色体を持つ
受精卵になるのです。

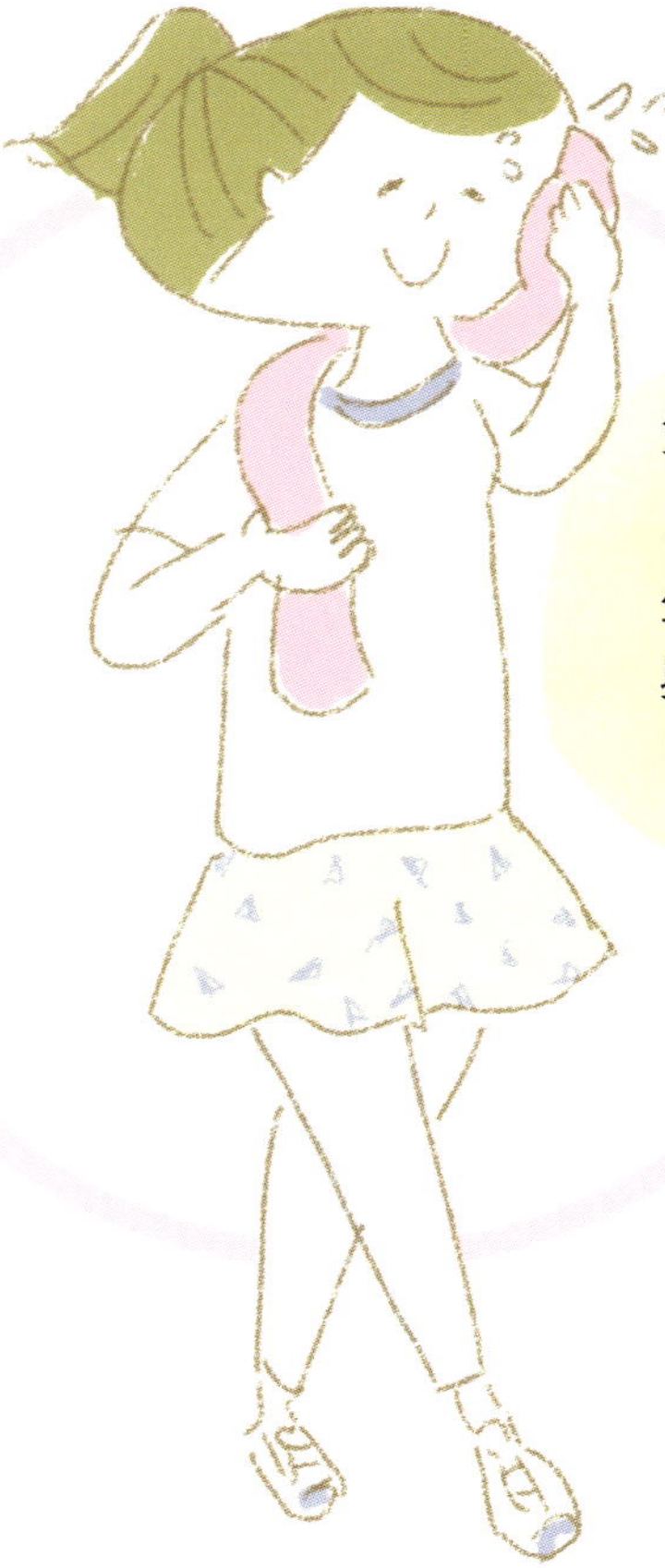

気持ちよく体を動かし、
ストレスのない
生活を送ることも、
卵子をイキイキさせる
ヒケツです。

成長する卵子に
しっかり栄養を
届けるためには、
毎日の食事が
とても大事！

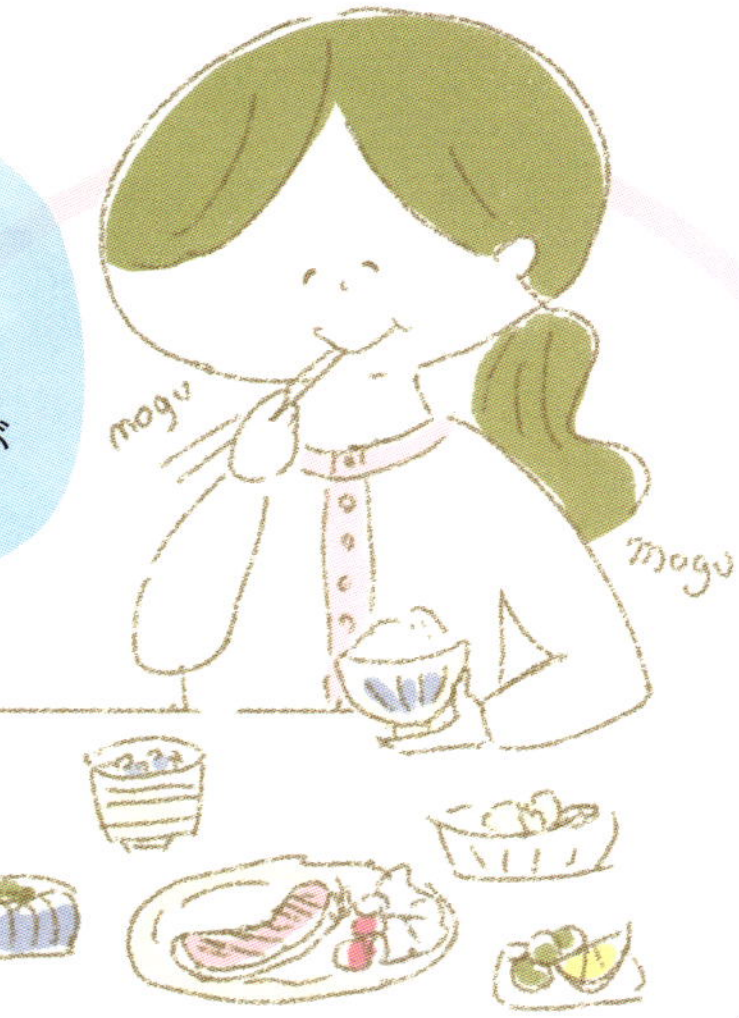

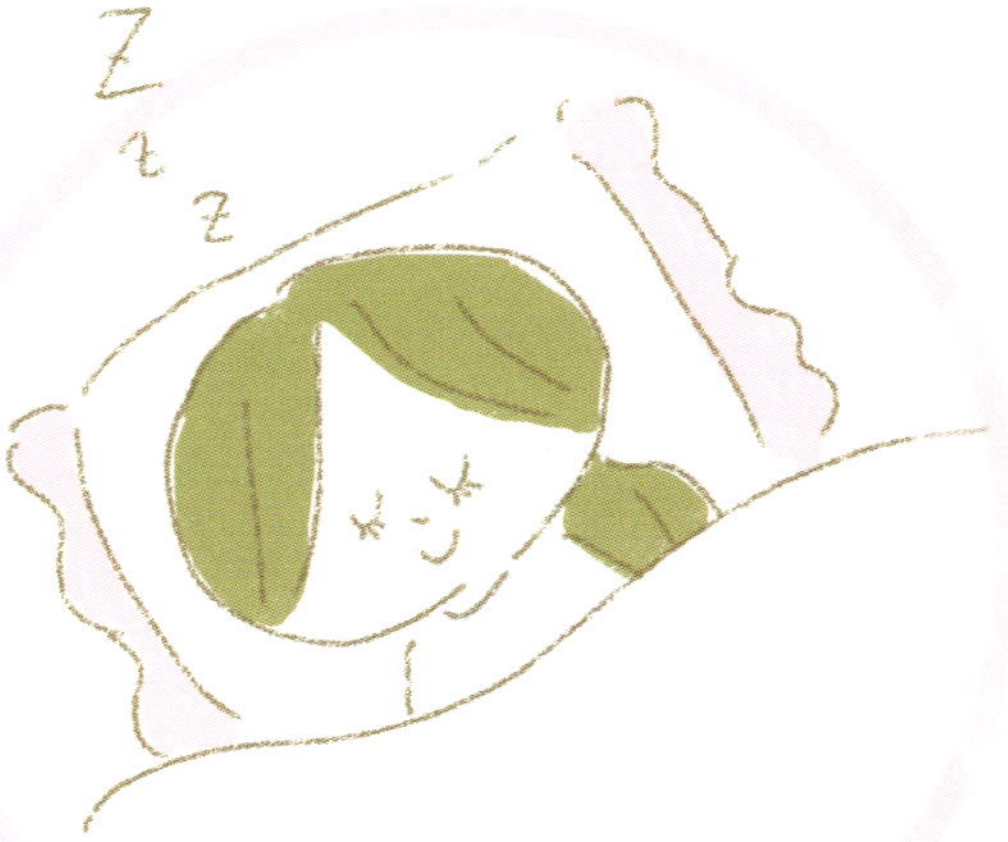

質のいい睡眠は、
体の中の細胞が
元気に働くために
欠かせないもの。
深い眠りで自律神経を
ととのえることも、
卵子を育てるために
心がけたい習慣です。

＼だから／

体外受精に ステップアップしたあとも 生活習慣への意識は 超重要!

Message

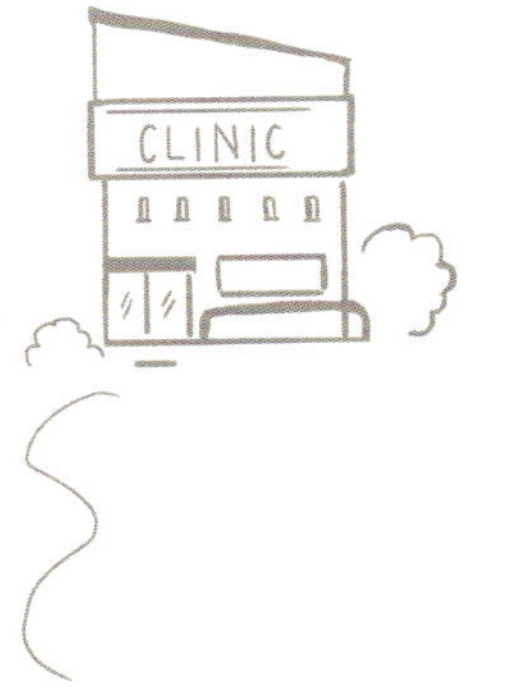

不妊治療で大事なのは、有益な情報をいかにして選ぶかです。良質な情報をもとに進めばいとも簡単にゴールに着くのに、誤った情報を信じてしまったばかりにとんでもない方向に行ってしまって、いつまでたってもゴールに着かないという状況も起こりえます。

ただ、不妊治療は先が見えない治療で、ストレスも大きいものです。残念ながら、ネットやＳＮＳにあふれる情報に振り回されて、迷い道に入り込んでしまうかたも少なくありません。

近年、医学の主流は「エビデンス（医学的根拠）に基づくものが正しい」ということになっています。しかし、こと生殖医学においては必ずしもそうとは言い切れません。確固としたエビデンスのある治療だけを用いても、必ずしも結果に結びつくとは限らないからです。

これは、妊娠という生命現象の源を扱う生殖医療の特異性にあります。エビデンスは十分ではなくても、医師の経験に基づいて利用する科学技術もあります。一方で、ネットやＳＮＳには、不妊治療の行く手を阻むような方法がまことしやかに流布している可能性もあるのです。

本書では、私が、過去３００万人以上のかたの不妊治療に携わった経験から、最新の良質な情報のみを選択しました。そして、これから新しい治療に踏み出そうとするかたのお役に立つように編纂しています。

タイミング法から人工授精、人工授精から体外受精へとステップアップをお考えのかたのみならず、まったく未治療のかたやすでに体外受精を行っているかたにも有用だと思います。この本がみなさまの水先案内人となって、ひとりでも多くのかたがかわいい赤ちゃんを抱けることを確信しています。

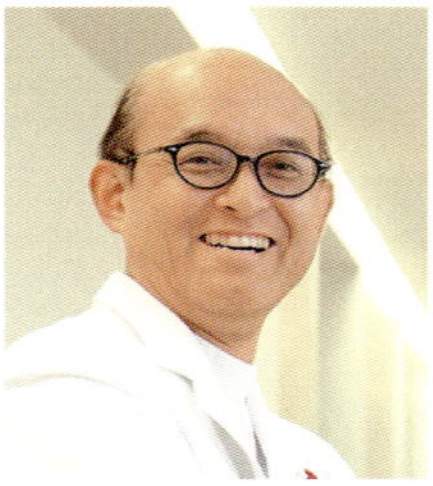

HORAC
グランフロント大阪クリニック
院長
森本義晴先生

IVF JAPAN CEO。関西医科大学卒業、同大学院修了。日本専門医機構産婦人科専門医、日本産科婦人科学会指導医、日本生殖医学会生殖医療専門医・指導医。世界体外受精会議前理事長、日本生殖医学会特任理事・倫理委員・渉外委員・編集委員・功労会員、生殖バイオロジー東京シンポジウム理事長、他多数。韓国CHA University客員教授・三重大学客員教授・岡山大学客員教授・聖マリアンナ医科大学客員教授・関西医科大学臨床教授・近畿大学先端技術総合研究所客員教授。世界最大の不妊・不育治療専門機関「IVF大阪クリニック」「IVFなんばクリニック」「HORACグランフロント大阪クリニック」を開設。体質改善を目的とした統合医療の重要性を提唱し、また最先端の科学技術の研究にも注力し続け、これまで300万人以上の治療に携わってきた不妊治療の第一人者。

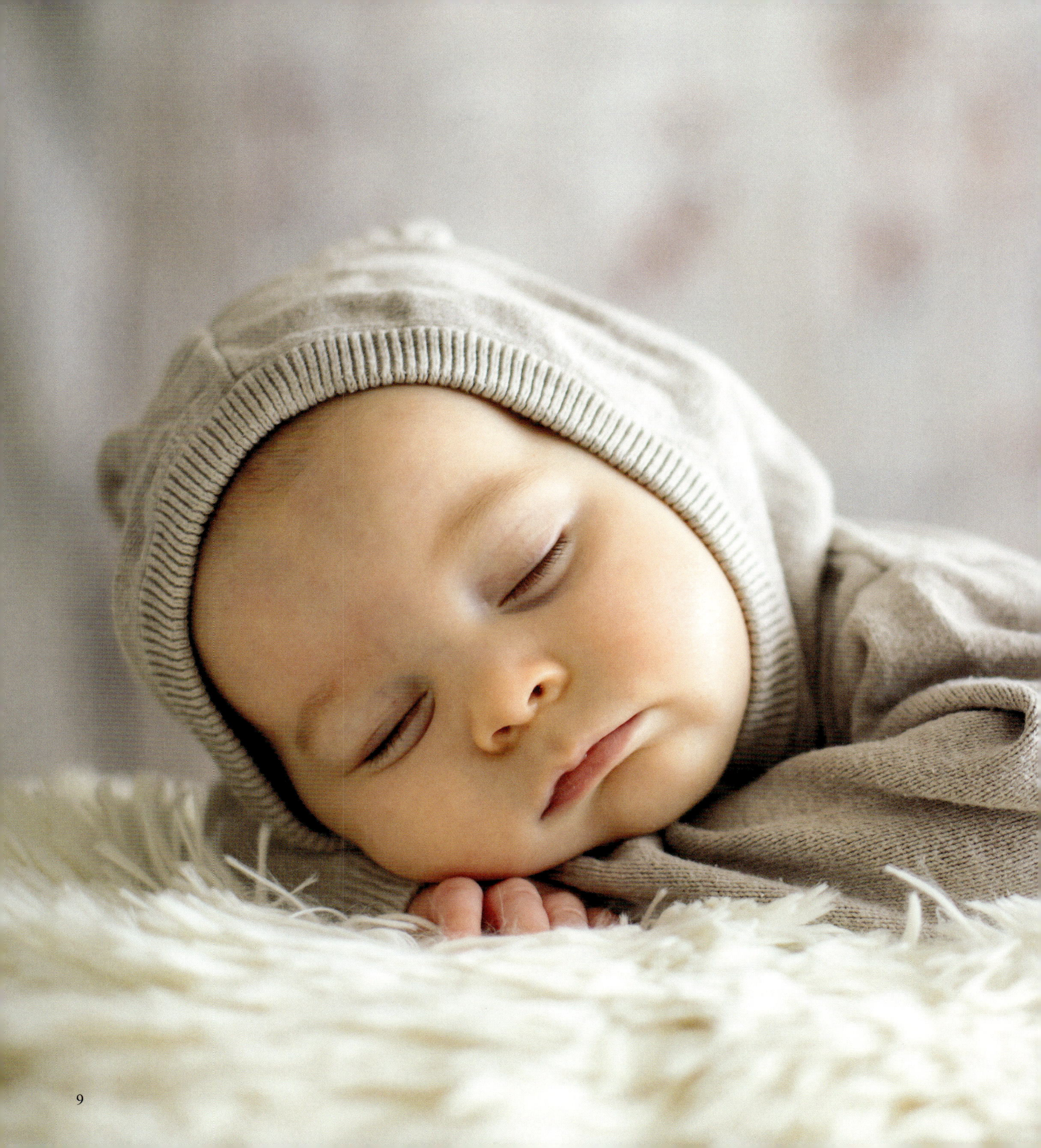

妊活プラン

妊娠に最も影響するのは、
女性の年齢。
最短距離での妊娠を叶えるためにも、
まずは世代ごとの代表的な
妊活の進め方をチェックしましょう。

25~34歳の妊活プラン

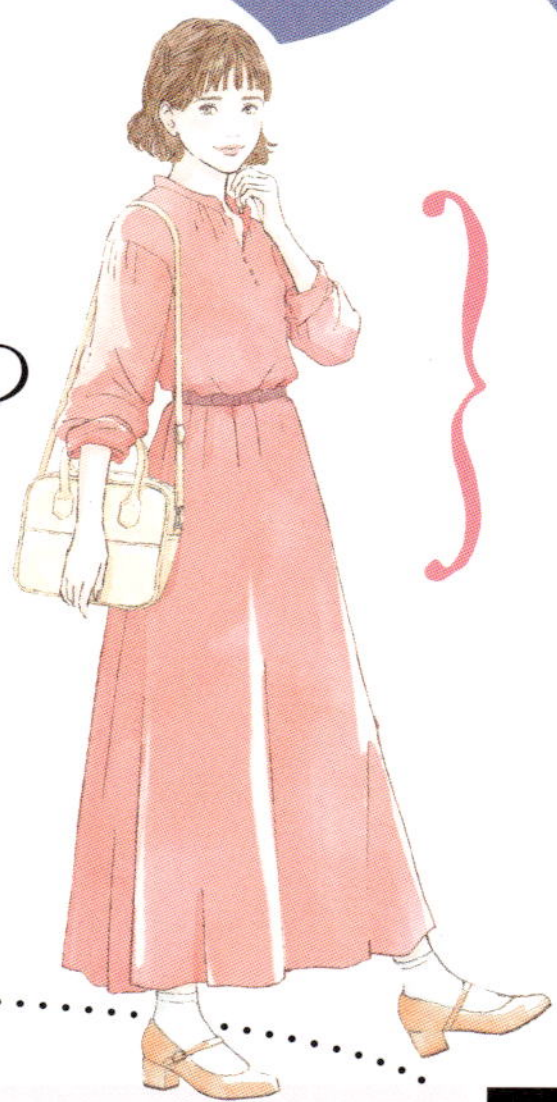

A子さん（29歳）の場合

結婚して1年。結婚式も終わって、「いつ赤ちゃんが来てもいいね」と夫婦で話しているところ。最近、月経管理アプリを入れて、妊娠しやすい日の目安にしている。

6カ月

妊活スタート

セルフのタイミング法

排卵日を知ろう

病院で行うタイミング法は、基礎体温やホルモン検査、頸管《けいかん》粘液検査や超音波検査などから医師が排卵日を予測し、必要に応じて飲み薬や注射を使用します。病院に通わずセルフでタイミング法を行う場合は、基礎体温や月経周期から排卵日を推測したり、薬局で市販されている排卵検査薬を使用し、排卵日を知ることもできます。

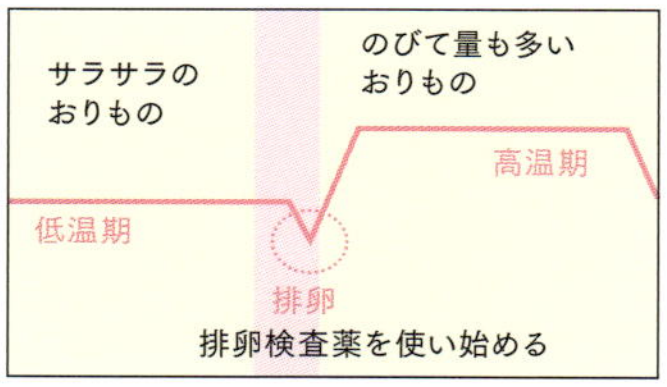

●28日周期の場合
28－14＝14（日）
月経が始まってから
14日目が排卵日

●31日周期の場合
31－14＝17（日）
月経が始まって
17日目が排卵日

＼おすすめの方法／

月経周期

月経周期がととのっている場合、周期が何日であっても、高温期＝14日間ほどなので、次の月経開始が予想される日から逆算して排卵日を出すことができます。

アプリ

月経日や基礎体温を入力すると、次の月経予定日や排卵日を教えてくれます。診察時にも便利！

基礎体温

毎朝、起きて動きだす前に体温を測り、記録して折れ線グラフにします。正常に排卵している人の基礎体温は月経～排卵が低温期、排卵後が高温期の2相に分かれます。

排卵検査薬

尿から黄体化ホルモン値を計測して排卵日を予測する検査薬。薬局などで市販されています。

世代別で妊活プランが違うワケは？

1 妊娠率は年齢を重ねると低下します

自然妊娠でも不妊治療でも、妊娠する確率は年齢を重ねるごとに下がります。35歳の女性が自然妊娠する力は、20代の半分ほどというデータも。年齢に合わせた効率的な妊活プランを立てることが重要！

2 原因不明の不妊も増えてきます

一般的に、年齢が上がると卵管が卵子をとり込むピックアップ能力が低くなるといわれます。検査で明らかな異常が見つからなくても、体外受精を検討したほうがいいケースも多くなります。

3 年齢が上がると流産のリスクも高まります

受精卵の染色体異常の率は加齢とともに増え、35～39歳では35歳未満の4倍、40歳以上では9.9倍になるとされています。妊娠初期の流産の多くは、赤ちゃんの染色体異常によるものです。

＼20代～30代前半／
＼30代後半／ ＼40代／

世代別で知っておきたい

今がベストコンディション！タイミング法中心に妊活を

20代でも30代でも、35歳までなら妊娠率は大きく変わりません。年齢が上がるにつれてゆるやかに下降はしますが、妊活戦略としては同じで大丈夫。まずはセルフでのタイミング法を実践し、6カ月たっても成果がなければ、病院での検査に進みましょう。「不妊」は、避妊せずに性交をしても1年間妊娠しない場合をいいますが、妊娠を希望しているなら1年も待つ必要はありません。また、タイミング法は月経周期がととのっていないと排卵日の予測がしにくいので、月経不順のかたは、セルフではなく、病院で指導を受けたうえでのタイミング法をおすすめします。

不妊治療は精神的にも肉体的にも経済的にも負担のかかることですから、初診から1年で妊娠することを目標に！

妊娠まで1年を目標に

検査 → 病院でのタイミング法 2～3回 → 人工授精 3～4回 → 体外受精・顕微授精へ

男性不妊や排卵障害がある場合、体外受精も視野に

不妊治療はタイミング法→人工授精→体外受精と進むのが一般的ですが、排卵障害や精子異常がある場合には、タイミング法や人工授精での妊娠はむずかしいため、早い段階で体外受精を。

検査で多嚢胞性卵巣症候群であることがわかり、排卵誘発剤を飲んでの人工授精にチャレンジしています！
Aさん（26歳・妊活歴１年）

結婚後２年たっても授からなかったため、クリニックへ。病院指導のタイミング法にトライし、３回目で妊娠♡
Rさん（30歳・妊活歴２年）

気軽に受けたブライダルチェックでAMH値が低いことが判明！ 人工授精を２回したあと、体外受精１回目で妊娠！
Tさん（29歳・妊活歴１年）

検査を受けてみよう

次のステップは病院での検査。自然妊娠できる最低条件は、卵管が通っていて、排卵と精子が正常であることなので、まずはホルモン検査、子宮卵管造影検査、精液検査を行います。パートナーの協力も得て、早い段階で検査しましょう。

子宮卵管造影検査
卵管の状態を確認する検査。膣から細い管を入れ、子宮から卵管へ造影剤を注入してＸ線で撮影する。この検査のあとには、卵管の通りがよくなり、妊娠しやすくなる人も。

ホルモン検査
卵胞期、黄体期などの周期に合わせて採血し、黄体ホルモン・卵胞ホルモン、プロラクチンなどを測定。適切な量のホルモンが分泌されているかを調べます。

AMH検査
発育過程にある卵胞から分泌されるホルモンの値で、卵巣に残っている卵子の数を予想する検査。周期を問わず検査可能。保険適用外。

精液検査
マスターベーションなどで採取した精子を顕微鏡で調べ、精子の濃度、運動率、形状などを調べる。心身の状態によって結果が変わるので、何回か行うことも。

《 検査についてはP24をCheck!!

35〜39歳の妊活プラン

B子さん（37歳）の場合

結婚4年目。1年前から近所の産婦人科に通院し、現在、3回目の人工授精にトライ中。次は体外受精にステップアップするべきか迷っている。

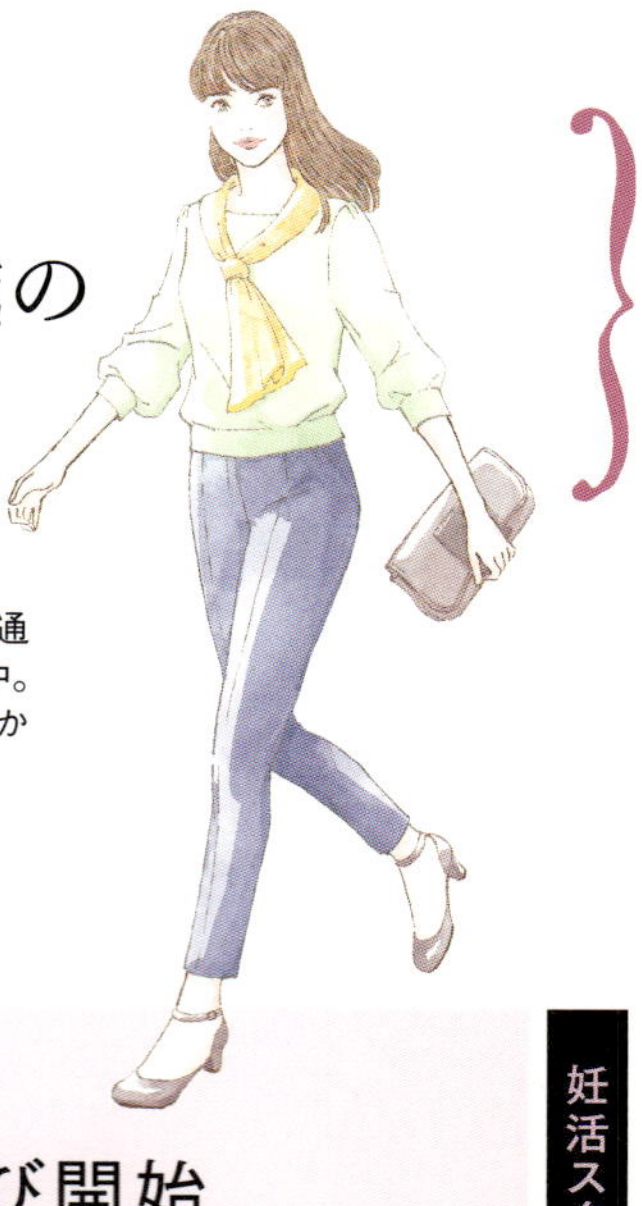

35歳は妊活のターニングポイント

妊活において、35歳は1つの大きなターニングポイント。ここから一気に妊娠率が下がっていくので、「赤ちゃんが欲しい」と思ったら、できるだけ早く行動に移すべき。

卵子は1回の月経で約1000個ずつ減少していきます。そして、見た目がいくら若々しくても、卵子は確実に老化していきます。35歳

妊活スタート

すぐに病院選び開始

検査

約3カ月

必要な知識を持ったうえで受診するのが理想です

不妊検査や治療は専門用語も多く、むずかしいもの。時間を有効に使うためにも、専門クリニックで開催される「勉強会」に参加するなどして、必要な知識を身につけましょう。その際は夫も誘って、〝不妊治療は夫婦二人三脚でとり組む〟という意識を持つことがたいせつ。

不妊の原因

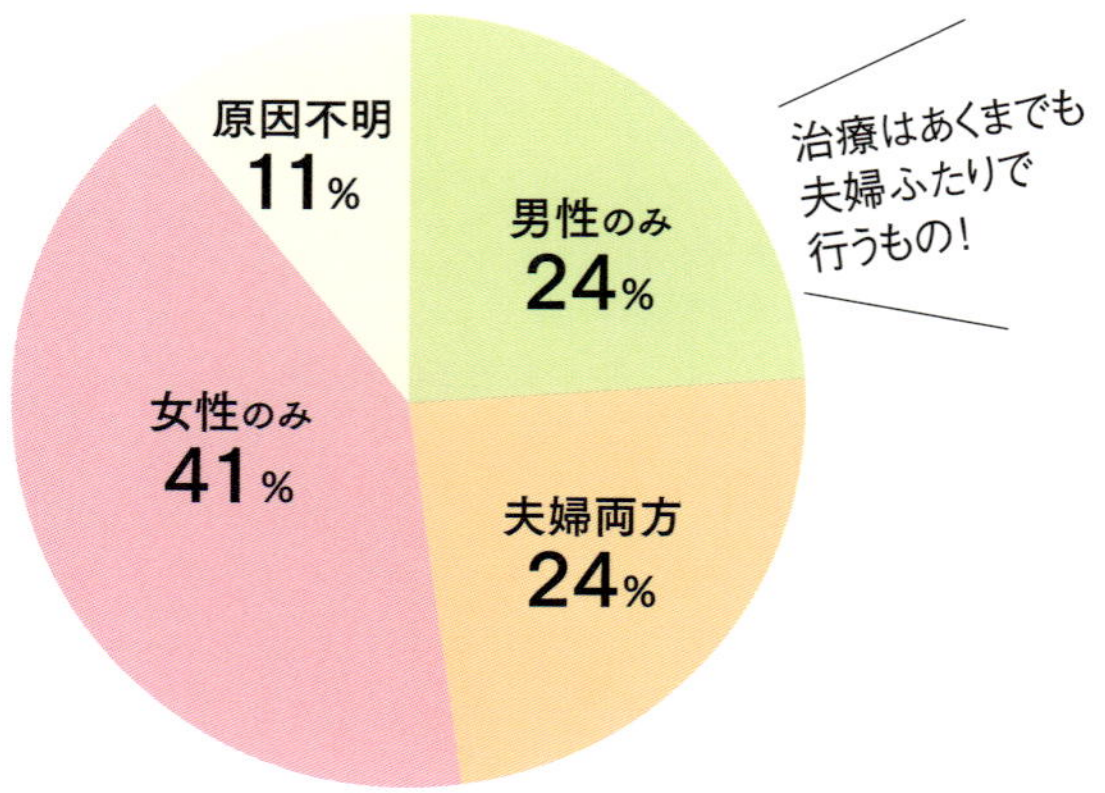

病院で処方される排卵誘発剤のことを知っておこう

卵胞（卵子）を発育させて排卵を促す方法を排卵誘発法といい、そのときに用いる飲み薬や注射を排卵誘発剤といいます。通常は排卵障害がある場合に使いますが、排卵障害がない人でも、人工授精や体外受精の際に妊娠率を上げるために併用されます。

排卵を促すタイプ

排卵を促す黄体化ホルモン（LH）と同じ働きをするhCG製剤（オビドレルなど）。超音波検査で卵胞が十分に発育しているのを確認して、注射で投与します。投与してから約36〜38時間後に排卵するので、そのタイミングでセックスや人工授精を行います。

排卵を抑えるタイプ

脳の下垂体の機能を一時的に抑え、排卵しないようにするGnRHアゴニストまたはアンタゴニスト製剤（セトロタイドなど）。体外受精の採卵のとき、育てた卵胞を卵巣にとどめておいて、ベストなタイミングで採卵できるようにする薬。点鼻薬と注射と経口剤の3種類があります。

卵子を育てるタイプ

卵胞が十分に成熟するように卵胞刺激ホルモン（FSH）の分泌を増やす薬。脳に働きかけて間接的に卵巣を刺激するクロミッドなどと、卵巣に直接作用するFSH/hMG製剤などがあります。前者は飲み薬、後者は注射。後者のほうが作用が強く、卵巣過剰刺激症候群などの副作用のリスクもあるため、ホルモン値や卵巣の状況に応じて注射の種類、量を調整します。

を過ぎたら、セルフでのタイミング法はとばして、すぐに病院選びをスタート。不妊治療専門クリニックで検査を受けましょう。検査のあとは、医師の指導を受けてのタイミング法や人工授精を行うのが一般的ですが、なかなか結果の出ないことを長く続けても身体的にも金銭的にも負担がかかるだけ。30代後半でも1年以内の妊娠を目標に、適切な治療へ進みましょう。


人工授精にステップアップして、夫の無精子症が判明。不妊治療専門クリニックに転院し、顕微授精で授かりました！

Sさん（妊活歴４年）

２年間、排卵誘発剤を飲みながらタイミング法を続けましたが、その後、男性不妊が判明。早く検査していれば……！

Nさん（37歳・妊活歴３年）

早く赤ちゃんが欲しかったので、人工授精は２回で終わりにし、体外受精へ。３回目の胚移植で念願のママになれました。

Cさん（妊活歴１年）

妊娠まで1年を目標に

病院でのタイミング法 1~3回 → 人工授精 1~3回 → 体外受精・顕微授精

体外受精は確実に受精させた受精卵を子宮に戻します

採取した卵子を精子と出会わせ、培養液の中で受精させてできた胚《はい》（受精卵）を子宮に戻すもの。体外で出会わせるという意味では、顕微授精も体外受精のひとつですが、一般には、卵子に精子をふりかけて精子が自然に入ってくるのを待つ方法（媒精）を体外受精といいます。

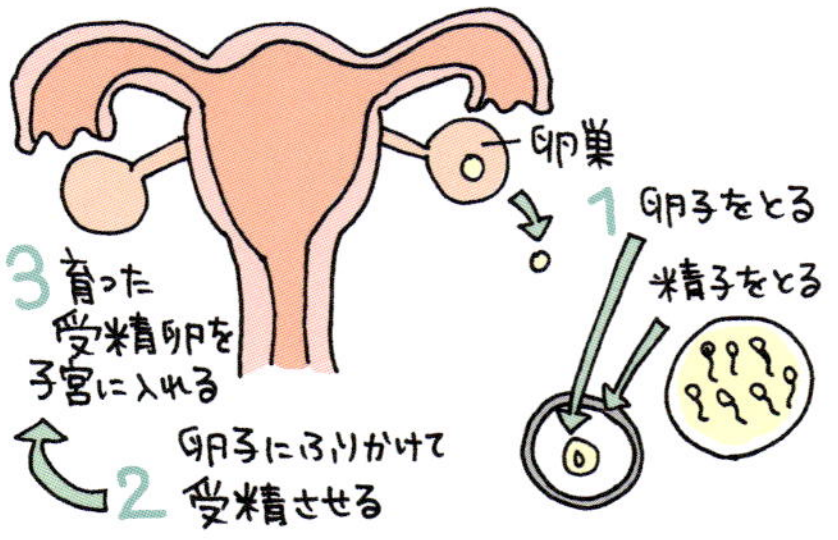

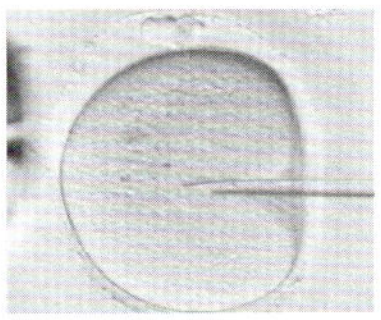

顕微授精
精子を1個選び、顕微鏡《きょう》下《か》で卵子に直接注入するのが顕微授精です。体外受精では採取した精子を洗浄・濃縮し、卵子とシャーレ内で受精するのを待って培養します。

人工授精は多くても5回までに！

人工授精で妊娠した人の多くは6回以内で成功しているというデータがあり、5回が体外受精へのステップアップの目安とされます。妊娠率が下がり始める30代後半では、人工授精に時間をかけすぎないほうが得策！ 回数を区切ってトライするのがよいでしょう。

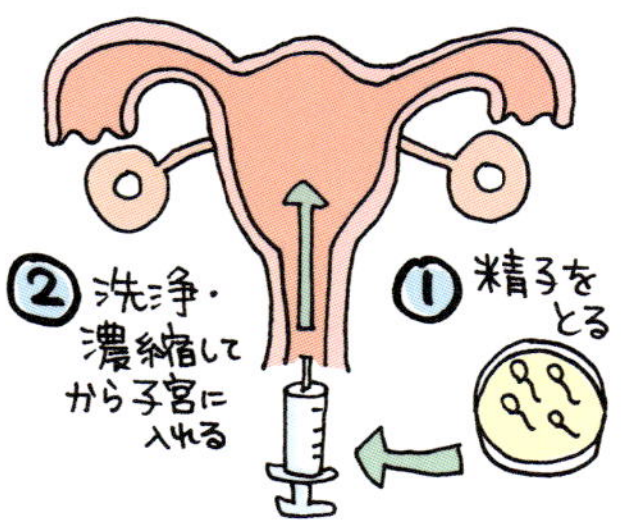

40代の妊活プラン

C子さん（41歳）の場合

結婚1年目。結婚直後から不妊治療専門クリニックに通院。夫の精子が少ないこと、AMH値が低いことを知って、体外受精から治療をスタート。

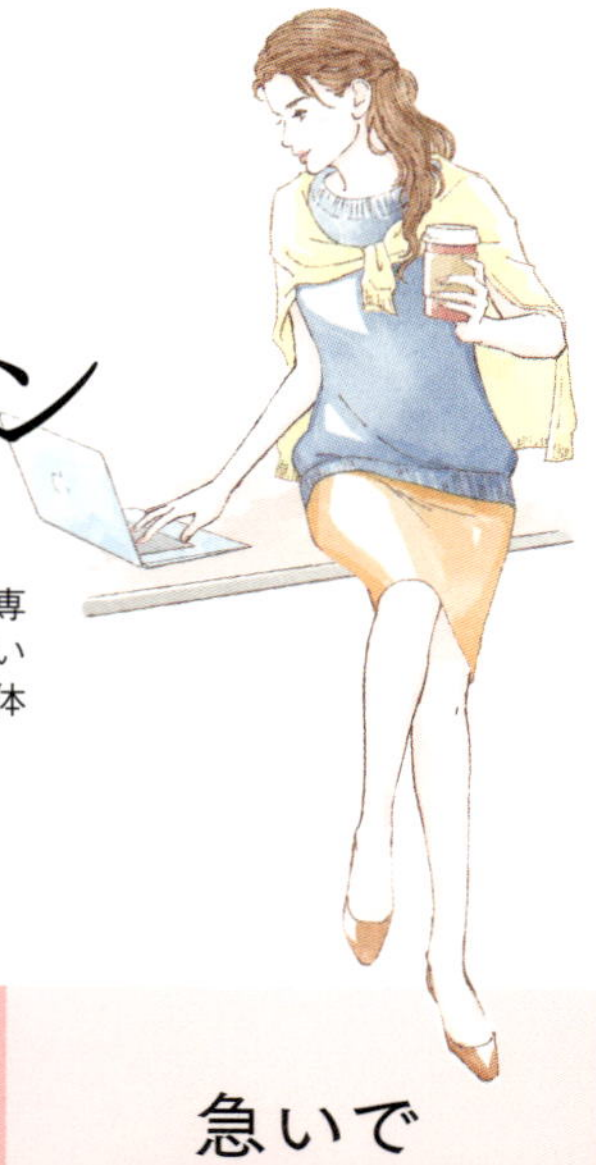

40代は時間との勝負！1日も早い受診を

35歳で急降下した妊娠率は、40代になるとさらに下がります。50歳以降には、卵子の数は1000個にまで減少し、加齢によって子宮内膜が薄くなるために着床もしにくくなります。卵子の質が低下して、子宮と卵巣機能の低下も進むため、妊娠したとしても流産や早産、妊娠高血圧症候群などのリスクも

妊娠まで1年を目標に

妊活スタート

急いで病院選び開始

検査・病院でのタイミング法
0~1回

人工授精
0~1回

40代は特に病院選びが重要

40代でもまずは検査からスタートしますが、その際の病院も、あらかじめ体外受精・顕微授精まで進むことを考えて選びましょう。きちんとステップアップできるかどうか、無理なく通えるかどうか、が重要ポイント。

不妊治療専門クリニックに行くこと

一般の産婦人科でも基本の検査はできますが、治療はやはり専門のスタッフと設備が必要。まずはHPをチェック。

体外受精・顕微授精ができるクリニック

体外受精・顕微授精ができる、ART（生殖補助医療）施設を選びましょう。現在、日本に約600施設あります。

通いやすいエリア

体外受精・顕微授精が始まると、頻繁な通院を余儀なくされます。どんなに評判のよい病院でも、通えなければ意味なし。

タイミング法は検査と並行して。ナシでもOK

病院指導のタイミング法を行いますが、やらなくても大丈夫。プライベートでは自然に仲よくしてほしいですが、治療に関しては成功率の低いことに貴重な時間を使うより、必要に応じてステップアップしていくことがたいせつ。

40歳で体外受精をスタート。なかなか胚盤胞にならず、採卵を4回。ようやく凍結できた奇跡の1個で妊娠できました。
Mさん（41歳・妊活歴4年）

体外受精で2度授かるも、続けて流産。漢方やヨガで体質改善しながら、もう一度体外受精にチャレンジ中です。
Iさん（42歳・妊活歴3年）

41歳で不妊外来を初受診。人工授精からスタートし、「これでダメなら体外受精」と決めていた3回目で妊娠しました！
Uさん（41歳・妊活歴2年）

高まります。
とはいえ、40歳でもAMHが30歳と同じ値の人もいますし、ホルモンの状態も個人差があります。40代で妊娠・出産した人もたくさんいます。
体外受精・顕微授精まで進む可能性が高いこと、「妊娠のタイムリミット」が迫っていることをきちんと認識して、1日も早く不妊治療専門クリニックを受診しましょう。

女性の年齢と体外受精成功率

体外受精での妊娠率は、20代なら約40%、30代前半は約30%、30代後半は約20%、40代になると10%以下に減り、43歳では3%に。数回トライすることも多いので、スタートはできるだけ早いほうがいいのです。

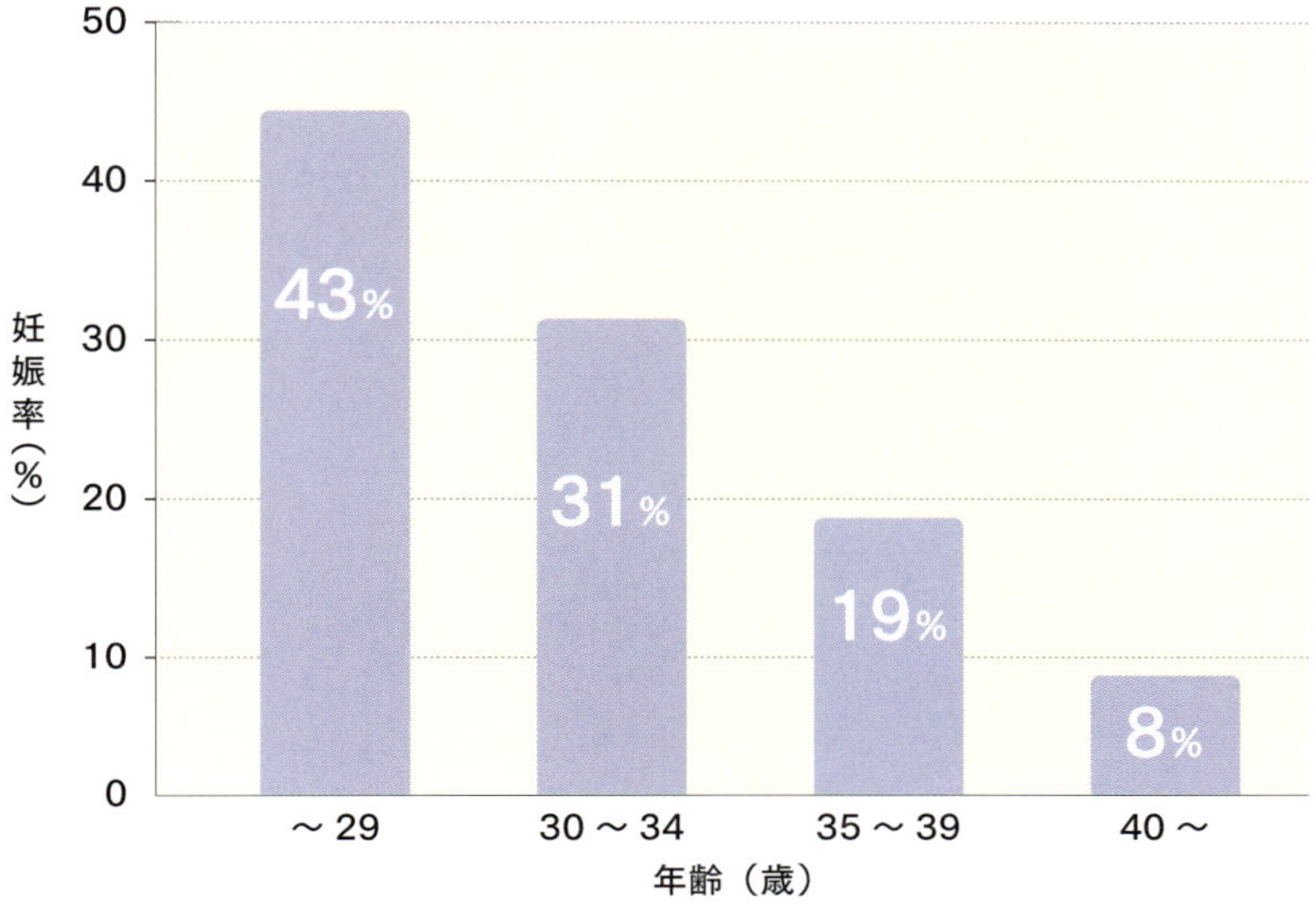

体外受精・顕微授精

受精卵を子宮に戻す体外受精が40代の治療のメイン

40代ではこれまで以上に時間との勝負になります。自然妊娠のメカニズムでは結果が出にくいので、治療のメインは体外受精（媒精）や顕微授精に。年齢とともに妊娠率は下がりますが、採卵できるうちは体外受精でき、妊娠する可能性があります。

「今日の自分がいちばん若い!」。迷っているなら、すぐにスタート

妊娠するために最もたいせつなポイントは、生命力の高い卵子と精子が出会うことです。特に重要なのは卵子の質。年齢を重ねれば、それだけ卵子も老化していくことを心にとめ、効率的な治療プランを立てましょう。

とはいえ、あせりや後悔は、妊娠にとってはマイナスです。「赤ちゃんが欲しい」と思ったそのときが、妊活のスタート地点! 年齢の若いほうが妊娠しやすいのは事実ですが、過去を振り返っても赤ちゃんはやってきません。これからの人生を考えたら、いちばん若いのは今日の自分です。まずはしっかりと検査をし、体の状態を把握することから始めましょう。年齢が若くても排卵障害で治療が必要だったり、AMH値が低くて妊娠を急いだほうがよいケースもあります。時間を有効に使うためにも、できるだけ夫婦一緒に検査を受けて、不妊の原因がないかをチェックしましょう。

治療をスタートしたら、医師やスタッフを信頼し、わからないことがあれば遠慮せずに聞きましょう。体外受精・顕微授精にステップアップすると、通院が増えたり、毎日のように注射を打ったりと、どうしても女性の負担が大きくなります。不安や疑問をひとりで抱え込まず、吐き出すことも重要です。

CONTENTS

治療を始める前に知っておきたいコト

PART 1

PART 2

＼コラム／

妊活卒業生インタビュー

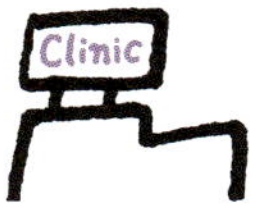
Clinic

PART 1

＼正しい知識を持ってトライしよう！／

体外受精・顕微授精ってどんな治療？

日本では、年間7万人以上の赤ちゃんが
体外受精・顕微授精で誕生しています。
高度不妊治療は、今や特別な治療ではありません。
妊娠を妨げるトラブルや、医療のサポートを
受けたほうがいいケースを知っておくと、
タイミングをのがさず治療にステップアップできるはず！

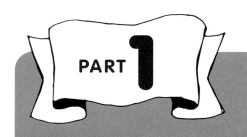

体外受精と顕微授精ってどんな治療？

妊活をしてもなかなか結果が出ないとき、頭をよぎるのが体外受精という選択肢。体やお財布への負担が大きそうなイメージですが、その実態は？

治療の基本

精子と卵子を体外で受精させる不妊治療の最先端技術

体外受精と顕微授精は、ART（生殖補助医療）と呼ばれる治療法です。自然妊娠や、一般不妊治療といわれるタイミング法、人工授精との違いは、精子と卵子の出会い（受精）の場が異なること。体外受精、顕微授精（ICSI）では、女性の体内ではなく、医療技術の手助けを受けて体外で受精が行われます。

世界ではじめて体外受精が成功したのは1978年、イギリスでのことでした。92年には、精子を直接卵子の中に送り込む顕微授精も開発されました。以後ARTの技術はどんどん進化して、現在日本では、年間7万7千人以上、全出生数の10分の1の赤ちゃんがARTで誕生しています。

治療の手順

STEP 1 夫婦共に検査

一口に体外受精といっても、さまざまな治療プランが考えられます。血液検査でホルモン値を測ったり、超音波で初期の卵胞数を調べたりして、排卵誘発の方法を決めます。男性は、精液検査で精子の状態をチェックします。

STEP 2 卵子を育てる

体外受精では、注射や飲み薬の排卵誘発剤を使って卵巣を刺激し、複数の卵子を育てるのが一般的です。同時に、採卵する前に排卵が起こらないように、排卵抑制のための薬も使用します。

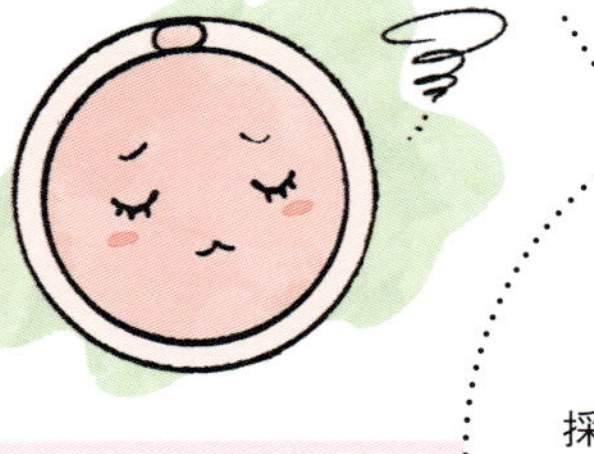

Check

卵巣刺激にはいろいろな方法が

採卵のための卵巣刺激は、年齢やその人の卵巣機能、これまでの治療歴などを考慮しながら決定します。自分の体に合う卵巣刺激をすることが成功のカギに！

体外受精と顕微授精のしくみ

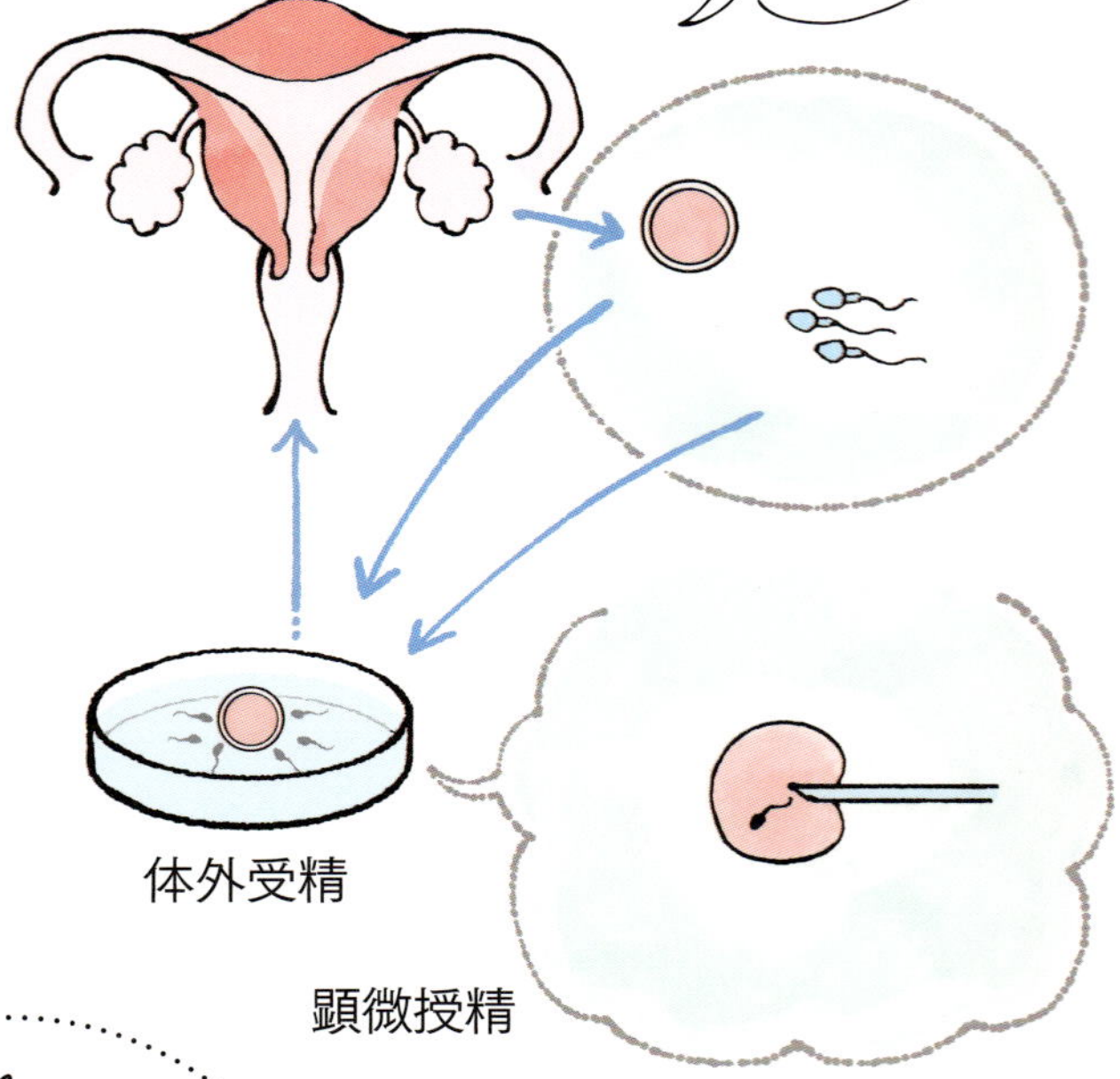

ARTでは、卵巣にある卵子を、特別な針を使ってとり出します（採卵）。その後、卵子に精子をふりかけて、自然に受精するのを待つのが一般的な体外受精。顕微授精は1個の精子を選び、卵子に直接注入します。

STEP 3 卵子を成熟させる

ある程度まで卵子が育ってきたら、トリガー（引き金）と呼ばれる薬を注射し、最終的な卵子の成熟を促します。点鼻薬を使う場合もあります。ふつうはこの注射から約36時間後に採卵を行います。

STEP 4 妻は採卵、夫は採精

採卵は、腟から卵巣に針を刺して、卵胞液ごと卵子を吸いとる手術です。卵子の数が少ない場合は坐薬や軽い鎮静剤のみで行うこともありますが、数が多いときには静脈麻酔を使い、眠っている間に採卵します。夫の採精も採卵日に行います。

STEP 5 卵子と精子を受精させる

採取した精液は洗浄濃縮の作業を行って、元気なエリート精子だけを選別。シャーレという容器に入れた卵子にふりかけて培養器に入れ、受精を待ちます。無事受精すると、受精卵は分割を始めるので、そのまま培養を続けます。

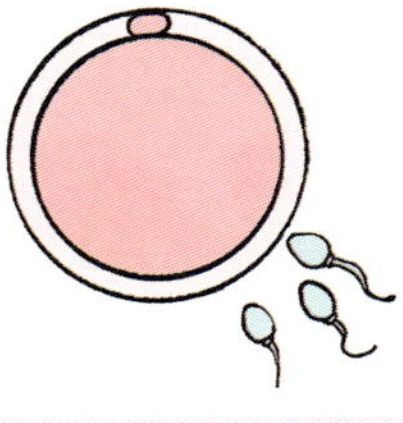

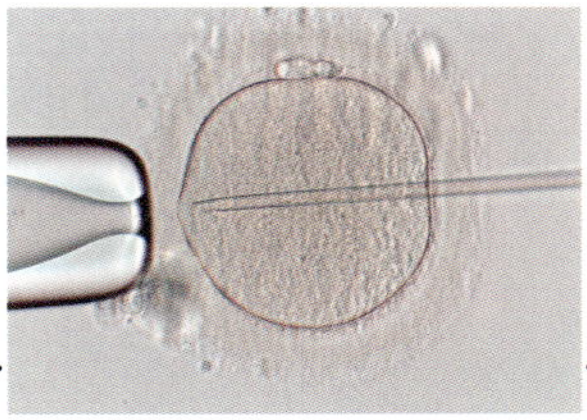

Check 顕微授精になるのは

体外受精では、卵子１個に対して５万～10万個の精子が必要とされています。ふりかけるのに十分な数の精子が得られないときや、この方法では受精が起こらないケースで、精子を直接卵子に入れる顕微授精が行われます。

こんなときは顕微授精

- 体外受精に必要な精子数がない
- 体外受精では受精しない

STEP 6 受精卵を培養して育てる

最初は１つの細胞だった受精卵は、受精後２日目に４つ、３日目には８つの細胞に分割していきます。この２～３日目の受精卵を「初期胚」と呼びます。さらに培養を続けると５日目ごろに「胚盤胞」という状態になります。

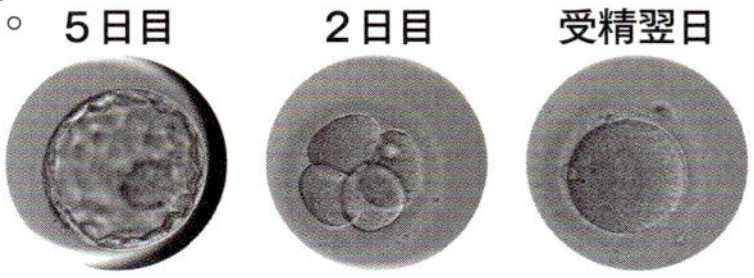

すべての受精卵が必ず胚盤胞まで育つわけではありませんが、胚盤胞になった胚は、妊娠の可能性がより高いと考えられています。

STEP 7 受精卵を子宮に戻す

以前は受精卵を一度凍結する「凍結胚移植」が主流でしたが、現在は薬をほとんど飲まなくてよい新鮮胚移植が見直されています。新鮮胚移植のほうが、周産期リスクが低いという報告もあります。凍結胚と新鮮胚での妊娠率はほぼ変わりません。

Check 受精卵を凍結しておけば

凍結保存した受精卵があれば、１回の移植で妊娠しなくても、次回以降の周期に再チャレンジができます。第２子以降の妊娠も可能です。現在の技術では、凍結・融解しても、受精卵の質はほぼ問題なく保たれます。

STEP 8 妊娠判定

胚移植から約２週間後に血液検査や尿検査を行い、hCGというホルモンの値が上がっていれば、着床したと判断。その後、超音波で赤ちゃんの入っている袋（胎嚢）が確認できると、妊娠が確定します。

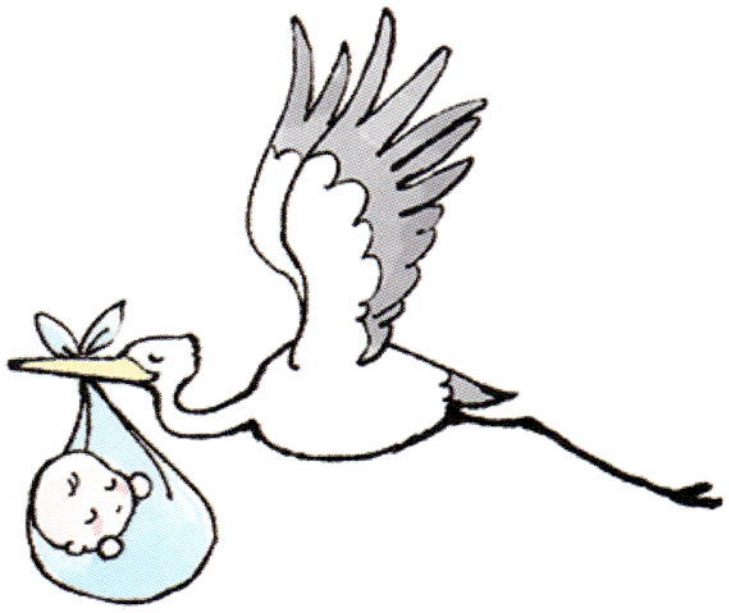

体外受精を検討したほうがいいのはどんなとき？

1つでも当てはまる人は考えてみる価値あり！

できれば自然に授かりたい、と思うのは当然ですが、ふたりで努力を続けてもなかなか結果が出ないと、精神的なストレスも増すばかり。

以前は、体外受精というと、限られた人だけが受ける特別な治療法というイメージがありました。技術の進歩と普及によって、体外受精は保険適用されました。

また、自治体により助成制度もあり、経済的なハードルも下がりつつあります。

妊娠には、女性の年齢が大きく影響します。不妊治療をする場合でも、やはり早く始めたほうが結果も出やすいもの。ステップアップに悩むときは、医師に相談してみるといいでしょう。

人工授精5回以上

通常はタイミング法から人工授精へとステップアップしますが、それまでの一般不妊治療がどんな内容であれ、1年以上妊娠しなければ体外受精を検討しましょう。人工授精での妊娠は5回目までが多く、それ以降の妊娠率は頭打ちになるというデータも。35歳以上なら、人工授精３回でステップアップを考えてもいいでしょう。

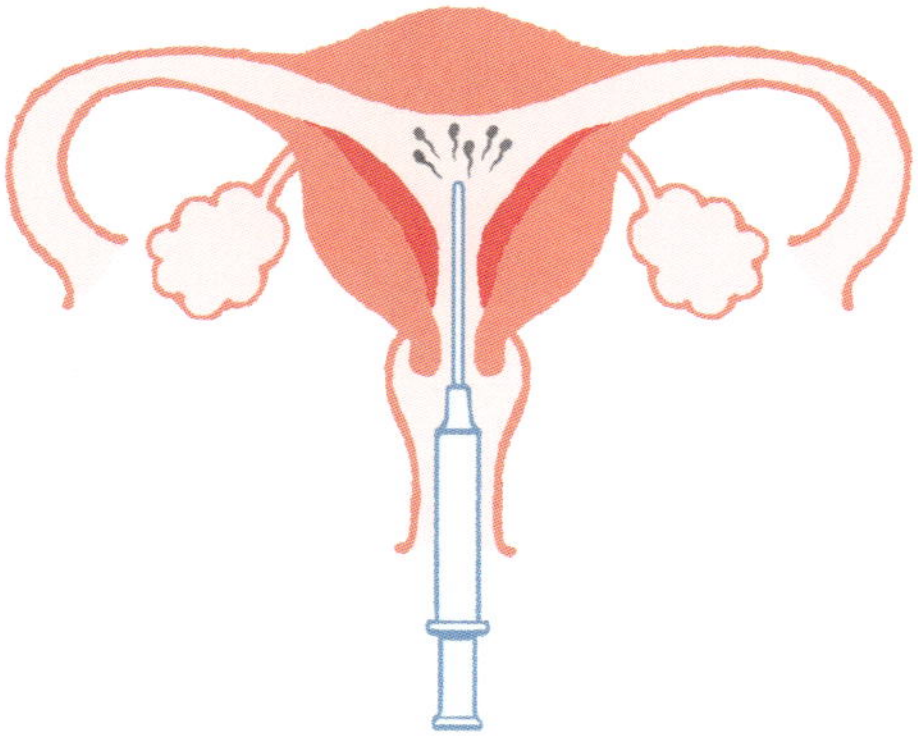

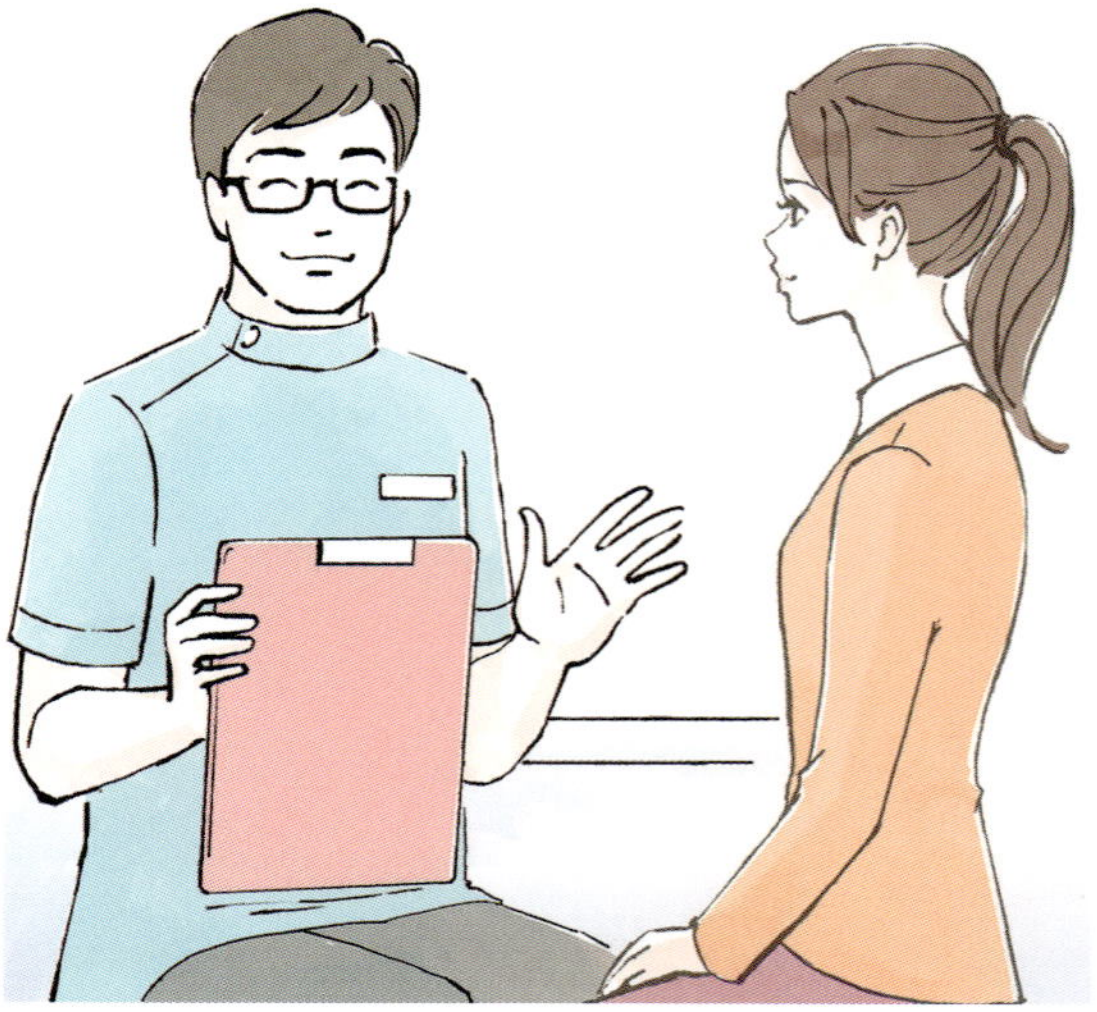

妻の年齢が35歳以上

女性の年齢が35歳を過ぎると、残念ながら妊娠率は急カーブを描いて下がり、それと反比例して流産率は高まります。その主な原因は受精卵の染色体異常。30代後半になったらできるだけ妊娠を急ぐことがたいせつです。40代であれば、早めに体外受精に進むことを考えて治療法を選択します。

夫に乏精子症、精子無力症、奇形精子症がある

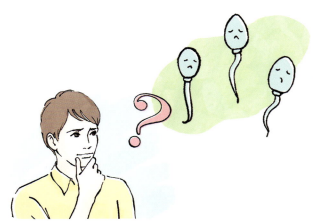

精液検査の結果で運動精子の数が少なかったり、奇形精子が多く見つかる場合は、体外受精の適応です。精子の運動率は日によってもバラつきがありますが、50％を割ることが多い人は体外受精を考えてもよいでしょう。WHOの基準では、運動率40％以下が男性不妊の目安とされますが、これは十分な数値ではありません。

婦人科系のトラブルがある

卵管が詰まっていれば体外受精の適応ですが、たとえ通っていても、内側の絨毛の機能が悪くなっている人は妊娠の可能性が低くなります。卵管水腫も同様です。また、重度の子宮内膜症、子宮腺筋症がある場合は、妊娠する可能性が少なくなることがあり、早めの対応が望ましいでしょう。

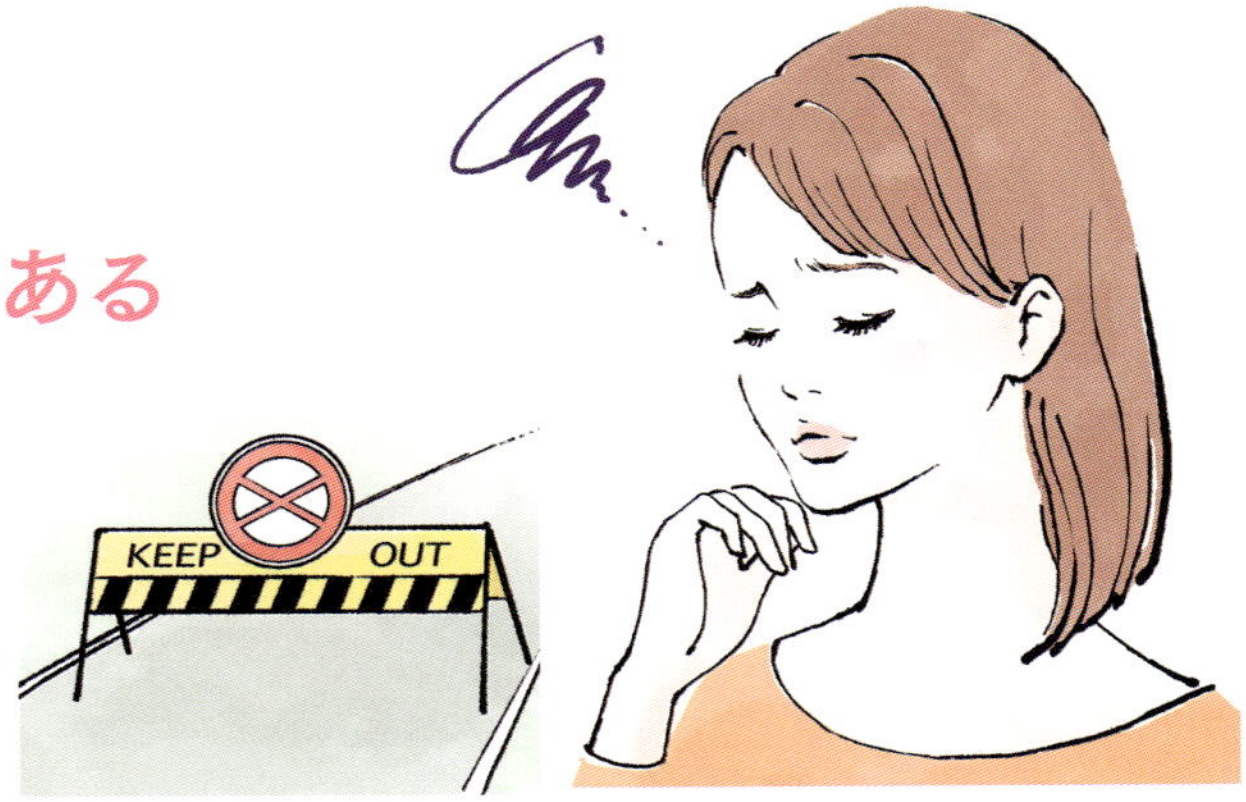

AMH値がとても低い

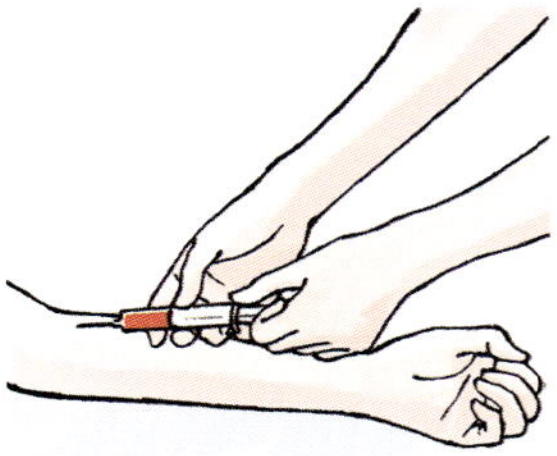

AMH（抗ミューラー管ホルモン）は、卵巣にある発育中の卵胞から分泌されるホルモンで、発育できる卵子の数の目安（卵巣予備能）になります。この値が減少している人は、残された卵子の数が少なくなっていると考えられます。ただしこの値は、卵子の質には関係なく、低いからといって妊娠できないというわけではありません。

体外受精に進む前に受けておく検査

すでに一通りの検査を受けている場合も、モレがないか、また検査の結果がどうだったかを、確認しておきましょう。

女性の検査

体外受精の前に不安な要素のチェックを

タイミング法や人工授精などの一般不妊治療を受けた経験がある人なら、超音波検査や血液検査、子宮卵管造影検査など、排卵の有無や子宮・卵巣に妊娠を妨げる明らかな問題がないかどうかの基本検査はすませていると思います。

ただ、これまでの検査で治療に必要な十分な情報が得られているか、また時間の経過で変化している点がないかなどをチェックしておくことはたいせつです。これからのプロセスをスムーズにするためにも、ここで体外受精に必要な検査についておさらいしておきましょう。

基本の検査

超音波検査

卵胞の数や成長具合を確認するために必須

腟からプローブを入れ、子宮や卵巣の状態を確認。体外受精では、卵子の入っている卵胞の成長をチェックし、採卵日を確定するためにも利用されます。また月経開始３日目ごろ、超音波で両方の卵巣にある２〜10㎜の前胞状卵胞の数（AFC）を測定して、どんな卵巣刺激を行うかを決める手がかりにも。

＼ **わかること** ／

●卵胞の成長具合　●排卵日の予測
●子宮内膜の厚さ　●排卵の有無
●子宮筋腫や子宮内膜症、卵巣嚢腫の有無　など

３〜４分

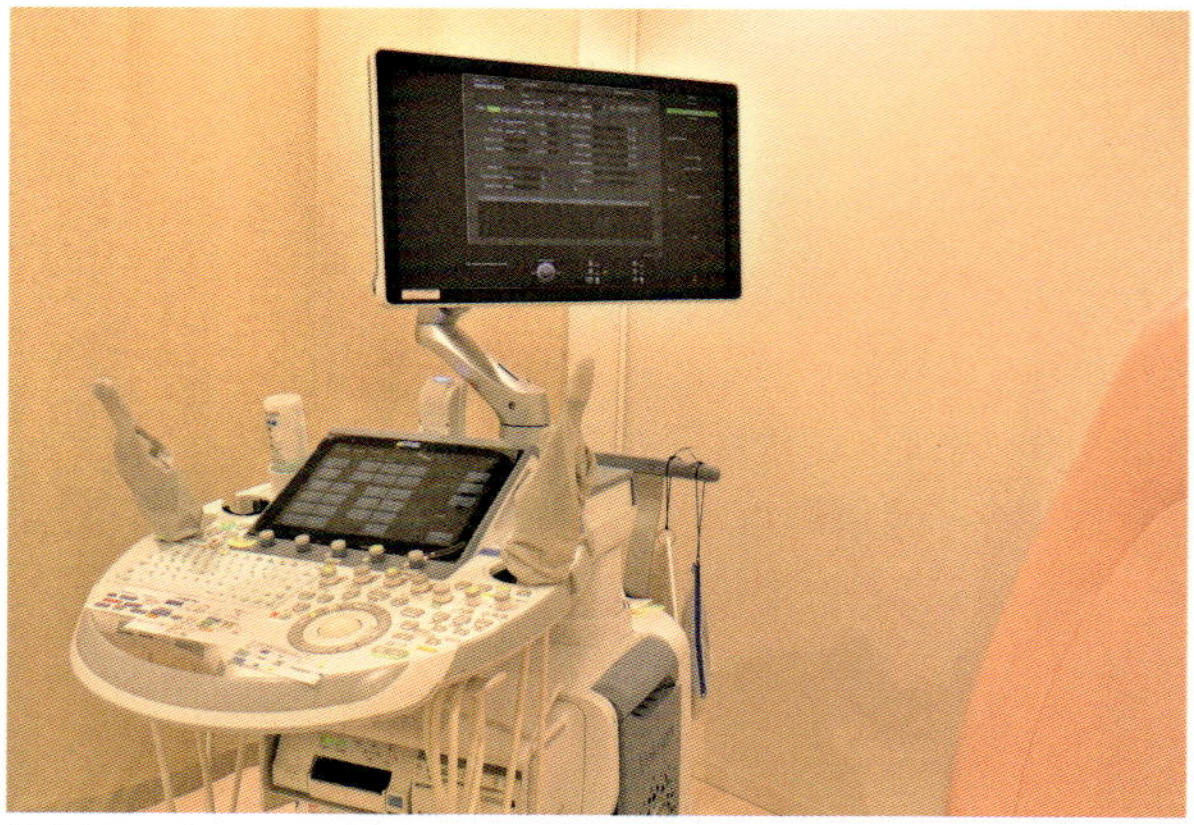

婦人科では欠かせない検査機器。
最近ではより正確で詳細な画像診断ができる３D超音波も普及しつつあります。

血液検査

妊娠に結びつくホルモンの量をチェック

月経周期の適切な時期に必要なホルモンが分泌されているかを調べます。月経３〜５日目ごろはLH（黄体化ホルモン）やFSH（卵胞刺激ホルモン）、高温期中期には卵胞ホルモンや黄体ホルモンの値をチェック。AMHやプロラクチン、排卵障害の原因となる甲状腺機能障害を知るための甲状腺ホルモンは、周期のいつでも測定可能です。

＼ **わかること** ／

●卵巣機能の低下（排卵障害）
●卵巣予備能（卵巣にある卵子の在庫数の目安）
●多嚢胞性卵巣症候群（PCOS）
●高プロラクチン血症
●甲状腺機能障害　など

３〜４分

子宮卵管造影検査

子宮の形の異常や卵管が通っているかがわかる

やわらかいチューブを腟から子宮に挿入し、造影剤を注入して流れる様子をＸ線で撮影。卵管が通っているか、また狭くないかを調べます。卵管通気・通水検査は、閉塞があったときにどの部分かの特定ができないので、現在は子宮卵管造影検査が主流です。両方の卵管が通っていない場合は自然妊娠は不可能ですが、体外受精は可能。

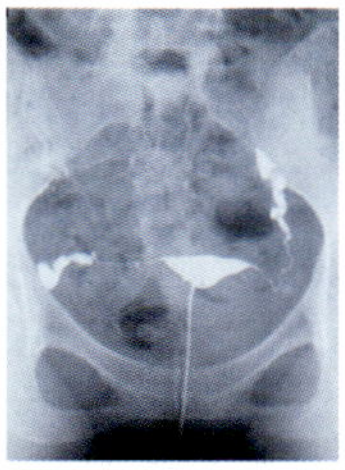

白い三角形が子宮。左右の卵管に造影剤が流れていることから、卵管は通っていると判断されます。

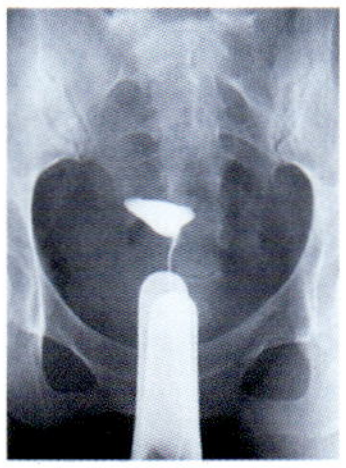

子宮から造影剤が流れ出ていないことが明らかです。両方の卵管が詰まっています。

＼ **わかること** ／
●卵管の閉塞や狭窄、卵管出口の癒着の有無
●子宮の形の異常（子宮奇形）　●子宮内腔の癒着　など
10分程度

クラミジア検査

クラミジアに感染していないかを調べる

性行為を介して感染する性感染症の中で、最も多いのがクラミジア感染症です。女性はほとんど自覚症状がないことから、放置してしまいがち。炎症が子宮から卵管へと広がり、卵管の癒着や閉塞を起こすと、妊娠への大きな障害になります。抗原検査は頸管の粘膜をこすりとり、調べます。

＼ **わかること** ／
●クラミジア感染の有無
5分程度

Check

その他の感染症の検査

精子や卵子、受精卵を扱う体外受精では、院内感染を予防するために、梅毒、B型肝炎、C型肝炎、HIV（エイズ）など感染症の血液検査が欠かせません。病院によって、１年に一度は感染症の再検査が必要な場合も。

メタボにも注意しましょう

不妊の検査では、内科的な体の状態には注意が払われないことも多いのですが、体外受精に臨むのであれば、万全の態勢をととのえておきたいものです。内臓肥満や高血圧、脂質異常、高血糖などの症状がある、いわゆるメタボの人は、血管がかたく、血液循環が悪い傾向にあります。BMI値が25以上の肥満の人、あるいは中性脂肪値が高い人は、積極的な減量を心がけて。

BMI（肥満指数）の計算方法
体重 □（kg）÷｛身長 □（m）×身長 □（m）｝

風疹抗体検査

血液検査で抗体の有無を調べる

女性が妊娠初期に風疹ウイルスに感染すると、胎盤を通して赤ちゃんも感染し、難聴や心疾患、白内障などの先天性風疹症候群にかかることがあります。夫婦で抗体検査を受け、抗体がない場合はワクチン接種を。接種後は抗体ができているかをチェックしましょう。

＼ **わかること** ／
●風疹ウイルスの抗体の有無
2～3分程度

子宮頸がん検査

子宮の入り口（頸部）の細胞でがん発症をチェック

不妊治療とがん検診に直接の関係はありませんが、治療前に検査が行われるのは、もしがんがあれば、そちらの治療が優先されるためです。がんではないが、細胞の変性や炎症がある「前がん状態」の場合は、子宮頸がんの原因とされるヒトパピローマウイルス（HPV）検査を受け、今後の方針を決めます。

＼ **わかること** ／
●がん細胞の有無
5～10分程度

男性の検査

精液検査の数値が体外受精時には最も重要

女性は月経周期に沿ってさまざまな検査が必要ですが、男性の基本検査は精液検査と視触診のみ。精子の状態を調べることが最も重要です。ＡＲＴに進んだ場合、体外受精か顕微授精かは、精液検査の結果に基づいて判断されます。そして必要があれば、血液検査、超音波検査が追加されます。ただし、検査の数値は疲労やストレスなど、日々の生活の影響によっても変動が大きいので、複数回検査することが大事です。

なお、ＷＨＯの基準を男性不妊の目安にすることが多いのですが、これは健康な男性とそうでない男性の比較研究から始まっているもの。不妊治療に使用するには数値が十分ではない、と言わざるをえません。この基準を上回っていても、それだけで体外受精の必要がないと判断するのは問題があります。

精液検査の基準値 (IVF JAPANの基準)

１回に射精される精液の量	2.0mℓ以上
pH（精液の酸性度）	7.2〜7.8
精液濃度（１mℓ中の精子の数）	7500万個以上
運動率（動いている精子の割合）	50％以上
奇形率（異常形態精子の割合）	35％未満
WBC（精液１mℓ中の白血球数）	100万個未満
MiOX（精液中の酸化ストレス度）	1.38未満
SMV（精子運動性指数）	180以上

基準値からどの程度はずれているかで、体外受精か顕微授精かの選択が変わってきます。一般的な体外受精には、１個の卵子にふりかける運動精子が５万〜10万個程度必要と考えられています。

授からない原因の半分は男性側にも

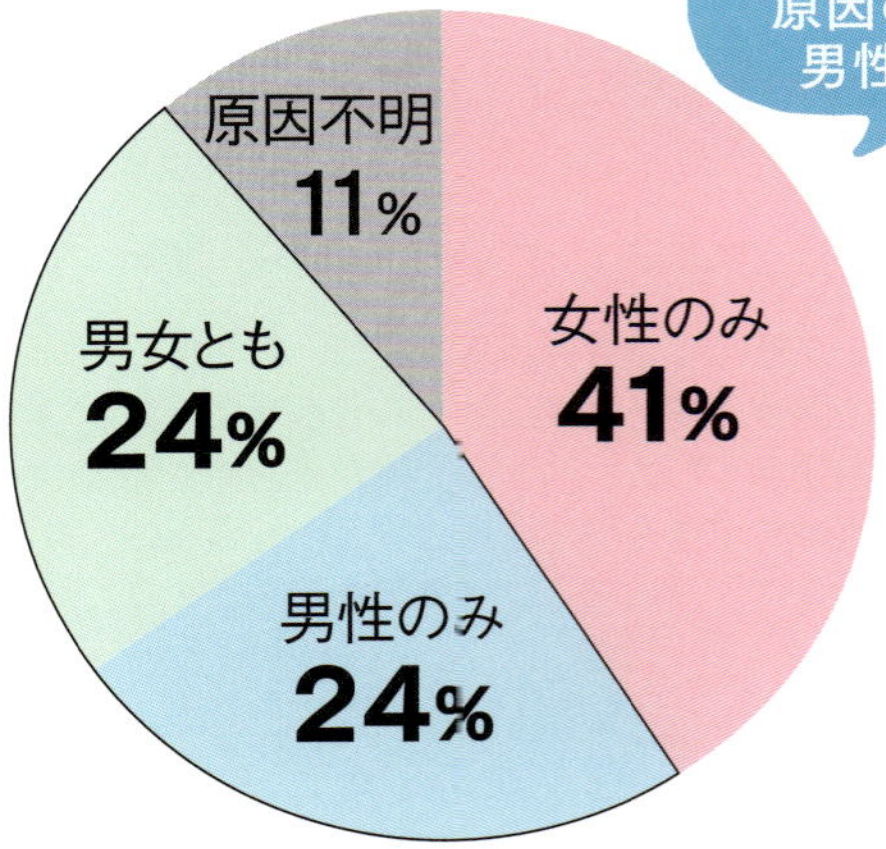

不妊についての知識が普及してきた今でも、授からない原因は女性のみにあると思っている人も。WHOの調査では、男性側に原因のあるケースが約50%に上ります。

＼精液検査以外に受ける検査／

血液検査

一般的な検査に加え、男性ホルモンや妊娠に関わるホルモンの量を調べます。ホルモン値に異常があるときは、必要に応じて染色体・遺伝子検査を追加します。精子をつくる機能に問題の出ることがあります。

視診・触診・超音波検査

泌尿器科の専門医師が、左右の精巣（睾丸）の大きさや外陰部の状態などを診断。男性不妊の原因となる精索静脈瘤の有無を視診、触診で調べます。精索静脈瘤が疑われるときは、超音波検査も。

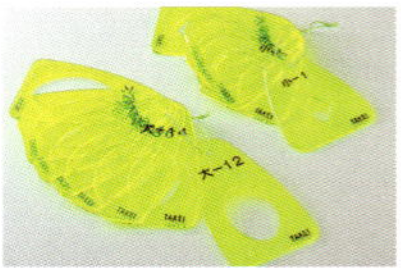

精巣（睾丸）のおよその大きさを調べるのに使う、オーキドメーター。

問診

病院によって聞かれる内容は異なりますが、性交障害がないかの確認として、1カ月の性交回数、射精や勃起の状態、また喫煙の有無や過去の病歴などもチェック。

男性の検査の進め方

男性の検査とは、いったいどんなことをするの？
体験レポートで紹介していきます。

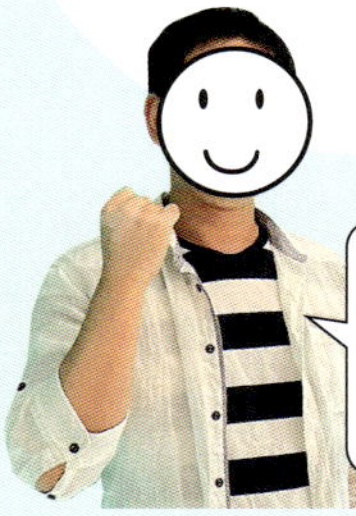
34歳・Mが検査してきます。
昨夜は緊張して
眠れなかったです
女性の気持ちが
少しわかりました

1 まずは、受付

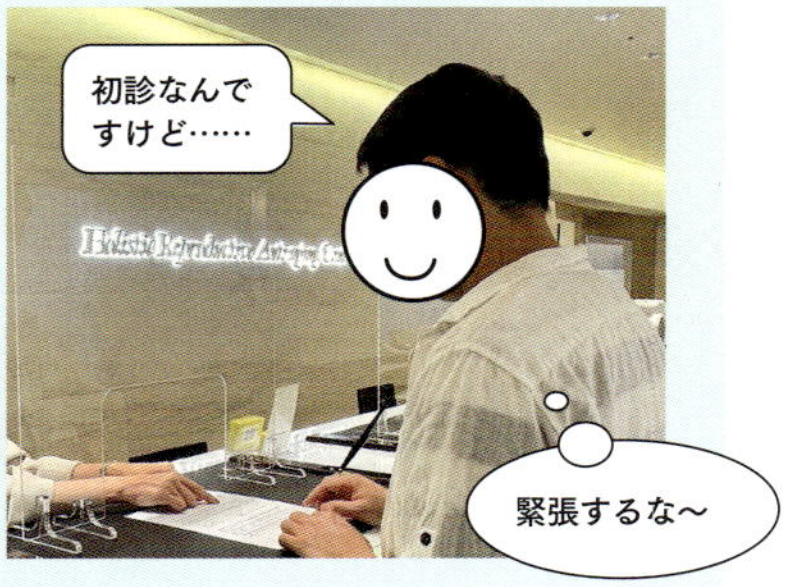
初診なんで
すけど……
緊張するな～

2 問診票に記入

問診でこんなことを聞かれます！

- □ 1カ月の性交回数
- □ ひげを毎日そりますか？
- □ おたふくかぜにかかったことは？
- □ 射精の状態はどうですか？
- □ 性欲はいかがですか？
- □ 勃起の状態は？
- □ 手術歴について
- □ 薬について

などなど…

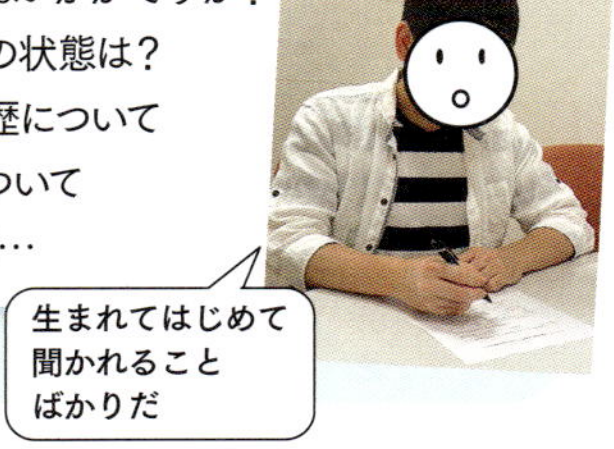
生まれてはじめて
聞かれること
ばかりだ

3 問診

問診票をもとに基本的な体の状態、既往歴や性交渉の頻度、勃起の状態など、医師からこまかく質問を受けます。今後の治療に必要なことなので、真実を正確に伝えましょう。

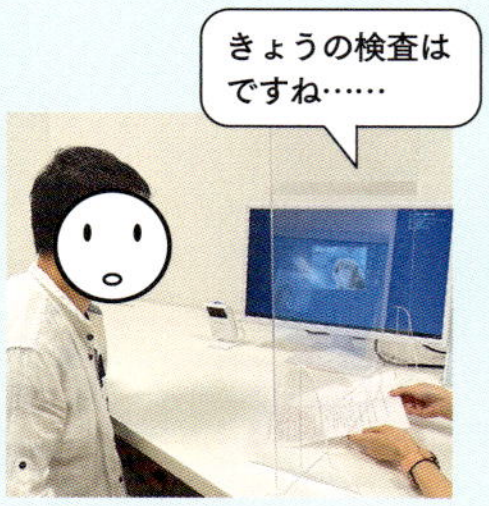
きょうの検査は
ですね……

4 いざ、精液検査へ！

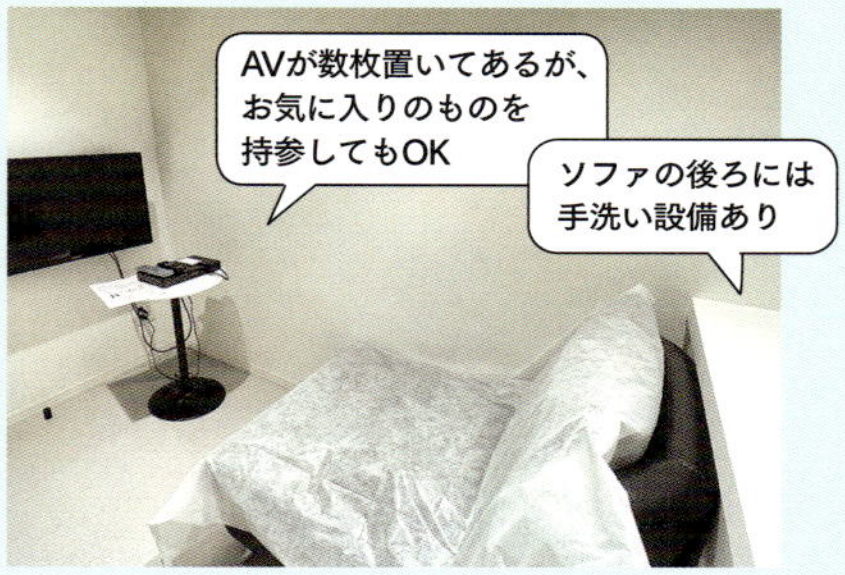

自宅で採取した精液は専用容器に入れて、1～2時間以内に持参！

精液の採取は病院で行うだけでなく、自宅でとった精液を持参することも可能。検査当日の朝に採取し、あたためたり冷やしたりせず、人肌を保って持っていきます。

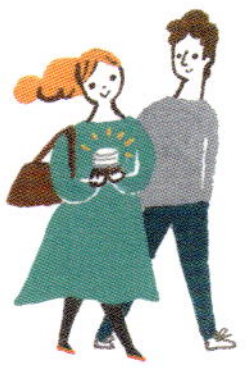

5 精液を提出します

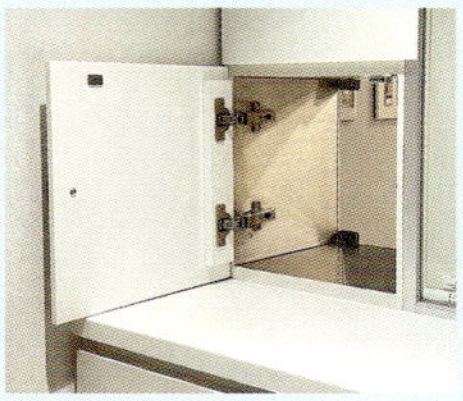

あらかじめ2～3日間の禁欲をし、採精室でマスターベーションして専用容器に採取した精液を提出。精子の数や運動率などを調べます。

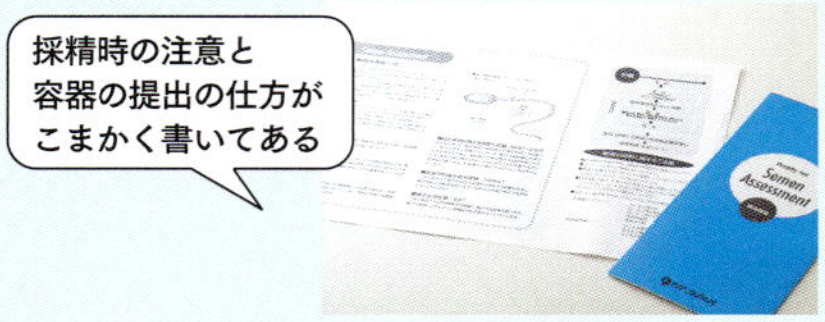

6 精液検査の結果を聞く

●触診&超音波検査

- ・精巣のサイズ
- ・精巣の状態
- ・精管の詰まり

クリア

●精液検査

検査項目	IVF JAPANの基準値
精液量	2.0mℓ以上
精液濃度	7500万個
運動率	50％以上
奇形率	35％未満
精液中白血球	100万個/mℓ未満
色調	乳白色

クリア

精子の状態が悪い場合、男性泌尿器外来にて触診・超音波検査を行います。

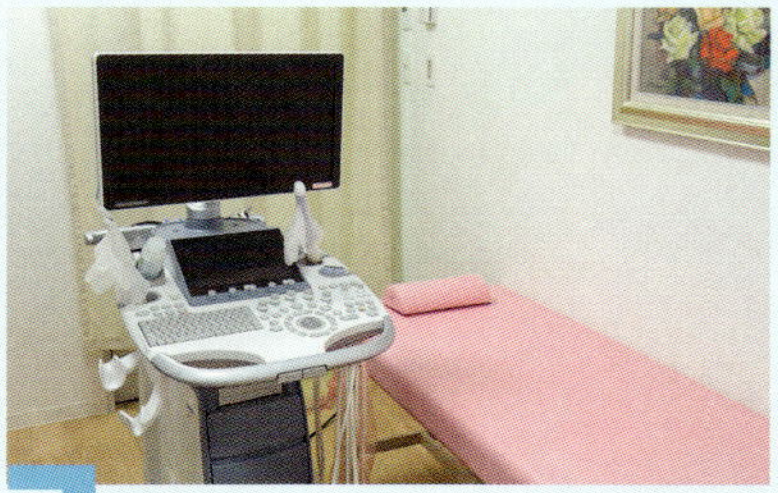

7 触診

オーキドメーターという計測器で左右の精巣（睾丸）の大きさとかたさを確認。約14mℓ以上が正常範囲。

8 超音波検査

モニターに映る精巣、精巣上体、精管などに異常がないか確認。

9 会計をして終了

検査費の精算をして終了。自動精算機がある病院も。

精液検査はセックス後に確認するフーナーテストで代用することも！

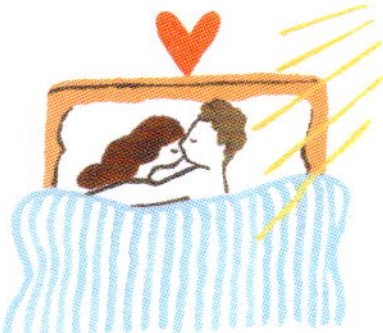

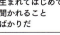

排卵日近くに性交し、3～12時間後の頸管粘液を採取し、頸管粘液中の精子の数や動きなどを調べ、頸管粘液の異常を調べるフーナーテスト。精液検査のかわりにすることもあります。

治療を始めるときチェックしたい10のポイント

不妊とは、妊娠しづらい状態にあることを指す言葉。
不妊治療は、問題がどこにあるのかを探ることからスタートします。

原因 1

AMH値が低い

AMH（抗ミューラー管ホルモン）は、卵子の在庫数の目安となるホルモンです。AMH値が低い場合は、AMHが示す年齢に合わせ、妊活のスケジュールを早めていくことを検討します。

原因 2

子宮内膜症や子宮腺筋症がある

子宮内膜症は、卵管、卵巣などに子宮内膜が飛び火して増殖する病気。子宮腺筋症は、内膜のような組織が子宮筋層の中で増殖します。これらによって卵管が癒着してしまったり、内膜の状態が悪くなったりするため、適切な治療が必要です。

ひとり異なります。
や診察で見極めましょう

原因 3

子宮筋腫やポリープがある

子宮の筋層にできる良性の「こぶ」を子宮筋腫、子宮内膜から飛び出した突起状の「いぼ」をポリープといいます。筋腫やポリープのできる位置によっては、着床を妨げる原因となることも。筋腫が大きい場合は、手術したほうがいいケースもあります。

原因 4

PCOS（多嚢胞性卵巣症候群）がある

PCOSの特徴は、卵巣内に未成熟な卵子がたくさんあること。卵巣の皮膜がかたくなっているため、卵胞が大きく成長することができず、排卵が起こりにくくなります。PCOSでは肥満や多毛が出現する場合もあります。上手につき合いながら、適切な治療をすることが大事！

不妊の原因は一人
クリニックでの検査

原因 5

卵管にトラブルがある

卵管が詰まっていたり狭くなっていたりすると、卵子や精子が通り抜けることができず、受精が起こりません。また、卵管水腫があると、卵管にたまった水が子宮環境を悪化させて、着床しにくくなることもあるので注意が必要です。

原因 6

免疫系のトラブルがある

精子を異物と認識して攻撃してしまう「抗精子抗体」があると、精子は弱って運動率が低下してしまいます。抗精子抗体は、血液検査でチェックできます。数値が高い場合は、体外受精や顕微授精が必要となります。このほかに甲状腺機能の異常が、不妊の原因となることも。

原因 7

受精にトラブルがある

卵子と精子が出会っているのに、うまく受精が成立しないことを受精障害といいます。これは、体外受精の段階になってはじめてわかるトラブル。検査では何も異常がないのに、タイミング法や人工授精では妊娠しない場合、受精障害が隠れている可能性もあります。

原因 8

着床にトラブルがある

順調に育った受精卵（胚）を移植しても、着床しないことが続いた場合、着床障害を疑います。着床障害の原因となるのは、各種免疫異常、抗リン脂質抗体症候群、慢性子宮内膜炎や子宮筋腫、ポリープなど。近年は、次世代シーケンサーを使った先進検査も積極的にとり入れられるようになっています。

原因 9

男性不妊

不妊に悩むカップルの半数近くは、男性にも原因があるといわれています。「妻ばかりが検査や治療を受けていたけれど、実は夫の精子に問題があった」というケースも多く聞かれます。治療のスタート時には、夫婦そろって検査を受けることが重要です。

原因 10

機能性不妊（原因不明）

さまざまな検査をしても特に異常が見当たらないのに、妊娠しない状態が続くことを「機能性不妊」といいます。不妊治療中の夫婦の約１～２割が当てはまります。現在の医療技術では検査ができないピックアップ障害などが隠れている可能性もあります。

原因1
AMH値が低い

AMHは、卵子の"在庫数"を示す指標

女性は、一生分の卵子のもと（原始卵胞）を持って生まれてきます。しかし、年齢が上がるにつれ、原始卵胞はどんどん減少。毎周期、約1000個もの卵子のもとが消えていきます。AMH（抗ミューラー管ホルモン）は、卵巣内で発育途中にある初期段階の卵胞から分泌されるホルモン。その値から、卵巣内に今後成熟卵胞になる卵子がどれだけ残っているかを推測できます。

ただし、AMHが示すのは、あくまで卵子の在庫数。卵子の質とは無関係です。AMH値が低いからといって妊娠率までも低いとはいえません。数値で一喜一憂しないようにしましょう。

AMHは個人差が大きく、若くても数値が低い人もいれば、高年齢でもAMH値が高い人もいます。20代、30代前半でAMH値が低い場合は、残っている卵子が少ないということです。のんびりせずに、できるだけ早く治療を進める必要があります。

AMHは月経周期での変動が少ないため、どの時期でも検査が可能ですが、不妊クリニックでは、ほかの血液検査と同時に行うことが多いでしょう。

AMH検査で何がわかる？

1 卵巣予備能

「卵巣予備能」とは、卵巣に残っている卵子数の目安のことをいいます。AMH値が1を切っている場合は、時間の余裕がないと考えて、早めに体外受精へのステップアップを検討しましょう。

2 多嚢胞性卵巣症候群の疑い

数値が6.0ng/mℓ以上の場合、卵巣内に成熟できない小さな卵胞がたくさんある「多嚢胞性卵巣症候群」の疑いがあります。これは、排卵障害の原因にもなります。

3 適切な卵巣刺激法

卵巣内にある発育卵胞の数を把握することは、適切な卵巣刺激法を選択するための大事な判断材料になります。値が低い場合は、排卵誘発への反応が悪くなることがあります。逆に値が高い「多嚢胞性卵巣症候群」では、過剰に反応して、卵巣が腫れてしまう「卵巣過剰刺激症候群」（OHSS）を起こしやすくなるため、注意が必要です。

年齢（歳）	平均値（ng/mℓ）
27以下	4.69
28	4.27
29	4.14
30	4.02
31	3.85
32	3.54
33	3.32
34	3.14
35	2.62
36	2.50
37	2.27
38	1.90
39	1.80
40	1.47
41	1.30
42	1.00
43	0.72
44	0.66
45	0.41
46以上	0.30

※JISART（日本生殖補助医療標準化機関）より改変

4 早発閉経のリスクを予測

閉経の平均年齢は51歳前後。40代前半までは、AMH値が減少するごとに、早発閉経のリスクが増えるというデータがあります。20〜30代で0.5ng/mℓ以下の場合は、早発閉経の可能性が高まります。ただ、個人のAMH値から閉経年齢を予測することはできません。

AMHについての気がかりQ&A

Q AMH値が低いと卵子の質も悪い？

A AMHの値と卵子の質は関係ありません

AMHが示すのは、あくまで妊娠に結びつく卵子の残り数で、質の評価ではありません。卵子の質は年齢とともに低下します。AMHが同じ値でも、高齢であるほど受精卵の染色体異常などが起こりやすく、妊娠率は下がります。ただし、同じ40代であれば、AMH値が高いほうが受精卵を得るには有利といえます。

Q 低AMHを改善する方法はある？

A 生活を見直すことで下がるスピードをゆるやかに

通常、年齢とともに卵子の数は減り、増えることはないので、治療などでAMHを改善することは困難と考えられます。
ただし、生活習慣を見直すことで、卵巣の機能を高め、結果としてAMH値の下がるスピードをゆるやかにすることは可能です。禁煙や適度な運動、バランスのよい食事、良質な睡眠などを心がけましょう。

Q AMHの数値は1年でどのくらい落ちる？

A 値の下がり方には個人差があります

年齢別のAMH値の中央値を見ても、1年での差はせいぜい0.1～0.2ng/mℓというごく小さな変化です。数値の下がり具合には個人差があり、一概には言えません。

Q AMHの数値と遺伝は関係している？

A 遺伝についてはまだデータが不十分

AMH自体の研究はまだ歴史が浅く、遺伝についてのはっきりとしたデータはありません。この先、研究が進めば、遺伝との関連性も明らかになってくるでしょう。ただ、40歳前に月経がストップしてしまう「早発卵巣不全」は、遺伝が関係しているといわれています。

低AMHで妊娠しました♡

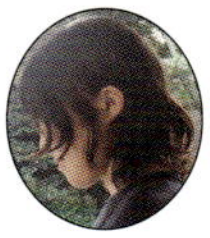

AMH値が１以下で体外受精からの妊活に
ララさん
（37歳・妊活歴３年）

すぐに子どもが欲しかったので、結婚後すぐに妊活。不妊検査を受けると、AMH値が１以下……！ 迷っている時間はないと気持ちを切り替え、体外受精から治療をスタートしました。１回目の採卵はすべて空胞で高い壁を感じましたが、２回目の採卵で胚盤胞ができ、妊娠！ ２人目も顕微授精で授かりました。

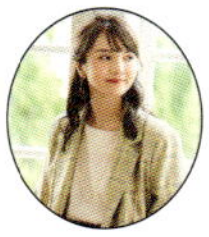

３回目の人工授精で授かりました！
杏さん
（30歳・妊活歴２年7カ月）

ブライダルチェックでAMHを測ったところ、27歳なのに30代後半の数値でショック。病院指導のタイミング法に挑戦しましたが、ストレスで妊活を一度お休みしました。でも、子どもが欲しい気持ちは高まるばかりで、人工授精へステップアップ。３回目でよい結果に恵まれました。

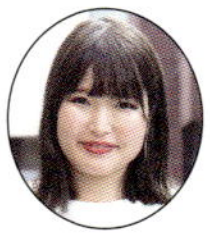

チョコレート嚢胞の手術でAMHが低下
夏子さん
（31歳・妊活歴２年）

本格的な妊活を考えていた矢先に激しい腹痛に襲われ、婦人科を受診。重度のチョコレート嚢胞と診断され、手術をしました。手術前のAMH値は「4」で年齢の割に低かったのですが、術後はさらに低くなって「0.26」に。そこから奮起し、２年にわたる治療の末、顕微授精で妊娠！ 温活もがんばりました。

原因2
子宮内膜症 子宮腺筋症がある

妊娠に影響を及ぼす やっかいな病気

子宮内膜症は、本来なら子宮の内側にある内膜と同じような組織が、卵巣や卵管、骨盤や腹膜など、あちこちにできて増殖し、月経のたびに出血をくり返す病気です。原因はまだ解明されていませんが、月経血の逆流によって起こるという説が有力です。生殖年齢の女性の5〜10%がかかり、不妊に悩む女性の約半分に子宮内膜症があるともいわれています。

子宮内膜症の組織が卵巣の中にできたものが「チョコレート嚢胞」。たまった古い血液などが茶色いチョコレート状に見えることが名前の由来です。子宮の筋層内にできた場合が「子宮腺筋症」。子宮内膜症と深い関係があるといわれています。

子宮内膜症、子宮腺筋症はどこにできる?

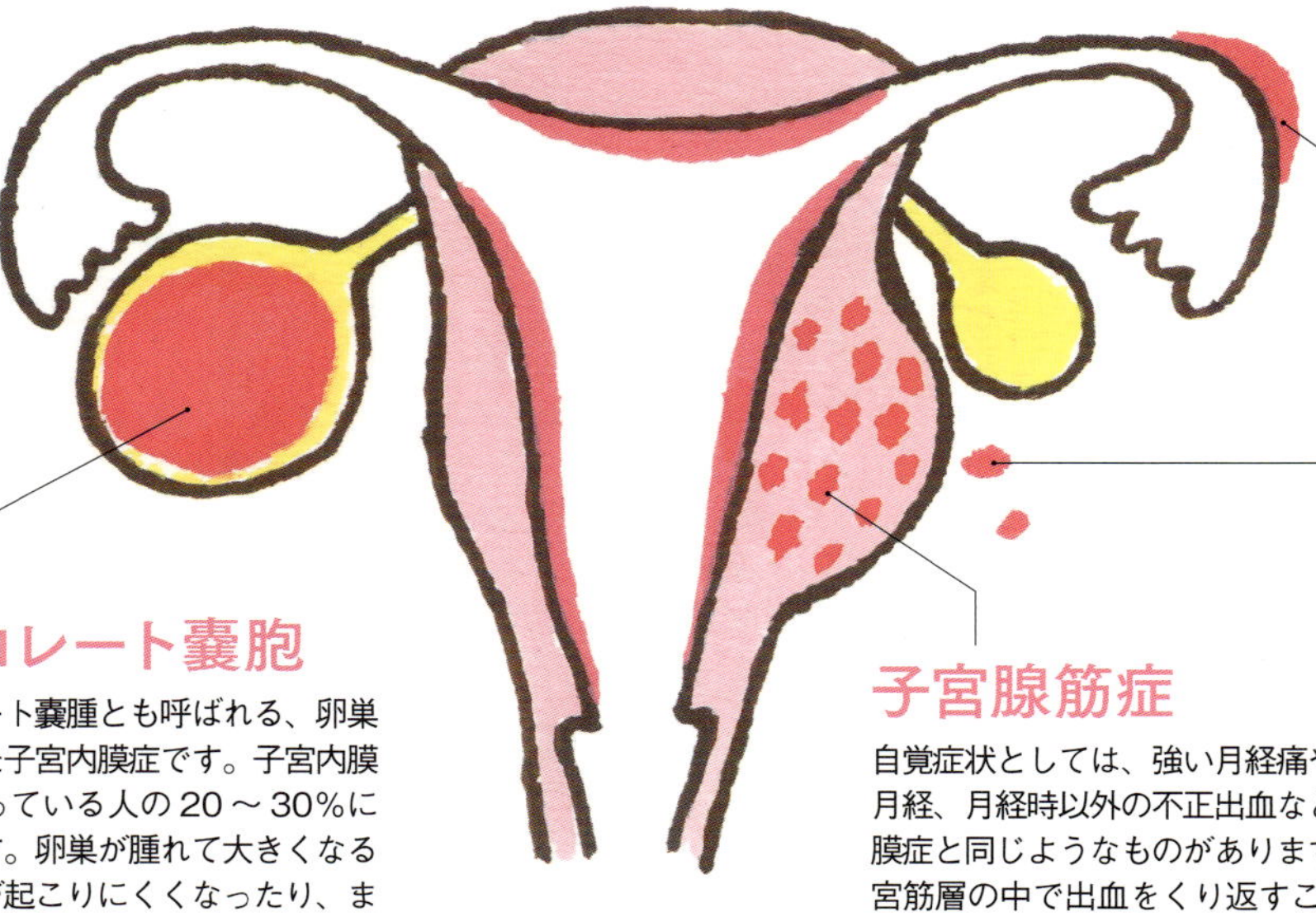

子宮内膜症

主な症状は、強い月経痛、月経時以外の下腹部痛、腰痛、排便痛、性交痛など。できた場所に古い血液や内膜組織がたまり、周囲との癒着を起こすことで、不妊の原因に。内診や超音波検査などから診断されます。血液検査でCA125という物質の値を測り、参考にすることも。ただし確定診断には腹腔鏡検査が必要とされています。

子宮腺筋症

自覚症状としては、強い月経痛や過多月経、月経時以外の不正出血など、内膜症と同じようなものがあります。子宮筋層の中で出血をくり返すことで、子宮の筋肉がかたく腫れ上がります。ひどくなると、受精卵の着床を妨げてしまいます。子宮腺筋症の診断には、子宮筋腫との区別のために、MRI検査が必要です。

チョコレート嚢胞

チョコレート嚢腫とも呼ばれる、卵巣内にできた子宮内膜症です。子宮内膜症にかかっている人の20〜30%に見られます。卵巣が腫れて大きくなると、排卵が起こりにくくなったり、また卵管と癒着して、精子や受精卵の通過を妨げてしまいます。ほとんどは良性ですが、嚢胞が5〜6㎝以上と大きいものはまれにがん化のリスクがあります。

子宮内膜症以外の卵巣嚢腫

卵巣嚢腫は、卵巣内に液体や脂肪がたまってしまう良性の腫瘍。ある程度の大きさになるまでは自覚症状はほとんどありません。中身によって3つに分けられます。嚢腫が卵管などに癒着していたり、大きくて、妊娠後にねじれたり破裂したりする危険があるときは、病巣部分をとり除く温存手術が行われます。

漿液《しょうえき》性
卵巣から分泌されるサラサラとした透明な液体がたまったもの

粘液性
ねばねばした液体がたまったもの

皮様性
皮膚や髪の毛、脂肪分、歯、骨などが含まれている

妊娠することが内膜症の一番の治療

子宮内膜症があると、卵巣やその周りに病変が起きやすく、卵巣機能に影響が出る恐れがあります。質のいい元気な卵が減ったり、排卵できなくなったり、卵巣や卵管が子宮や腹膜に癒着してうまく卵子をとり込めなくなったりなど、妊娠を妨げる大きな原因に。体外受精時にも卵子の発育が悪く、受精率や着床率が下がるといわれています。月経血の逆流によって、活性酸素が増え、卵子や胚の質が下がる可能性も指摘されています。

月経を止め、排卵や子宮内膜が厚くなるのを抑えるホルモン剤で治療をするのが一般的ですが、すぐにも妊娠を希望する人には向きません。また、手術をしても再発のリスクがあり、特に卵巣チョコレート嚢胞では、手術することで正常な卵を失ってしまう可能性も。最近では、妊娠を希望していて、体外受精が選択肢にあるなら、手術をせずに体外受精にトライするほうがよいと考えられるようになっています。

チョコレート嚢胞があっても採卵はできる？

嚢胞があっても、位置とサイズによっては問題なく採卵できるケースも。また嚢胞の大きさや位置によって採卵に影響が出る場合の処置も確立されています。

チョコレート嚢胞が5㎝以下なら…

嚢胞の中身を吸い出して卵巣をきれいに
穿《せん》刺《し》吸引術

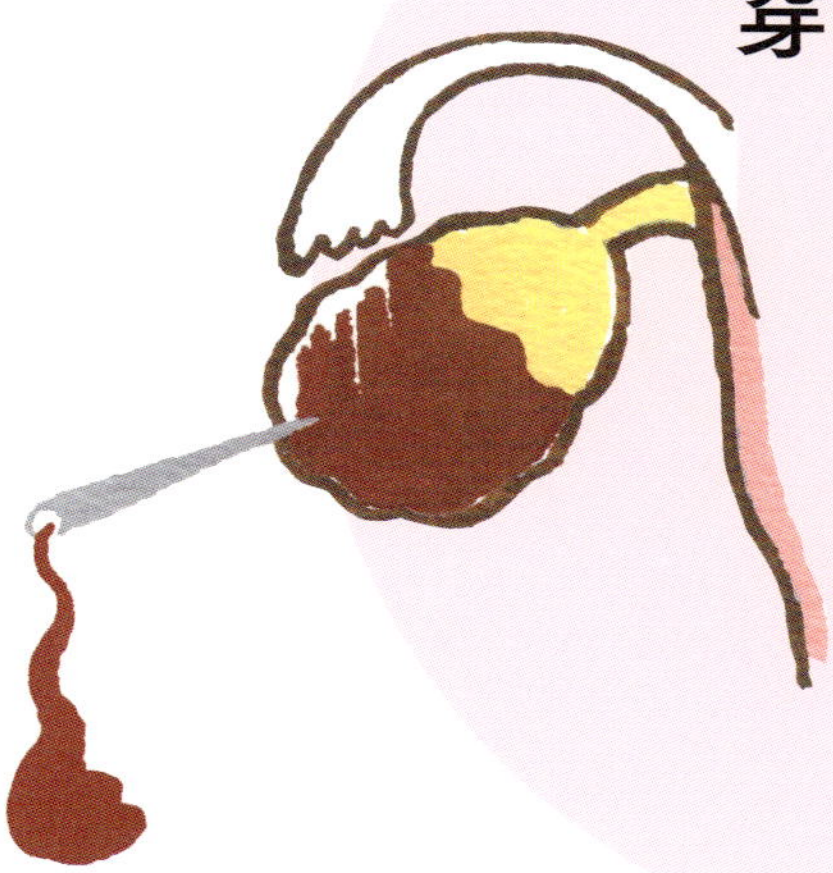

チョコレート嚢胞がある状態で採卵するのがむずかしいときに、針を刺して、内容物をとり出し、卵巣内を洗浄する方法をとることがあります。手術と違って卵子の減少がなく、簡単な麻酔で30分ほどですみます。ただし再発や炎症のリスクがあるため、5㎝以下のサイズの嚢胞に限り、処置のあとはすみやかに卵巣刺激を行い、採卵することが必要です。

チョコレート嚢胞が大きいときは…

手術で嚢胞をとり除いてから採卵！
腹腔鏡手術

一般的には、内膜症の手術よりも不妊治療を優先しますが、チョコレート嚢胞が5～6㎝以上で、がん化や破裂のリスクがあるときや、嚢胞によって採卵がむずかしいと考えられるとき、また月経痛があまりにつらくて不妊治療にとり組めないときには、腹腔鏡による手術も考慮しましょう。

全身麻酔で腹部に3～4カ所小さな穴をあけ、腹腔鏡と手術器具を腹腔内に入れ、卵管や卵巣、子宮などの状態を確認。今は検査のみの目的で腹腔鏡を使用することは少なく、病変をとり除いたり、腹腔内を洗浄したりの治療もあわせて行います。

手術後は再発前に、できるだけ早く妊娠をめざします。

手術で体外受精の成績は変わる？

卵巣嚢腫がある場合、穿刺吸引術を行ってから採卵をしたほうが、採卵数が多いというデータがあります。一方で、妊娠率には大きな差は認められません。

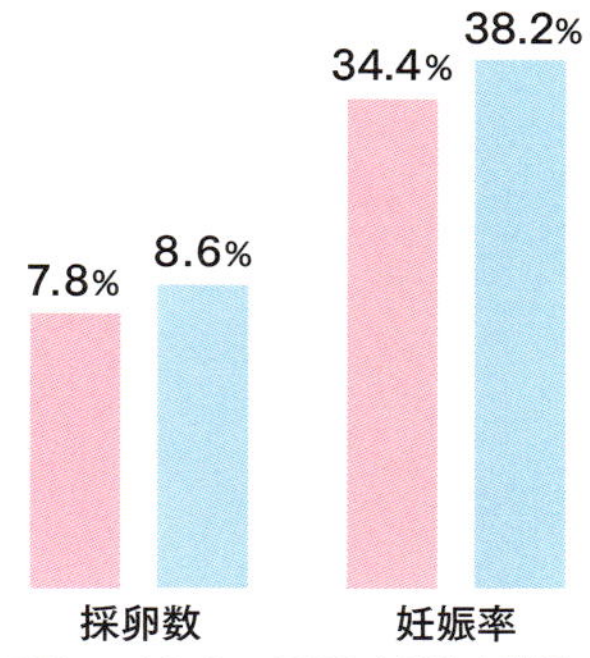

※ Reprod Biomed Online.2006 より改変引用

原因3
子宮筋腫やポリープがある

できる場所や大きさで不妊を招くことも

子宮筋腫は、子宮にできる良性のこぶのようなもの。生殖年齢の女性に多く見られ、3人に1人は筋腫があるといわれています。

主な症状は過多月経と月経痛、月経時以外の不正出血や腰痛など。月経量が増えることで貧血になることもよくあります。

できる場所によって3種類に分けられますが、なかでも子宮の内側にできる「粘膜下筋腫」は、子宮内膜にダメージを与え、受精卵の着床を妨げるなど、不妊の原因になりやすい筋腫です。

ポリープは、粘膜の上に細胞が増殖して、盛り上がってできるいぼのような良性の腫瘍です。できた位置によっては、内膜ポリープも受精卵の着床を妨げると考えられます。

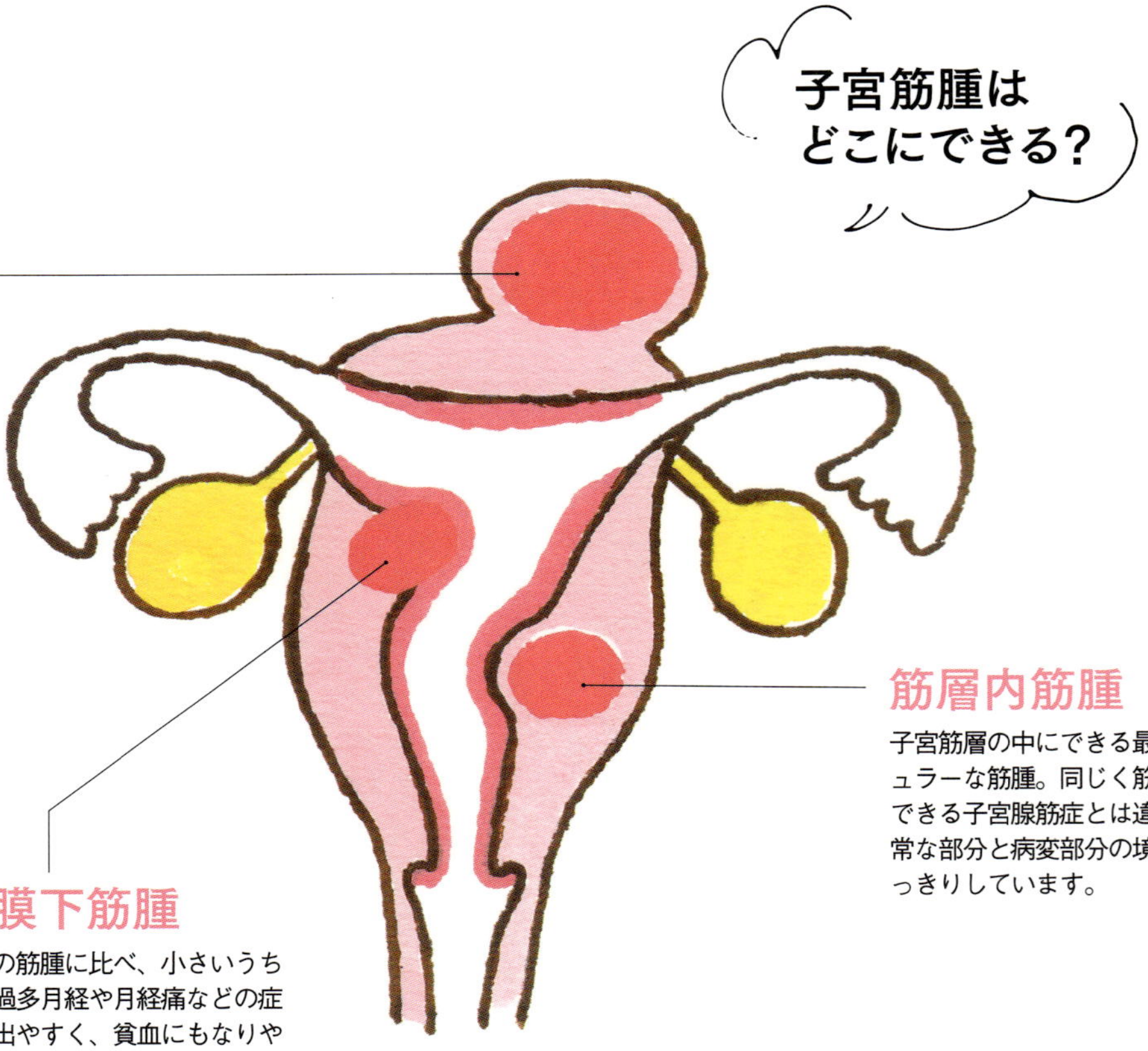
漿《しょう》膜《まく》下《か》筋腫
子宮の表面をおおう漿膜の下に、外側に飛び出すようにできます。症状は出にくく、かなり大きくなるまで気づかないケースも。
子宮筋層の中にできる最もポピュラーな筋腫。同じく筋層内にできる子宮腺筋症とは違い、正常な部分と病変部分の境界がはっきりしています。
粘膜下筋腫
ほかの筋腫に比べ、小さいうちから過多月経や月経痛などの症状が出やすく、貧血にもなりやすい筋腫です。

治療のタイミングは慎重に判断

切除手術

着床の妨げになる場所にある場合は手術が有効！

筋腫やポリープがあっても、小さかったり、数が少ないときは、特に治療をせず、経過観察しながら不妊治療を進めます。妊娠に影響すると考えられるケースでは、それらをとり除く手術を行います。目安は5～6㎝以上のサイズがある場合ですが、数や位置によって異なります。

子宮筋腫は、筋腫の部分だけをくりぬく「筋腫核出術」という手術で、妊娠に必要な子宮体部を残します。最近は、体への負担が少ない腹腔鏡手術が主流です。また、あまり大きくない粘膜下筋腫では、子宮鏡による手術を行うこともあります。内膜ポリープは子宮鏡下で切除する方法が一般的です。

\手術による妊娠率への影響は？/

子宮内膜を圧迫する子宮筋腫がある場合、手術をしなかったときと比べ、手術をしたほうが妊娠率が2倍にも高くなる、というデータがあります。

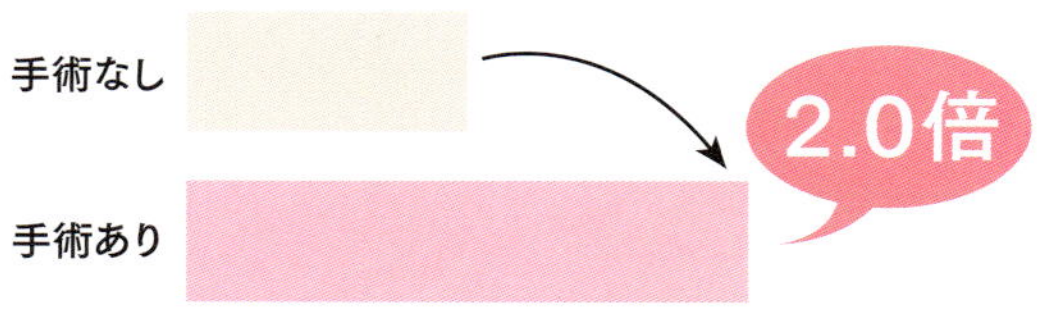

※ Fertil Steril.2009 より引用

薬で小さくする

ホルモン剤で一時的に筋腫を縮小させます

筋腫が大きくて、手術のときに出血量が多くなることが予想される場合には、ＧｎＲＨアナログ製剤というホルモン剤を2～3カ月程度使うことがあります。この薬は、エストロゲンの分泌を抑えて、筋腫を小さくする効果が期待できます。ＧｎＲＨアナログ製剤にもいろいろな種類があり、どれを使うかは人により異なります。

そのほかの子宮トラブル

子宮奇形

生まれつきのもので、超音波検査や子宮卵管造影検査で見つかります。形によっては着床障害を起こしたり、流産・早産の原因になることも。手術によって妊娠の可能性が高まると考えられるときは、腹腔鏡や子宮鏡で形成術を行います。

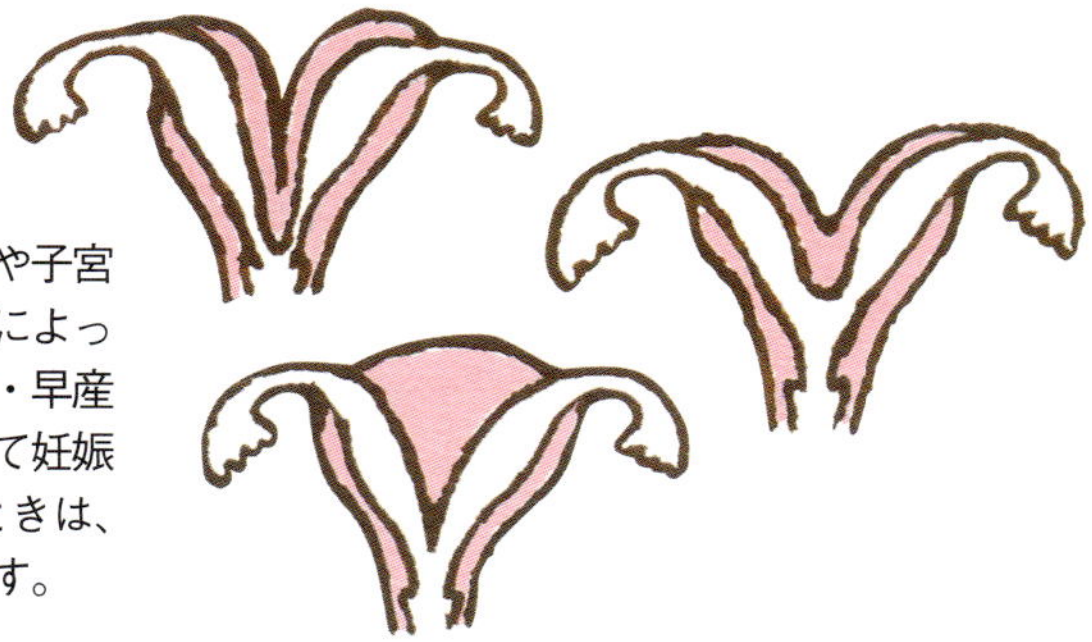

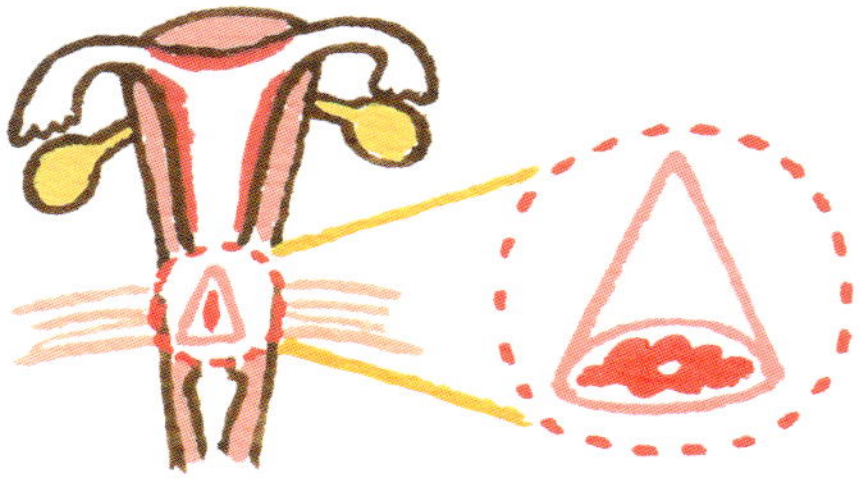

子宮頸がん

子宮頸がんは、ヒトパピローマウイルスに感染することが主な原因と考えられています。前がん状態の0期では、がんの部分のみを切除して妊娠機能を温存できます。がんが頸部だけにとどまる1期でも、妊娠を希望する場合は、子宮体部を残す手術法が行われています。

原因4 PCOS（多嚢胞性卵巣症候群）がある

卵胞の発育が遅く排卵が起こりにくい

卵子は十分に成熟すると卵胞から飛び出して排卵し、受精しなければ月経が起こります。ところが、PCOS（多嚢胞性卵巣症候群）の場合は、卵胞が大きく育たず、排卵が起こりにくい状態が続きます。そのため、卵巣の中が成熟前の小さな卵胞でおおわれてしまうのが特徴です。排卵しにくいために月経周期が長くなったり、無月経になることも。生殖年齢の女性の20～30人に1人に見られる症状です。

PCOSの原因はまだ解明されていませんが、排卵に関わるホルモンのバランスの乱れや血液中の男性ホルモンの増加、遺伝的な糖代謝の異常などが関わっているのではないか、と推測されています。

超音波検査でわかるネックレスサイン

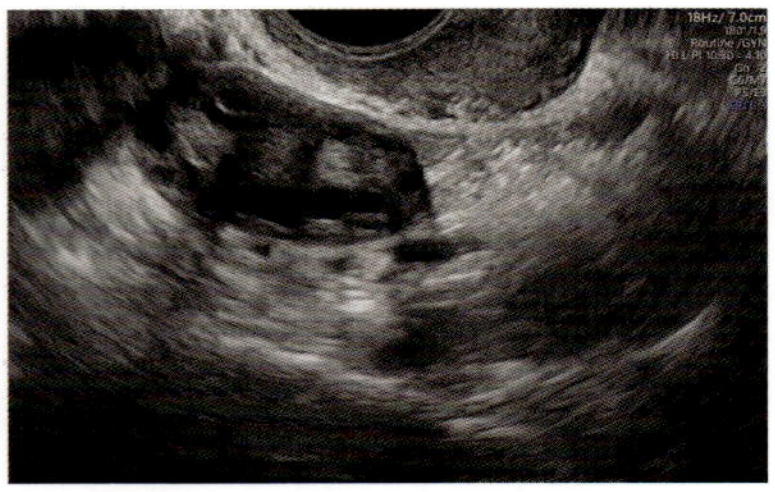

経腟超音波で見ると、卵巣の表層部に10mm以下の小さな卵胞が1列に並んでいます。その様子から「ネックレスサイン」と呼ばれています。

正常な卵巣

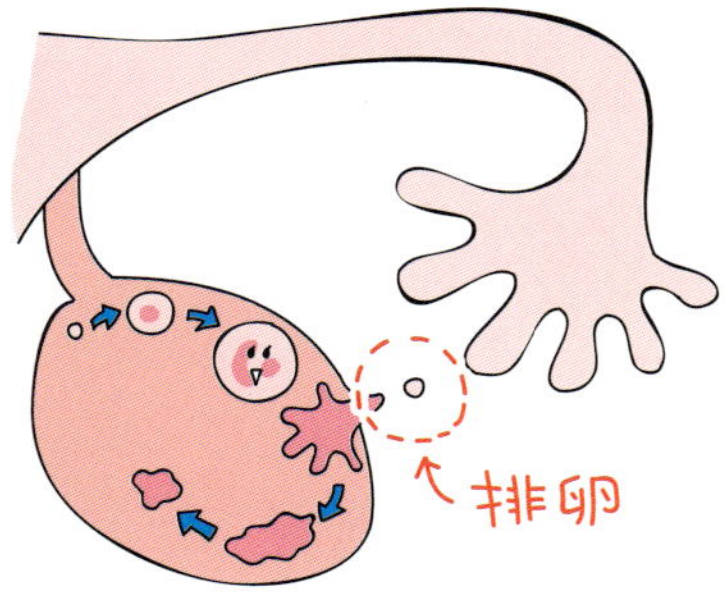

原始卵胞が20mmほどの大きさに成熟すると卵胞の1つが排卵し、卵子が卵巣の外に飛び出します。

PCOSの卵巣

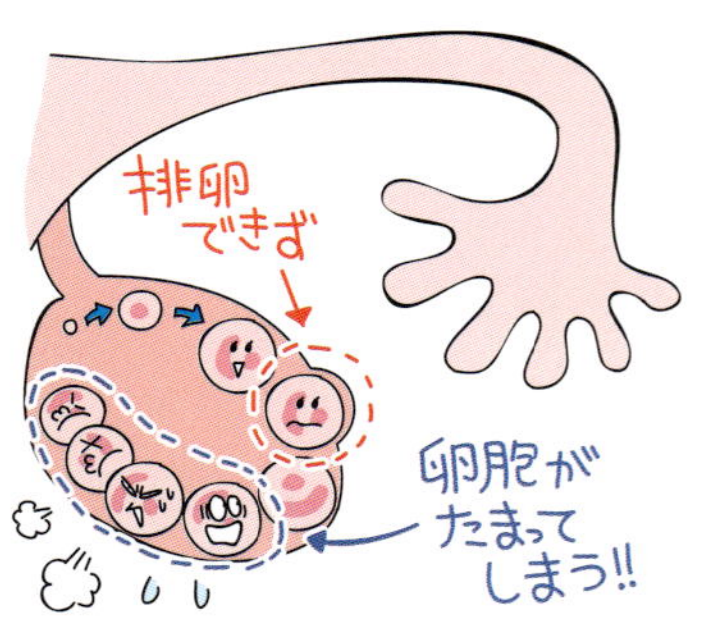

卵胞が小さいままで育たず、排卵できない状態。卵巣内に数多くたまってしまい、卵巣全体も大きくなります。

診断基準は？

- □月経異常がある
- □高LH（黄体化ホルモン）血症、または高アンドロゲン（男性ホルモン）血症のいずれかがある
- □卵巣に多嚢胞が見られる、またはAMH高値

問診、血液検査、超音波検査でこれら3つの条件にすべて当てはまると、PCOSと診断されます。

血液検査でチェック！

血液検査でわかる！ホルモンの異常

- □男性ホルモン値が高い
- □黄体化ホルモン（LH）が卵胞刺激ホルモン（FSH）より高い
- □AMHの値が高い

PCOSの場合、脳から出るLHと血糖値を下げるインスリンというホルモンが、正常より強く卵巣に作用していると考えられます。その結果、男性ホルモンの値が上昇。さらに、月経中の血液検査では、FSH＞LHとなるのが一般的ですが、PCOSではLHが高くなります。卵巣に未成熟の卵胞がたくさんあるため、卵胞から分泌されるAMHの値が高いのも特徴です。

排卵誘発剤で排卵を促し、効果が出ないときは体外受精へ

まずはクロミッドやフェマーラなど、飲み薬の排卵誘発剤で卵胞を大きく育てて排卵を促します。効果が認められないときは、注射による排卵誘発を試みます。

注射を打つときには、卵巣過剰刺激症候群（ＯＨＳＳ）を起こさないように、経過を見ながら量を調節します。

注射を多く使ってもなかなか排卵が起こらない場合、またＯＨＳＳが起きやすい場合は、早めに体外受精に進むことがおすすめです。体外受精では、適切な卵巣刺激法を選択することで卵胞の発育をコントロールできます。また受精卵ができたら凍結し、次周期以降に移植する方法をとることも可能。凍結胚移植によって、ＯＨＳＳのリスクを軽減することができます。

PCOSについての気がかりQ&A

Q 手術で排卵を促す方法があるって本当？

A 卵巣表面に穴をあける腹腔鏡手術もあります

かたくなった卵巣の表面にレーザーで小さな穴をあけ、排卵を促す手術があります。手術後は薬への反応性が上がり、自然に排卵が起こりやすくなるといわれています。ただ、手術の効果が続くのは半年～１年程度で、手術によって卵胞数が少なくなることも。自然妊娠にこだわりたいという人は、試してみる価値はあります。

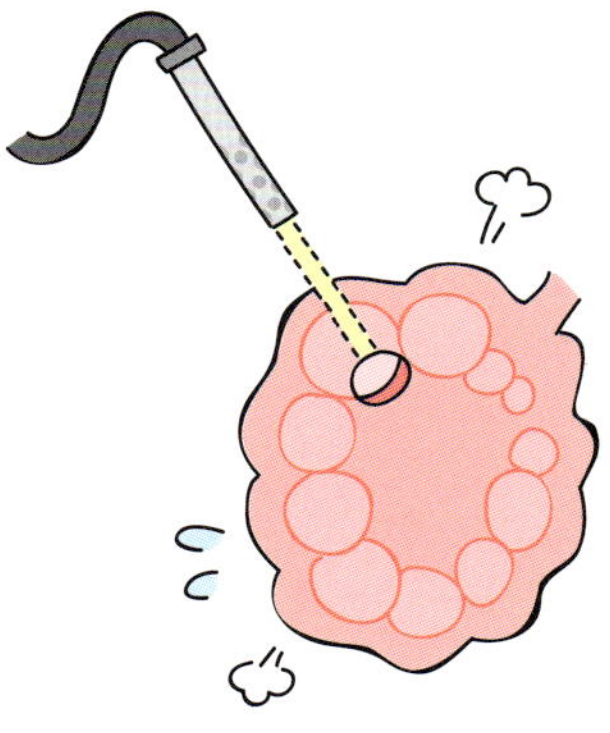

腹腔鏡手術で、卵巣の表面にレーザーで傷をつけ、排卵しやすくします。

Q 妊娠中、PCOSの影響はある？

A 早産や流産、妊娠糖尿病などのリスクがあります

PCOSの人が妊娠した場合、流産や早産になりやすく、妊娠糖尿病や高血圧などの合併症のリスクの高いことが研究結果として出ています。妊娠中も慎重に経過を見る必要があるので、妊婦健診を受けるクリニックではPCOSであることを必ず伝えましょう。また、将来、糖尿病になるリスクも高いといわれています。肥満傾向がある人は適度なダイエットや運動など、生活習慣の改善を心がけましょう。

そのほかのトラブル

高プロラクチン血症

プロラクチンは脳下垂体から分泌されるホルモンで、乳汁分泌ホルモンとも呼ばれます。プロラクチンには排卵を抑える働きがあり、血中濃度が高いと、排卵やその後の黄体機能に影響が出ることがあります。高プロラクチン血症と診断された場合は、原因を見極めながら、飲み薬や手術などでプロラクチン値を下げる治療をします。

LUF

卵胞が十分に大きくなって、脳下垂体から排卵を促す指示も出ているのに、排卵が起こらない、ということがあります。卵胞は排卵しないまま黄体に変化してしまうため、LUF（黄体化非破裂卵胞）と呼ばれます。基礎体温は上昇し、黄体ホルモン値も上がりますが、超音波で見ると卵胞が排卵前と同じように残っています。

原因5 卵管にトラブルがある

卵管の狭窄・閉塞

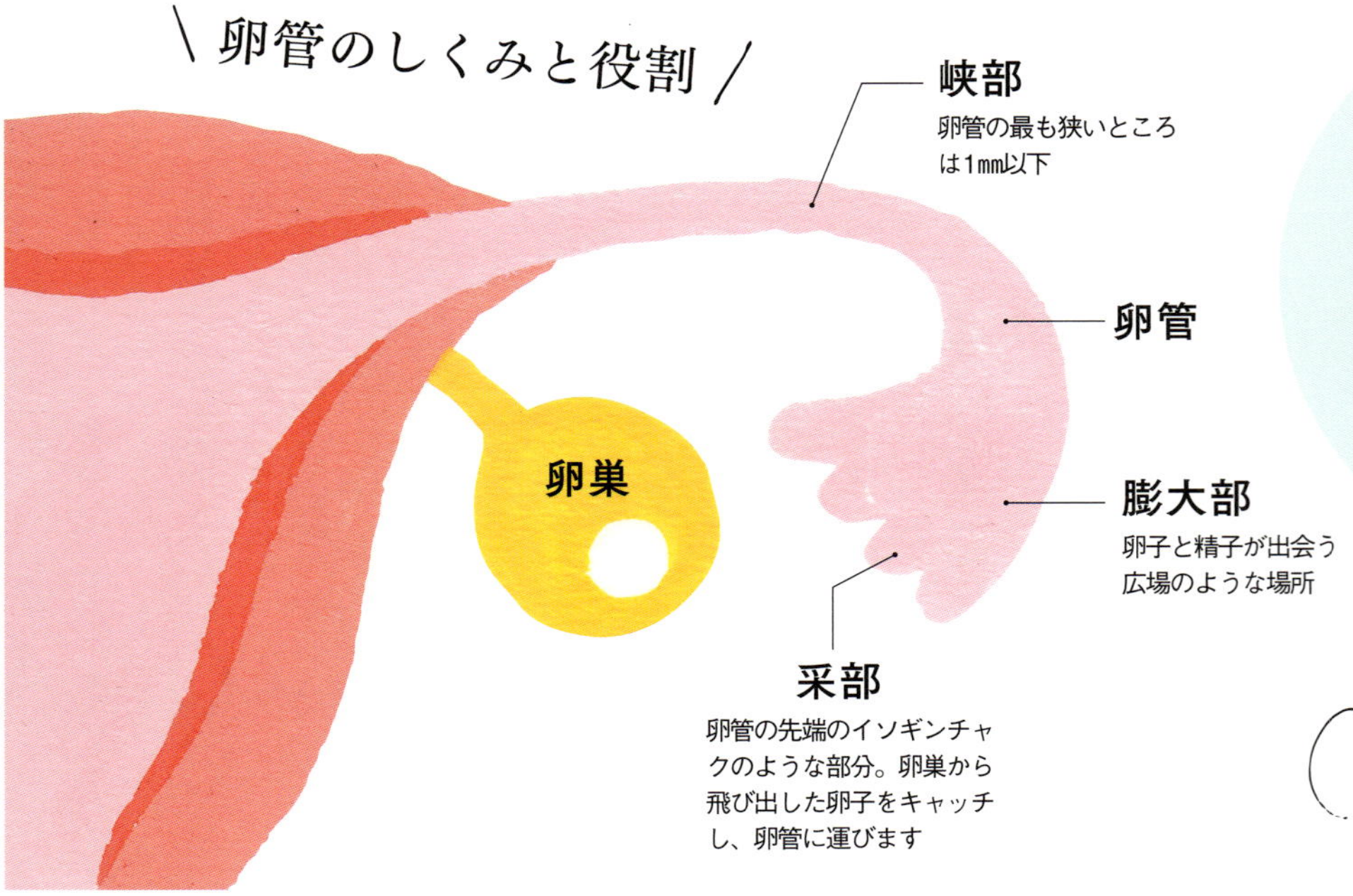

卵子と精子が卵管で出会えない

卵管は子宮から卵巣に向かって伸びる、長さ10㎝ほどの管。卵子と精子が出会う膨大部の内径は6～7㎜程度ありますが、最も狭い部分は1㎜以下。なんらかの原因で、卵管内が狭くなると、小さな精子は通れたとしても、受精卵は通り抜けられません。そもそも詰まっていれば、精子も膨大部にたどり着けず、受精は不可能です。

卵管が狭くなったり（狭窄）、詰まったり（閉塞）するのは、卵管の炎症が主な原因です。炎症がさらに広がると、卵管が卵巣や子宮、腸などと癒着してしまうこともあります。

腹腔鏡検査で卵管の状態をくわしく確認

不妊治療を開始するときには、基本検査として子宮卵管造影検査を受けているはず。その結果、卵管は通っていると判断されてもなかなか妊娠しないときは、今後の治療の進め方を決めるために、腹腔鏡検査がすすめられます。腹腔鏡検査では、子宮内膜症や卵巣、卵管周囲の癒着の状態を、映像で直接確認できます。もしトラブルが発見されたら、検査と同時に、癒着をはがしたり、卵管に水を通したり、腹腔内の洗浄などを行えるのがメリットです。

原因は？

●クラミジア感染症

卵管にトラブルを起こす原因の中で最も多いのがクラミジア感染症です。クラミジア自体は抗生剤で治療し完治していても、卵管への影響は子宮卵管造影検査などで調べる必要があります。

●淋菌感染症

クラミジアに次いで多い性感染症で、淋菌という細菌によって起こります。クラミジアと同様、自覚症状のないことが多く、感染が進むと子宮内膜炎、卵管炎などを発症します。

●子宮内膜症

病変が卵管や卵巣の周囲、腹膜などにできると、その部分でくり返し出血。炎症によって、臓器同士の癒着につながります。

●過去の手術

虫垂炎で腹膜炎を起こしたケースなど、以前に開腹手術を受けたことがあると、卵管周囲に癒着が起こることがあります。

Check

卵管鏡下卵管形成術

手術で卵管の詰まっている部分を修復する治療

卵管の詰まりを解消するために、卵管鏡にFTカテーテルという器具をセットして行う卵管鏡下卵管形成術（FT）が増えています。実施している施設は限られますが、保険適用の手術です。手術で卵管が通れば、自然妊娠の可能性が出てきます。

手術では、カテーテルを膣から卵管の入り口に挿入し、内蔵されているバルーン（風船）で詰まった卵管を広げていきます。ただし、バルーンが届くのは卵管膨大部の入り口あたりまで。卵巣に近い部分に閉塞がある場合は、腹腔鏡手術と組み合わせての治療が必要になることもあります。

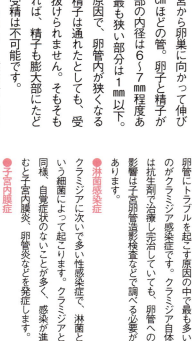

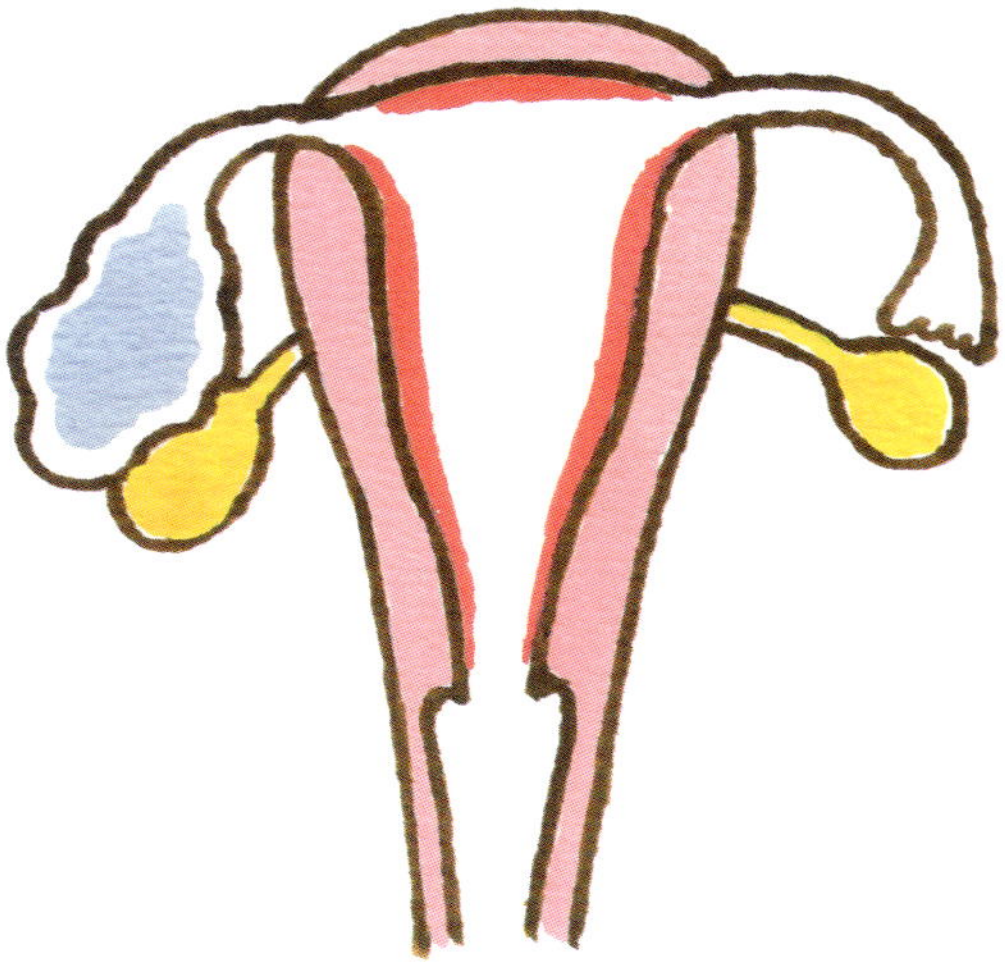

卵管水腫

卵管にたまった水が着床を妨げることも

卵管の炎症が卵管采にまで広がって、開口部がふさがれ、卵管の中に膿《うみ》や水がたまり、ふくれ上がってしまった状態が「卵管水腫」です。

卵子がとり込めないので、体外受精の適応になりますが、卵管水腫があると、卵管内にたまった内容液が子宮のほうに少しずつ流れ込み、子宮内膜に悪影響を与え、着床を妨げると考えられています。胚移植あたりの妊娠率が約半分になるという報告もあります。

体外受精を成功させる方法として、採卵時や移植前に針で水を抜く治療を行うこともあります。それでもうまくいかないときは、腹腔鏡による卵管切除も選択肢のひとつです。

ピックアップ障害

排卵した卵子をうまく卵管にとり込めない

卵巣で排卵された卵子は、卵管の先端部分である卵管采によってキャッチされます。この現象を「ピックアップ」と呼びますが、卵管采が周囲と癒着していてうまく動けないときなど、卵子をとり込むことができません。それが「ピックアップ障害」です。現在の医療では、この卵管采のピックアップ機能を調べる検査はありません。原因不明の不妊とされる人の多くに、ピックアップ障害があるともいわれています。

腹腔鏡手術で卵管采周辺の癒着をとり除くことは可能ですが、ピックアップ障害の原因は癒着だけとは限らないため、手術後も妊娠しない場合は、体外受精へステップアップを考えます。

卵管トラブルを乗り越えて

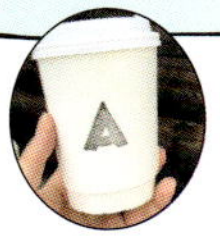

FT手術を受けて タイミング法で妊娠！

なおさん（30歳・妊活歴1年）

通水検査では左右の卵管共に問題なしだったのですが、転院後に造影検査をすると左の卵管が閉塞していることが判明。FT手術を受け、病院指導のタイミング法で授かることができました！ その周期は、左の卵巣からの排卵だったそう。医師のすすめに従って、造影検査を受けてよかった！

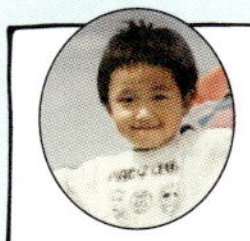

ステップアップで わが子に出会えた♡

愛海さん（38歳・妊活歴3年）

自己流タイミングで1年、病院でのタイミングでまた1年、さらに人工授精を6回。気づけば時間ばかりが過ぎていて、気持ちはあせるばかり。先生から「ピックアップ障害」について聞き、思い切って体外受精にステップアップしたら1回目で妊娠！ 私たちには体外受精が必要だったんだ、と思います。

原因6

免疫系のトラブルがある

女性の体が精子を異物として排除することで起こる不妊

ヒトの体には、外から入ってきた病原体や有害な物質を排除する防衛システムがあります。それが免疫です。

精子や、半分は父親由来の遺伝子を持つ受精卵は、女性の体にとっては異物です。けれど、これらを排除してしまっては、妊娠は成立しません。そこで、妊娠にあたっては「免疫寛容」というしくみが発動！　胎児を異物として認識することなく、育てていくことができるのです。

免疫寛容がうまく働かず、抗精子抗体ができると、精子を異物と見なして攻撃してしまいます。女性だけでなく、男性にも見られることがあります。

抗精子抗体

抗精子抗体があると、頸管粘液中にある抗体によって、精子同士の頭部や尾部がくっついて、大きなかたまりになったり（凝集化）、動けなくなったり（不動化）して、子宮内に入れないということが起こります。

もし子宮を通過できたとしても、卵管にも抗体があるため、受精が妨げられます。

また抗精子抗体は、受精卵の分割を抑制したり、着床障害の原因になることもわかっています。

男性に抗体がある場合は、男性の体内ですでに凝集化や不動化が起こり、精子の動きが悪くなります。

抗精子抗体の有無は、フーナーテストや精液検査、血液検査によって調べます。

抗体が陽性のときは…

男性の場合

顕微授精

抗体によって精子の運動率が低下してしまうため、体外受精でも受精率が下がります。比較的元気な精子を選んで採取し、顕微授精を行うことがすすめられます。

女性の場合

体外受精

血液検査で抗体が確認されたら、その血清に精子をまぜ合わせて、運動率がどのくらい悪くなるかを調べる精子不動化試験を行います。抗体値が低いときは人工授精でも妊娠のチャンスがあります。抗体値が高い場合は、体外受精の適応です。

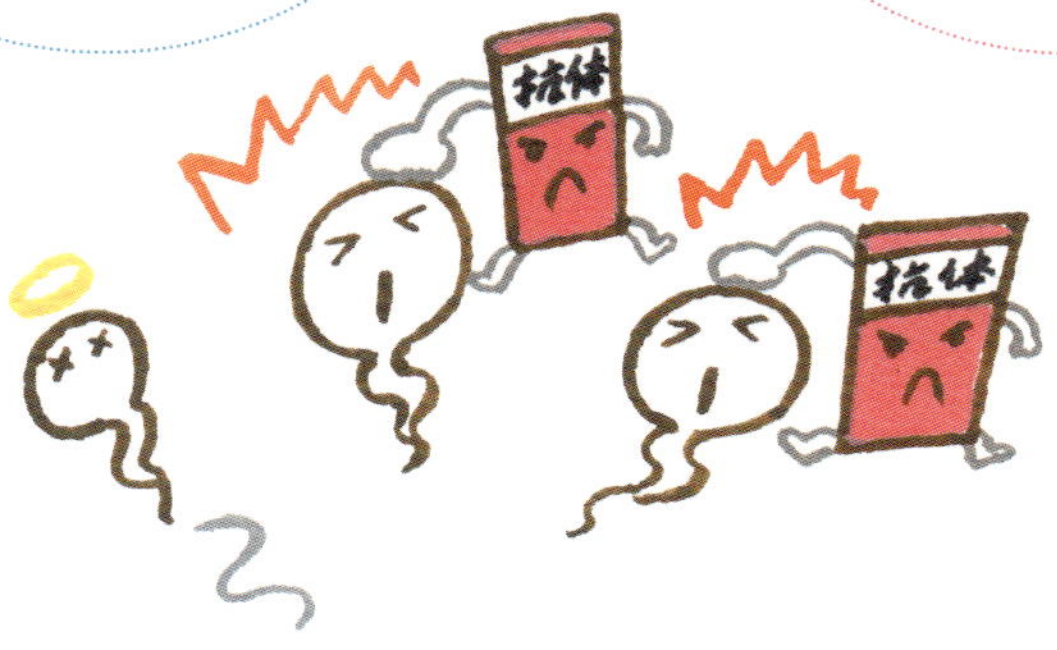

抗透明帯抗体

卵子をとり巻く透明帯の働きが妨げられる

排卵された卵子は、透明帯という層に包まれています。透明帯は、精子が近づくと、卵子の中に入り込むための酵素を放出。さらに、1個の精子が卵子に入り込むと、瞬時にかたく変化してほかの精子が入れないようにシャットアウト。複数の受精を阻止します。

不妊に悩む女性の中には、血液中に透明帯に反応する自己抗体（抗透明帯抗体）のあることが近年明らかになってきました。この抗体があると、卵胞の発育や受精、透明帯から胚が脱出するハッチングを妨げる可能性があるといわれています。

抗透明帯抗体があるときは、精子を直接卵子内に送り込む顕微授精がすすめられます。

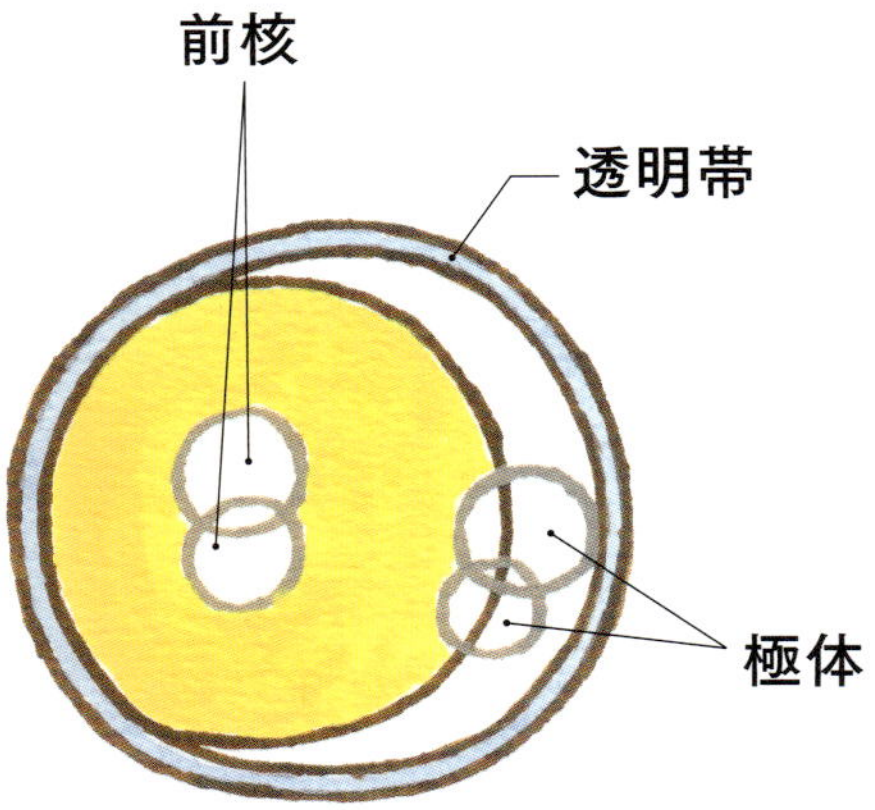

20〜40代の女性に多い 甲状腺機能障害

甲状腺機能が低下すると排卵障害の原因に

甲状腺は、のどぼとけの下にある蝶が羽を広げたような形の小さな臓器です。甲状腺が分泌するホルモンは、全身の新陳代謝に関わる重要な働きをしています。過剰に出るとバセドウ病に、不足すると橋本病と呼ばれる病態になることがあります。妊娠とも密接に関連していて、甲状腺ホルモンの不足は、卵胞の発育不良や高プロラクチン血症を招くことから、排卵障害を起こしやすくなると考えられています。また、不足でも過剰でも、早産・流産のリスクが高まります。現在では不妊治療開始初期に、血液検査で甲状腺機能をチェックする施設がほとんどです。

甲状腺機能に問題があるときはホルモン補充療法を

TSH値が高いと流産率が30％以上になるという報告があります。甲状腺機能低下症と診断されたら、専門医を受診し、甲状腺ホルモン剤を服用して、TSH値が2・5μIU／㎖以下になるようにコントロールします。不妊治療施設によっては、甲状腺ホルモン値の改善を、体外受精などの治療開始より優先する場合もあります。

甲状腺ホルモン剤を服用するとき、その効果を悪くする野菜ジュースやコーヒー、一部の胃薬や貧血治療薬などのとりすぎに注意が必要です。

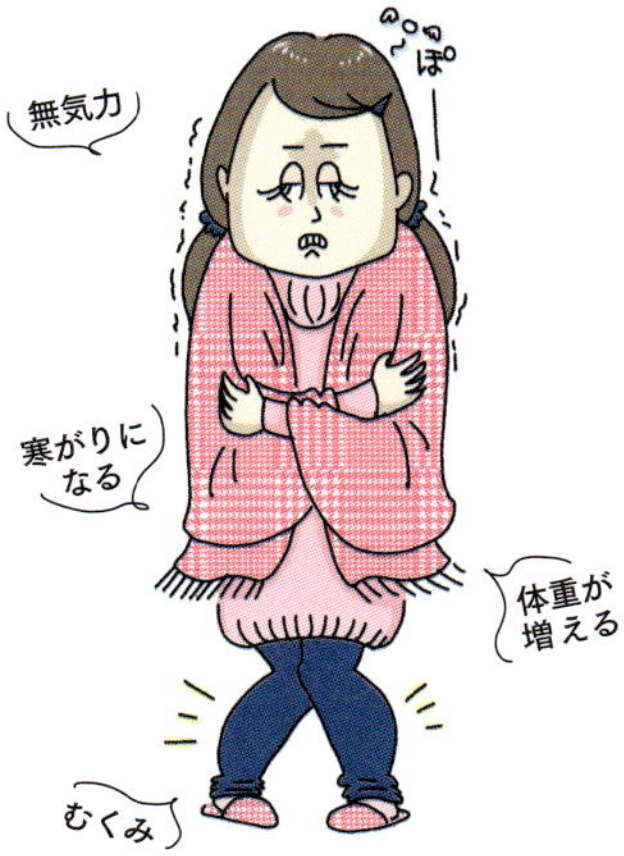
ぽー
無気力
寒がりになる
体重が増える
むくみ

橋本病（慢性甲状腺炎）

自己免疫疾患のひとつ。抗体が甲状腺組織を攻撃して炎症が起こり、甲状腺ホルモンがつくられにくくなるため、甲状腺機能が低下します。自己抗体の有無を血液検査で調べます。

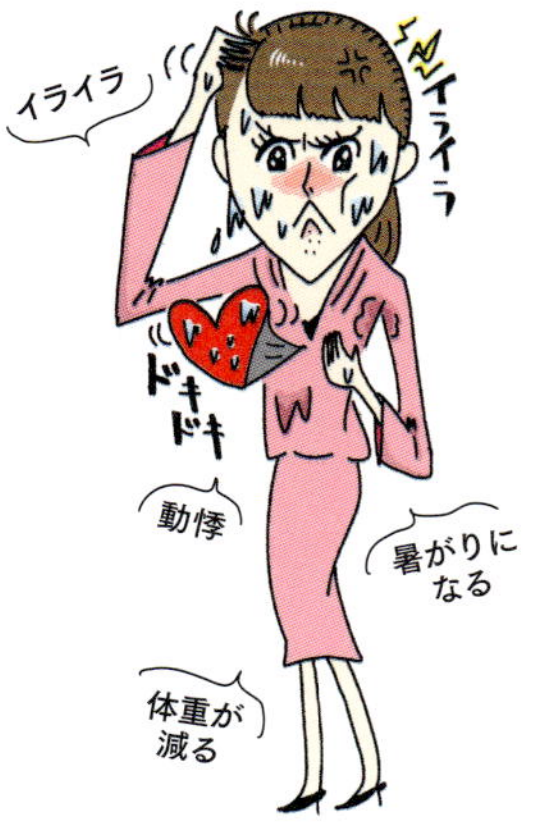
イライラ
イライラ
ドキドキ
動悸
暑がりになる
体重が減る

バセドウ病

体内で抗体がつくられることで、甲状腺ホルモンが過剰に分泌される甲状腺機能亢進症の代表的な病気。甲状腺が大きく腫れ、無月経になることも。

Keyword

●TSH（甲状腺刺激ホルモン）
脳下垂体から分泌されるホルモンで、甲状腺ホルモンを正常に保つ働きを持っています。

●FT4（遊離サイロキシン）
FT3とともにTSHの刺激を受けて甲状腺から分泌されるホルモン。バセドウ病や橋本病など、甲状腺の疾患があると値が異常になります。

●甲状腺抗体（抗TPO抗体・抗サイログロブリン抗体）
抗TPO抗体は、甲状腺ペルオキシダーゼという酵素に対する自己抗体です。橋本病でもバセドウ病でも陽性になります。

原因7
受精にトラブルがある

体外受精へのステップアップがトラブル発見に

排卵があり、精子の状態に問題がなく、卵管も通っていれば、精子と卵子は卵管で出会い、妊娠が成立するはずです。それでも妊娠しない場合、受精が起こっていない可能性があります。ただし、そのことは一般治療の段階では検査のしようがなく、体外受精に進んではじめて問題がわかります。

受精障害の明確な定義はありませんが、体外受精で十分な運動精子があっても、受精卵ができなかったり、受精率が通常よりも低い場合に、受精障害と判断されます。

原因は？

卵子の問題？

- ☐ **卵子が未熟**
  採取した卵子が未熟だと、精子が入っても活性化せず、受精に至りません。
- ☐ **卵子の透明帯がかたい**
  年齢が上がると卵子をおおう透明帯がかたくなります。透明帯に阻まれて、精子は卵子の中に到達できません。
- ☐ **卵細胞の質が低下**
  卵子のミトコンドリア機能が低下し、卵細胞の質が損なわれると、精子と卵子の核の融合が十分に行われず、成長がストップします。

精子の問題？

- ☐ **透明帯にくっつけない、通過できない**
  精子の運動能力が悪く、卵子の透明帯を破る力がないと、卵子の中に入り込むことができません。
- ☐ **精子が卵子を活性化する因子を放出できない**
  透明帯を通過して細胞膜に入れたとしても、その後、精子から卵子が活性化する因子が出ないと受精に至りません。

受精のしくみ

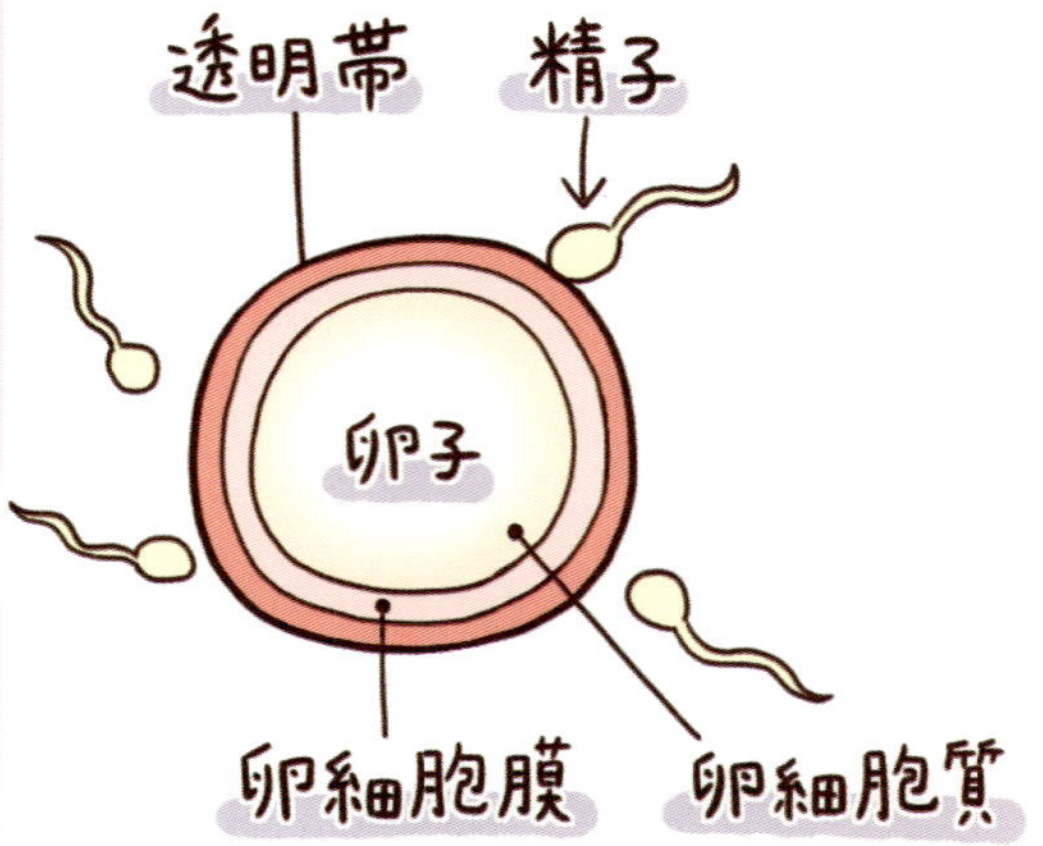

多くの精子が1個の卵子に入り込もうとする

▼

一番乗りの精子が卵子の表面にある卵の殻のような部分、「透明帯」に到達

▼

「透明帯」が瞬時に変化してほかの精子をシャットアウト！

一般の体外受精では受精しない場合は顕微授精に

受精障害の原因はさまざまですが、なぜそれが起こるのかは、実はよくわかっていません。最初の体外受精で受精障害が起きた場合に、２回目の体外受精でも受精障害が起こる確率は40％といわれています。ただ、精子が卵子の中に入れないために受精が起こらないのなら、顕微授精を行うことで、トラブルを回避することが可能です。卵子が未熟な場合は、卵巣刺激法をかえてみることも考えられます。

顕微授精でも受精率が低かったり、受精卵が得られないときは、卵子の活性化に問題があるのかもしれません。そのときは顕微授精で精子を注入したあとに、卵子に電気刺激や、カルシウムイオンの細胞内へのとり込みを促進する培養液を使って、活性化する方法を試すことがあります。

原因8 着床にトラブルがある

受精卵を受け入れる子宮内膜の環境がよくない

着床のしくみや受精卵が着床しない原因は、いまだに解明されていない部分が多く、妊娠の最後のブラックボックスといわれているほどです。

近年注目されているのが、子宮内膜の環境です。子宮内膜は赤ちゃんを育むベッドの役割をしています。卵胞が成長するときに分泌される卵胞ホルモンの働きによって、少しずつ厚くなり、排卵のころには8～10㎜に。排卵後には分泌される黄体ホルモンの作用でフカフカになり、受精卵を受け入れる準備がととのいます。子宮内膜の状態がよくないと、受精卵はうまくもぐり込めず、着床が妨げられてしまいます。子宮筋腫やポリープ（P34～35参照）のほか、内膜に炎症があるケースやホルモンに問題があるケースもあります。

慢性子宮内膜炎

子宮内膜に細菌による炎症がある

子宮内膜炎は、子宮内膜症と名前が似ていますが、まったく別の病気。腟から入った細菌が、子宮で炎症を起こす感染症です。

感染が卵巣や卵管に広がると癒着を起こすほか、最近の研究では、慢性子宮内膜炎があると妊娠率が下がることも明らかになってきました。子宮内膜炎がやっかいなのは、自覚症状がないことが多く、気づきにくい点。ただ、熟練した専門医なら子宮鏡検査でもある程度予想をつけてもらえます。確定診断には内膜の組織を採取して、特殊な免疫染色をするか、遺伝子解析で調べます。治療はその細菌に効果のある抗生剤を服用します。

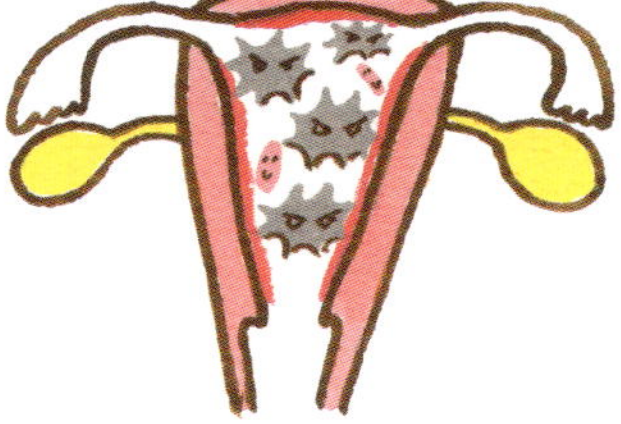

黄体機能不全

黄体から分泌されるホルモンの不足が原因

排卵後の卵胞は、黄体という組織に変化してエストロゲン（卵胞ホルモン）とプロゲステロン（黄体ホルモン）を分泌します。プロゲステロンは着床に備えて子宮内膜を成熟させ、妊娠の維持にも重要な働きをします。また基礎体温を上げる作用があり、プロゲステロン値が上昇すると高温相になります。高温期の中ごろに血液検査を行い、プロゲステロン値が10ng／mℓ以下の場合、黄体機能不全の可能性があります。

治療は、排卵後に飲み薬や注射で黄体ホルモンを補充する方法と、黄体を刺激するhCG注射で黄体機能を改善させる方法があります。高プロラクチン血症が原因の黄体機能不全が疑われるときは、その治療を行います。

黄体機能不全が疑われる基礎体温表のグラフ

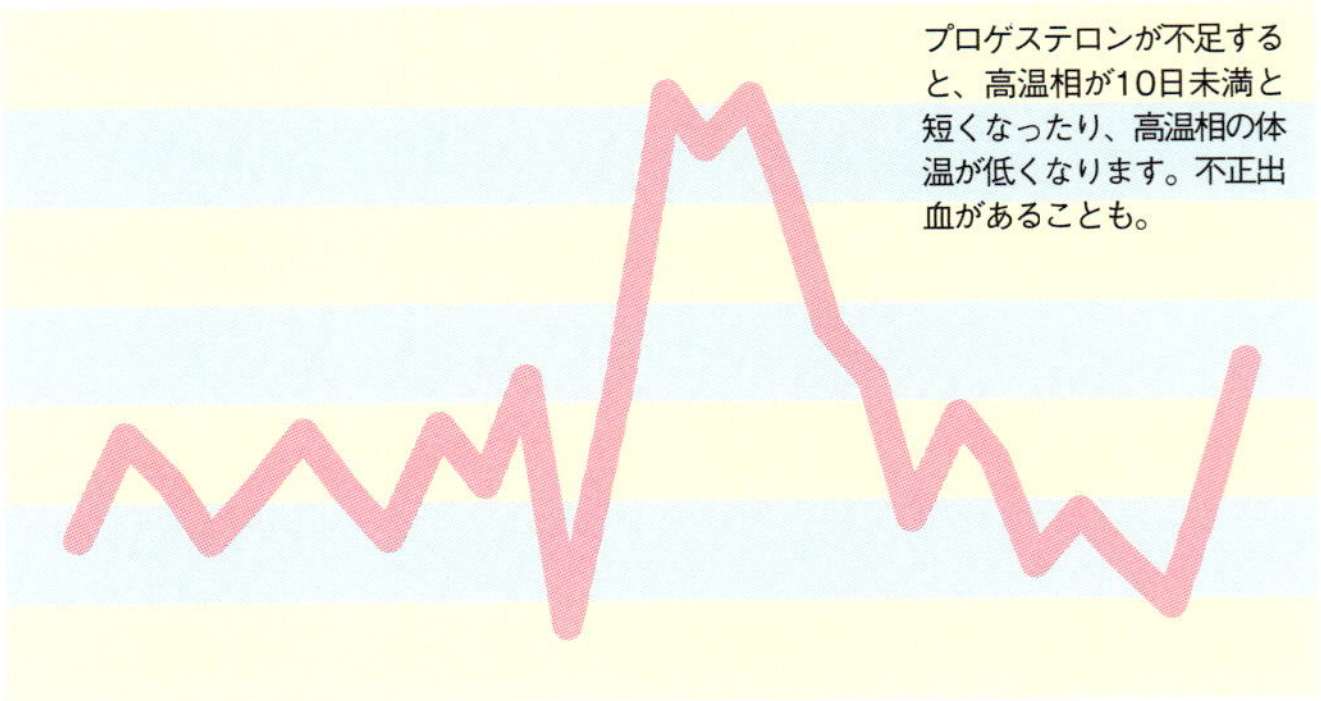
プロゲステロンが不足すると、高温相が10日未満と短くなったり、高温相の体温が低くなります。不正出血があることも。

原因9 男性不妊

精子に受精させる力が不足している

「男性不妊」で最も多いのは、造精機能障害です。精子をつくる機能に問題が起こるために、うまく受精に至らないトラブルで、男性不妊の約8割にも上ります。

精子は精巣の中でつくられ、精巣上体を通り抜ける間に運動能力を獲得します。この過程でトラブルがあると、精子の数が減ったり、運動率が低下したり、奇形率が多くなったりします。なぜ起こるかはわからないことも多いのですが、造精機能をつかさどるホルモンの分泌不足、停留睾丸の手術やおたふくかぜによる精巣炎、染色体異常などが原因とされています。

\男性不妊の原因となるトラブルは？/

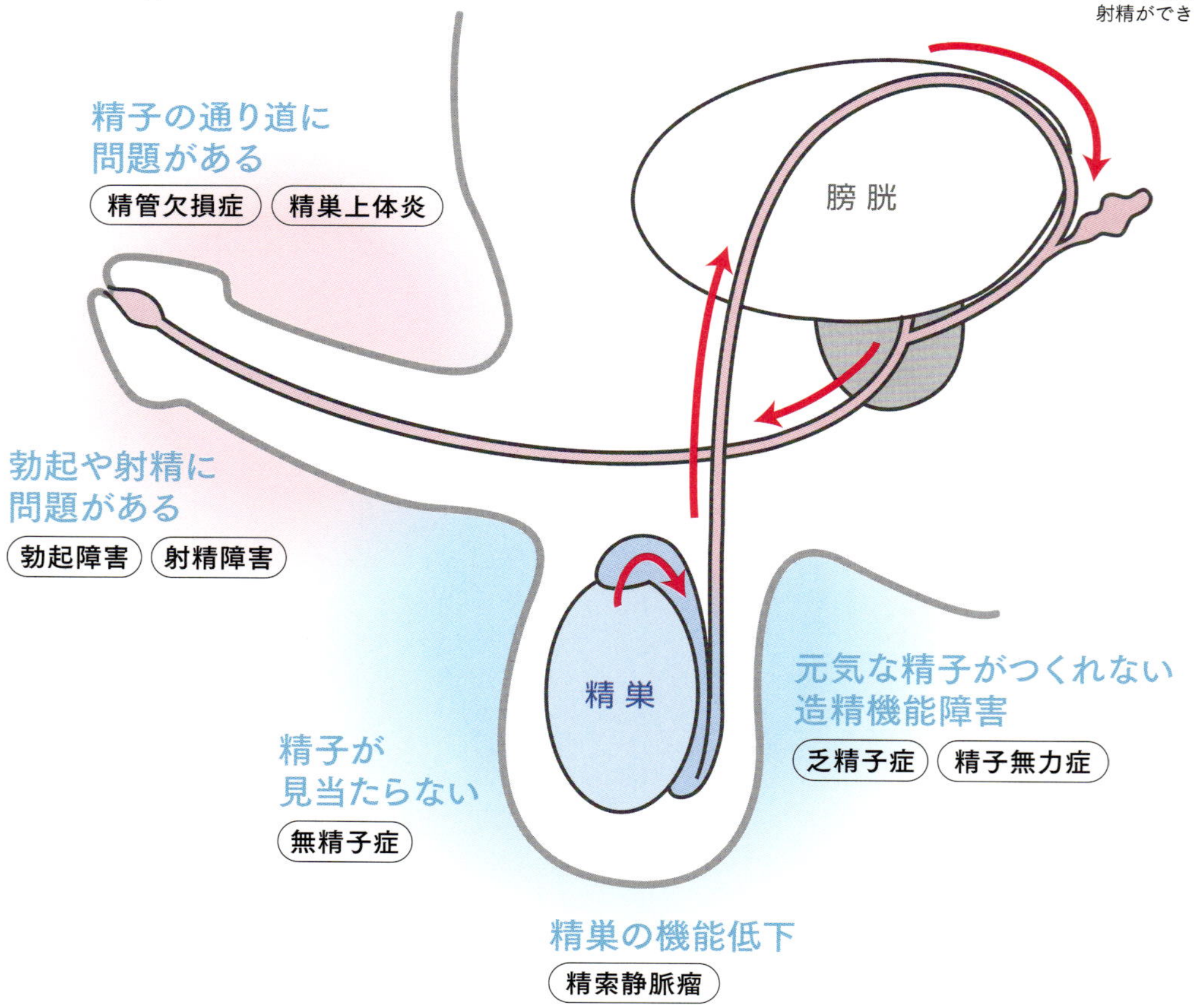

男性不妊症患者の疾患別内訳

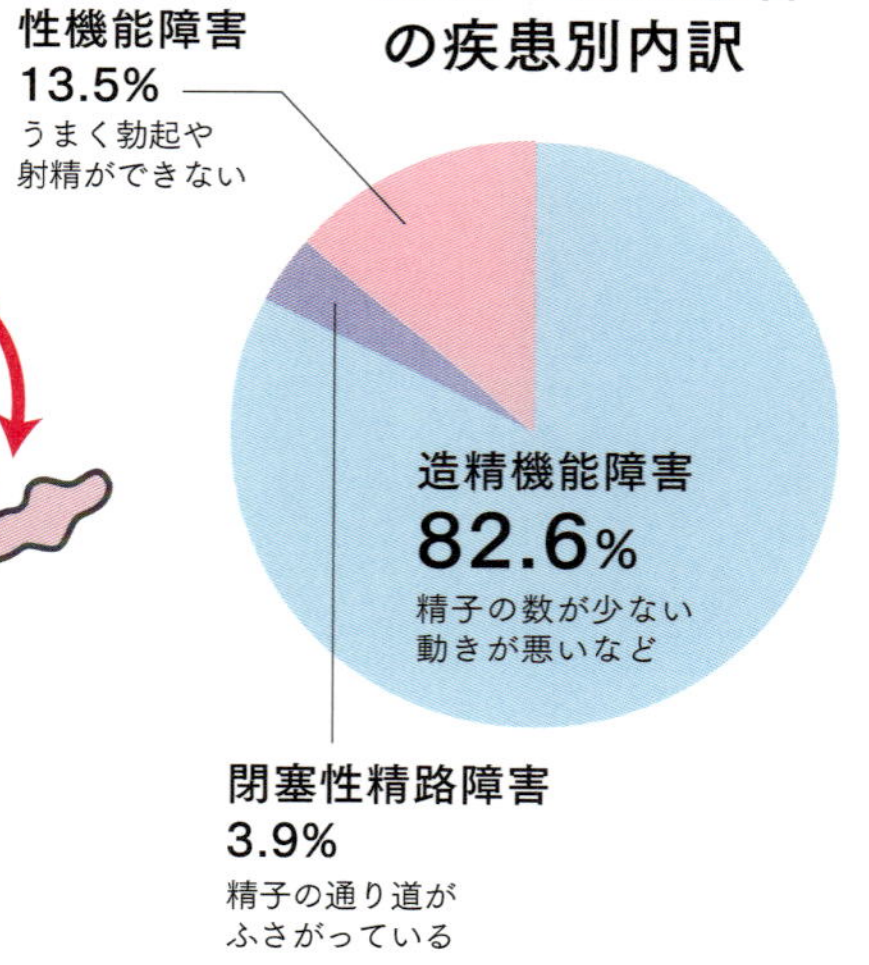

厚生労働省
子ども・子育て支援推進調査研究事業
「平成27年度　我が国における男性不妊に対する検査・治療に関する調査研究」より

精子は〝ある〟けれど妊娠しづらい

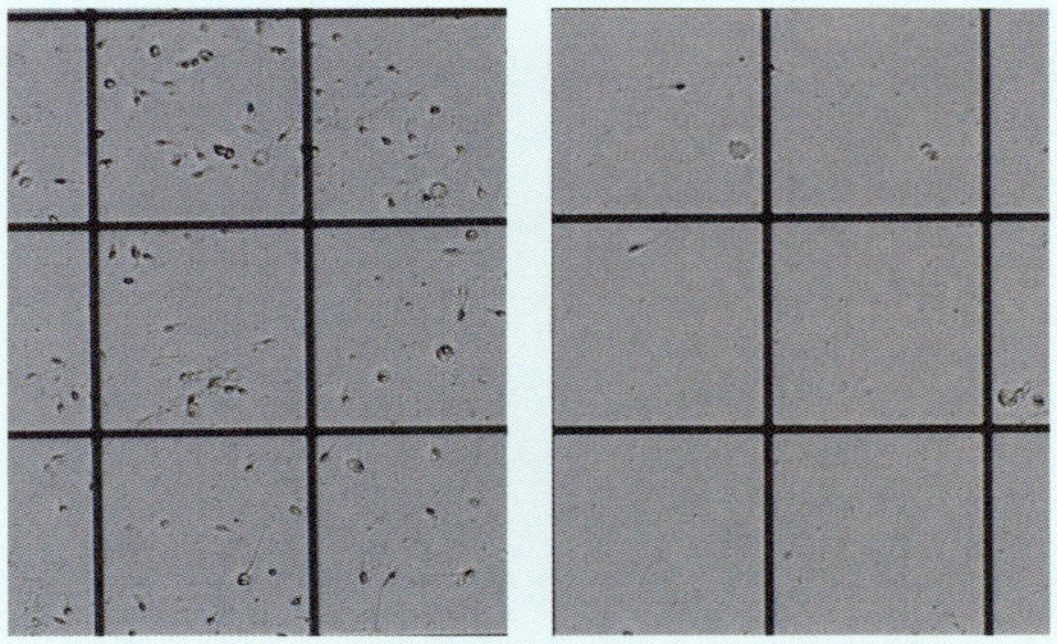

正常精子（左）と数が少ない精子（右）。0.1㎜四方のマス目の中に精子がどれくらい存在するか（総精子数）などを数えます。

1 造精機能障害

乏精子症／精子無力症／奇形精子症

精子数が基準に満たないと「乏精子症」、動いている精子の割合が少ないと「精子無力症」、正常な形の精子が少ないと「奇形精子症」と診断されます（基準値はP26参照）。合併していることも多く、どの程度基準からはずれているかによって、不妊治療のステップをどこから始めるかが変わります。漢方薬やビタミン剤、血流を改善する薬を服用して、数値の改善を図ることも。

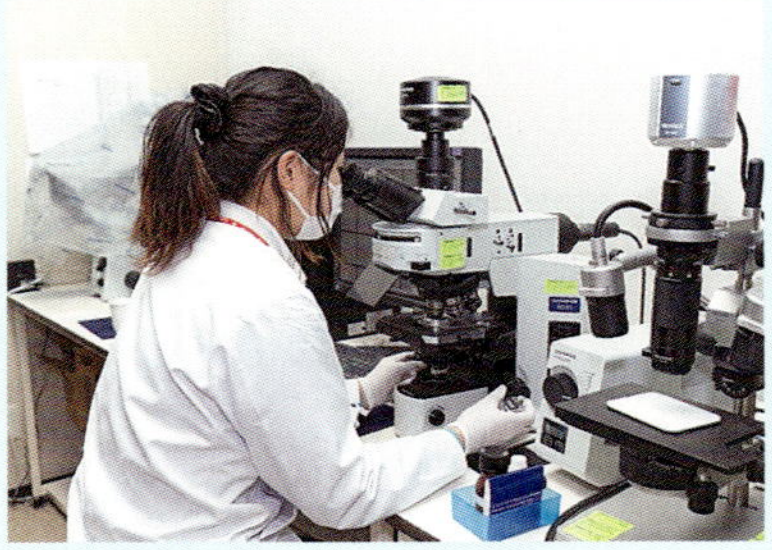

専用の機器をセットした顕微鏡で精子の様子を観察。

2 膿精液症《のうせいえきしょう》

細菌などの感染によって、精液中に白血球が混入すると、膿がまざった黄色い精液が出ます。白血球によって精子の運動率が下がり、精液1㎖中に白血球が100万個以上ある場合に診断されます。治療には、炎症の原因になっている菌に効果のある抗生剤を服用します。

3 精索静脈瘤《せいさくじょうみゃくりゅう》

精巣から心臓へ戻る血液が滞ることで、精巣やその上の精索部にこぶ（静脈瘤）ができる病気。血流が悪くなって睾丸の温度が上昇し、精子をつくる機能に影響します。また、精巣への酸化ストレスが増加して、精子のDNAやミトコンドリアが損傷するなどの悪影響も。逆流の原因になっている精巣静脈をしばる手術を受けると、精液の状態が改善し、自然妊娠率もアップします。また、体外受精に進んだときの成績も改善するといわれています。

4 性機能障害

勃起障害／射精障害／逆行性射精

勃起が起こらなかったり、維持することができずに、セックスができない「勃起障害（ED）」。糖尿病や動脈硬化が原因のケースのほかに、心理的なプレッシャーから起こることも。バイアグラなどの服用で治療をします。挿入はできるものの射精ができない「射精障害」には、腟内での射精がむずかしい「腟内射精障害」と、精液が膀胱内に逆流してしまう「逆行性射精」があります。腟内射精障害の場合はマスターベーションによって精子を得られるので、人工授精、体外受精で妊娠をめざせます。逆行性射精の場合は、薬を服用して治療したり、射精後の膀胱を観察し、精子がいれば回収。人工授精や体外受精を行います。

Topics

ストレスが精子の質に影響!?

これまで、精子の検査といえば数や形、運動率が中心でしたが、最近では〝酸化ストレス〟が及ぼす影響が指摘されるようになりました。

体の中では、活性酸素と呼ばれる物質がつくられています。酸化ストレスとは、活性酸素が過剰になった状態です。精子が酸化ストレスを受けると、DNAの損傷などが起こりやすく、質が低下。妊娠率にも影響します。

酸化ストレスは、喫煙や肥満、睡眠不足や過度の運動などの生活習慣、精索静脈瘤によっても増加します。健康的な生活を心がけることはもちろん、抗酸化作用のあるサプリメントを服用するのもおすすめです。

精液中に精子が〝ない〟

無精子症でも妊娠の可能性はあります

無精子症とは、精液中に精子が見あたらない状態です。おたふくかぜや扁桃炎後に精巣炎を起こした場合や、染色体や遺伝子に異常がある場合などの原因がありますが、原因不明の場合も少なくありません。

かつては、精液中に精子を見つけることができなければ、妊娠はできませんでした。しかし顕微授精の技術が確立された現在は、精子が1個でもあれば、妊娠の可能性が見える時代になりました。

無精子症と診断されたら、ホルモン検査や超音波検査、染色体検査などを行って、精巣中に精子のいる可能性を探ります。精巣組織を採取して、精子を探しだす精巣内精子回収術（TESE）も進歩し、閉塞性なら100%近く、非閉塞性でも約30%で精子を回収できるとされています。

2022年4月よりTESEが保険適用になりました。顕微鏡を用いたTESEにも保険が使えます。

無精子症の種類	症状	治療法
閉塞性無精子症（精路通過障害）	精巣内では精子がつくられているが、通り道がふさがっているために、精液中に出られない。	顕微鏡下精路再建術 精巣内精子回収術（TESE）
非閉塞性無精子症	通り道には問題がないが、精巣内でも精子がつくられていない。	精巣内精子回収術（Micro-TESE）

TESE手術は局所麻酔で、日帰りでもできるように

TESEは、陰嚢を1㎝ほど切開して、精巣内の精細管と呼ばれる小さな組織を採取する方法。局所麻酔で手術が可能です。ただ、非閉塞性の無精子症では、手術用顕微鏡を用いて行うMicro-TESEのほうが、精子が見つかる可能性が高く、精巣へのダメージも少なくてすみます。Micro-TESEでは、手術用の顕微鏡で精巣全体を観察しながら、精子がいそうな精細管を見極めます。

一般的には回収できた精子は凍結保存しますが、精子が非常に少ないと予測される場合には、凍結による精子へのダメージを避けるために、採卵と同じ日に手術を行い、すぐに顕微授精をする方法も。ただ、泌尿器科との緊密な連携が必要で、実施できる施設は限られます。

TESEの手順

1. 陰嚢を切開して、精巣の中から精巣組織（精細管）をとり出します。
2. とり出した組織を顕微鏡で見て、精子を探します。
3. 組織の中に精子が見つからない場合には、別の部分から組織をとり出して、精子を探します。
4. 精子が回収できれば、凍結保存したり、顕微授精に使用します。

男性不妊についての気がかり Q&A

Q 精子の状態をよくするために心がけるべきことは？

A できるだけストレスの少ない環境にしましょう

強いストレスは精子の形成に影響を与えたり、性欲減退を招いたりします。また、長い禁欲生活は古い精子を増やして精子の質を落とします。

Q 男性の高齢化によって妊娠しづらくなることはある？

A 加齢とともに妊娠力が低下することも

精子は男性の体内で日々つくられるので、女性ほど明らかな加齢の影響は少ないとされています。ただ、最近では体外受精の成績の分析などから、加齢により妊娠率や出産率が低下するとの報告もあります。

閉塞性なら、手術で詰まりを解消できれば、自然妊娠も

精子はつくられているのに、通り道がふさがっている精路通過障害の場合も、精液中には精子が見当たりません。原因としては、生まれつき精管がない両側精管欠損症や小児期のヘルニア手術後の炎症、性感染症による尿道炎、精巣上体炎、外傷による癒着などがあります。

閉塞性の無精子症であることがわかったら、手術によって通り道を開通させる精路再建術を行います。再建術には、精管同士をつなぎ直す手術、精管と精巣上体をつなぐ手術などがあります。開通して精子が精液中に出てくれば、タイミング法や人工授精での妊娠の可能性もあります。

ただし手術は成功しても、精子が出てこないことも。また術後回復までに時間が必要なため、女性が高齢なケースなどでは、TESEを行うこともあります。

Doctor's Advice

顕微授精の進歩で男性不妊のかなりの部分はカバーできます

男性は女性よりもずっとデリケート。精子の異常を告げると非常にショックを受けるかたが多いです。診察では、まず「男性不妊はとても多く、決してあなただけではない」ということをお伝えします。現在はいろいろな面で治療が進み、精子の酸化ストレスを改善する方法もあります。生活を見直すことで、精子の数が増えたり、運動率が上がることも。喫煙者は禁煙し、有酸素運動をしっかり行うことで、造精機能のアップを図りましょう。100%回復するのはむずかしくても、少しでも改善が見られれば、顕微授精などの治療を行うときにも結果が出やすくなります。

適切な治療をタイミングよく行うためには、こわがらずに検査を受けることが大事です。精子の状況を悪くする精索静脈瘤などが見つかることもあるので、一度夫婦で泌尿器科を受診して、ふたりで状況を確認しましょう。

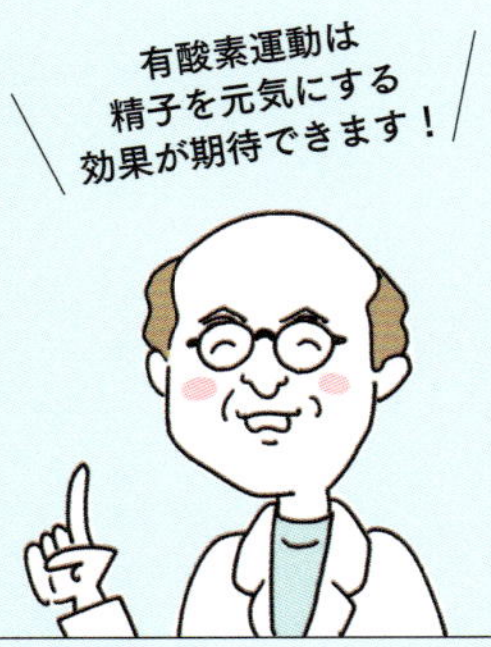
有酸素運動は
精子を元気にする
効果が期待できます！

原因10
機能性不妊
（原因不明）

不妊に悩むカップルの 1～2割は原因不明！

一般検査では発見できない原因があります

一般的な検査では特に問題が見あたらないのに、タイミング法や人工授精でなかなか妊娠しない場合に「原因不明」といわれることがあります。ただ、その中には、さらにくわしい検査を行うことで、問題が見つかることがあります。精密検査を行ってもまったく原因がわからないのは10％程度とするデータもあります。

自然妊娠を希望するなら、腹腔鏡検査を受けてみましょう。癒着によるピックアップ障害や隠れた子宮内膜症が見つかることも少なくありません。

ただ、不妊治療は妊娠することが目的です。検査で原因を追究して治療するより、体外受精にステップアップする選択肢も。体外受精に進んで、はじめて受精障害や着床障害がわかることがあります。

年齢とともに卵子も老化する

加齢により、赤ちゃんになれない卵子が増える

卵子はその人の年齢と同じだけ年をとります。どんなデータを見ても、妊娠率は20代が最も高く、30代半ばまではゆるやかに低下。35歳を過ぎると、急カーブを描いて下がり、それと反比例するように流産率は上がります。加齢により、染色体に異常がある卵子が増えることが原因と考えられています。老化した卵子を治療することは、残念ながら現在の技術ではできません。

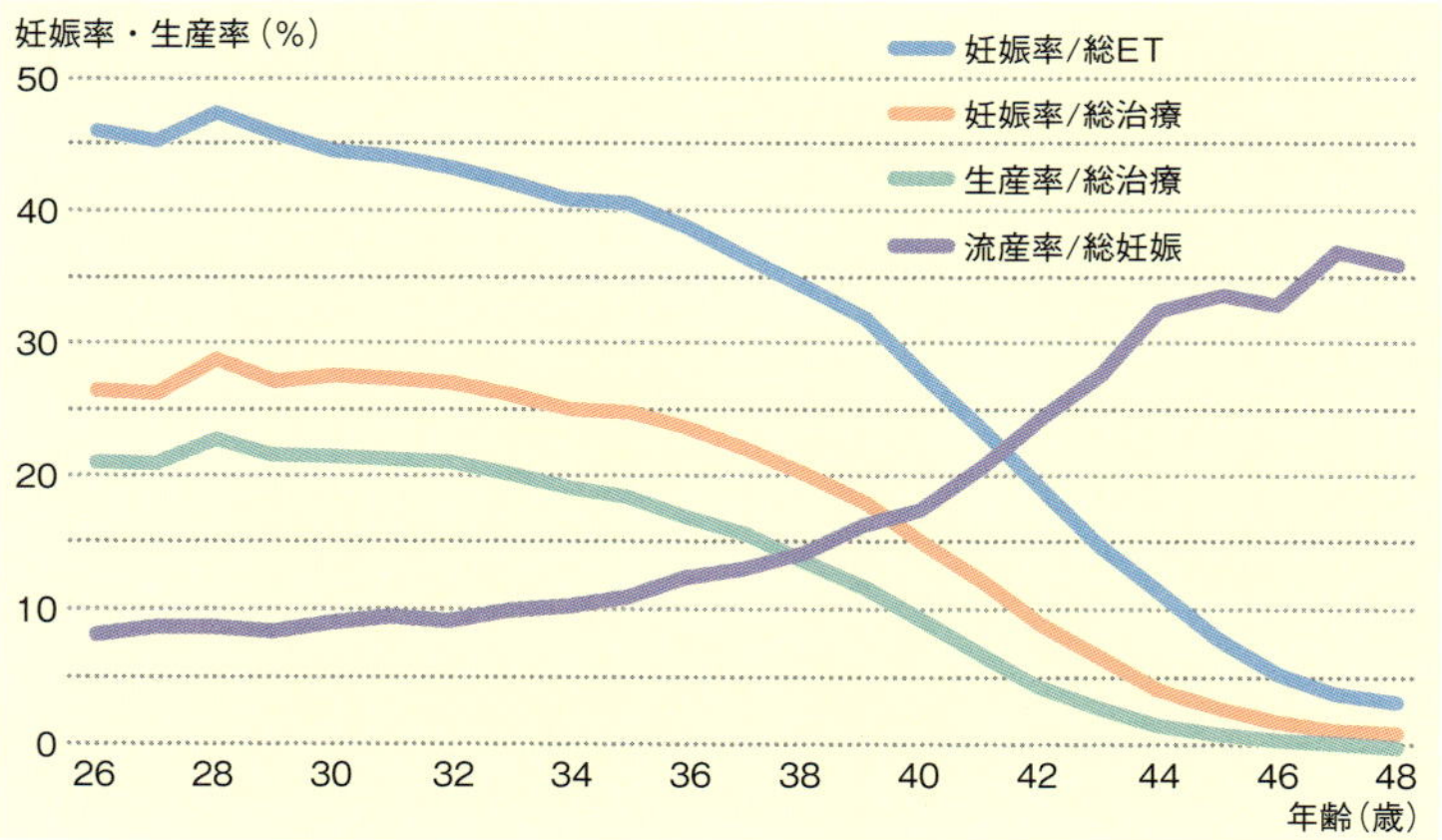

ART（生殖補助医療）における年齢と妊娠率、流産率のグラフ

35歳ごろから急速に妊娠率が低下し、流産率が上昇します。
※日本産科婦人科学会ARTデータブック2022年度

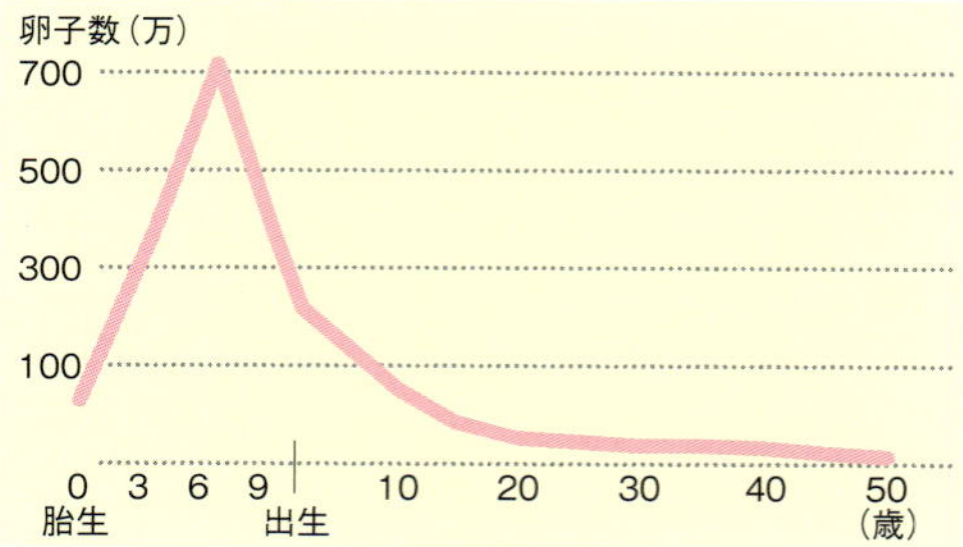

卵子の数は年々減少！

胎児期につくられた卵子は、出生後どんどん数を減らし、思春期には約20万～30万個に。
※Baker TG, Biol Sci, 1963を改変

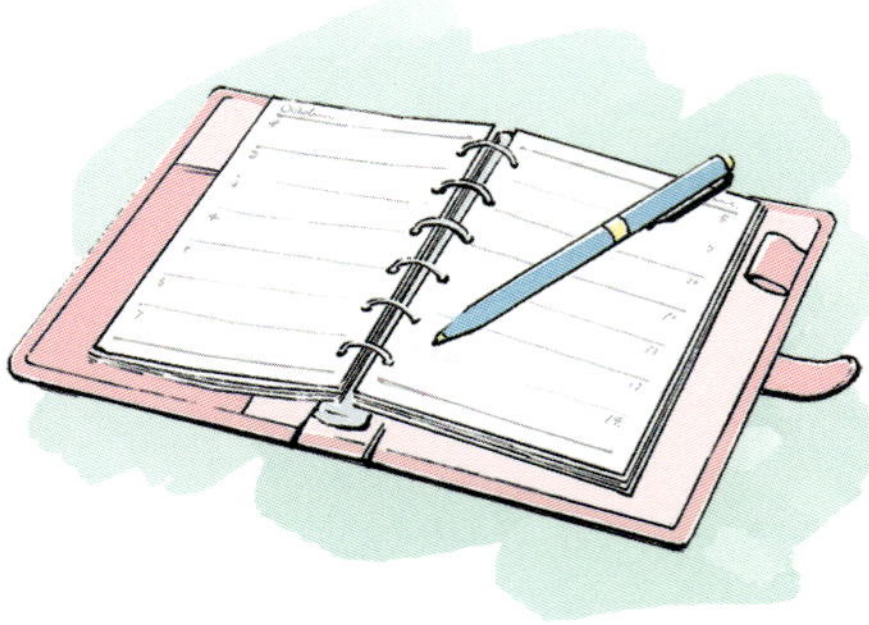

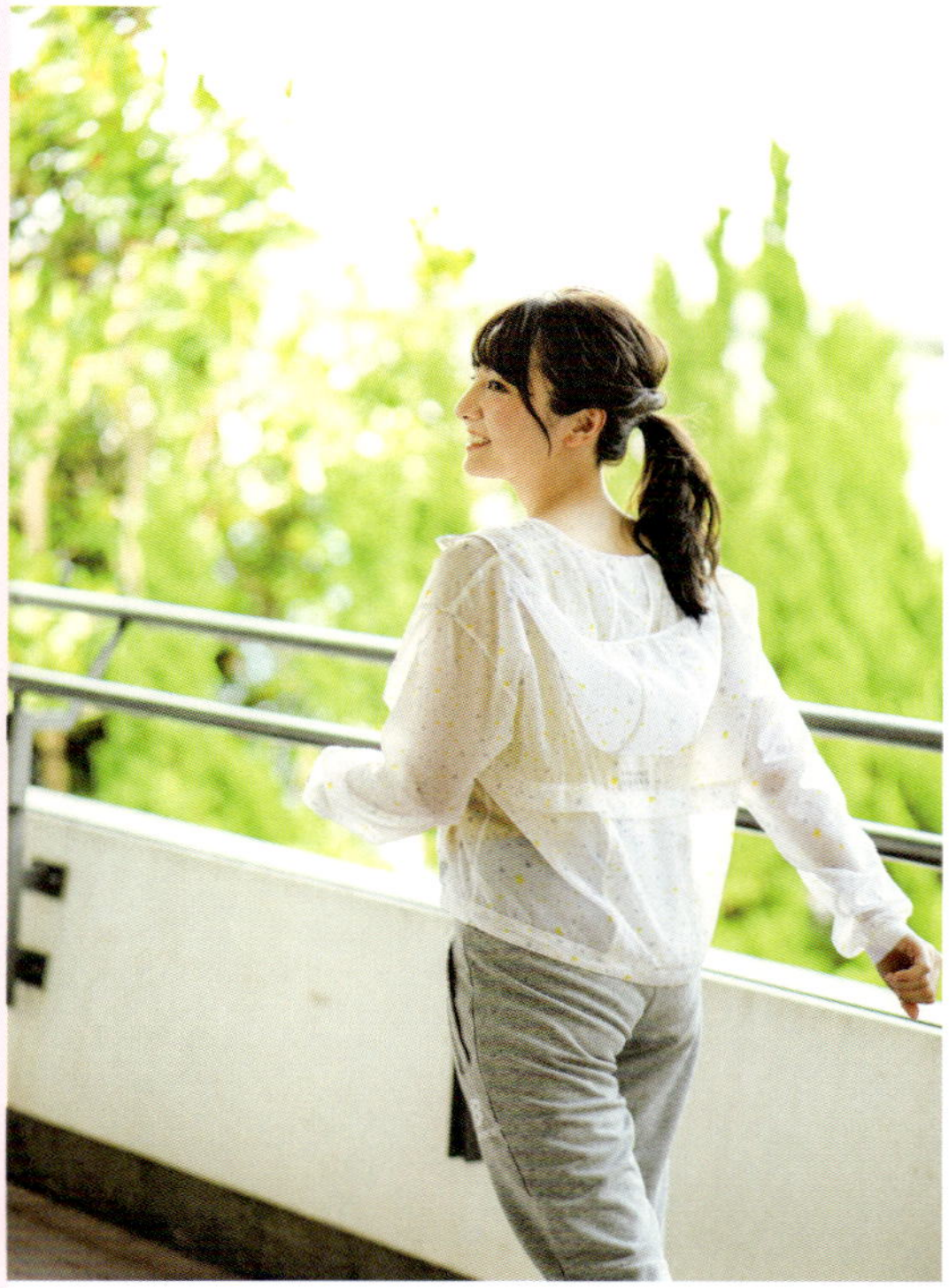

原因追究にこだわらず 生活習慣をととのえよう！

なかなか妊娠できないと、「何がいけないの？」とモヤモヤ……。でも、そのモヤモヤがストレスになって、かえって妊娠に悪影響を及ぼすことも。原因追究よりも、生活を見直して体調をととのえることに目を向けて。

1 タバコはNG！

タバコは妊娠の大敵です。女性本人の喫煙はもってのほかですが、夫の喫煙も精子の質を低下させます。もちろん副流煙による影響もあります。妊娠を希望するなら、必ず夫婦そろって禁煙を。

2 しっかり睡眠！

きちんと睡眠がとれているということは、すなわち精神的なストレスが少なく、体調が安定していることにつながります。

3 適度に運動！

週何回かのウオーキングをとり入れることで、妊娠率が向上するという結果が出ています（くわしくはP152参照）。ウオーキングやヨガなど、適度な運動はストレス解消やリフレッシュにも！

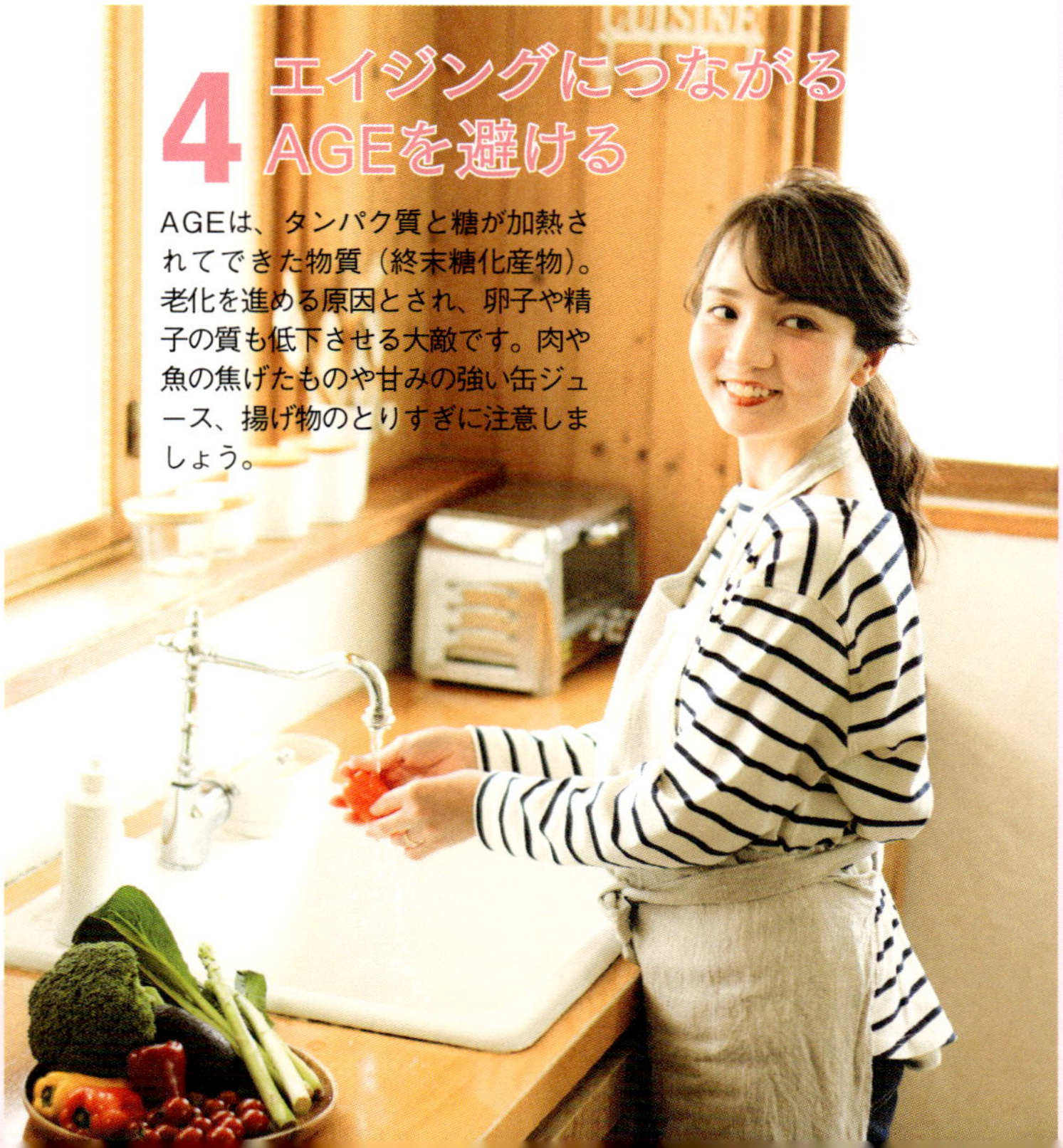

4 エイジングにつながるAGEを避ける

AGEは、タンパク質と糖が加熱されてできた物質（終末糖化産物）。老化を進める原因とされ、卵子や精子の質も低下させる大敵です。肉や魚の焦げたものや甘みの強い缶ジュース、揚げ物のとりすぎに注意しましょう。

Topics

ビタミンD不足が不妊につながる!?

ビタミンDには骨をつくる働きがありますが、最近ではビタミンDが不足すると、体外受精の成績にも影響するという報告が続々と出て、体内のビタミンD濃度を検査する施設が増えています。

ビタミンDを増やすには、紫外線を浴びることが必要ですが、現代ではUV対策がすぎているかもしれません。干ししいたけやきくらげなどのきのこ類やいわし、さんまなどのビタミンDを多く含む食品を食べることも重要で、食生活だけでは改善しないときは、サプリメントの利用もすすめられます。

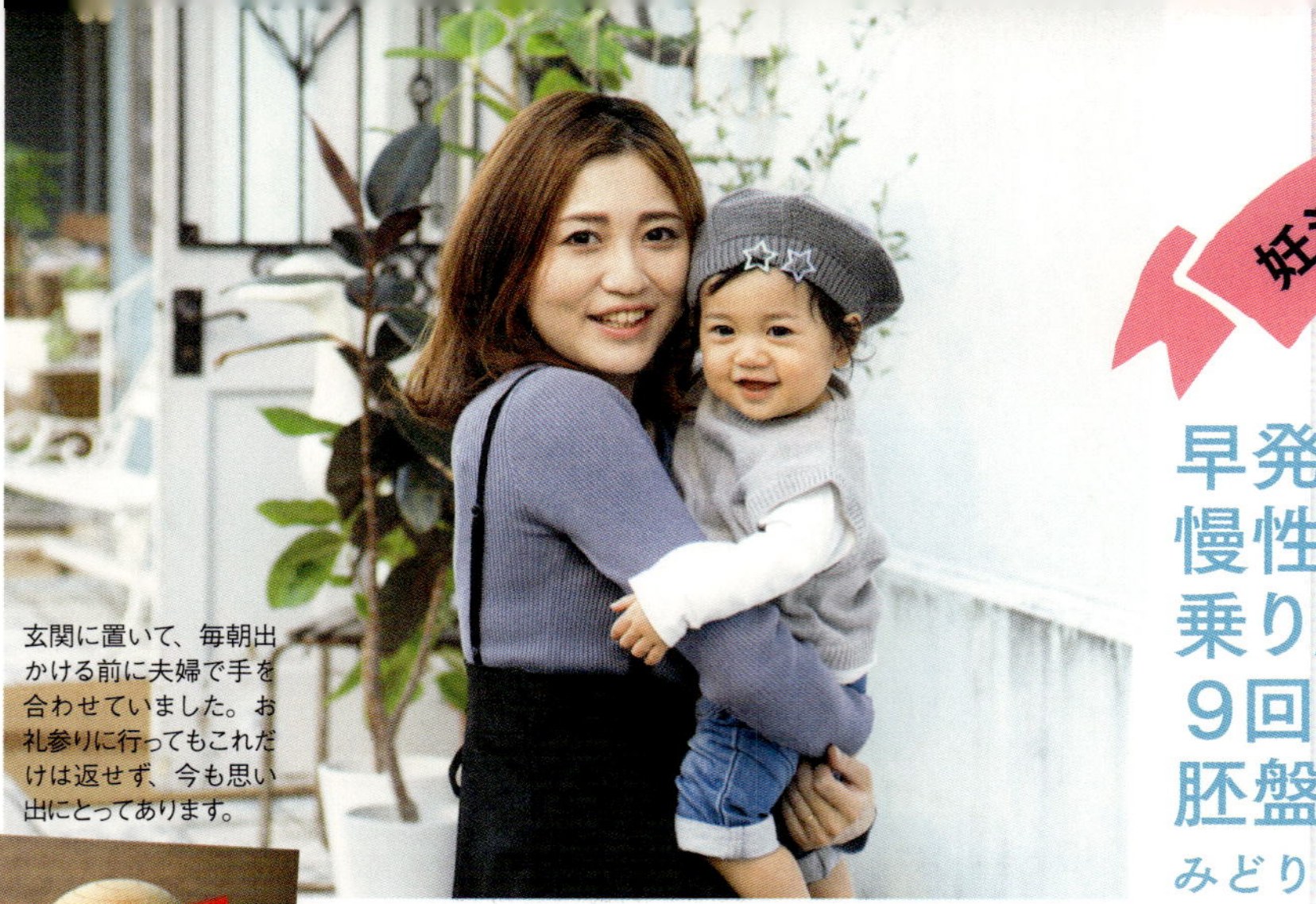

玄関に置いて、毎朝出かける前に夫婦で手を合わせていました。お礼参りに行ってもこれだけは返せず、今も思い出にとってあります。

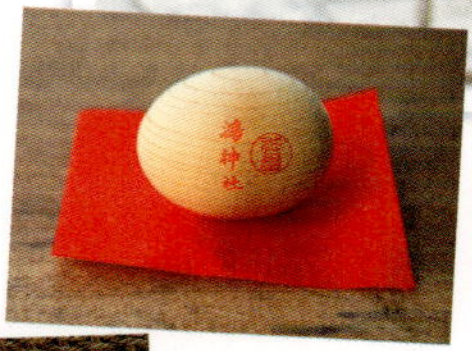

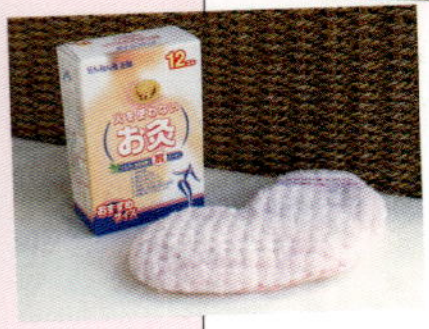

採卵や移植の前後は小豆の湯たんぽでおなかをあたためていました。レンチンで250回使えて便利！

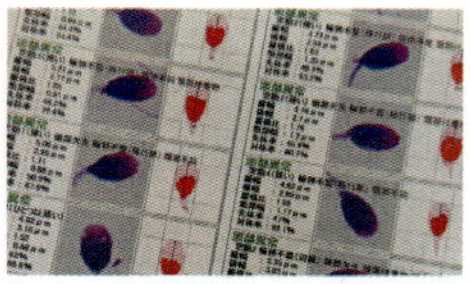

初診で精子を着色して調べたところ、運動率や形態異常率が非常に高いという結果。先生の厳しいご指摘に夫もショックを隠しきれず。

9回目の正直でできた胚盤胞。貴重な1個の卵で妊娠。

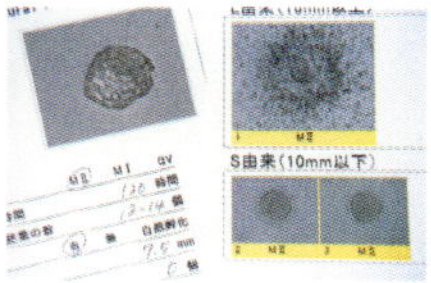

妊活卒業生インタビュー 1

早発閉経、卵管水腫、慢性子宮内膜炎を乗り越えて9回目の採卵で胚盤胞ができた

みどりさん（33歳）

History

29歳　自己流タイミング法で妊活開始
30歳　近所の婦人科を受診
31歳　不妊治療専門クリニックへ転院
　　　早発閉経と診断される。体外受精を3回行う
32歳　転院。9日目の採卵ではじめて胚盤胞ができる
　　　移植前に卵管水腫の手術を受ける
33歳　初の胚移植で妊娠判明

FSH値が高すぎて卵がとれない！

「早発閉経」と診断されたときの衝撃は一生忘れられません。「FSHの値が高すぎる。近い将来閉経する可能性があります。この1年が勝負だと思ってください」。こう告げられたのは、近所の婦人科から不妊治療専門クリニックに転院してホルモン検査を受けたときのことでした。まったく予想していなかった残酷な現実に、頭が真っ白になりました。

この病院では体外受精を3回行いましたが、採卵してもすべて空胞で、移植には至りませんでした。AMH検査でも、30歳の平均値が約4ng／㎖なのに対して、私は0.05ng／㎖と更年期以下の数値。あまりの低さに主治医もさじを投げたのか、治療法を変える提案もなく、ただ流れ作業的にクロミッドを処方するだけ。その副作用で卵巣が腫れたこともありました。閉経に近い状態の卵巣では、排卵誘発剤の刺激に耐えられなかったのだと思います。

はじめてできた胚盤胞を万全の状態で移植

この絶望的な状況でも妊娠できたのは、完全自然周期法のクリニックへ転院したおかげです。早発閉経の人でも卵巣刺激をせずに複数の卵がとれると評判の病院で、私にはここの治療が合っていたのだと思います。

実際に通院が始まってからは、前院との違いに驚くことばかり。薬や注射による卵巣刺激は一切なく、卵がとれても胚盤胞にならなければ移植しないなど、独自の治療方針がありました。印象的だったのは、初診時に男性が必ず受けるクルーガーテスト。精子の奇形率を調べる精密検査です。夫の場合、「236個中の精子のうち、まともなのは1個だけ」と言われました。不妊治療というと、どこか他人事に感じている男性も少なくないですが、最初に厳しい現実を突きつけて夫も同じ土俵に立たせてくれる、ショック療法のような意味もあったのかもしれません。

ここでの体外受精では1回目から卵が3個とれました。ただ、胚盤胞まで育たず、培養中止。残念でしたが、妊娠率が低い卵子を戻してお金と時間をムダにするより、グレードのよい卵で勝負したいという気持ちがありました。結局9回目の採卵で、ようやく胚盤胞を1個凍結することができました。移植前に万全を期すために卵管造影検査をしたところ卵管水腫が見つかり、手術。慢性子宮内膜炎も判明し、これが陰性になるのを待って移植を行いました。そして1度目の移植でうれしい妊娠。あせらずに最良の卵を厳選し、体もととのえて万全な態勢で迎えたのがいい結果につながったと思います。

妊活卒業生インタビュー 2

3回の転院をへて出会った運命のクリニックで顕微授精で妊娠！

あかねさん（28歳）

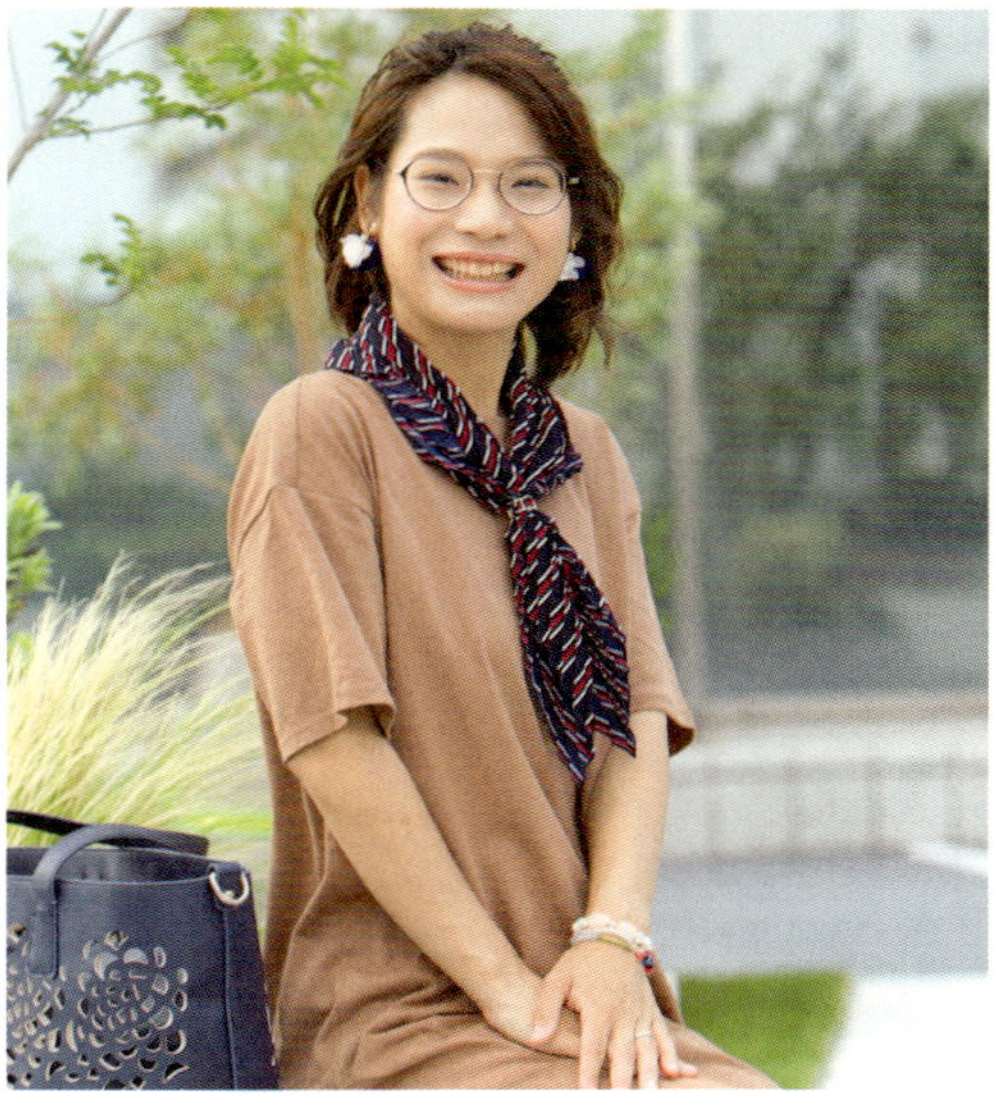

男性不妊に気づかずタイミング法で3年……

足掛け5年の妊活、長かったです！「若いから大丈夫」というのは絶対に違う、と思いました。

私たちの場合は、結婚1年後に自然妊娠したものの、流産。そのとき処置した産婦人科で、病院指導のタイミング法を始めました。その後、2回転院しますが、そのたびに「まだ若いから」とタイミング法をすすめられ、気づけば3年がたっていました。

そして3カ所目のクリニックで、主な原因である男性不妊が判明。「もっと早く知っていれば」「最初から体外受精をしていれば」と悔やまれますが、過ぎてしまったことはしかたありません。精液検査の結果は変動するので、1回で安心せず、ときどきチェックすることをおすすめします。排卵日に夫が寝てしまってケンカしたこともありましたが、男性不妊が判明してからは、「自分のせいで長い間ごめんね」と、精索静脈瘤の手術も進んで受けてくれました。

私は鍼灸師なのですが、職場の先生から「不妊の原因が突き止められていないのに、なぜそんなに薬を飲んだり注射を打ったりしているの？生活習慣や食事で体の中から変えていかないと意味がないよ」と指摘があり、ハッとしました。クリニックの治療だけに頼るのではなく、体が本来持っている授かる力を呼び起こさないとダメだと気づいたのです。

体を十分にととのえて顕微授精にトライ

それからは早寝早起き、食べ物にも気を使い、冷たいものや甘いものは控える、発酵食品をとる、最低30回はかむことを心がけました。漢方薬局や妊活専門の鍼灸院にも通い、冷え性の改善や代謝アップをめざしました。また、体をあたためるために、しょうがパウダーを愛用！ 紅茶やみそ汁、何にでも投入していました（笑）。

人工授精に3回トライしたうち、2回は精液所見でキャンセルに。そのため顕微授精に踏み切りました。ありがたいことに1度目の移植で妊娠。1回の採卵で14個の受精卵がとれたので、そのうち2個の初期胚と9個の胚盤胞を凍結してあります。きょうだいも夢ではありません。

治療をステップアップするときは「そんなに自分は悪いのか……」と落ち込みましたが、遠回りすればするほど授かるのが遅くなり、お金もかかります。思い切ってよかった、と感じています。

結局、私は4カ所の病院にかかりましたが、クリニック選びは本当に重要。アクセスのよさももちろん大事ですが、メリットとデメリットをしっかり比べ、多少遠くても実績のあるところに行ったほうがいい場合もある、と思います。

History

23歳	結婚、自己流妊活開始
24歳	自然妊娠後、流産 そのとき処置した産婦人科でタイミング法を開始
25歳	転院。排卵誘発剤を用いたタイミング法にトライ中にOHSSで1週間入院。不妊専門クリニックへ転院
26歳	自然妊娠後、2度目の流産。再転院
27歳	人工授精3回。夫が男性不妊専門病院で精索静脈瘤の手術
28歳	4カ所目のクリニックではじめての顕微授精、 1回目の凍結胚移植で妊娠

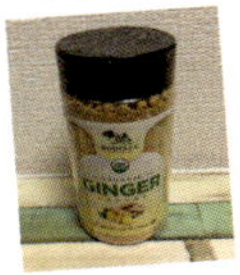

体をあたためるしょうがは生やチューブだと水分が多め。天日干しにしたパウダーは栄養が凝縮されているのでおすすめです。

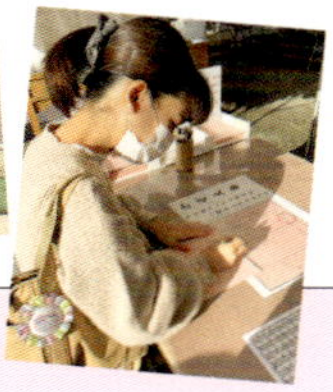

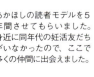

あかほしの読者モデルを5年間させてもらいました。身近に同年代の妊活友だちがいなかったので、ここで多くの仲間に出会えました。

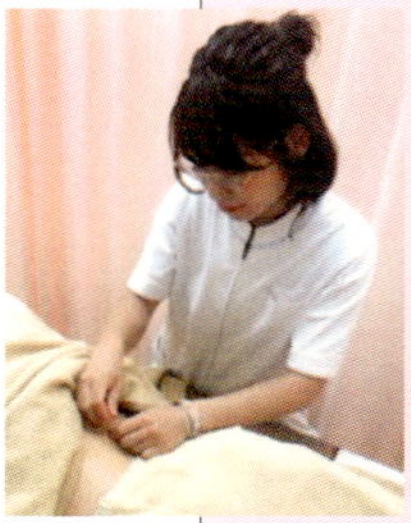

移植前後は集中的に。手が届くところは自分で施術することも。子宮内膜がフカフカになることをイメージしながらとり組みました。

Special column 1

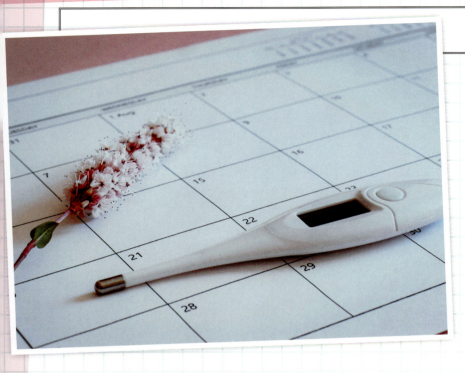

たいせつな情報の宝庫！
体調把握にも役立ちます

基礎体温

基礎体温をつけるとわかることがいっぱい！

基礎体温とは、4～5時間以上の睡眠後、起きてすぐの安静な状態のまま舌下で測った体温のこと。卵胞ホルモンや黄体ホルモンの影響があらわれるため、排卵があると低温期と高温期の2相性のグラフになります。

基礎体温表は、タイミング法に挑戦中の女性にはおなじみですが、人工授精や体外受精にステップアップすると計測をやめてしまう人も少なくないようです。クリニックでは血液検査でホルモン値を測り、エコーでも卵胞の大きさを調べるため、基礎体温表がなくても治療は可能です。ただ、もし基礎体温を測る習慣ができているなら、ぜひそのまま継続しましょう。

基礎体温をつけると、自分でもホルモンの動きがおおよそ把握できます。基礎体温は、ストレスや血行不良、採卵後のホルモン変動などでも乱れます。グラフがガタガタと上下するときには、生活習慣を振り返ってみて。「無理しすぎているかも」「そういえば最近運動できていなかった！」など、体の声に気づくきっかけにもなるはずです。

基礎体温は医師との交換日記

スマホのアプリと連携して、自動的にグラフ化してくれる婦人体温計も人気です。経血量やお通じの有無、服薬の記録などのメモも記録できるので、うまく活用すれば体調管理にも役立ちます。クリニックによっては、基礎体温のデータをカルテと連携し、医師がチェックできるようにしているところも。通院日以外の体温の変動は、治療を進めるうえでの有用なデータになるといいます。基礎体温は、医師とのコミュニケーションを助けるツールともいえるでしょう。

もちろん基礎体温をつける余裕がないときには、無理をしなくても大丈夫。忘れてしまったり、測れなかった日は、日付だけつけておけば問題ありません。

もう一度おさらい

- [ ] 起床後、寝たままの状態で計測
- [ ] 婦人体温計を舌のつけ根にあてるようにして
- [ ] 予測値より、5分間計測する実測値がより正確
- [ ] 基礎体温はさまざまな原因で乱れる
- [ ] 体調や投薬の記録も一緒に残そう

PART 2

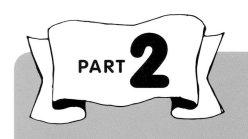

＼安心して治療を受けるために／

体外受精の採卵と移植はこう進む！

卵巣刺激の種類や治療で用いられる薬のこと、
培養室で行われていることなど、
採卵周期と移植周期の治療プロセスを徹底解説！
納得して不妊治療を進めるためにも、
治療の内容をきちんと理解することがたいせつです。

適切な卵巣刺激が成功のカギ

体外受精では、卵子を育てる卵巣刺激の方法に多くのバリエーションがあります。どの方法をとるかは、年齢や検査結果から総合的に判断します。

赤ちゃんになる力のある卵子を得るために！

排卵誘発剤は、不妊治療のさまざまなステップで使われる薬です。たとえば排卵障害がある人には、タイミング法や人工授精でも排卵誘発剤を用います。一方、体外受精や顕微授精では、本人の排卵には特に問題がなくても、排卵誘発剤を使用するのが一般的。排卵誘発剤によって、複数の良好な卵子を得ることが期待できるからです。

通院や排卵誘発の注射、そして採卵手術は、女性にとってはやはり負担の大きいもの。一度で多くの卵子がとれれば、受精卵の数も増え、良好胚から優先して移植できます。うまくいかなかった場合も、凍結受精卵があれば、次の周期にもう一度移植をすることも可能。残った受精卵を凍結保存しておけば、2人目、3人目の妊娠にも使えます。費用や治療期間の面から見ても、コストパフォーマンスが高いといえるでしょう。

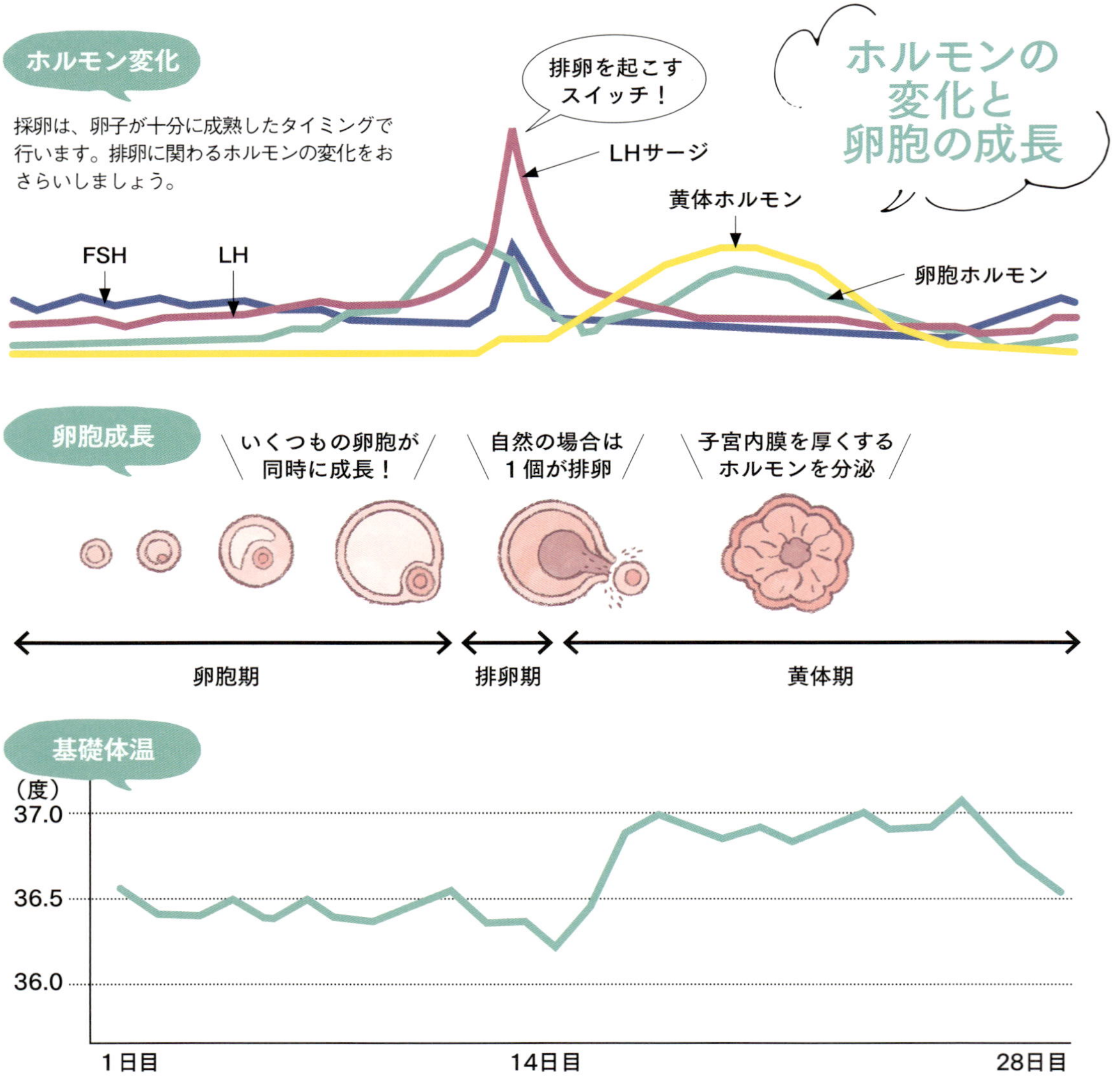

採卵は、卵子が十分に成熟したタイミングで行います。排卵に関わるホルモンの変化をおさらいしましょう。

卵巣刺激の流れ

月経3日目ごろ

卵巣刺激の方法を決定

AMH値、男性側の不妊因子のほか、月経が開始して3日目ごろのホルモン値、前胞状卵胞の数（AFC）などの情報を総合して、どの刺激法で行うか、また使用する排卵誘発剤の種類や量を決めていきます。

採卵まで数回通院

卵胞の成長をチェック

排卵誘発剤を注射、あるいは服用して、卵子を育てます。高刺激法では連日注射が必要ですが、自己注射（P72参照）を行えば通院は3回ほどに。超音波で卵胞の直径を測り、成長度を調べます。

月経11日目ごろ

採卵日を決める

卵胞がある程度の大きさまで成長したら、採卵日を決め、そのおおよそ36時間前に卵子の最終的な成熟を促すトリガー（引き金）と呼ばれる薬を投与します。アゴニスト法ではhCG注射が必須ですが、その他の刺激法では、hCGあるいはアゴニスト点鼻薬のどちらかを使います。

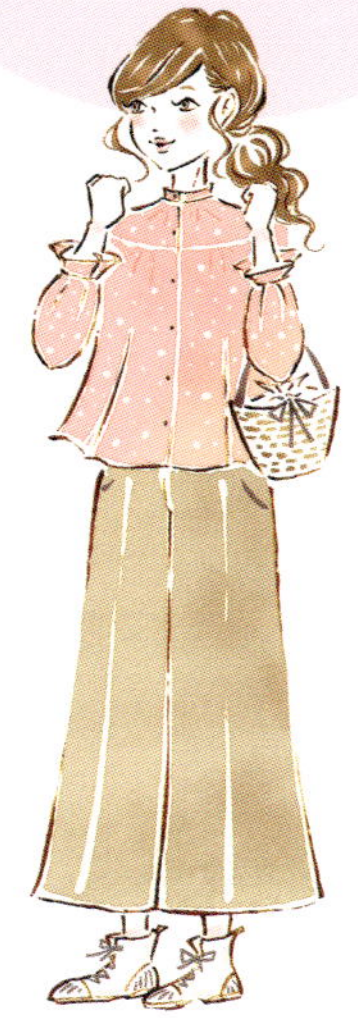

卵巣機能に見合った刺激法を選択することが大事！

卵巣刺激は、大きく3つの方法に分けられます。卵巣に直接働きかける強い排卵誘発剤を使う「高刺激法」、主に飲み薬を使う「低刺激法」、まったく薬を使わずに自分のホルモンで育てた卵子のみで体外受精を行う「完全自然周期法」です。

卵巣刺激を選択する1つの指標となるのが、卵巣予備能をあらわすAMH値です。AMH値が低い人に強い刺激を行うと、ますます卵巣が疲弊して、いい卵子が出にくくなります。採卵数が多くても、質のいい卵子を得られなければ妊娠には結びつきません。

どの卵巣刺激法を選ぶかは、年齢や検査結果、これまでの治療歴、希望する子どもの数などの将来設計まで含め、総合的に判断します。また、1つの方法にこだわらず、うまくいかないときには別の方法も検討するのがいいでしょう。

Topics

1周期に2回採卵する新技術 Duo Stim法

卵巣機能が低下していると、刺激をしても1～2個の卵子だけが大きくなり、それ以外は小さいままというケースがあります。その場合に大きくなった卵子を採卵したあと、さらに3～4日後まで卵巣刺激を行い、残りの卵子が成熟するのを待って、もう一度採卵するのがDuo Stim法です。うまくいけば2回目にとる卵子の質は1回目と同等で、1周期に採卵できる卵子数が増えます。卵巣の機能や周期によっても向き不向きがありますが、知っておくといい技術です。

卵巣刺激の種類

卵巣刺激の種類		卵子を育てる方法	排卵を抑制する方法
高刺激法	アンタゴニスト法		セトロタイドなどのGnRHアンタゴニスト製剤の注射
	アゴニスト法（ウルトラロング法、ウルトラショート法、ロング法、ショート法など）	hMG製剤、FSH製剤の注射	ブセレリンなどのアゴニスト点鼻薬
	PPOS法		黄体ホルモン製剤（飲み薬）
低刺激法		クロミッドなどの飲み薬のみか、状態に応じてhMGやFSHの注射をプラス	
完全自然周期法		排卵誘発剤は使わない	

高刺激法では、排卵誘発剤でアクセルを踏むと同時に、育ってきた卵胞が採卵前に排卵してしまわないように、ブレーキをかける必要があります。そのブレーキ役の違いで、いくつかのバリエーションに分けられます。

アンタゴニスト法

薬で育てた卵胞が早めに排卵してしまわないよう、途中で強く抑制する方法です。

複数卵胞が育ち、卵の質もキープ！

　これまで日本国内でよく使われてきた高刺激法は、点鼻薬をスプレーすることで排卵を抑えるアゴニスト法でした（P58〜59参照）。

　アゴニスト法、アンタゴニスト法のどちらも、卵子を育てる排卵誘発に、hMG製剤、あるいはFSH製剤の注射を使うのは同じですが、育てた卵子が採卵前に排卵しないように抑えるための薬が異なります。

　アンタゴニスト法では、点鼻薬は使いません。卵胞の直径が14㎜を超えた時点で、GnRHアンタゴニスト製剤の注射をスタート。卵子が成熟するまで、2〜3日間ほど打って排卵を抑制します。

　アゴニスト法と比べて、使用する排卵誘発剤の量は少なくてすむうえ、多くの卵子がとれるのが特徴です。また、卵子の質も、これまで広く行われてきたロング法と大きく変わらないとされてます。点鼻薬を使うよりも脳下垂体から分泌されるFSHやLHを抑制する期間が短いので、下垂体機能の回復が早いのもメリットです。

排卵抑制に点鼻薬を使うことでOHSSのリスクを回避！

　自然な状態では、女性の体でLHホルモンが大量に分泌されるLHサージが起こり、排卵が促されます。しかし現在、治療に使えるLHホルモン製剤の使用は一般的ではなく、採卵前に最終的な卵の成熟を促すためには、LHと似た働きのhCG注射が使われています。

　ところが、卵胞がたくさん育っているときにhCGを使うと、OHSS（卵巣過剰刺激症候群）のリスクが高まります。アゴニスト法ではhCGしか使えませんが、アンタゴニスト法ではhCGの代用としてアゴニスト点鼻薬を使うことができるので、OHSSのリスクをよりコントロールしやすいという大きなメリットがあります。

アンタゴニスト法に向いている人

- □ 卵巣機能が保たれている人
- □ 前胞状卵胞数が十分な人
- □ 前回ロング法でうまくいかなかった人
- □ 強い刺激でOHSS（卵巣過剰刺激症候群）を起こす可能性がある人
- □ PCOS（多嚢胞性卵巣症候群）のある人

Topics

アンタゴニストの飲み薬も開発されています

　これまで、アンタゴニスト製剤にはセトロタイド、ガニレストという皮下注射薬しかありませんでしたが、2019年にレルミナ錠という飲み薬が登場しました。本来は子宮筋腫の治療薬ですが、注射と同じ排卵抑制効果があります。痛みがなく、注射より安価なため、こちらを使う施設も増えています。ただ、効果が強力で、卵胞の発育を抑制しすぎてしまうことがあるとの報告もあります。

費用は注射の10分の1ほどで、服用は1日1回でOKと手軽！　ただ効果が強いので、使用の判断は慎重に行われます。

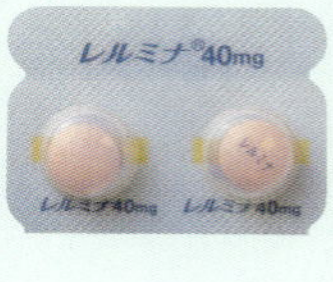

＼高刺激で利用される排卵誘発剤／

ホルモンの状態や卵巣の反応によって、使い分けます。年齢が若い、血中LH濃度が高い、多嚢胞性卵巣症候群などでは、主にFSH製剤を、卵巣の反応が弱く、LH濃度が低い場合はhMG製剤が選択されます。

hMG製剤

下垂体から分泌されるFSH（卵胞刺激ホルモン）とLH（黄体化ホルモン）、2種類のホルモンが含まれ、薬剤によって、FSHとLHの配合割合が違う。

FSH製剤

hMG からLHを除去してFSHのみでつくられている。遺伝子組み換え型のリコンビナントFSHは、薬の製品番号によるバラつきが少なく、アレルギー反応も少ない。
注射手技の簡便なペンタイプが多く、治療の負担が軽くなる。

アンタゴニスト法の基本スケジュール

通院

hMG/FSH注射　アンタゴニスト注射　hCG注射

アンタゴニスト法では、排卵誘発の注射（FSH注射）に加えて、アンタゴニストの注射を打ちます。そして採卵の約36時間前に、卵の成熟を促すhCGを注射します。自己注射を行うかたが多いので、採卵までに約２〜３回の通院でOKです。

Mon	Tue	Wed	Thu	Fri	Sat	Sun
	1 月経スタート！ 1 day	2	3	4	5	6
7 採血・エコー	8	9 採血・エコー	10	11 （夜）	12	13 採卵
14 胚移植 →卵を凍結する場合は、次の次の周期 →そのまま新鮮胚で移植する場合は、採卵後２・３・５日目のいずれか	15	16	17	18	19	20
21	22	23	24	25	26	27

※あくまで基本的なスケジュールです。クリニックや個人により異なる場合があります。

Q ロング法では排卵を抑えるために使われるアゴニスト点鼻薬がアンタゴニスト法では卵子の成熟を促すhCGのかわりになるのはなぜ？

A アゴニスト点鼻薬の持つ排卵促進作用を利用します

アゴニスト製剤とアンタゴニスト製剤は、どちらもGnRHアナログ製剤と呼ばれる人工のホルモン剤。体内で分泌される自然のホルモン（GnRH＝性腺刺激ホルモン放出ホルモン）よりもずっと強力な作用があります。

アゴニスト点鼻薬を投与すると、最初はFSH、LHの分泌が一時的に促進されます。これをフレアアップと呼びます。しかし、続けて使用していると、脳下垂体での感受性が低下して、今度はFSHやLHの分泌を抑制するように働きます。この反応は、ダウンレギュレーションと呼ばれます。

ロング法ではアゴニスト点鼻薬を長期で使い、ダウンレギュレーションの作用を利用して排卵を抑制します。一方、アンタゴニスト法では、最初のフレアアップの作用を利用。LHサージが引き起こされることで、使用から約36時間で採卵となります。

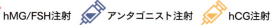

ロング法

歴史が長く、スタンダードな方法。排卵日のコントロールがしやすい刺激法です。

採卵の前周期から点鼻薬を開始します

ロング法は、排卵の抑制にアゴニスト製剤を使う「アゴニスト法」のひとつ。1990年代から行われている、世界でもポピュラーな方法です。採卵する前の周期の高温期から、アゴニスト点鼻薬を使って排卵コントロールを始めます。28日周期型の人なら、排卵周期前のおおむね月経21日目くらいからが点鼻薬のスタートです。

採卵周期に入ったら、連日hMG製剤またはFSH製剤を注射して卵胞を育てます。成熟させ、十分な大きさに育ったら、hCG製剤の注射で成熟を促します。採卵は、注射の約36時間後に行います。

点鼻薬の使用期間が長く、薬の量も多くなりますが、自然に排卵してしまうことはほとんどなく、採卵のスケジュールをコントロールしやすいのが特徴です。年齢が若ければ多くの卵が得られる可能性が高く、できるだけたくさん採卵したいときに選択されます。

ロング法の基本スケジュール

通院　hMG/FSH注射　hCG注射　アゴニスト点鼻

Mon	Tue	Wed	Thu	Fri	Sat	Sun
21 通院 アゴニスト点鼻	22 アゴニスト点鼻	23 アゴニスト点鼻	24 アゴニスト点鼻	25 アゴニスト点鼻	26 アゴニスト点鼻	27 アゴニスト点鼻
28 アゴニスト点鼻	29 アゴニスト点鼻	30 アゴニスト点鼻	31 アゴニスト点鼻	1 月経 アゴニスト点鼻	2 月経 アゴニスト点鼻	3 月経 アゴニスト点鼻 hMG/FSH注射
4 アゴニスト点鼻 hMG/FSH注射	5 アゴニスト点鼻 hMG/FSH注射	6 アゴニスト点鼻 hMG/FSH注射	7 アゴニスト点鼻 hMG/FSH注射	8 通院 アゴニスト点鼻 hMG/FSH注射	9 アゴニスト点鼻 hMG/FSH注射	10 アゴニスト点鼻 hMG/FSH注射
11 通院 アゴニスト点鼻 hMG/FSH注射	12 アゴニスト点鼻 hMG/FSH注射 hCG注射	13	14 採卵	15	16	17

ロング法に向いている人

- □ 卵巣予備能が高い人
- □ はじめて卵巣刺激を行う人
- □ 前胞状卵胞数が多い人

徹底比較！ロング法とアンタゴニスト法

ロング法	アンタゴニスト法
薬の量は多め	薬の量は少なめ
前周期から点鼻薬を吸入	点鼻薬なし
卵胞の発育は均一	卵胞の発育は変動する可能性も
排卵リスクはほとんどなし	まれに自然に排卵することがある
OHSSのリスクは高め	OHSSのリスクは低い

いろいろなデータがありますが、現在、この２つの方法で流産率や最終的な出産率に差はない、とされています。

ウルトラロング法

子宮内膜症や子宮腺筋症による炎症を抑え、着床環境を改善しながら採卵します。

点鼻薬を長期間続けて内膜の状態を改善

アゴニスト点鼻薬を数カ月にわたって投与し、FSHを完全に抑制してから排卵誘発を開始する方法。月経が始まらない状態から採卵周期の注射をスタートし、卵胞を育て始めます。採卵周期に入ってからのスケジュールは、ロング法と変わりません。FSH値が高い人では、卵巣機能を改善できるとされています。

アゴニスト点鼻薬は、子宮内膜症の治療にも使われる薬です。数カ月にわたって月経を止めるため、子宮内の炎症を治め、着床環境をととのえるメリットも。そのため、主に子宮内膜症や子宮腺筋症がある人に多く用いられる刺激法です。

ウルトラロング法に向いている人

- □ 子宮内膜症や子宮腺筋症、子宮筋腫がある人
- □ 卵巣予備能が高い人

ウルトラロング法の基本スケジュール

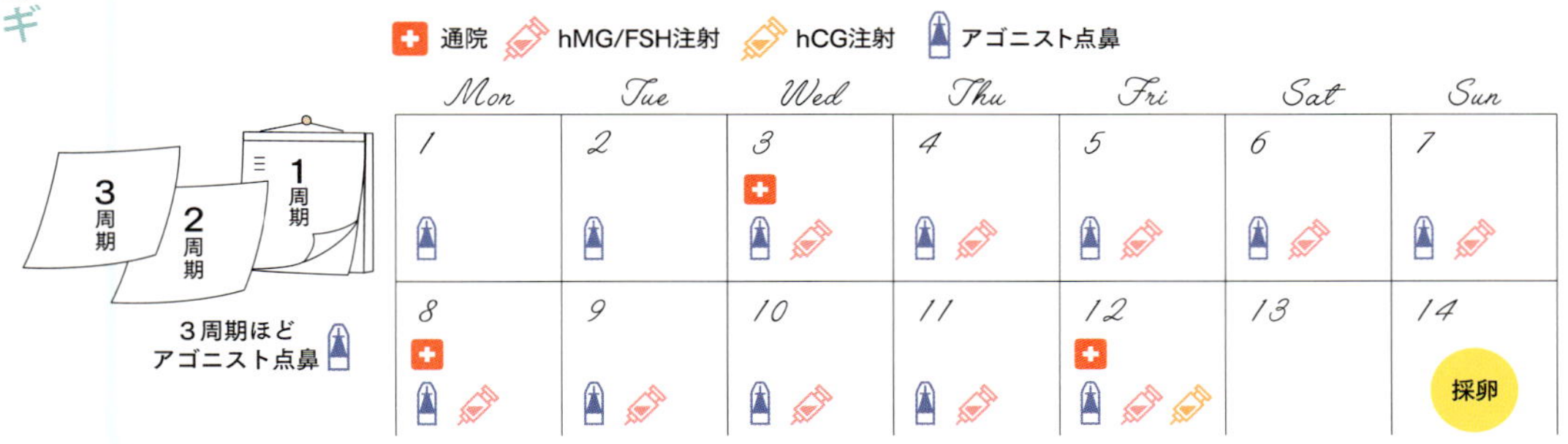

ショート法

月経開始と同時に点鼻薬をスタート。前周期からの準備がいらない手軽さが特徴！

アゴニスト製剤の性質を利用して短期間で卵巣刺激

アゴニスト製剤は、投与してすぐはFSH、LHの分泌を促す働きをします。この作用を利用して、短期間で卵胞を発育させるのがショート法です。ポイントは、月経開始1日目から点鼻薬を開始すること。排卵誘発の手法はロング法と変わりませんが、必要な排卵誘発剤はロング法より少なくなります。前周期から点鼻薬をスプレーするわずらわしさがないため、日本ではよく使われていましたが、海外ではロング法が圧倒的多数。ロング法のほうが卵子の質がよく、確実に早期排卵を抑制できるのがその理由です。

卵胞数の少ない人に、アゴニスト点鼻薬を2～3日間だけ使って卵胞を発育させるウルトラショート法も。ただ、現在はあまり行われていません。

ショート法に向いている人

- □ 年齢が高めの人
- □ AMH値が低めの人
- □ ある程度卵巣機能が保たれている人
- □ ロング法で卵巣の反応が低かった人

ショート法の基本スケジュール

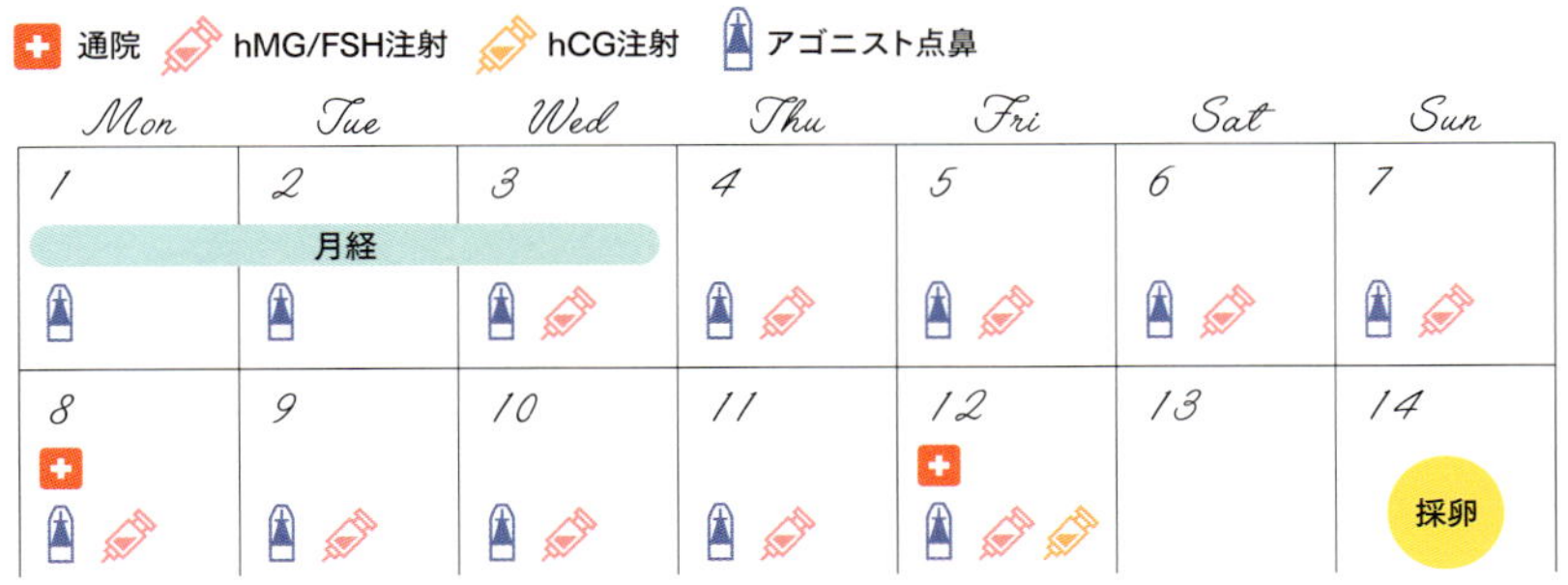

通院
hMG/FSH注射
hCG注射
アゴニスト点鼻
Mon
Tue
Wed
Thu
Fri
Sat
Sun
1
2
3
4
5
6
7
月経
8
9
10
11
12
13
14
採卵

PPOS法

排卵の抑制に黄体ホルモンの飲み薬を使う、新しい刺激法が登場！

中国で開発された新しい刺激法です

PPOS法は、2015年に中国で発表された新しい卵巣刺激法。アンタゴニスト法や低刺激法で卵巣刺激を行うときに、排卵誘発剤とともに黄体ホルモンの飲み薬を併用する方法で、黄体フィードバック法、黄体ホルモン併用卵巣刺激法とも呼ばれます。

黄体ホルモンとは、排卵後の黄体から分泌されるホルモンです。子宮内膜の着床環境をととのえる役割で知られますが、近年、排卵抑制にも効果のあることがわかってきました。PPOS法では、黄体ホルモンの排卵抑制効果を用いて、卵胞が採卵前に排卵してしまわないように抑制しながら、卵子を育てていきます。

通院回数が少なく、スケジュールが立てやすい

PPOS法のメリットのひとつは、注射の回数を少なくできることです。

アンタゴニスト法や低刺激法では、卵胞が育ってきたら採卵前の排卵を防ぐために排卵抑制のアンタゴニスト製剤の注射を行います。注射の回数は3回ほどが目安です。

一方、PPOS法では、アンタゴニスト注射は不要。治療のスケジュールが立てやすいうえ、薬が安価なのもうれしいポイントです。卵を成熟させるトリガーには、アゴニスト点鼻薬も使えるので、OHSS（卵巣過剰刺激症候群）のリスクがある人にも安心です。

新しい方法でデータが少ないため、評価が確立してはいませんが、今のところは、ロング法やアンタゴニスト法と比べても、妊娠率や出産後の赤ちゃんへの影響などに差はないというのが一般的な見解です。

ただ、低温期から黄体ホルモンの薬を飲み続けると、子宮内膜が着床に適さない状態になるため、採卵後の新鮮胚移植はできず、全胚凍結となります。

PPOSに向いている人

- □ 卵巣機能がある程度保たれている人
- □ PCOSがあるなど、OHSS（卵巣過剰刺激症候群）のリスクが高い人
- □ ロング法でうまくいかなかった人
- □ 通院の回数をなるべく少なくしたい人

PPOS法の基本スケジュール

通院　hMG/FSH注射　hCG注射　黄体ホルモンの飲み薬

Mon	Tue	Wed	Thu	Fri	Sat	Sun
1 月経（1〜3）	2	3 hMG/FSH注射 黄体ホルモンの飲み薬	4 hMG/FSH注射 黄体ホルモンの飲み薬	5 hMG/FSH注射 黄体ホルモンの飲み薬	6 hMG/FSH注射 黄体ホルモンの飲み薬	7 hMG/FSH注射 黄体ホルモンの飲み薬
8 通院 hMG/FSH注射 黄体ホルモンの飲み薬	9 hMG/FSH注射 黄体ホルモンの飲み薬	10 hMG/FSH注射 黄体ホルモンの飲み薬	11 通院 hMG/FSH注射 黄体ホルモンの飲み薬	12 hCG注射	13	14 採卵
15	16	17	18	19	20	21
22	23	24	25	26	27	28

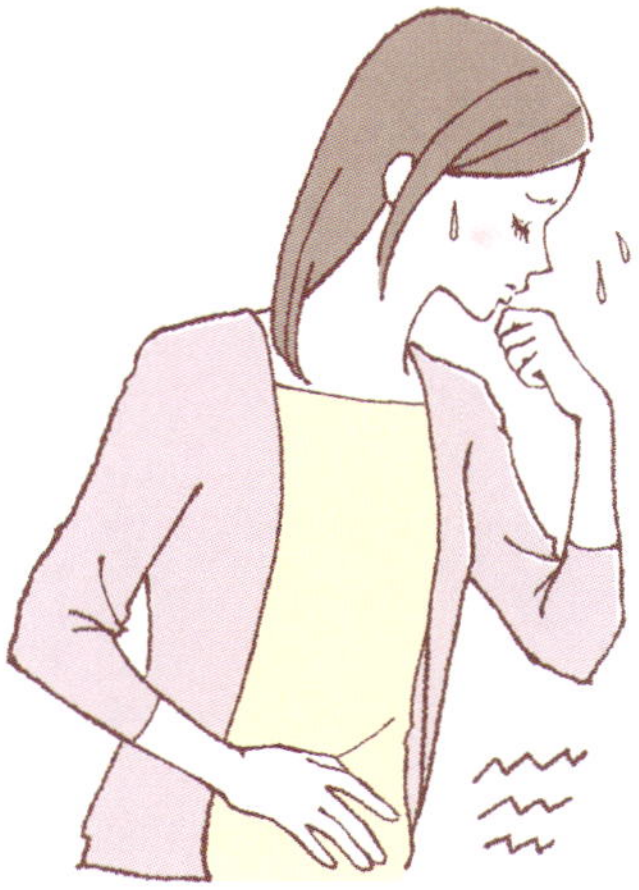

OHSS（卵巣過剰刺激症候群）って何？

強い効果を持つ排卵誘発剤を使うと、数多くの卵胞が育ちやすくなります。ただ、同時に大きくなった卵巣からエストロゲン（卵胞ホルモン）が過剰に分泌されてしまうことがあります。すると、エストロゲンの作用で卵巣の毛細血管から、おなかの中に血液中の水分がもれ出します。特に、ｈＣＧの注射を打ったあとに起こりやすく、卵巣が腫れ上がり、おなかや胸に水がたまったり、重症になると腎不全や血栓症などを引き起こすこともあります。これがＯＨＳＳです。もともと卵巣に多くの卵胞があるＰＣＯＳ（多嚢胞性卵巣症候群）の人などは、リスクが高いと考えられます。

高刺激法では、多くの場合、卵巣が腫れることはやむをえません。しかし、現在ではＯＨＳＳを起こさないように排卵誘発剤の量や投与回数を調整したり、アンタゴニスト法を採用してｈＣＧではなくアゴニスト点鼻薬を使ったりと、細心の注意が払われます。入院が必要なほど重症化するケースはごくまれです。また、妊娠するとｈＣＧが大量に分泌されるため、リスクがあると思われるときは、その周期には移植をせず、胚凍結をすることも多くなっています。

ＯＨＳＳの自覚症状は？

- おなかが張る
- 吐きけがある
- 急に体重が増える
- 腹痛
- 尿の量が減る

Topics

いつの時期からでも刺激が開始できるランダムスタート法

一般的な不妊治療では、月経開始直後から卵巣刺激をスタートしますが、最近では、月経周期のいつの時点でも育つはずの卵胞があるということがわかってきました。そこで、月経開始のタイミングを待つことなく卵巣刺激を始めるのが、「ランダムスタート法」です。ＰＰＯＳ法と同じように黄体ホルモンで排卵抑制をしながら、卵胞を育てていきます。採卵数、妊娠率共に一般的な方法と変わらないとされ、急ぎの誘発が必要ながん治療前の卵子凍結などに用いられています。今後は、仕事の都合で採卵時期が限定されるケースなどにも、応用されていく可能性があります。

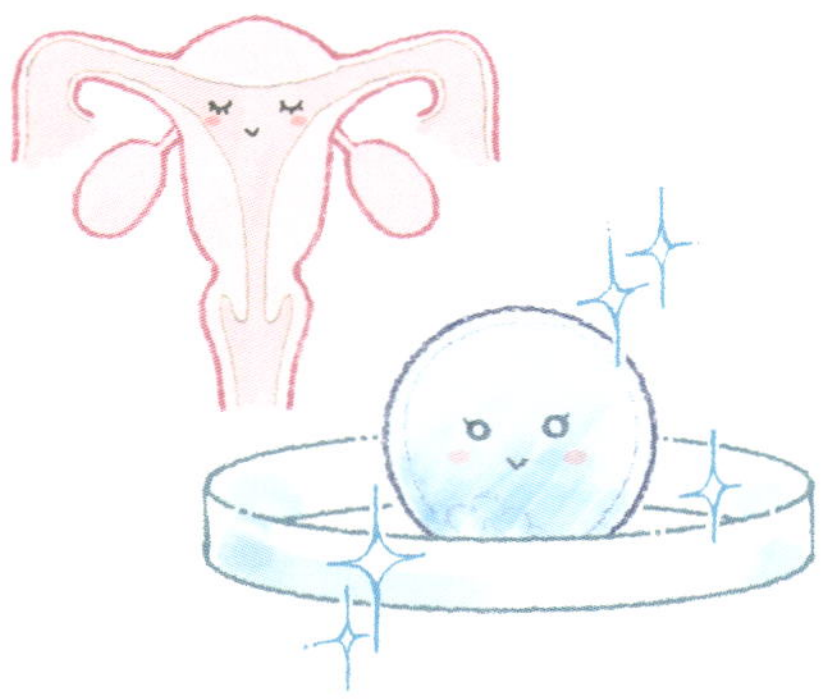

低刺激法

飲み薬メインのマイルドな刺激法。
体質に合わせてさまざまなバリエーションが可能です。

薬と注射の組み合わせ方で多くのバリエーションが

高齢で卵巣機能が低下していたり、もともと卵子の数が少ない人の場合は、連日注射を打つ高刺激法でも多くの卵胞が育たないことがあります。また数がとれたとしても、受精に向かない質の低下した卵では意味がありません。

そこで、クロミッドやセキソビット、レトロゾール（またはフェマーラ）などの飲み薬によるマイルドな排卵誘発を行い、状況に応じてhMGやFSHの注射などをプラスするのが低刺激法です。飲み薬や注射の種類、投与量によって、刺激の強さを調整できるのも特徴。一口に低刺激といっても、高刺激に近い中程度の刺激から、自然周期に近い刺激まで、さまざまなバリエーションがあります。

月経3日目ごろから排卵誘発剤の服用を開始し、超音波で発育している卵胞の数や大きさを確認します。卵胞の成長具合によっては、注射をプラスすることもあります。

低刺激法の基本スケジュール

通院　排卵誘発の飲み薬　hCG注射

Mon	Tue	Wed	Thu	Fri	Sat	Sun
1 月経	2 月経	3 月経 通院 排卵誘発の飲み薬	4 排卵誘発の飲み薬	5 排卵誘発の飲み薬	6 排卵誘発の飲み薬	7 排卵誘発の飲み薬
8 排卵誘発の飲み薬	9 排卵誘発の飲み薬	10 通院 排卵誘発の飲み薬	11 排卵誘発の飲み薬	12 通院 hCG注射	13	14 採卵
15	16	17	18	19	20	21

低刺激法のメリットとデメリット

メリット

- 刺激が少なく、体への負担も少ない
- 通院回数が少なくてすむ
- 連続周期で採卵できる
- 1回の治療費が安価
- 複数個の卵が得られれば、凍結胚を得る可能性がある

デメリット

- 採卵あたりの妊娠率がやや低い
- 排卵のコントロールがしづらく、決まった日に採卵できないことがある
- 1回の採卵で回収できる卵子の数が少ない（1～5個程度）
- クロミッドを使う場合は、内膜が薄くなるリスクがあり、その周期の移植ができないことがある
- 採卵前に排卵してしまう可能性も

低刺激法に向いている人

- □ 年齢が高い人
- □ 高刺激でも採卵数が少ない人
- □ 卵巣機能が低下している人
- □ 完全自然周期では、卵胞の発育が悪い人

完全自然周期法

排卵誘発剤は使用しない方法で、基本的には自然に排卵される1個の卵子を採卵します。

自分のホルモンで排卵できる人ならOK

完全自然周期法は、原則として排卵誘発剤は使わず、自分のホルモンで育った卵子を排卵直前に採卵する方法です。薬を使わないので、当然ながら注射の痛みや排卵誘発による副作用もありません。採卵の2日前に卵胞の成熟を促すhCG注射、またはアゴニスト点鼻薬を使い、その約36時間後に採卵します。自然に排卵が起こる人なら、だれでもできる方法ですが、採卵できる卵子は基本的には1つなので、受精や分割がうまくいかないと、最初からやり直しです。「自然に排卵した卵子のほうが質がよい」と考える人もいますが、実は人工のホルモン剤の影響がないから卵子の質が上がるというデータはありません。

ただ、年齢が高い人、AMH値が低くて高刺激ではうまく卵胞が育たない人には向いている方法のひとつ。体質や年齢、これまでの治療歴を考慮しながら検討するといいでしょう。

適切な卵巣刺激が成功のカギ

完全自然周期法の基本スケジュール

通院　hCG注射

Mon	Tue	Wed	Thu	Fri	Sat	Sun
1 月経	2 月経	3 月経	4	5	6	7
8	9	10 通院	11	12 hCG注射	13	14 採卵
15	16	17	18	19	20	21

自然周期法に向いている人

- □ 40歳以上の人
- □ 薬の使用に抵抗がある人
- □ AMH値が低い人
- □ 刺激をしても卵子は1個しか育たないと予想される場合

\ 完全自然周期法のメリットとデメリット /

メリット

- 刺激が少なく、体への負担も少ない
- 通院回数が少なくてすむ
- 採卵時の負担も少ない
- 1回の治療費が安価
- 連続周期で採卵できる

デメリット

- 採卵前に排卵してしまって、採卵がキャンセルになる可能性も
- 卵数が1個なので、空胞だったり、受精、分割がうまくいかないと移植がキャンセルになる
- うまくいかないと採卵からやり直しになり、採卵回数が増える

卵巣刺激の気がかり Q&A

Q 高刺激で強力に排卵誘発すると卵の数が減って早期閉経するのでは？

A もともと準備のできていた卵を排卵できるように育てます

月経３日目ごろに超音波で確認できる前胞状卵胞は、FSHや卵胞自身が分泌するエストロゲン（卵胞ホルモン）の働きによって成長し、胞状卵胞からさらに成熟卵胞へと成長します。成熟できなかった卵胞は閉鎖卵胞となって消えてしまいます。もともと準備のできている卵胞を閉鎖卵胞にせず、排卵に導くのが卵巣刺激なので、より多くの卵が減ってしまい、早期閉経につながるということはありません。ただ、逆にいえば、強い卵巣刺激をしても、超音波で見えた最初の前胞状卵胞の数以上の卵を採卵することもできないということです。

Q 卵巣刺激は排卵誘発剤とどう関係があるの？

A 卵巣刺激とは、排卵誘発剤の投与の仕方などを総称した言葉です

排卵誘発剤の投与の仕方や、ほかの薬との組み合わせ方を総称して「卵巣刺激」といいます。不妊治療では排卵誘発剤だけでなく、排卵を抑える薬も使い、その人に合った卵巣刺激を行います。

Q アンタゴニスト法から低刺激法へなど、やり方を変えることはある？

A 採卵できた数や注射の効き目などで検討します

どの卵巣刺激法が合っているかは、実際に治療をスタートしてみないとわからないところも多いものです。また、同じ薬剤でも、周期によって反応が違うことも。体外受精がうまくいかなかったときは、ホルモン値の推移や採卵できた数、受精後の分割などを考慮しながら、次の周期の治療プランを検討します。同じ刺激法でも薬の投与量を調整したり、別の刺激法に変更したりすることもあります。

Q アンタゴニスト法やロング法、ショート法で、体外受精前の周期にピルが処方されるのはなぜ？

A いったん卵巣を休ませ、卵子を成熟させるためです

ピルは避妊のために使われる薬として知られていますが、これは排卵を抑制する働きがあるからです。体外受精ではできるだけ成熟した卵子を採取したいので、前周期にピルを服用することで、質のよい卵子が発育するという意見もあります。また、周期を安定させる効果があり、採卵のスケジュールを立てやすくなるメリットも。ただし、ピルによる吐きけやめまい、血栓症などの副作用のリスクもあり、アンタゴニスト法ではピルの服用で妊娠率が低下するという報告も。服用するかどうかは、医師とよく相談しましょう。

Q PPOS法で使われる黄体ホルモン剤にはどんなものがある？

A クリニックによって使われる薬が異なります

現在、PPOS法に使われる薬はいくつかの種類があります。最初にこの方法が報告されたときに使われたのはMPA（ヒスロン）という薬でした。ただ、MPAは従来の卵巣刺激法より、多くの排卵誘発剤が必要となる可能性も。そのため、デュファストンなど、ほかの黄体ホルモン剤を使うクリニックもあります。治療例が増え、それぞれの薬の安全性や効果の検証が進めば、今後、より効果の高い薬剤に改善されていく可能性もあります。

私たちの

卵管刺激STORY

自己注射は慣れれば簡単！旅先でも打てます

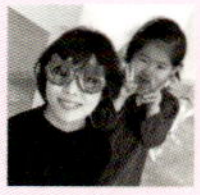

H・Mさん

自己注射を推奨している病院だったので、不安はありながらもチャレンジすることに。はじめて打つときは、テーブルの上に注射器やお薬などすべて並べて慎重にやったため手間どりましたが、慣れれば簡単だなと思いました。おなかの脂肪の部分に打ったので、痛みもあまり感じませんでした。ただ、慣れてきたころにアンプルを折るのに失敗。指を切り、血も止まりにくくてギョッとしたことがありましたが、それ以外は特に問題なくできたと思います。旅行先のホテルで打つこともできたので、自己注射でよかったと思います。

体に無理のないよう、仕事時間を調整しました

むーみんさん
（35歳・妊活歴２年）

採卵周期は、排卵誘発剤の副作用で頭痛やめまい、吐きけに悩まされました。どうしてもやる気が出ず、仕事を休んでしまうことも。特に午前中がひどいという傾向がわかり、事前に申請して午後からの勤務に変更してもらうように。不妊治療に理解のある上司、同僚が仕事量の調整などもしてくれたので、本当に助かりました！

いろいろな刺激法を経験してようやく授かった命です♡

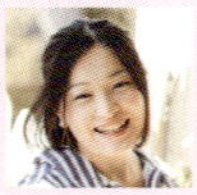

栗さん
（31歳・妊活歴６年）

人工授精７回、その間に流産も経験。これはもうステップアップしかないと、体外受精への決断は自然な流れでした。乏精子症、高プロラクチン血症、ビタミンD不足、多囊胞性卵巣症候群ぎみといろいろ言われたけれど、どれも妊娠しない数値ではないから、結局は原因不明。刺激法、自然周期法と卵巣刺激の種類もかえながら４回の体外受精に挑戦。最後は刺激法で11個もの卵がとれました。そのうち５個が胚盤胞にまで育ち、その１つを新鮮胚移植して妊娠しました。睡眠時間の確保、デトックスのために水分を多くとる、お灸、腸もみなど、「卵の質をよくするための生活」もできる範囲でがんばりました。長い妊活、治療をする中で学んだことは、「なるようになる！」「がんばるけれど、がんばりすぎない！」です。

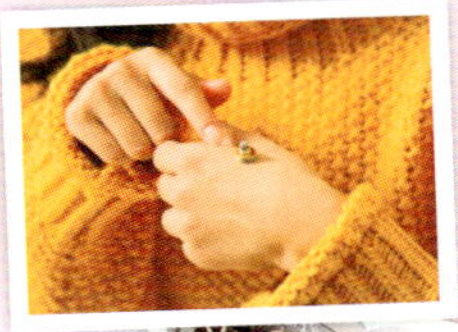

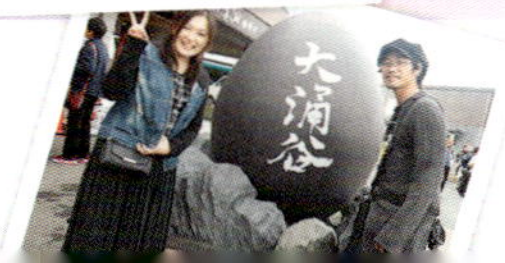

採卵前は、体の巡りがよくなるお灸にも挑戦！　移植後の旅行もよい思い出。

ドクターを信じて流れに身をまかせています

ちこさん
（37歳・妊活歴６年）

体外受精にステップアップして１年余り。採卵を無事に終え、凍結胚の移植を待っています。以前は、SNSなどで目にする妊活中のかたと自分を比べて「みんなより努力が足りないからダメなんだ」とストレスをためてしまうことも多かった私。今回の採卵では先生を信じて、ある意味気楽に通院。流れにまかせてストレスをためないことを心がけました。旬の野菜をたっぷり食べたり、ジムで運動をしたりはずっと続けていましたが、楽しいし好きだから負担に思うことはなし。朝、白湯を飲むようにしたら、基礎体温が全体的に上がってうれしかったですね。胚移植で赤ちゃんに出会えるかも、と思うと今から楽しみです♡

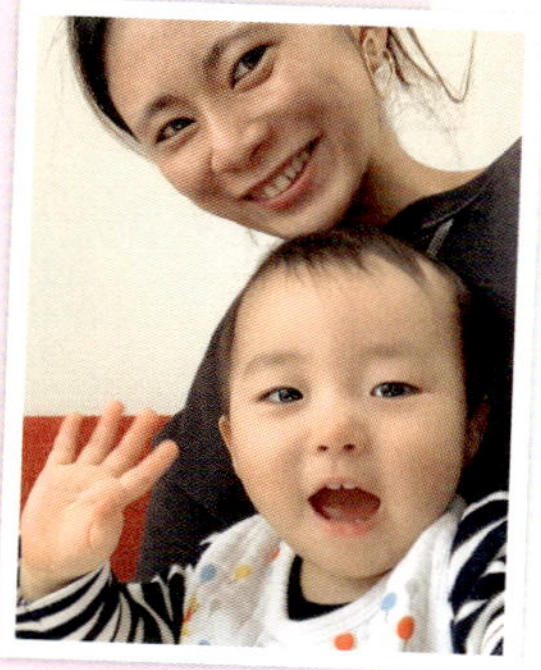

定期的に友人の子どもを預かって、ママになる予行演習！

今、子育てがすごく楽しい！そう思えるのは妊活のおかげ

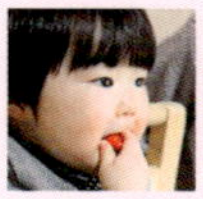

おなつさん
（28歳・妊活歴２年）

無排卵月経だったので、中用量ピルやクロミッド、デュファストンを飲みながら排卵を調整していました。排卵誘発剤の副作用による体のつらさと、周りの友人がどんどん妊娠していくあせりとで、妊活中はいら立つことも多々。でも、夫が常に体調や私のメンタルを気遣ってくれたことに救われました。簡単に妊娠する人だっているのに、なぜ自分はできないの？とつらい思いをしたこともたくさん。でも、一緒に妊活をがんばってくれた夫も、今、楽しんで育児をしています。悩むことも多かったけれど、私たち夫婦には妊活は大事なステップだったのかなと思います。

治療で使う薬を正しく知ろう

体外受精や顕微授精には、さまざまな薬が使われます。
薬の役割をきちんと理解すると、より前向きに治療にとり組めます。

現在薬を使っていますか？

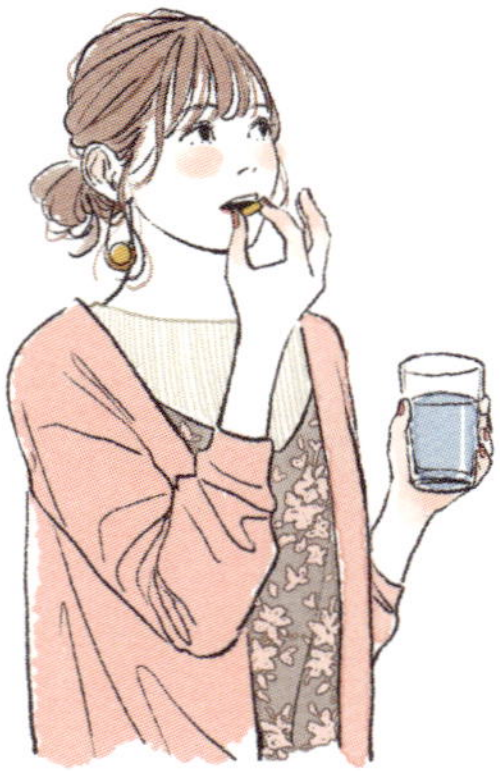

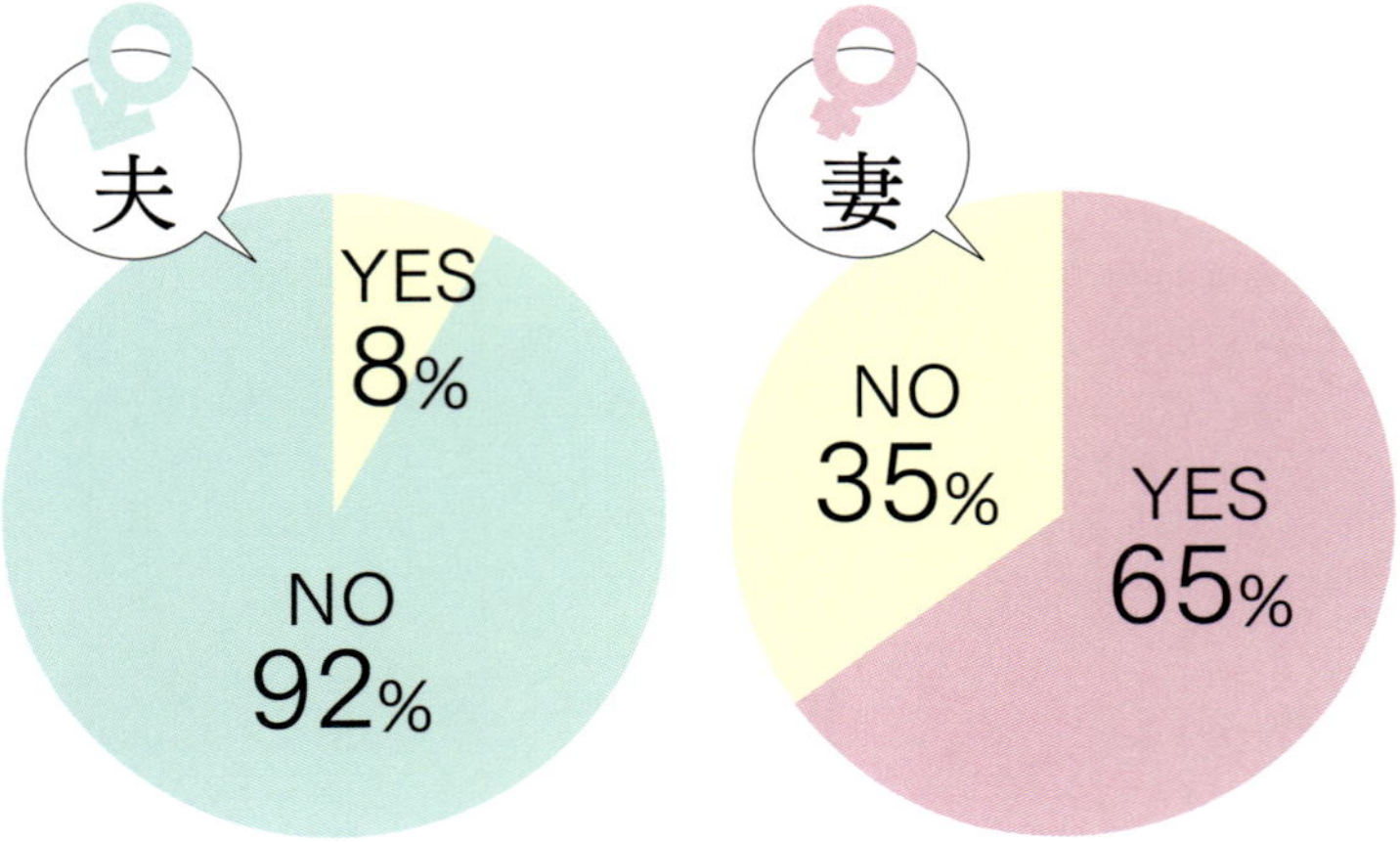

医療施設に通う女性の６割強が排卵誘発剤などの薬を服用している一方、夫側の使用率は１割に届きません。やはり女性側に負担の大きいことがわかります。

薬の基本的な知識を持って治療の不安を軽減！

体外受精の治療に使われる薬には、「卵胞を育てる」「排卵を起こす」「採卵のために排卵を抑える」など、多くの種類があります。「薬はなるべく使いたくない」「副作用が心配」という声もありますが、不妊治療の薬は、限られた時間を有効に使って妊娠・出産に結びつけるためのもの。また、現在、使用されている薬は、世界中でその必要性、安全性について議論が重ねられ、臨床の場でも大きなリスクがないと確認されています。むやみにこわがることはありません。

今はネット上にいろいろな情報があふれていますが、なかには「フェイク」な情報もまぎれています。何かを一方的に、また全面的に信用しない、という態度も必要です。

自分が使う薬の名前や効能は、自分でも把握しておきましょう。疑問や不安があれば、どんなにささいなことでも遠慮せずに相談することもたいせつです。また、処方された薬は、必ず時間、回数を守って服用しましょう。体外受精では毎日、決まった時間に薬を飲んだり、腟剤を入れたりすることもあります。アラームをかけるなどして、飲み忘れがないように気をつけましょう。

飲み薬と注射はどう違うの？

飲み薬は、脳下垂体に働きかけて、卵胞刺激ホルモン（FSH）と黄体化ホルモン（LH）という2つのホルモンの分泌を促します。いわば間接的に卵胞を育てるのに対し、注射薬はホルモンそのもの。卵巣に直接刺激を与えるので効果が高く、飲み薬では卵胞が育ちにくい場合や、より多くの卵子を得たい場合に使用されます。

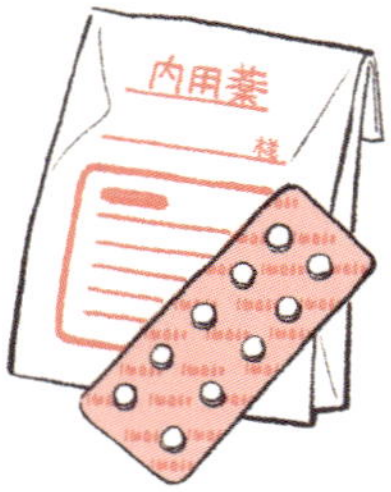

排卵誘発剤

排卵誘発剤は、卵巣で卵子を育てる薬です。低刺激では主に飲み薬、高刺激では注射が用いられます。

ホルモンの働きを補い、卵胞を育てます

卵巣の中には卵胞と呼ばれる卵子が入った袋があり、月経が始まると、卵胞刺激ホルモン（FSH）が分泌されて、卵子が成長を開始します。その後、いちばん大きく成長した主席卵胞から、黄体化ホルモン（LH）によって、卵子が放出されます（排卵）。

排卵誘発剤は、脳あるいは卵巣を刺激して、これらのホルモンの働きを補います。なんらかの原因で卵胞発育がうまくいかない場合に使われます。

自然周期では、排卵される卵子は1個ですが、排卵誘発剤を用いることで複数の卵胞を育てます。特に体外受精や顕微授精では、できるだけ複数の卵を採卵したいので、アンタゴニスト法やロング法などの高刺激では注射を使って、より強く卵巣を刺激します。低刺激では主に飲み薬が使われますが、卵胞の育ち具合で注射を併用することも。注射による排卵誘発には卵巣過剰刺激症候群（OHSS）など副作用のリスクがあるので、使用には十分な注意が必要です。

一般不妊治療では、卵巣で卵を育て排卵を誘発するために使われます。

飲み薬

アロマターゼ阻害剤

レトロゾール「F」、フェマーラなど

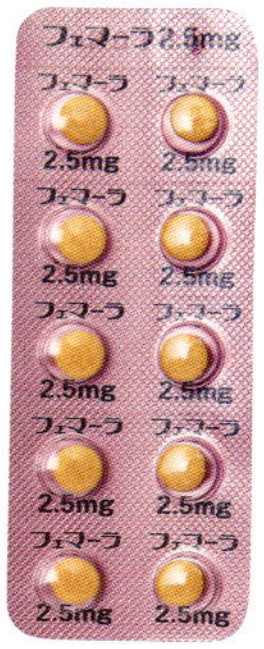

効能効果と副作用

アロマターゼという酵素の働きを妨げ、エストロゲンの上昇を抑えて、卵胞刺激ホルモン（FSH）の分泌を促す。月経開始3〜5日目から5日間内服。副作用は多くないが、めまいや疲労感などが見られることがある。

抗エストロゲン剤

クロミッドなど

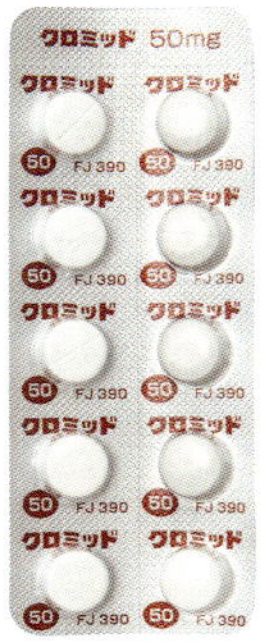

効能効果と副作用

開発から50年以上がたち、安全性が確立した薬。月経開始3〜5日目から5日間内服する。連続使用すると頸管粘液の減少や子宮内膜が薄くなる副作用が知られる。卵巣の腫れや吐きけ、頭痛、目のかすみ症状が出ることも。

抗エストロゲン剤

セキソビットなど

※体外受精では保険適用外

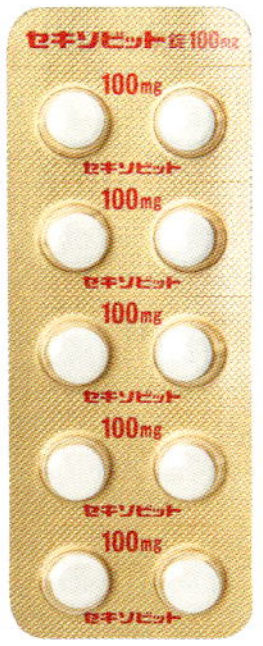

効能効果と副作用

クロミフェン製剤と同じく、視床下部に働きかけて、性腺刺激ホルモンの分泌を促す。一般的には月経開始5日目から5〜10日間内服。排卵誘発作用は弱めだが、頸管粘液の減少や子宮内膜が薄くなりにくいメリットが。

注射

hMG製剤

HMG「F」、HMG「あすか」など

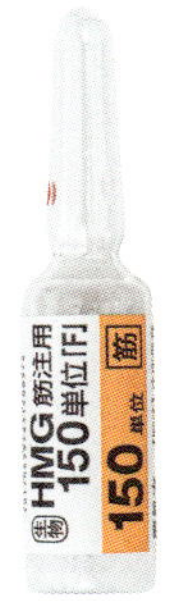

効能効果と副作用

閉経期の女性の尿から精製され、卵胞刺激ホルモン（FSH）と黄体化ホルモン（LH）の両方を含み、その割合は薬により異なる。

FSH製剤

フォリルモンP、uFSH「あすか」など

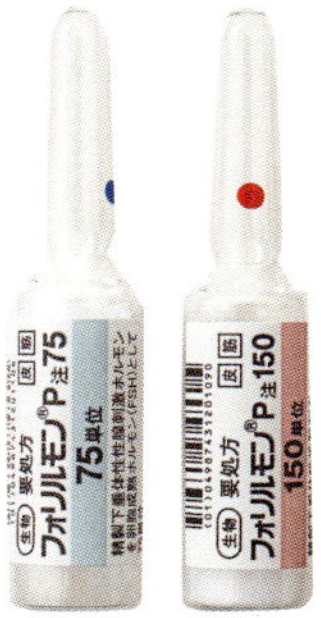

効能効果と副作用

hMG製剤と同じく、閉経期の女性の尿から精製される卵胞刺激ホルモン（FSH）で、卵巣に直接働きかけて排卵を起こす。

リコンビナントFSH製剤

ゴナールエフ、フォリスチム、レコベルなど

※体外受精のみ保険適用

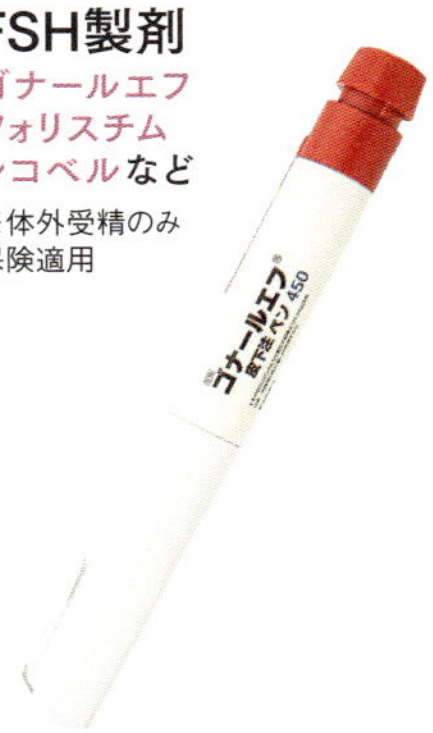

効能効果と副作用

遺伝子組み換え技術によって製造されたFSH製剤。純度が高く品質が安定している。またペンタイプのため自己注射に適している。

排卵誘発剤とあわせて使う薬

卵子を育てるための排卵誘発剤以外に、排卵を起こす薬や、逆に排卵の時期をコントロールする目的で、排卵を抑える薬を使うこともあります。

排卵を起こす薬

黄体化ホルモン（LH）に似た働きをする薬。タイミング法、人工授精、体外受精、顕微授精のすべての治療段階で使われます。

発育した卵胞に働きかけ、排卵を促します

卵胞が発育するにつれて、自ら卵胞ホルモン（エストロゲン）を分泌し始めます。この血中濃度が一定になると、排卵を促進する黄体化ホルモン（LH）が一気に分泌されます。これがLHサージと呼ばれる現象で、通常はLHサージから36時間前後で排卵が起こります。GnRHアゴニスト製剤やhCG製剤は黄体化ホルモンと同じ作用を持つ薬で、自力ではLHサージが起こりにくい人や、人工授精、高度治療の採卵前など、排卵のタイミングをコントロールするために使用されます。

点鼻薬

GnRH アゴニスト製剤

ブセレリンなど

効能効果と副作用

hCG製剤と同じく、LHサージを引き起こす効果があり、使用後38時間程度で排卵する。逆に長期間使用すると排卵を抑制する働きがあるので、体外受精では排卵を抑える目的で使用することも。

※体外受精のみ保険適用

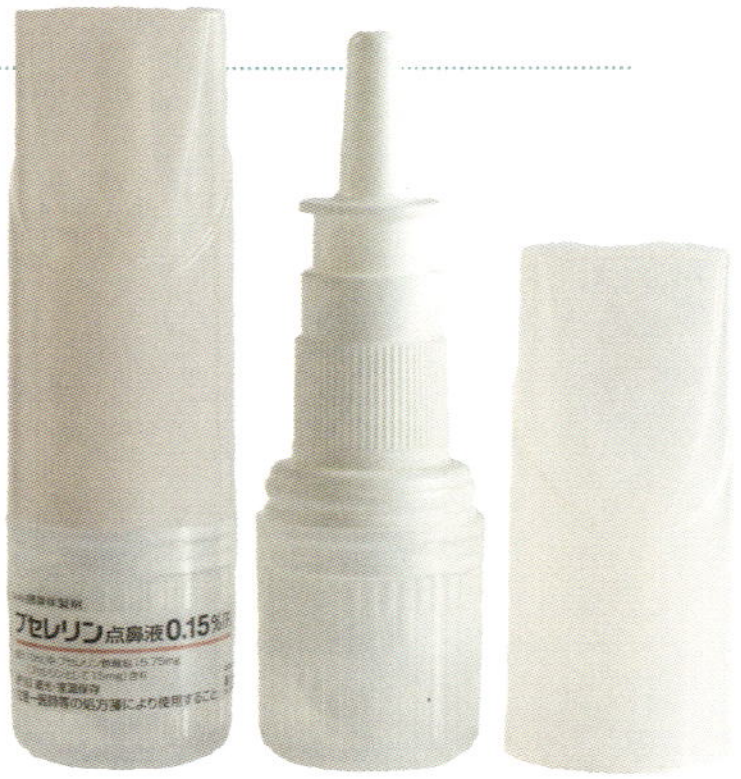

注射

hCG製剤

HCG「F」、オビドレルなど

効能効果と副作用

卵胞が十分に育った時点で投与すると、36時間前後で排卵が起こる。卵胞がたくさん育っているときに使用すると、卵巣過剰刺激症候群（OHSS）を起こすことがあり、特にhMG製剤との併用時や多嚢胞性卵巣症候群（PCOS）の人は注意が必要。

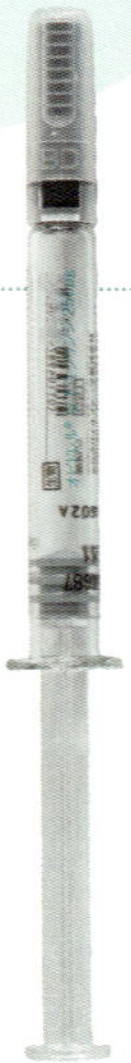

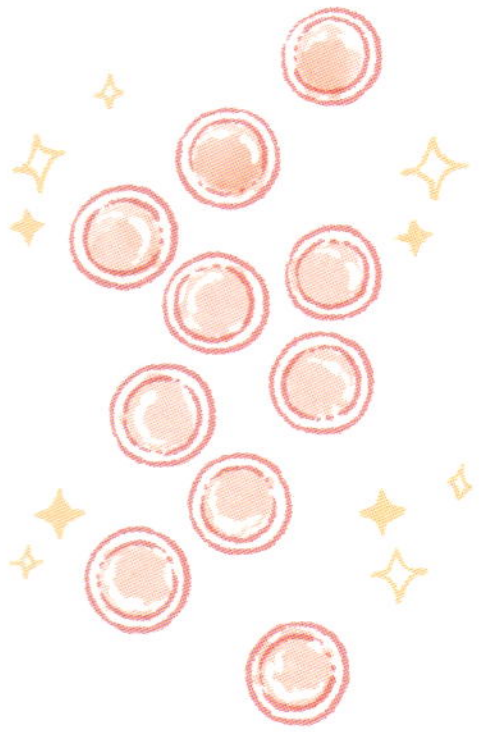

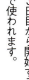

排卵を抑える薬

体外受精や顕微授精では、育てた卵子が採卵の前に排卵されてしまうのを避けるために、排卵時期をコントロールする薬を使うことも。

LHサージを抑えて、排卵を抑えます

体外受精や顕微授精では、できるだけ成熟した卵子を採卵する必要があります。自然の状態では最適のタイミングを見極めるのがむずかしいので、排卵を促すLHサージを抑える働きをするGnRHアゴニスト製剤やGnRHアンタゴニスト製剤を使い、排卵時期をコントロールします。GnRHアゴニスト製剤は、前周期の高温期半ばから使用するロング法、月経1～3日目から開始するショート法で使われます。

注射

GnRH アンタゴニスト製剤

セトロタイド、ガニレストなど

※体外受精のみ保険適用

効能効果と副作用

月経3日目から排卵誘発剤の注射をし、卵胞がある程度発育したところで、排卵を抑えるために使用。GnRHアゴニスト製剤に比べて、使用期間が短くてすむが、わずかだが排卵してしまう可能性がある。

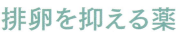

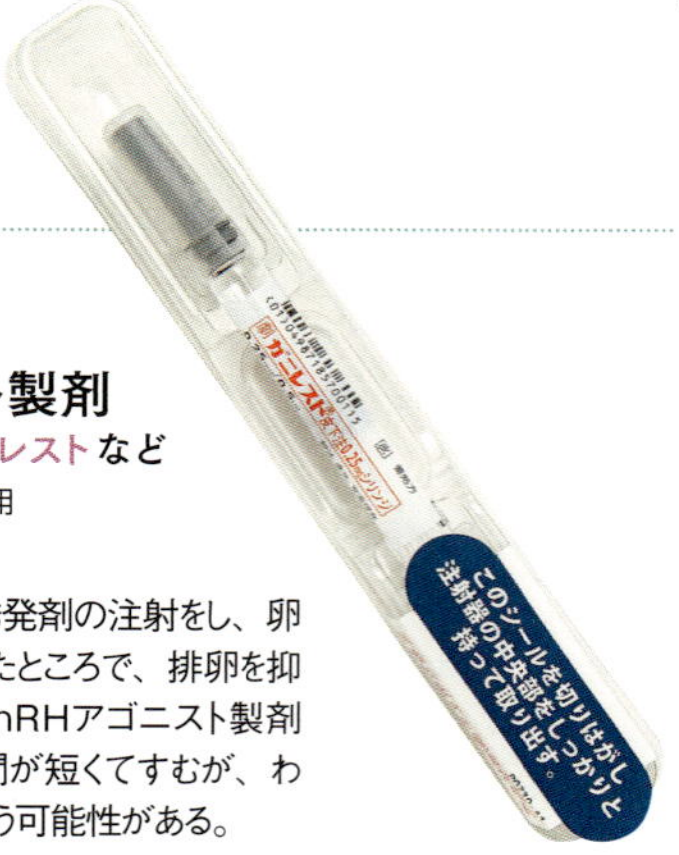

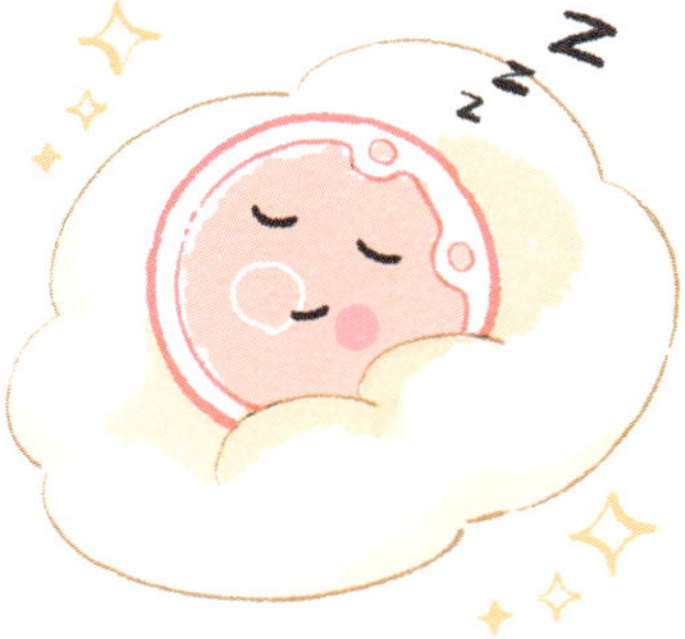

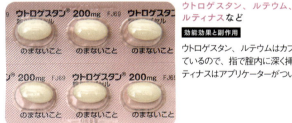

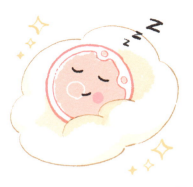

黄体ホルモンを補う薬

子宮内膜をフカフカに育て、子宮環境をととのえるのに
欠かせない黄体ホルモン（プロゲステロン）。
体外受精、顕微授精にも。

子宮内膜をととのえて、妊娠を維持する

黄体ホルモン（プロゲステロン）は、排卵後に卵胞が変化してできる黄体から分泌されるホルモン。厚くなった子宮内膜の状態をととのえて、受精卵が着床しやすい環境をつくります。

この黄体ホルモンが不足しているときに補充する目的で使われるのが黄体ホルモン剤です。体外受精では胚移植周期に使われます。黄体ホルモンの排卵抑制効果を利用するPPOS法では飲み薬が使われます。

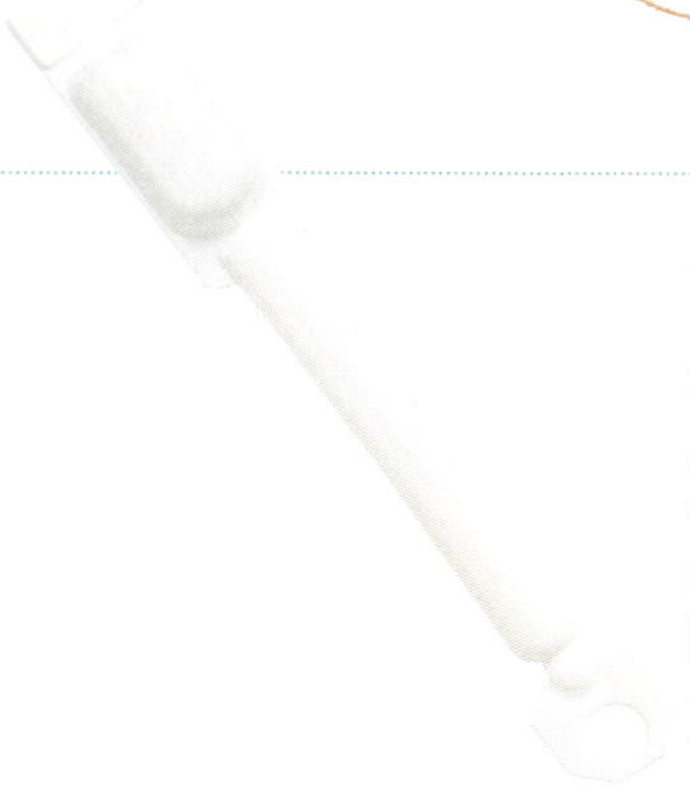

膣剤

天然型黄体ホルモン剤

膣剤は、直接子宮内膜に働くので効果が高く、胚移植時の黄体補充に使用される。主な副作用としては膣出血、腹痛、膣内異物感など。

ワンクリノンなど

効能効果と副作用

ゲル状の薬剤がプラスチック製の筒に入っていて、1日1回膣内に挿入する。

ウトロゲスタン、ルテウム、ルティナスなど

効能効果と副作用

ウトロゲスタン、ルテウムはカプセルに入っているので、指で膣内に深く挿入する。ルティナスはアプリケーターがついている。

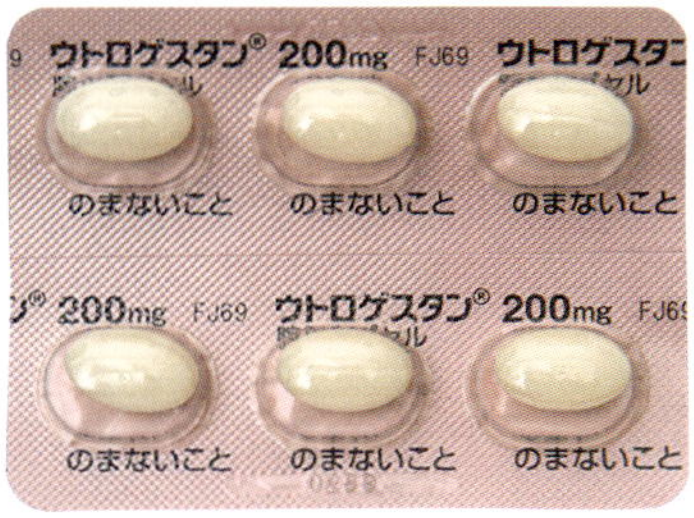

飲み薬

合成黄体ホルモン剤

デュファストン、ルトラール など

効能効果と副作用

天然型黄体ホルモンは肝臓で分解されてしまうので、飲み薬としては合成黄体ホルモン剤が用いられる。飲み始めに吐きけや食欲不振、頭痛、めまい、乳房の張りなどの症状が出ることがある。

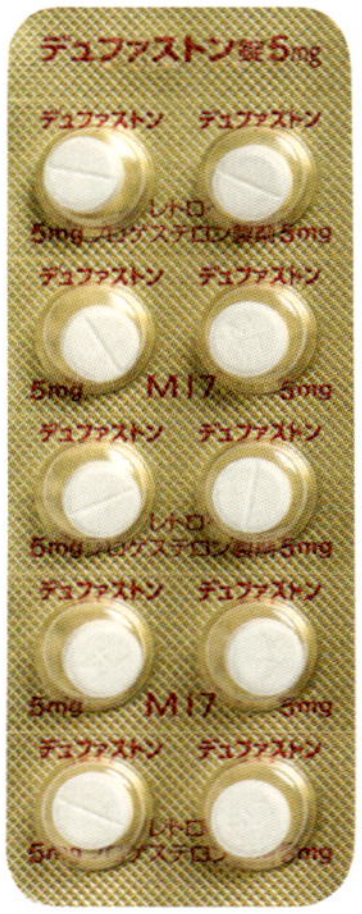

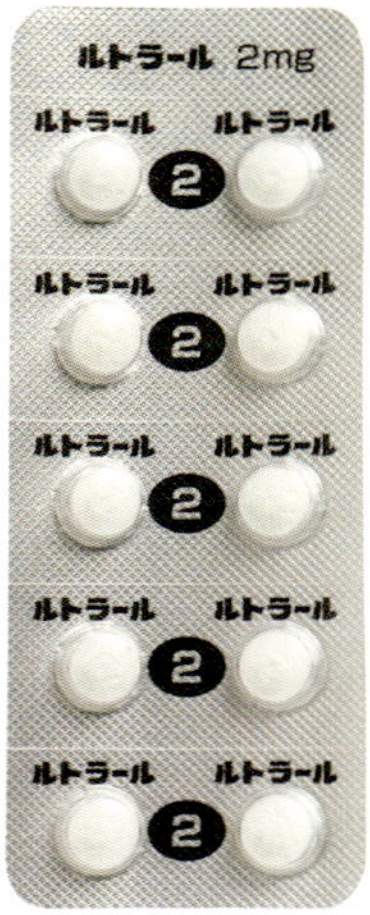

副作用が出たら、がまんせず主治医に相談

どんなささいなことでも、薬を使ったことで不調を感じたら、がまんすることはありません。副作用がつらいときは、遠慮せずに訴えてかまいません。薬によっては「それなら違う薬にかえましょう」ということもあります。また、不安に思うことで、薬の効きが悪くなることもあります。きちんと話したうえで、納得して治療を受けることのほうが重要です。

治療や合併症などのときに使う薬

不妊治療では、妊娠を妨げる要因となる病気や症状を治療・改善するために、さまざまな薬が処方されることがあります。

プロラクチンを下げる薬

産後、母乳を分泌させるホルモンがプロラクチン。このホルモンの値が高いと、排卵障害が起こることがあります。

排卵障害の原因になる高プロラクチン血症を改善

プロラクチンは脳下垂体から分泌されるホルモンの一種で、産後すぐに妊娠しないように、排卵を抑制する働きがあります。このホルモンの血中濃度が高くなるのが「高プロラクチン血症」で、無月経や月経不順などを引き起こすことがあります。この場合、プロラクチンの分泌を抑える薬で数値を正常に戻します。

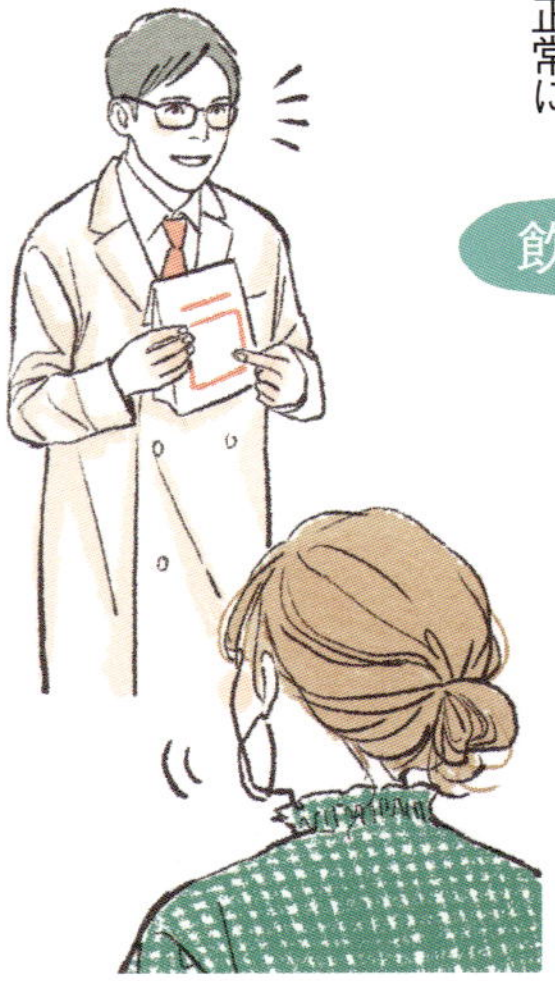

飲み薬

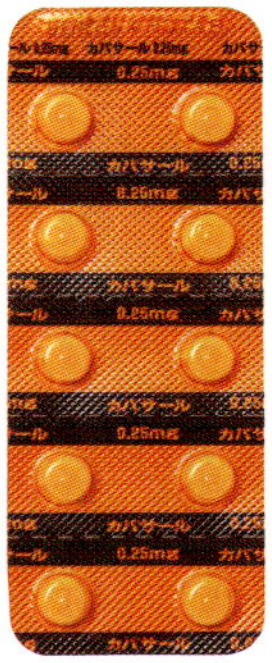

ドパミン作動薬
カバサールなど

効能効果と副作用

プロラクチンの過剰分泌を抑えるドパミン作動薬。通常は週に1回1錠を同一曜日の寝る前に服用する。症状により、2週間以上の間隔をあけて1錠ずつ量を増やす。副作用としては頭痛や吐きけ、めまい、ふらつきなど。

卵胞ホルモンを補う薬

自然の排卵を止め、子宮内膜を厚くするホルモン補充周期に、「着床準備状態」をつくるために使われるのが卵胞ホルモン剤です。

内膜を厚くするために使います

現在の体外受精では凍結胚移植が多く用いられます。自然周期とホルモン補充周期があり、特にホルモン補充周期で使用されます。まず卵胞ホルモン剤（エストロゲン剤）を補充し、内膜が良好な厚みになった時点で黄体ホルモン剤も使用して、子宮内膜に着床しやすい環境にととのえます。

飲み薬

プレマリン
ジュリナなど

効能効果と副作用

子宮内膜を育てる働きをする卵胞ホルモンの分泌不足を補う。副作用は体重増加、むくみなど。

※プレマリンは体外受精では保険適用

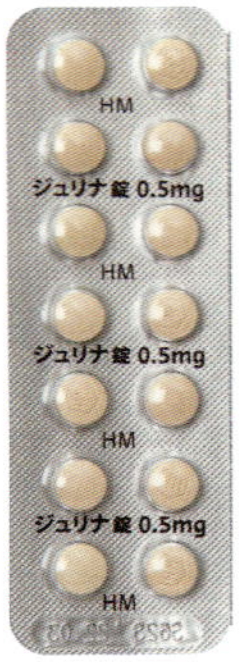

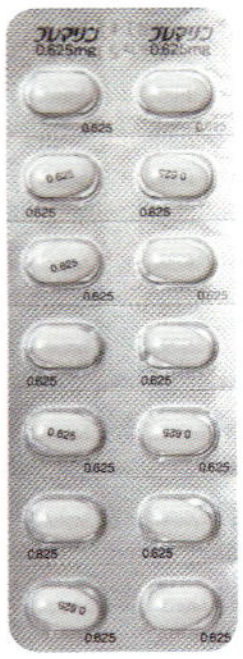

貼付剤・ジェル

エストラーナテープ、
ル・エストロジェルなど

効能効果と副作用

天然型の卵胞ホルモン（エストラジオール）を主成分とした貼り薬とジェル。皮膚を通して成分が吸収されるので、効果が高い。副作用としてはテープの場合、貼った部位のかぶれのほか、乳房の張りや痛み、不正出血など。

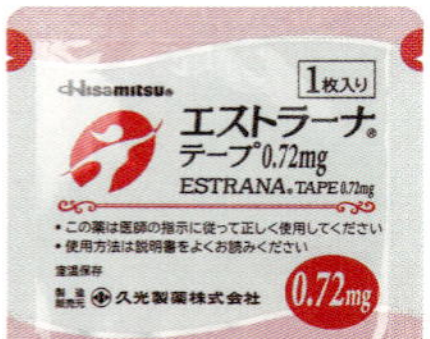

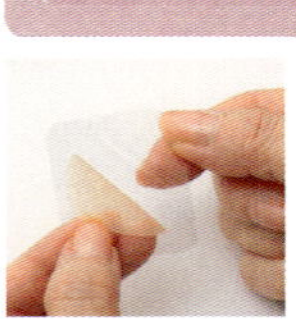

薬の気がかりQ&A

Q 不妊治療の薬を服用すると、体重が増えますか？

A 黄体ホルモンを補充する薬では増えることがあります

黄体ホルモン（プロゲステロン）の値が上がると、確かに同じだけ食べても、身につく量が増える傾向があります。ただし、体重が極端に増えなければ、治療への影響を心配することはありません。

Q 排卵誘発剤を使用していると、自力で排卵しづらくなることはありますか？

A 長く影響を受けることは少ないものです

人によっては、ホルモンバランスに影響が出て、排卵のタイミングが遅くなることなどがありますが、それが長く続くことはあまりありません。排卵誘発剤を使う目的は、そのまま何もしなければ妊娠がむずかしいからです。「排卵があるのに、なぜ使うんですか？」とよく聞かれますが、排卵される卵子の数を増やして、少しでも妊娠率を上げるためです。

Q 同じ症状に対して、医師によって名前の違う薬が出ますが、効果は同じでしょうか？

A 基本的には同じです

ジェネリック医薬品を不安と思うかたもいますが、効き方に多少の違いはあっても基本的な効果は変わりません。不妊治療にはコストパフォーマンスも大事。それも考えてジェネリック医薬品を選択することもあります。

流産を予防する薬

せっかく妊娠しても、流産をくり返す不育症の原因が、血液の凝固異常によると考えられるときに治療で使われます。

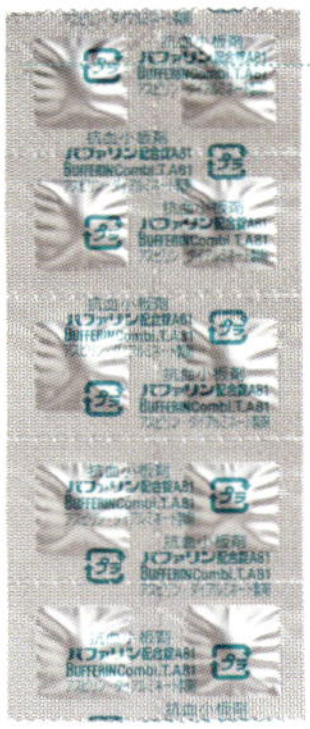

飲み薬

低用量アスピリン

バファリン配合錠など

効能効果と副作用

本来鎮痛解熱剤であるアスピリンは、低用量で服用すると、血液を固まりにくくする作用があるため、血液凝固異常を原因とする不育症に用いられる。出血しやすくなるので注意が必要。

血液をサラサラにして血栓を予防

不育症の原因のひとつに、血液の凝固異常や、抗リン脂質抗体があることが挙げられます。いずれも妊娠中に胎盤の周囲に血栓ができて、血液の循環を妨げるので、赤ちゃんが育つことができません。

その場合、血液をサラサラにする作用がある低用量のアスピリンやヘパリンを用いて、血栓ができるのを防ぎます。

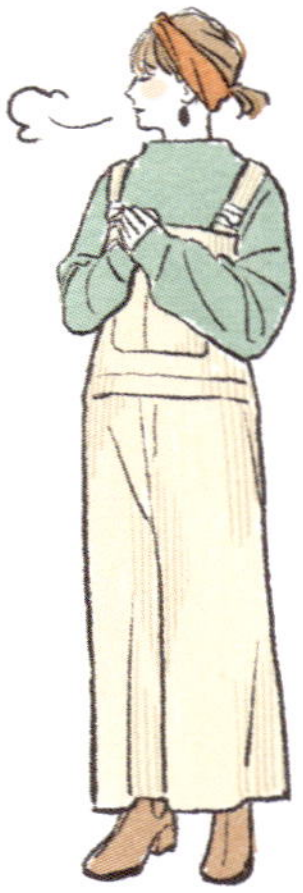

月経周期の調整に

月経周期をコントロールして安定させ、採卵のスケジュールを立てやすくします。

服用すると高温期ホルモン状態に

卵胞ホルモンと黄体ホルモンの両方が含まれる飲み薬は、服用すると高温期のホルモン状態に。服用をやめると3〜5日で月経が始まります。

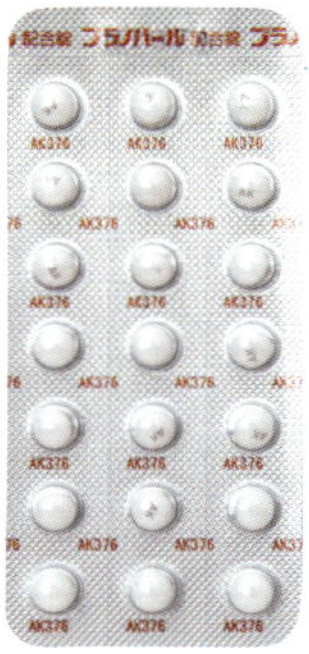

飲み薬

卵胞ホルモン・黄体ホルモン合剤

プラノバール、ルナベルなど

効能効果と副作用

卵胞ホルモンと黄体ホルモンの両方を配合した薬で、ピルとしても処方され、1日1錠を月経開始5日目より約3週間連続服用する。薬をやめると3〜5日で月経がくる。副作用は吐きけやだるさ、頭痛や不正出血など。

ジェネリック医薬品について

特許期間が切れた医薬品を、ほかの製薬会社で製造販売するものがジェネリック（後発医薬品）です。成分の有効性や安全性は先発品で確認されていて、より安価に使用できます。薬によっては有効成分を包む糖衣や保存のための添加物などが異なり、効果が多少違うケースもありますが、原則的には同じと考えて問題ありません。

＼ドキドキ… ちょっとこわい…／

＼でもLet's try!／

体外受精の
排卵誘発のための

自己注射のポイント教えます!

体外受精で行う排卵誘発に必要となる注射。自分で打つ「自己注射」なら、
通院の回数がぐんと減って、仕事との両立もしやすくなります。

自己注射とは排卵誘発のための注射をセルフで打つこと

体外受精で複数の卵を育てるためには、排卵誘発剤の注射を打つ必要があります。注射をする期間は、およそ7～10日間。以前は毎日通院して注射してもらう必要がありましたが、現在は自宅などで自分で注射を打つ「自己注射」が増えています。

排卵誘発剤の自己注射には、シリンジタイプとペンタイプの2種類があります。シリンジタイプは、薬液を調合し、注射器で吸い上げて打つ方法。ペンタイプは最初から薬液が注射器内に入っていて、ダイヤルを合わせて適量を打つ方法です。ペンタイプは簡便で、針が細く短く、痛みが少ないので、選択する人が多いです。

事前レッスンに参加すればほとんどの人がデキる!

病院で注射してもらう場合は腕に打ちますが、自己注射で打つ場所は一般的にはおなかです。おへその下あたりをつまんで打ちます。時間帯の指定はなく、朝でも夜でも、都合のよいときに打つことができるので、自分のスケジュールに合わせられるのは大きなメリットです。

多くのクリニックでは、自己注射の事前レッスンを行っています。薬液のつくり方や注射の打ち方など、初心者でも安心して打てるようにていねいに教えてもらえるから安心!「クリニックの解説動画を見ながらやったら、意外とスムーズにできた」「思っていたほど痛くない」という声も。

自己注射ができると、毎日通院する必要がなくなり、体外受精へのハードルが1つ下がるはず。不安がらずに、まずはトライしてみましょう。

自己注射のメリット

通院回数がぐんと減る

排卵誘発の方法によっても異なりますが、排卵誘発の注射は7～10回程度打たなければならないため、注射のある日は通院の必要があります。自己注射なら、採卵までの通院回数は3回程度と大幅に減らすことができます。

就労中や育児中の女性も自分のリズムでできる

クリニックで注射してもらう場合は、開院時間に合わせる必要があるため、仕事をしている人、育児中の人などは時間の都合がつきにくく苦労することも。自己注射なら自宅で余裕のあるときに、いつでもできます。

1回の注射で使うものリスト

自己注射に必要な薬剤や注射器のほか、消毒用のアルコール綿やテープなども、すべてクリニックから受けとります。注射器や薬剤が入っていたアンプルは医療廃棄物としてクリニックで回収しますので、自宅で捨てないようにしましょう。

【ペンタイプの場合】

医療用ペン型注入器用注射針

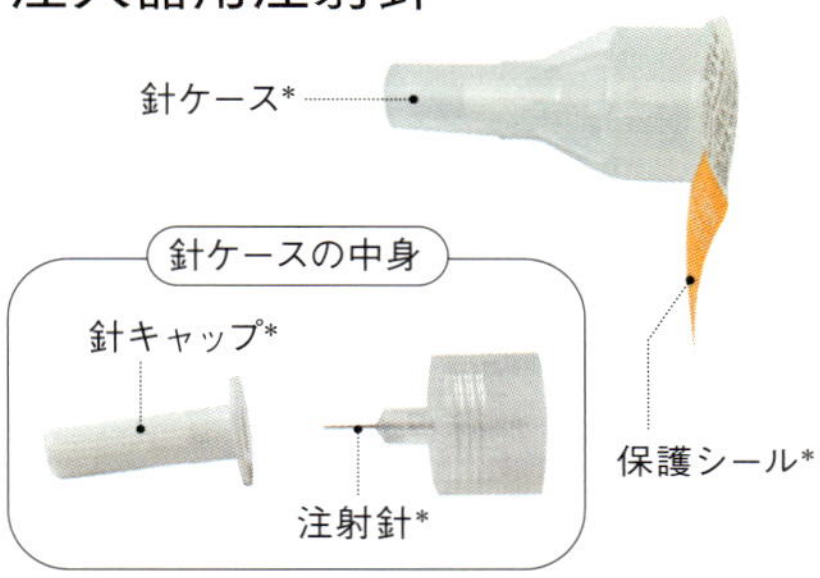

(*)これらはゴナールエフ®皮下注ペンには付属していません。

ゴナールエフ®皮下注ペン

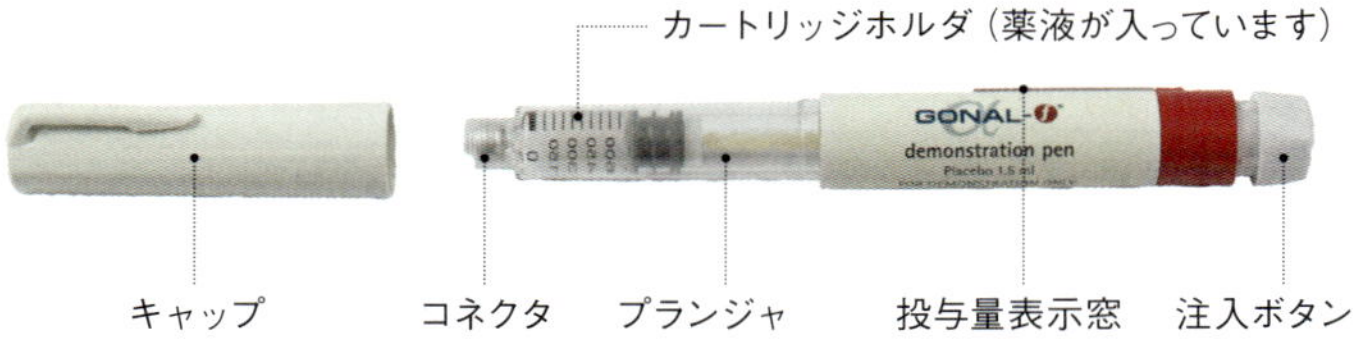

レコベル®皮下注ペン

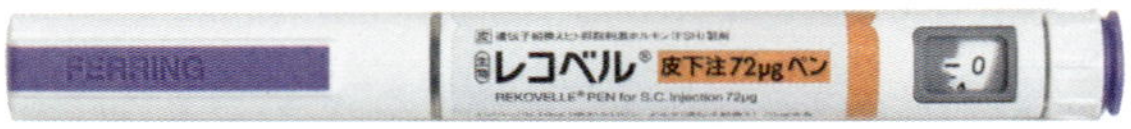

【共通で使うもの】

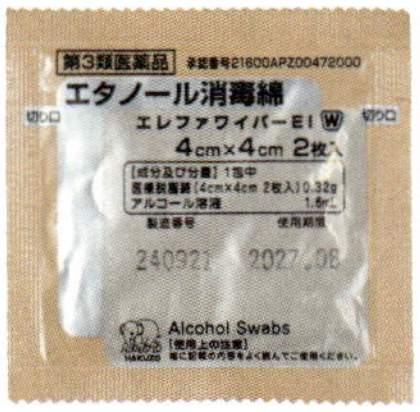

アルコール綿

注射を打つところを消毒するためだけでなく、生理食塩液のアンプルを折る際にも使います。

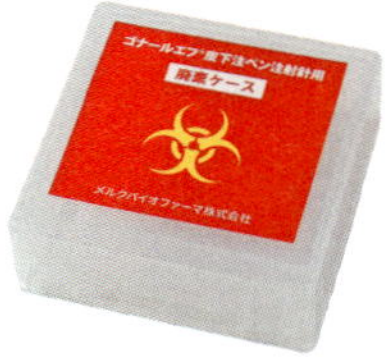

針入れ

使用済みの針を入れる容器です。

テープ

注射を打ったところに貼るために使います。

【シリンジタイプの場合】

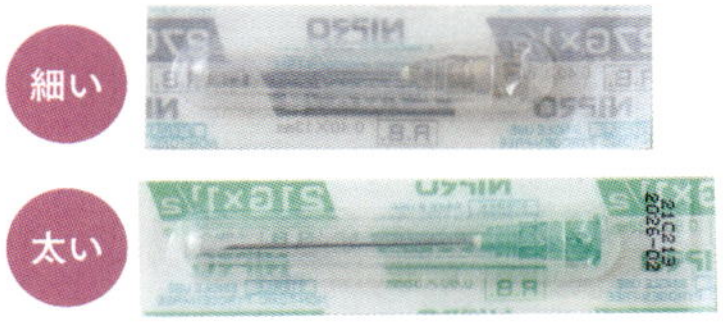

針

1回の注射で太い針と細い針、2本を使います。太い針は薬液をつくるとき用で、細い針は体に打つために使います。

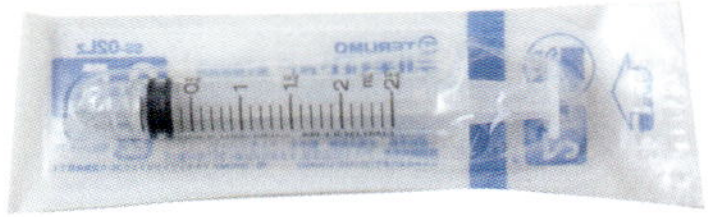

注射器(ロック式)

注射器の筒のことを「シリンジ」といいます。シリンジには針がついていないため、打つ前に針をつけて使用します。

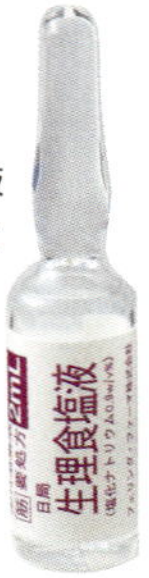

生理食塩液(または、注射用水)

薬を溶かすために使う溶解液です。このガラス容器のことを「アンプル」と呼びます。

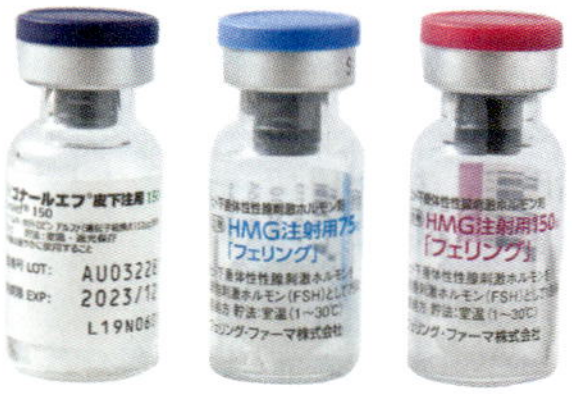

薬

粉末状になった薬剤が入っています。この容器を「バイアル」といい、人によって1バイアルや2バイアルなど、使う薬剤の量は異なります。

※一般的にはこのように行いますが、施設によって渡す物品や方法が異なります。必ず受診施設で指導を受けてから行いましょう。

＼看護師のコメントつき／

自己注射完全プロセス

看護師のコメントとともに、自己注射の方法を1つひとつ完全解説します！ 薬剤などが転がらないよう、安定した場所を選んで準備しましょう。

＼1回分をトレイにセットしておくとイイね！／

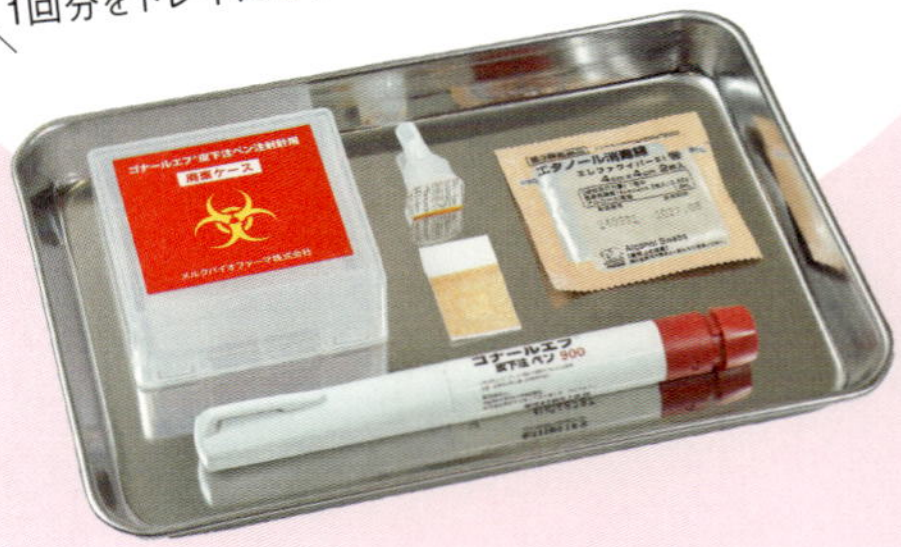

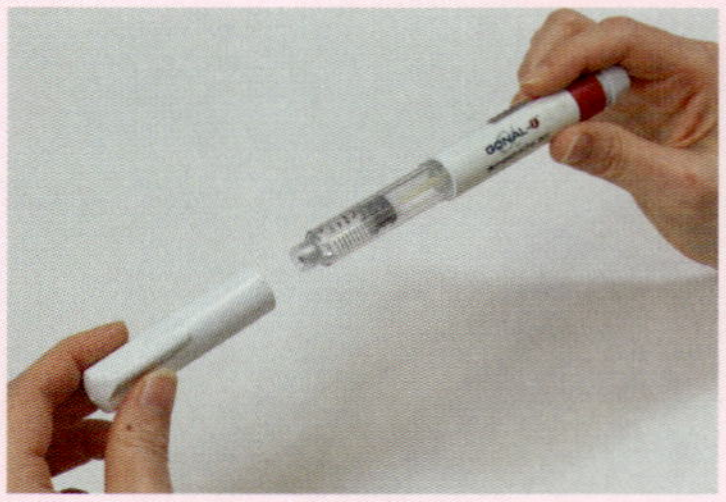

1 本体のキャップをはずす

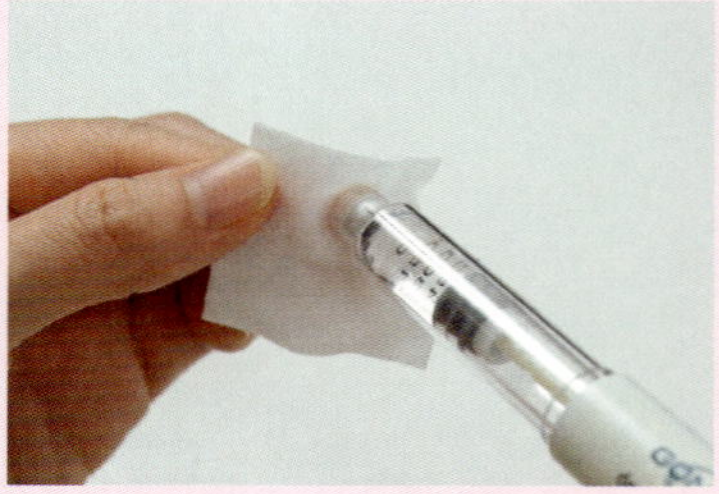

2 ゴム栓を消毒する

コネクタの先端のゴム栓を消毒用アルコール綿でていねいにふいてください。

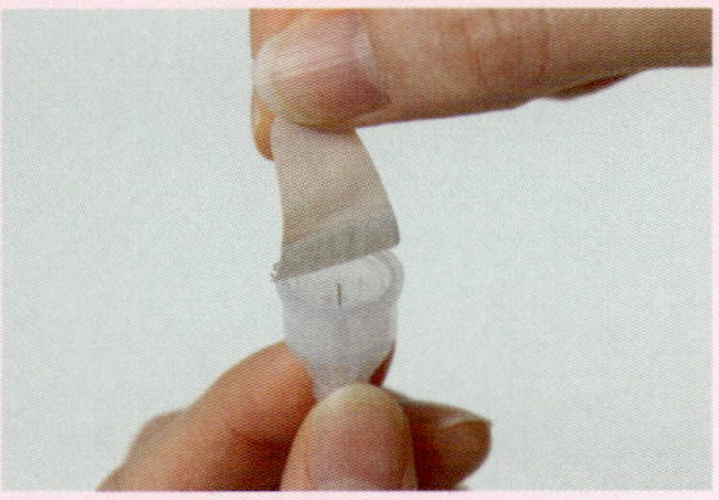

3 保護シールをはがす

注射針の保護シールが破れたり、はがれていないか確認してください。

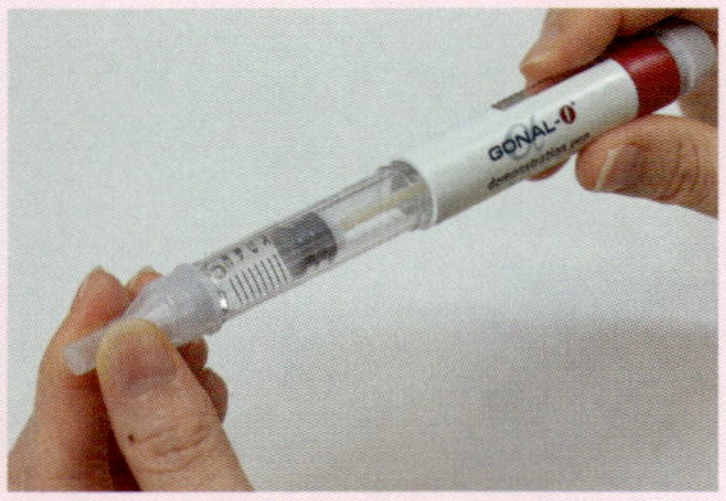

4 針をとりつける

針ケース内部の針を、ゴナールエフ皮下注ペンの先端のコネクタのゴム栓にまっすぐ奥まで刺し、針ケースを時計回りに回します。

5 初回は空気抜きを実施する

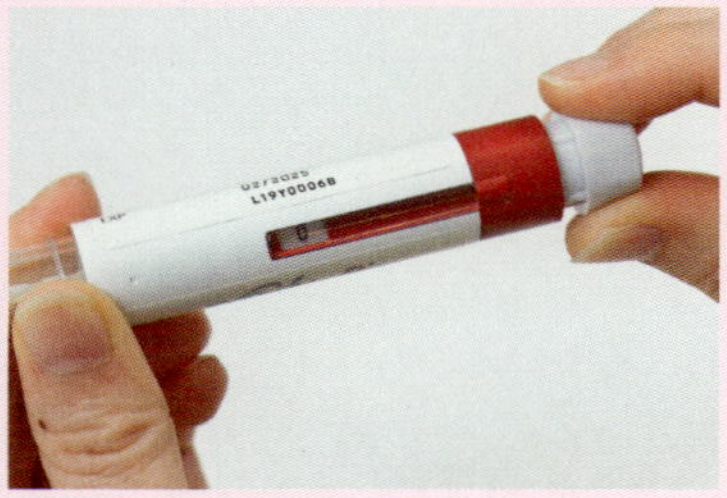

6 投与量を設定・確認する

注入ボタンを時計回りに回して、投与量表示窓の数字を医師から指示された投与量に合わせます。もし回しすぎた場合には、注入ボタンを反対に回して正しい投与量に合わせてください。

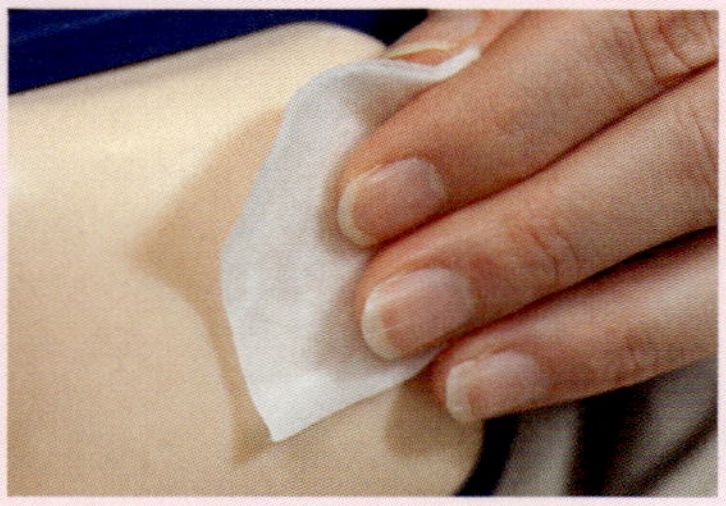

7 注射部位を消毒する

下腹部をアルコール綿で消毒し乾かしてください。消毒した部分に触れないよう清潔に保ってください。

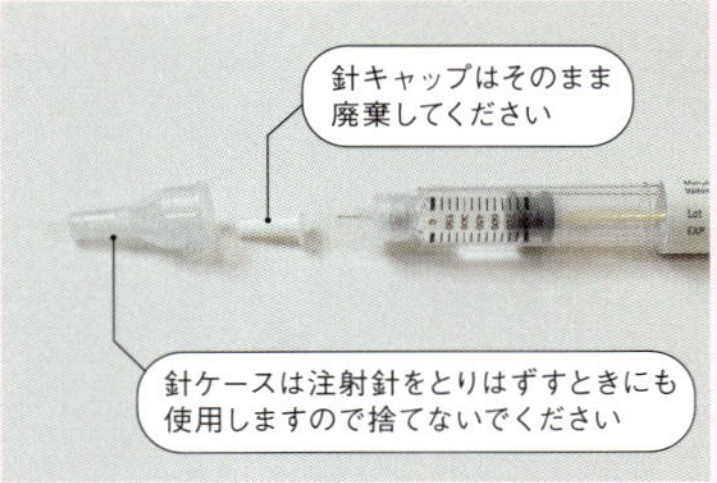

8 針ケースと針キャップをとりはずす

針ケースと針キャップをとりはずし、針が曲がっていないかなど、状態を確認してください。

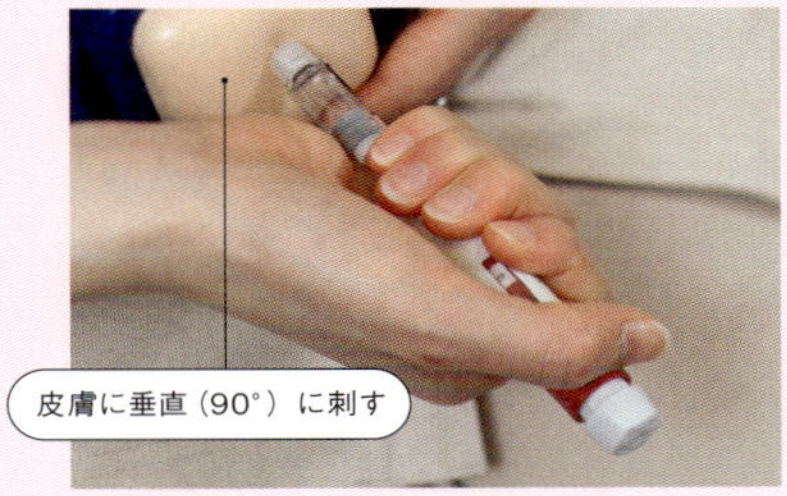

9 針を刺し注入ボタンを押す

針キャップがとりはずされていることを確認したあと、表示されている数字が見えるよう、投与量表示窓を上に向けます。ゴナールエフ皮下注ペンをきき手で持ち、注射針を皮膚に垂直（90度の角度）にゆっくりと刺します。

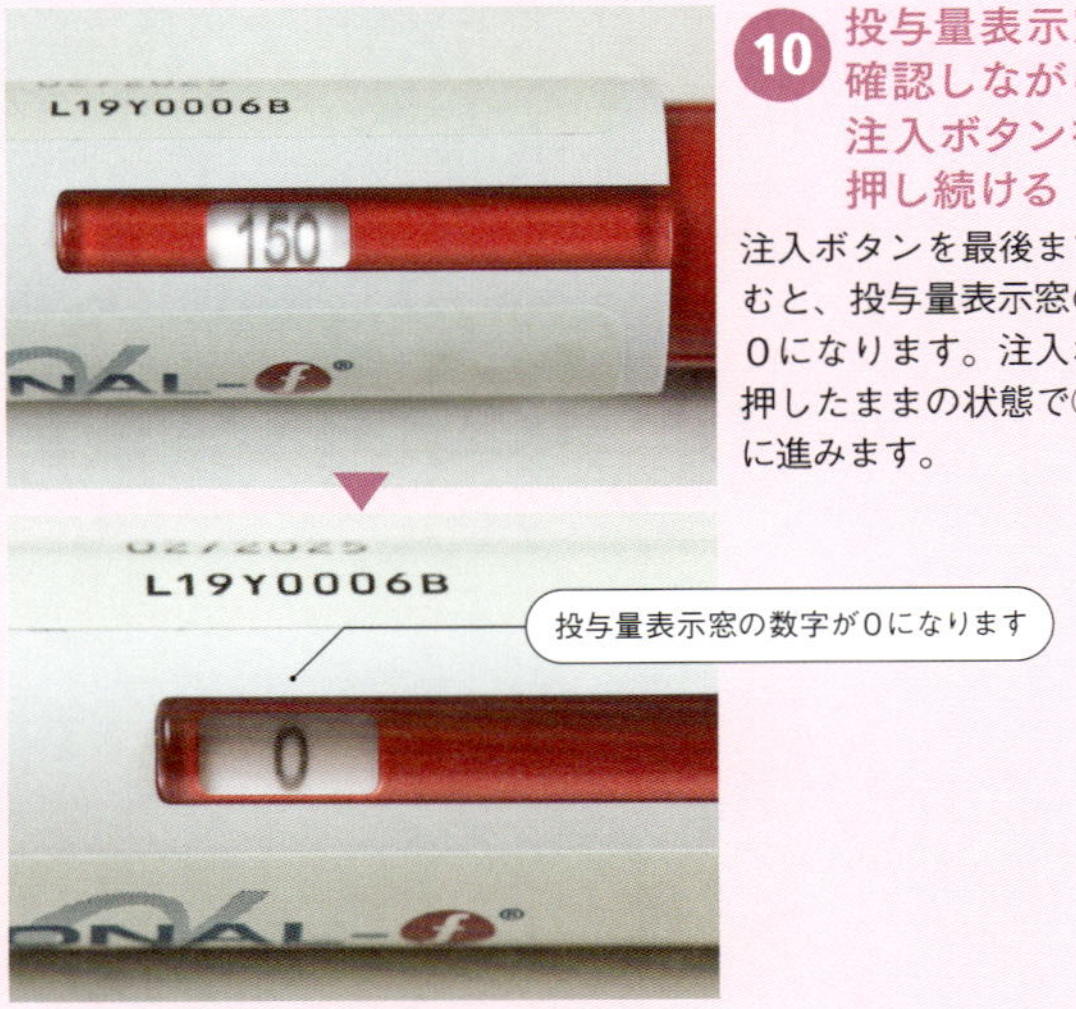

10 投与量表示窓を確認しながら注入ボタンを押し続ける

注入ボタンを最後まで押し込むと、投与量表示窓の数字が0になります。注入ボタンは押したままの状態で⑪の手順に進みます。

11 そのまま10秒以上維持し、注入ボタンを押したまま針を抜く

注入ボタンを

押したまま10秒以上待つ → 押したまま針を抜く

注入ボタンを押したまま10秒以上待ち、注入ボタンを押したまま針を体から引き抜きます。その後、消毒用アルコール綿で注射部位を軽く押さえてください。

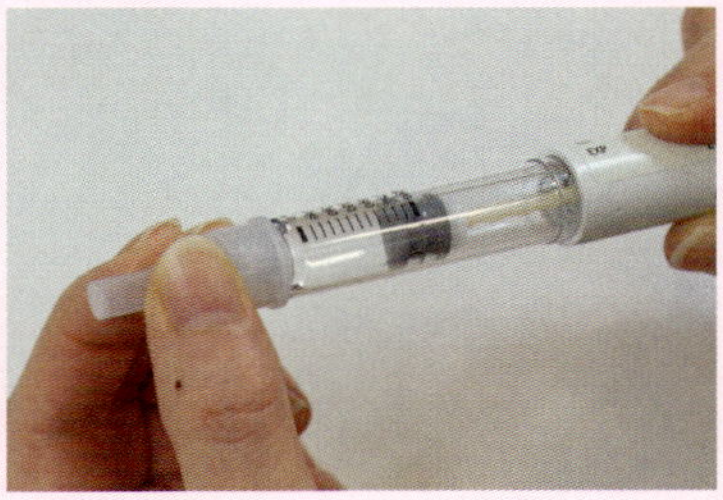

12 注射が終わったら、針ケースをとりつける

カートリッジホルダをしっかりと持ち、針ケースをまっすぐにとりつけます。注射針で指を刺さないよう注意してください。

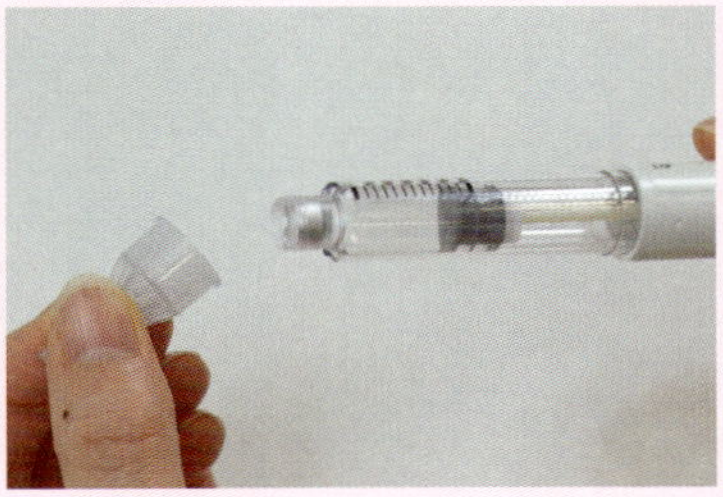

13 針をとりはずす

針ケースを反時計回りに回し、注射針をとりはずします。

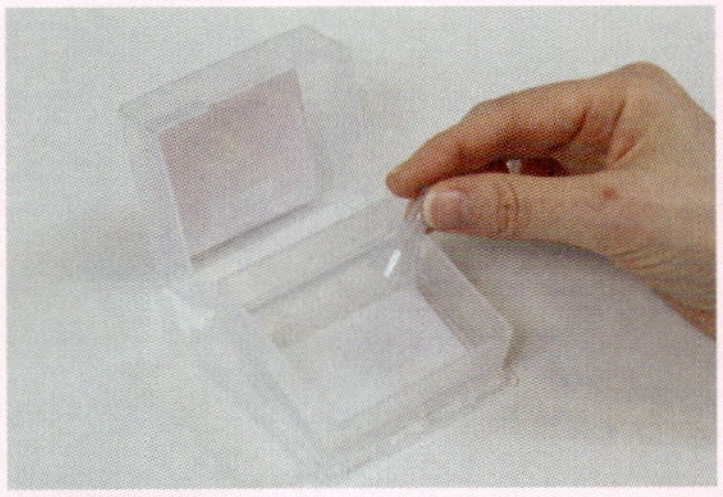

14 針を廃棄する

使用済みの注射針は、医師の指示に従って注射針が貫通しない廃棄容器に入れて各クリニックに返却してください。使用済みの注射針を再度使用したり、ほかの人と共用しないでください。

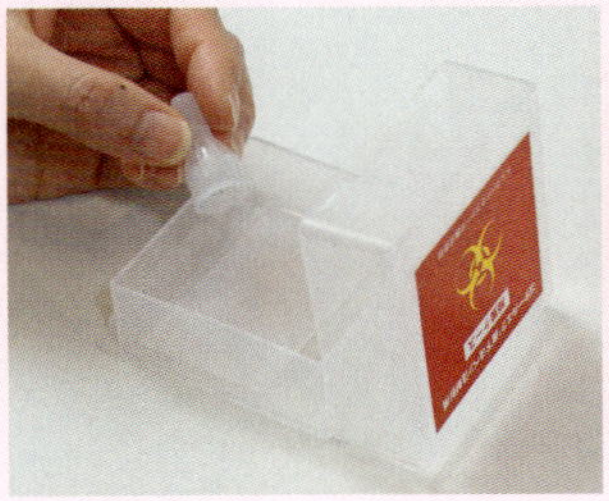

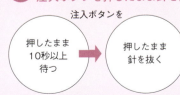

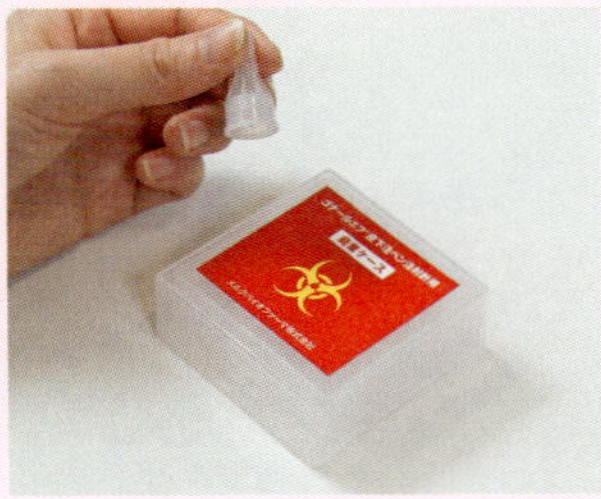

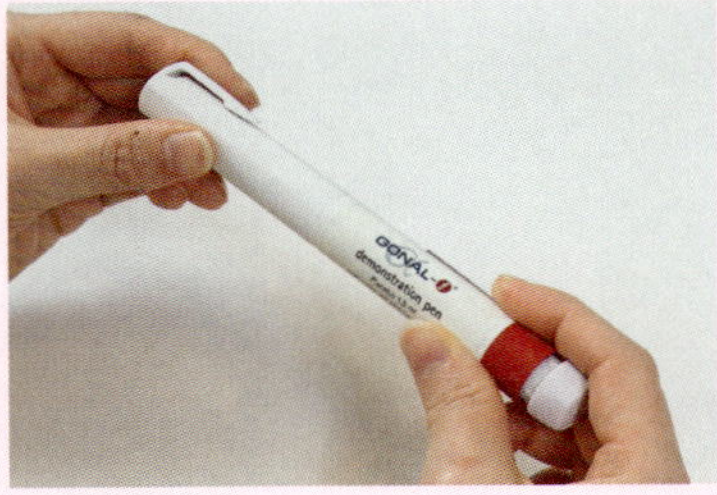

15 本体のキャップを閉める

ゴナールエフ皮下注ペンにキャップをしてください。

採卵&採精で、出会いの準備は完了

卵巣刺激の期間をへて、排卵直前まで育った卵子をとり出す「採卵」は、体外受精の一連のプロセスの中でも、とても重要なポイントです。

かかる時間は、長くても20分程度

採卵

いくつ卵子がとれるのか、痛みはないのか、ドキドキの採卵！ 正しい知識を持って臨みましょう。

最適なタイミングを見はからって採卵日を決定

よい状態の卵子をできるだけ多く採取するには、採卵のタイミングが大事です。そのため医師は超音波やホルモン検査で、卵子の成熟度合いをチェックし、排卵が起こる直前を狙って採卵日を決定します。目安となるのは卵胞が18～20㎜に大きくなること。さらに、血液中の女性ホルモン値や尿中のLH（黄体化ホルモン）の量なども総合的に見て判断します。

一般的には採卵は午前中に行われるので、その約36時間前、前々日の夜に、最終的な成熟を促すhCG注射かアゴニスト点鼻薬を投与します。

麻酔を使えば痛みはほぼ感じません

採卵は、経腟超音波のプローブに専用の細い針をセットして、モニターで卵巣を見ながら、1つひとつの卵胞に針を刺し、卵胞液ごと卵子を吸いとります。

針を刺すと聞くと、痛みが心配になりますが、かかる時間は卵子1個あたりほんの数秒。高刺激法で多くの卵子が育ったときは、左右の卵巣から複数の卵子をとり出すことになりますが、それでもせいぜい10～15分程度です。

自然周期や低刺激法で卵子の数が1～2個の場合は、痛み止めの坐薬と軽い鎮痛剤のみの無麻酔で採卵する施設もあります。麻酔薬は少ないほうが体はラクなので、短時間であれば、それでも問題はありません。

ただし、痛みは最大のストレス。ホルモン環境が乱れ、その後の移植の成否に関わることもあります。痛みに弱いかたは医師と相談して、麻酔を使うとよいでしょう。採卵予定数が5個以上では、基本的には麻酔を使用します。

以前は採卵のリスクとして、感染や大量出血によるショックなどがありましたが、現在では消毒環境もととのい、モニターの精度も上がっているので、血管を傷つけるなどの事故はほとんどないと考えて大丈夫です。

する？ しない？ 採卵時の麻酔

坐薬

採卵数が1～2個のときは、坐薬で。

【方法】

超音波で卵胞の位置を確認。

【メリット】

・意識があるので、採卵の様子がわかる
・採卵後短時間で帰宅できる
・費用が安価（施設による）

【デメリット】

・痛みを感じることがある

静脈麻酔

採卵数が多いときや、数は少なくても痛みに弱い場合、卵巣の位置などで局所麻酔では痛みのコントロールがむずかしいときに行います。

【方法】

腕に点滴で麻酔薬を注入。完全に眠った状態になります。

【メリット】

・痛みがないため、心理的なストレスがない
・体が動かないので、採卵がスムーズ

【デメリット】

・前日夜から絶食が必要
・採卵後にめまい、頭痛、吐きけなどの副作用が出ることがある
・まれにアレルギー反応が出ることがある
・採卵後の安静時間が長めに必要
・費用が高価（施設による）

採卵後に顕微鏡下で卵子を探します

卵子は0・15～0・2㎜と小さく、肉眼では見ることができません。そこで平たいディッシュに採取した卵胞液をとり分け、顕微鏡で確認。卵胞はあっても卵子が入っていない場合もあり、採卵後にはじめて卵子の数が確定します。ピックアップされた卵子は、培養液の中に移され、温度や酸素濃度が一定に保たれた培養器（インキュベーター）の中で、受精に備えて休ませます。

採卵された卵子には成熟卵と未成熟卵があります。ただ、採卵直後の卵子は、卵丘細胞（顆粒膜細胞）と呼ばれるたくさんの細胞に包まれていて、成熟度がわかりません。一般の体外受精では、この周りの細胞が必要なため、成熟卵かどうかはチェックせず、そのまま精子をふりかけます。

一方、顕微授精では、卵丘細胞は不要なので、細胞をとり除く「裸化」という操作を行って、成熟卵かどうかを見分けます。

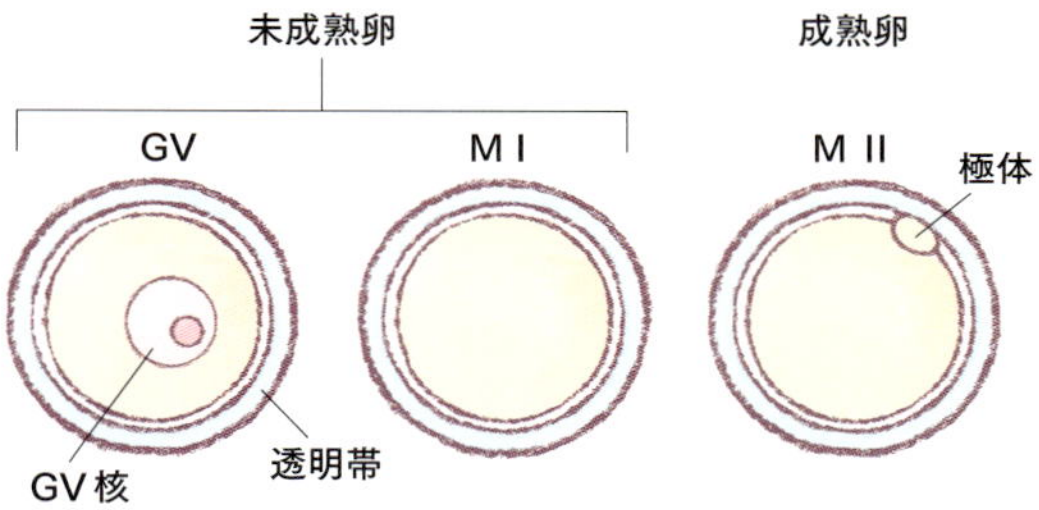

成熟卵と未成熟卵

1つの核が見えているのがGV、何もないのがMⅠ。極体という小さな細胞が出ているMⅡが受精の準備ができている成熟卵です。

術後はしばらくリカバリールームで安静に

静脈麻酔を使った場合は、麻酔から覚めたら、リカバリールーム（回復室）へ戻り、1～2時間程度安静にします。

採卵後は一過性の低血糖などが起こることもあります。午後から仕事に行くことは、特に静脈麻酔による採卵の場合は、おすすめできません。当日は休暇をとり、しっかりと体を休めましょう。また、自分で車を運転して帰宅することも避けましょう。

卵巣に針を刺しているので、人によっては、多少の出血や腹痛があることも。自然に治まっていくなら問題ありませんが、数日たっても続くときは、診察を受けましょう。体に大きな負担になることは控えますが、あとはふつうに生活してかまいません。

\採卵手術 当日の流れ/

術着に着替え、スタンバイ
本人確認を行い、当日の流れの説明を受けます。

医師による診察
超音波でまだ排卵していないかを確認。アレルギーや心拍を確認し、血管確保の点滴をします。

採卵室（手術室）へ入室
採卵前には、感染のリスクを除くため、経腟超音波の器具を完全に消毒します。

採卵
麻酔後に、卵胞に1個ずつ針を刺して、液ごと卵子を吸いとります。とれた卵胞液はすぐに隣の培養室に運ばれ、検卵します。

安静
1～2時間はリカバリールーム（回復室）のベッドで休み、出血や腹痛などがないかをチェック。

報告と今後の説明
いくつ採卵できたか、の説明と採卵後の生活に関する注意を受けます。

マスターベーション
で精液を採取

採精

採卵に比べると負担は少ない採精ですが、受精能力のある精子を選び出すまでにはいくつかの関門も。

採卵当日に精子を採取、提出します

体外受精、顕微授精では、体外にとり出した卵子をできるだけすみやかに受精させることが必要です。そのため男性側の採精も、女性が採卵手術を受ける当日に行います。

クリニックの採精室（メンズルーム）で採精することもできますが、仕事の都合などで来院がむずかしいときや、施設では心理的に採取できないという人は、自宅で採精して、持参することも可能です。より新鮮な精子を得るために、採卵予定日の数日前に一度射精を行っておくとよいといわれています。

自宅採精の場合は運搬方法に注意して

自宅で採精するときにはコンドームの使用はNGで、専用の採精カップに直接採取します。

精液は長い時間冷たい空気にさらされると、精子の運動性が低下してしまう恐れがあります。寒い季節は採精カップをタオルで包んで保温バッグに入れるなど、外気に触れないように注意しましょう。また高温すぎても運動性が悪くなるため、カイロなど人肌以上の温度になるものであたためてはいけません。採精から2時間程度で提出します。

凍結保存した精子を融解して使うことも

海外赴任や出張など、どうしても採卵日当日に採精ができない場合は、前もって精子を凍結し、当日に融解する方法もあります。精子が少なく、採卵日当日のみでは体外受精に必要な数が足りないと予想されるときに、バックアップとして、あらかじめ精子を凍結しておくというケースも。

ただし、凍結融解した精子の運動率は元の運動率のおよそ半分以下に低下するといわれていて、施設によっては、凍結融解精子を使用するのは、顕微授精に限られることがあります。

また、非閉塞性の無精子症で、採卵日に合わせてTESE（精巣内精子回収術）を行い、顕微授精に用いる方法があります（P46参照）。

エリート精子を選別！

精子調整法

精液には、生きている元気な精子以外に、死んだ精子や奇形精子、白血球や細菌などの異物も含まれています。体外受精では質のいい精子を選び出し、異物による感染を防ぐために、精子調整を行います。

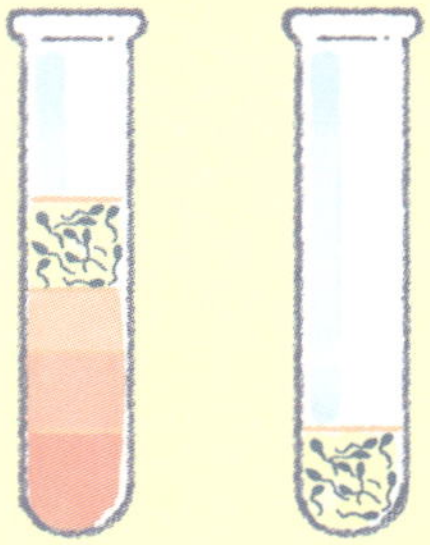

密度勾配遠心法

精液に精子分離液を加えて、遠心分離器にかける方法。形がよく元気な精子は、細胞密度が高いため、容器の下に沈みます。一方、死んだ精子や未熟な精子は軽いため、上に浮きます。上澄み液を除くことで、元気な精子だけを選別します。

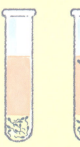

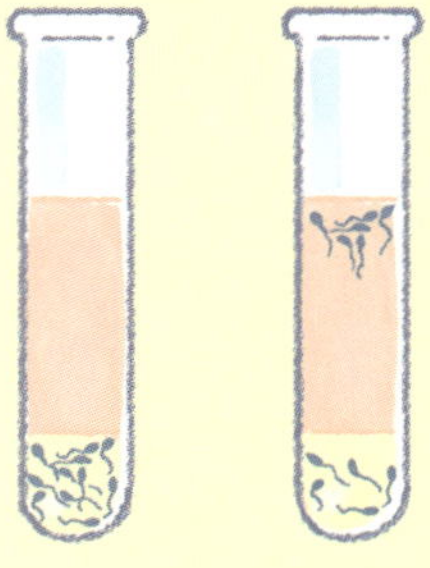

スイムアップ法

精液が入った試験管に培養液を加え、30分から1時間ほどおくと、運動精子は自力で上方にある培養液の中に泳いで上昇していきます。この培養液を回収し、その中に含まれている精子を洗浄、濃縮します。

施設によって、この2つを組み合わせるなど、調整法にはバリエーションがあります。また最近では、遠心分離機にかけることで精子に加わるダメージを低減して、より元気な精子を選び出す新しい機器（スパームセパレーター）なども登場しています。

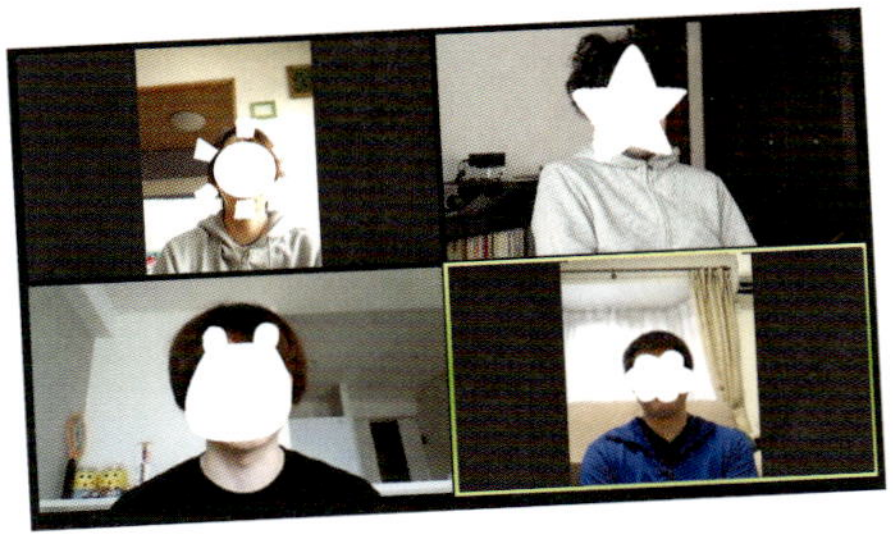

採精ってこんな感じ！ 夫の本音（ぶっちゃけ）座談会

体外受精当日の採精は、夫にとってもドキドキ！
体外受精をした４人の夫の座談会で、採精のイメージをつかんで。

メンバー

Nさん・32歳
妊活歴約１年。３回目の体外受精で赤ちゃんを授かり、パパに。妻は35歳。

Wさん・39歳
妊活歴約３年半。夫は乏精子症、妻は多嚢胞性卵巣症候群。３回目の体外受精でパパに。妻は31歳。

Mさん・38歳
妊活歴約5年。乏精子症、精子無力症、精索静脈瘤。顕微授精でパパに。妻は29歳。

Uさん・40歳
妊活歴４年。採卵15回、移植８回をへて、パパに。妻は46歳。

まず精液検査を受ければ時間もお金もロスしない

――体外受精はどうしても女性の負担が大きくなりますが、採精は男性のがんばりどころですね。みなさん、採精ってどんな感じでしたか？

W 採精のエピソードで一番に思い出すのは、通っていたクリニックにあったＤＶＤかな。すごく古くて、10年前？と思うような映像だったり、前の人が止めたところからそのまま始まったり。これだと出るものも出ないよ、みたいな。

W 一度転院しているんですが、次のクリニックでは自分のスマホにお気に入りの動画を入れていって、それで乗り越えました。みなさんのところはどうでした？

U 僕はオンデマンド配信で最近の動画を見られたんですが、回線速度が遅くて、早送りもスムーズにできなかった。なので僕も結局スマホでしたね。

N うちのクリニックは、メンズルームがとにかく狭かった。個室ビデオをさらに狭くしたような感じ。腕が壁に当たってしまうほどで、とにかく動かしにくかった(笑)。

W さらに容器も小さくて細いもので、そこに狙いを定めるのが激ムズでした。採精もなかなか大変だな、と。

N こぼさないようにって思ったら緊張しちゃいますよね。僕のところは５００㎖のペットボトルくらいの幅があったので、その点は大丈夫でした。

M 自宅で採精するときも、朝イチで持っていかないといけないと言われて最初はびっくりしましたね。「寝起きに!?」って。

W 朝7時に起きてすぐに採精。クリニックのシステム上しかたないかもしれないですけれど、気分的には積極的に出そうと思えないですよね。

N うちのクリニックも人工授精以降は朝イチしか予約がとれないシステムだったので、僕も6時起きで通院して採精しました。これは気合ですね。

W あとは、採精の前日は、いつもは3缶飲むビールを1缶に減らすとか、コンディションがよくなるように気をつけたかな。

妊活夫婦はココを押さえて！ 体外受精に挑む夫婦に先輩夫がアドバイス

N とにかく相手への気遣いを忘れないようにしてほしいです。妊活は夫婦一緒じゃないとできないし、先が見えない分、意思疎通と思いやりがないと夫婦関係が崩れてしまいます。片方にばかり負担をかけないで、二人三脚でやっていくのが大事じゃないかな。

U うん、特に夫は妊活の優先度を上げることが大事ですよね。「妻に協力する」のではなく、クリニックのスケジュールを「自分ごと」にして、主体的に動くと妻は精神的にラクだと思います。

M 僕からのアドバイスは「自分の精子を疑え」ですね。うちの場合は僕に原因があったのですが、はじめの4年はそれを知らずに妻ばかりがんばっていました。早く原因を突き止めていれば、もっと早くステップアップして授かれたので、とにかくまずは精液検査を受けてほしいです。

W それはありますね。僕も実は、精子の数も精液量もすごく自信があったのに、検査をしてみたら運動率が低いことがわかってショックだったんで。ふだんの生活環境にもよりますが、とにかく早めに検査を受けるべきです。あとはやっぱり、採精室のＤＶＤは古いぞっていうの伝えたいです(笑)。採精のときは自分で最新動画を持参しましょう。大事です、コレ。

N 慣れれば採精はなんてことありません。気合でいきましょう！

体外での2つの受精方法と胚培養

女性の体からとり出された卵子と男性の精子を合体させる体外受精。顕微授精はこの受精の段階だけが一般の体外受精と異なります。

いよいよ
出会いの瞬間！

受精

採卵できた個数や精子の数、運動率によって受精方法を決定します

体外受精と顕微授精、2つの選択肢があります

一般の体外受精は、卵子に精子をふりかけて、1個の精子が自然に卵子の中に入り、受精するのを待ちます。一方、顕微授精では1個の精子を選んで、ごく細いガラス針（マイクロピペット）に入れ、顕微鏡を見ながら卵子の中に注入します。これらの作業を行うのは、胚培養士と呼ばれる熟練の技師です。

どちらの方法を選ぶかは、主に男性側の精子の状況によります。数が少なかったり、運動率が低かったりと、振りかける方法では受精がむずかしいと判断されるときに顕微授精となります。

体外受精

卵丘《らんきゅう》細胞（顆粒膜《かりゅうまく》細胞）に包まれている卵子をシャーレという容器に入れ、洗浄濃縮した精子をふりかけます。これを媒精といい、卵子1個あたりに5万～10万個の運動精子が必要とされています。

受精のしくみ

1

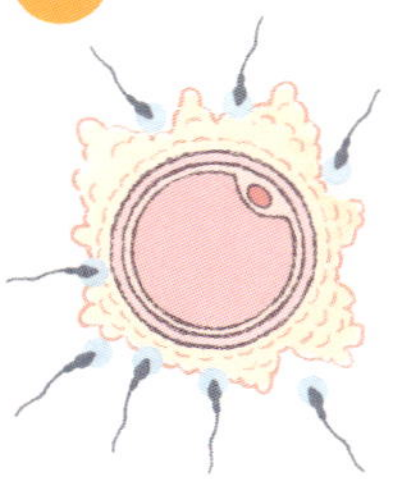

卵子をとり囲んだ精子は頭部から酵素を出して、卵子を包む卵丘細胞を溶かします。

2

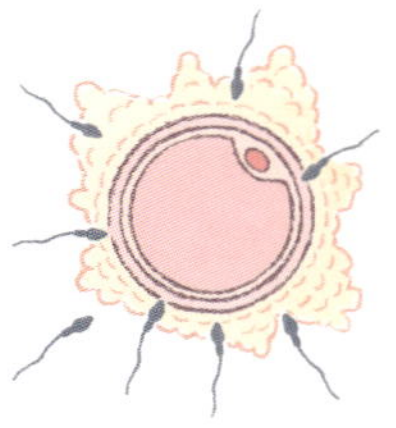

精子はさらに卵子の透明帯を溶かして、卵細胞質の中に入っていきます。

3

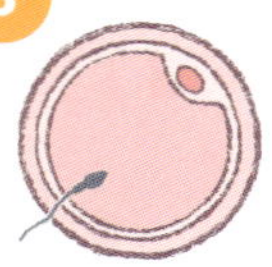

最初の精子が卵細胞に突入すると、透明帯や卵細胞の膜に変化が起こり、ほかの精子は入れなくなります。

4

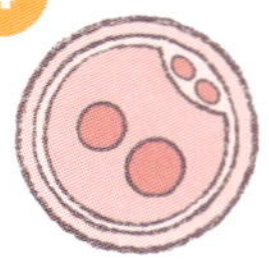

卵子と精子、それぞれが形成する2つの前核が見えれば、正常に受精したことになります。

顕微授精

正式には卵細胞質内精子注入法と呼ばれます。精子は卵丘細胞の中を自力で通り抜けることで、卵子と受精できる能力を獲得しますが、顕微授精ではその過程がないため、精子のしっぽの部分に傷をつけ、動かないようにする「不動化処理」を行います。

顕微授精のしくみ

1

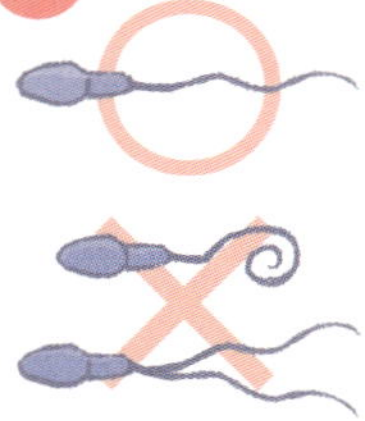

高倍率の顕微鏡で精子を観察し、頭部や頸部、しっぽの形に異常のない精子を選び出します。

2

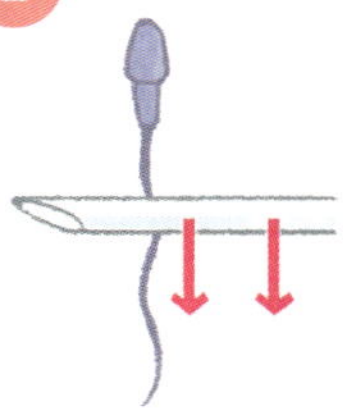

しっぽの部分を針でこすって動きを止めます。ピエゾICSIの場合は、衝撃波をかけます。そこではじめて精子は受精能力を獲得します。

3

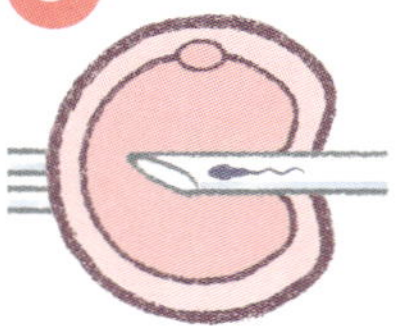

不動化した精子をICSI針で吸い、固定した卵子に注入します。

4

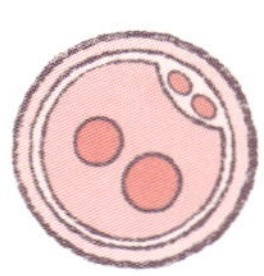

受精が起これば、体外受精のときと同じく、2つの前核が見られます。

また以前、体外受精を行ったときに受精が起きなかった「受精障害」も、顕微授精の適応です。

どんどん進化する顕微授精の技術

従来の顕微授精では、先のとがった細いガラス針を卵子に刺すときに、卵子の透明帯や細胞質膜に吸引圧をかけて破る必要がありました。この方法では、もろい卵子は変性してしまうなどのダメージを与えることもありました。

そのデメリットを克服するために、日本で開発されたのが「ピエゾ法」です。専用の装置によるこまかい振動で、透明帯に穴をあけ、膜をこじあけていくイメージです。卵子にやさしいピエゾ法では、データによると、受精率も胚盤胞になる率も10％くらいアップしているということです。

顕微授精は体外受精と比べて歴史が浅いため、生まれてくる赤ちゃんへの影響が懸念されていた時期もありましたが、現在では、体外受精と差はないというデータが発表されています。

＼顕微授精が必要なケースは？／

男性不妊

重度の乏精子症、精子無力症、奇形精子症など。最近は男性不妊の割合が増えていると考えられています。

受精障害

体外受精を行ってはじめてわかります。精液検査では問題がなくても、精子に受精能力がない隠れた男性不妊や、卵子の質に問題がある可能性も考えられます。ただ、はっきりした原因を特定することは困難です。

その他の要因

卵巣機能の低下により、得られる卵子の数がとても少ない場合は、受精の確率を上げるために、顕微授精にすることがあります。

IVF JAPANグループ 2023年 胚移植を受けた人全体の媒精方法別妊娠実績

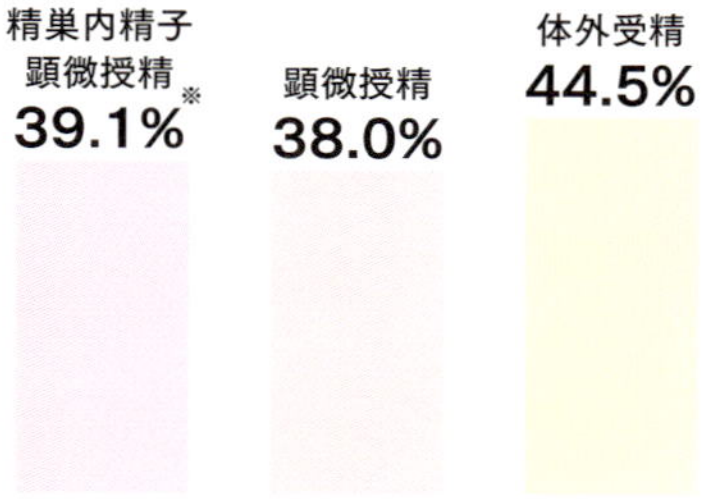

※精巣内精子顕微授精とは、男性の精液に精子が確認できない場合に精巣内から手術により精子を回収し、精子を凍結・融解後、顕微授精を行う方法。

Doctor's Advice

どちらか迷ったら「スプリット法」も考えてみては

複数の卵子がとれた場合に、体外受精と顕微授精それぞれに振り分ける「スプリット法」という方法があります。体外受精と顕微授精の境界線上にいるカップルや、どちらにしたらいいか迷う場合には、メリットがある受精方法です。

顕微授精では注入する精子を、人が「選ぶ」ことになるため、違和感やためらいを感じるかたもいます。一般の体外受精よりさらに費用が高いことも、顕微授精を敬遠する一因かもしれません。ただ、がんばって排卵誘発を乗り越えて採卵できた卵子は、できるだけ多く受精させたいもの。「メインは体外受精でも、1～2個は顕微授精を行ってみては」とアドバイスすることもあります。もちろん、何よりたいせつなのはご本人たちの希望。とれた卵をどんな割合で体外受精・顕微授精に振り分けるかは、主治医とよく相談するとよいでしょう。

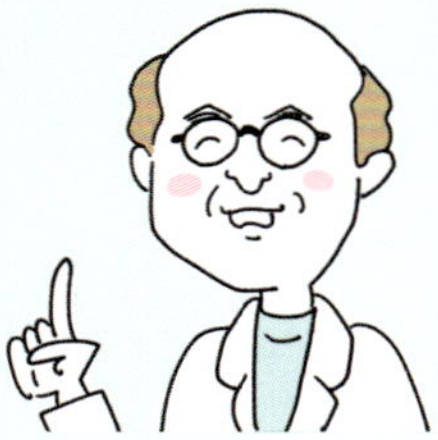

受精確率を上げるためにおすすめの方法です

Keyword

●レスキューICSI

一般の体外受精（媒精）を行ってから4～6時間後に卵子を観察し、受精の兆候が見られなかった場合に、その卵子に顕微授精を行う方法。予測できない受精障害を回避できるメリットがある一方、受精しているかどうかの判断はむずかしく、多精子受精や未受精となることもあります。

●IMSI（イムジー）

通常の顕微授精では、400倍の顕微鏡で精子を観察しますが、IMSIは1000倍以上の超高倍率の顕微鏡を使い、より詳細な精子の形態が観察できます。ただし、受精率や妊娠率は、通常の顕微授精と差がないという報告も。

受精した胚を
移植まで育てる

胚培養

受精の瞬間からどんどん成長していく胚(受精卵)。体内とできるだけ同じ環境を保って、成長を見守ります。

清潔に管理された培養室で胚を育てます

受精の確認は、採卵日の翌日に行います。胚（受精卵）は、採卵日を０日とカウントするので、受精確認は１日目になります。卵子の中に、２つの前核が見られれば、正常に受精したと判断されます。

本来胚が育つ卵管や子宮は低酸素環境です。培養器の中では、この環境を保たなくてはなりません。

また、胚は培養液から栄養を得て成長します。以前は途中で培養液を交換しないとアンモニアなどの悪い成分が出て、胚に悪影響を及ぼすと考えられていました。しかし現在では、そうした有害物質を発生させない培養液が登場。一度も交換することなく、細胞分裂や増殖を促し、胚盤胞まで培養することができるようになりました。

培養室をのぞいてみよう！

インキュベーターって何？

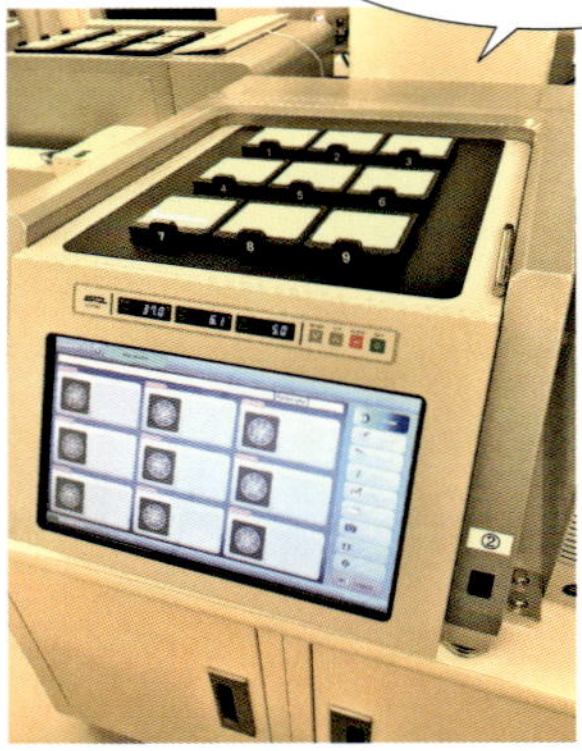

子宮のかわりとなって、胚を育てるのが培養器（インキュベーター）。最先端のタイムラプスインキュベーターでは、胚の成長を連続で観察することができます。

高度な技術でたいせつな胚を育てます

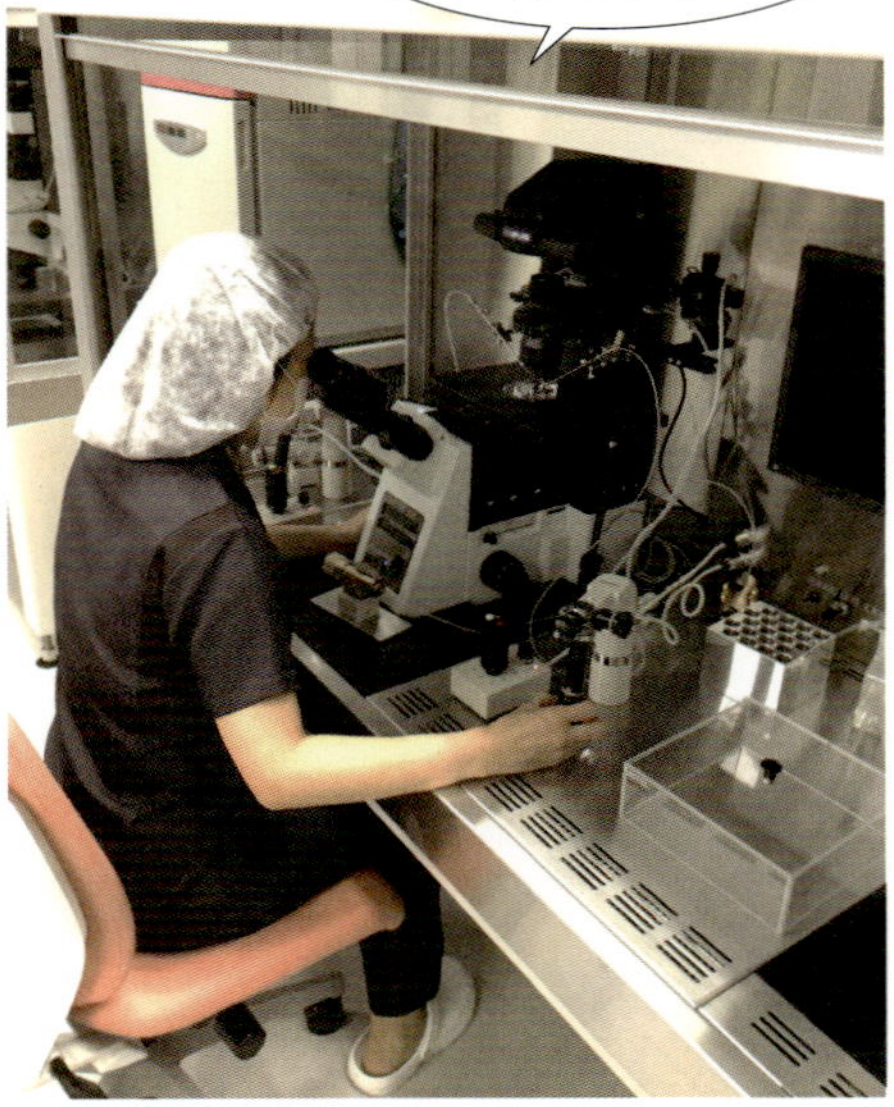

顕微鏡下での緻密な作業で最先端の技術を支えるのが、熟練の胚培養士の存在です。

培養室ってどんなところ？

ARTを行う施設では、卵子や精子、胚を扱う培養室（ラボ）が、とても重要な役割を担っています。精子の調整や選別、受精の確認や培養、凍結胚の管理と融解など、培養室のレベルが妊娠の成否を左右するといっても大げさではありません。

育った胚は瞬間冷凍？

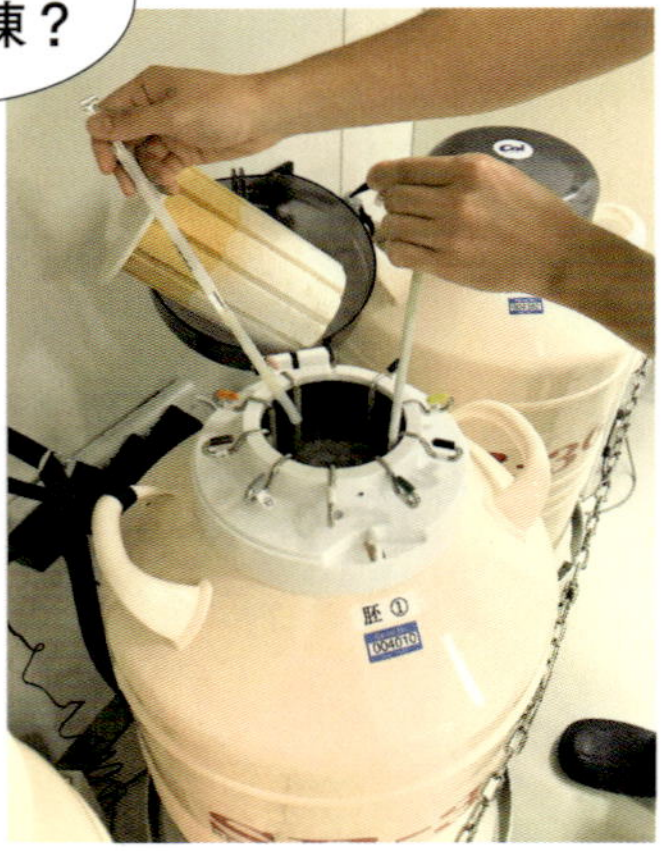

現在では胚を凍結して、子宮内膜の状態のよい周期に融解、移植する方法が主流に。胚はマイナス196度の液体窒素で満たされたタンクの中で保存されます。

安全対策も入念に！

万が一にもとり違え事故などが起こらないように、検体はすべてバーコードで管理し、必ずダブルチェック。また、培養室のそばにはバックアップ電源を完備し、災害などで停電した場合も即座にバッテリーから電力が供給できるようになっています。

タイムラプスの登場で胚に関する情報が豊富に

タイムラプス培養器（インキュベーター）は、カメラが内蔵されている培養器。培養中の胚を24時間、定期的に観察し、自動撮影することができます。

これまでの培養器では、1日1回は培養器をあけ、胚を出して観察する必要がありました。しかし、繊細な胚にとっては、ほんの少しの温度や酸素濃度、光の変化が成長に影響を与えてしまう懸念もありました。

タイムラプス培養器を使えば、観察のために胚をとり出す必要はなく、さらに分割の様子を24時間追うことができます。これにより、胚の成長に関するより多くの情報を得られるようになりました。ご夫婦自身が分割の様子を動画で見て確認できるクリニックもあるので、医師や胚培養士と視覚的な情報を共有することができるのも大きなメリットです。

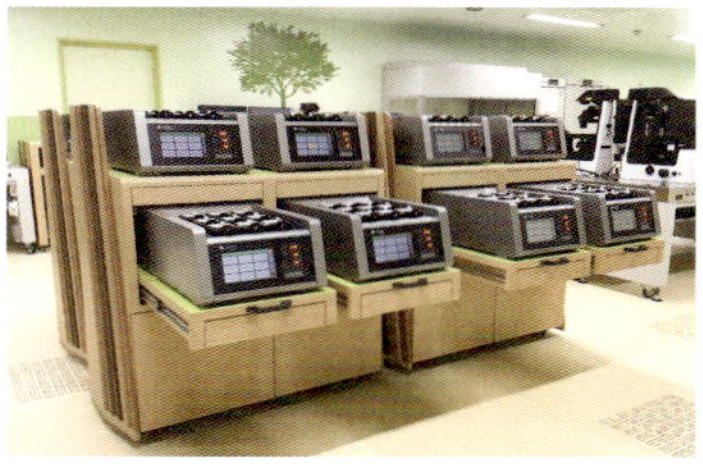

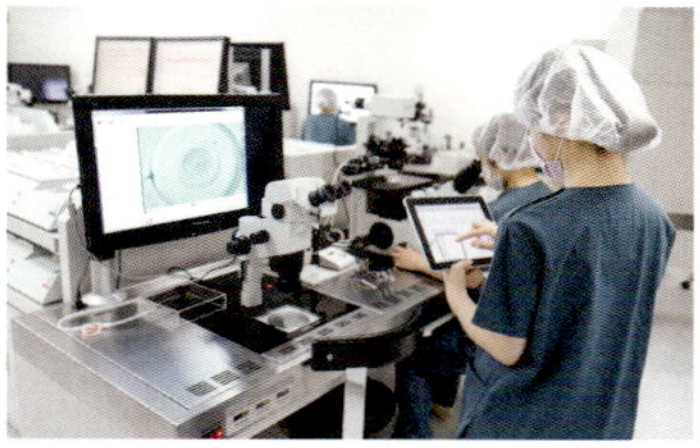

タイムラプス培養器で撮影された画像は、随時パソコンで確認できます。成長過程を連続で観察することで、胚移植の優先度を判断しやすくなります。

胚は日ごとに成長します！

２つの前核はその後融合して１つの細胞になり、分裂を始めます。分裂した細胞それぞれを割球と呼びます。通常は2分割から４分割、８分割と倍々に成長します。８分割までの状態で子宮に戻すのが「初期胚移植」です。８～16個に分割した状態は、見た目が桑の実に似ていることから「桑実胚」と呼ばれます。割球同士の境目は徐々にあいまいになっていきます。桑実胚の内部に空間ができると「胚盤胞」という状態になります。

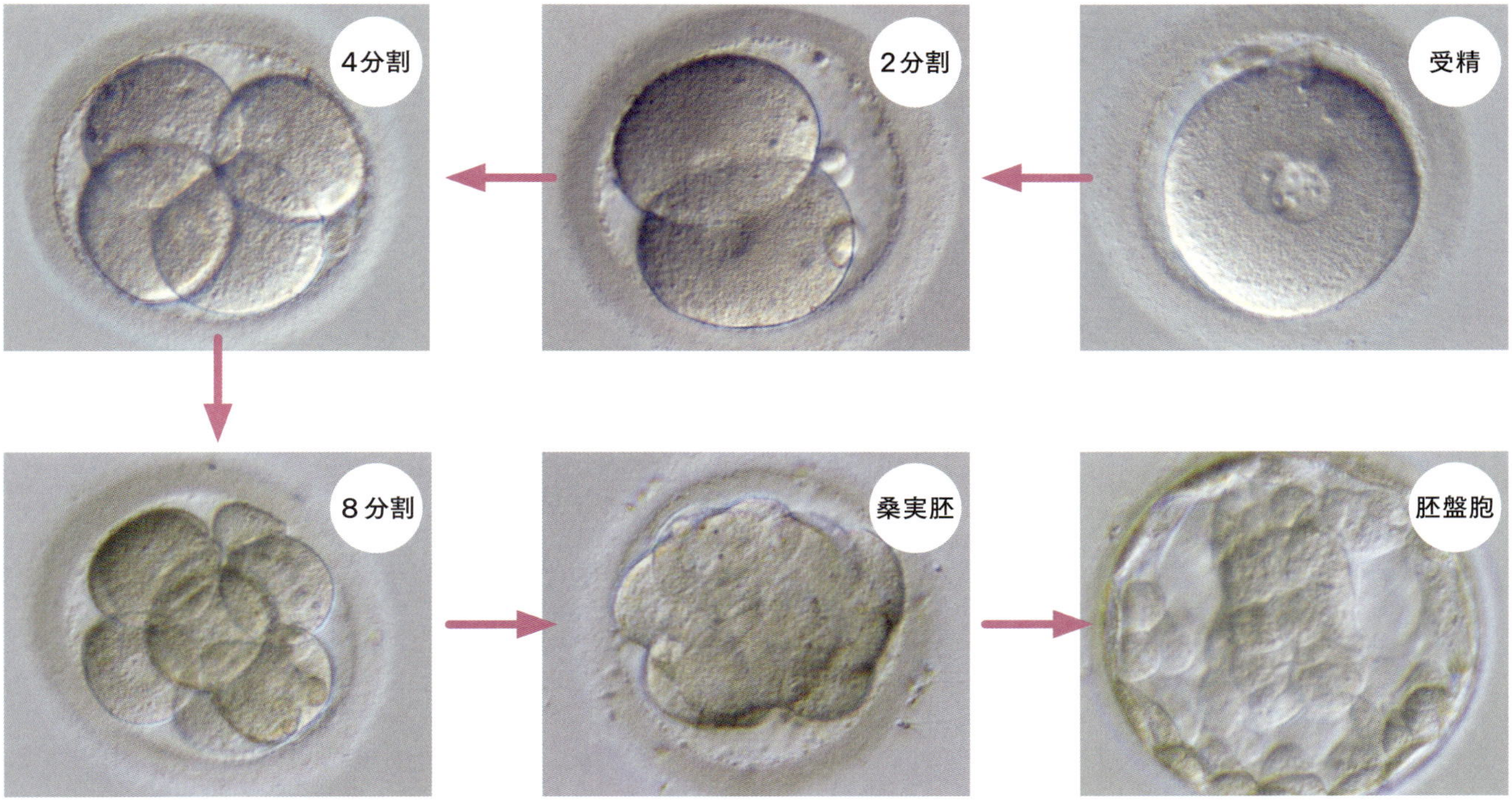

グレードが高いほど
妊娠しやすい？

胚の評価

胚の質は、見た目や成長スピードなどで判断されます。初期胚と胚盤胞、それぞれで評価の方法が違います。

初期胚では、細胞が均一に順調に分割しているかが重要

胚の状態は、体外受精、顕微授精の結果に大きな影響があります。成長のスピードが遅かったり、形が悪かったり、分割がうまくいかない胚は、子宮に戻しても、着床しないことが多いのです。

受精後3日目までの初期胚（分割期胚）では、割球の大きさが均一で、フラグメントと呼ばれる細胞の断片が少ないものが良好とされています。

タイムラプス培養器の登場で、成長の様子が可視化できるようになり、より妊娠の可能性が高いと思われる胚をセレクトできるようになりました。

胚盤胞は3つの要素の組み合わせで評価

初期胚の培養を続けると、4～5日目には、細胞の内部に「胞胚腔《ほうはいくう》」という空洞ができて、胚盤胞になります。

初期胚は、「ヴィーク分類」で評価します。分割した割球の均一性と、フラグメントの占める割合によって、5段階で評価。グレード１が最も良好です。

初期胚は数字の小さいものほど良好

グレード5

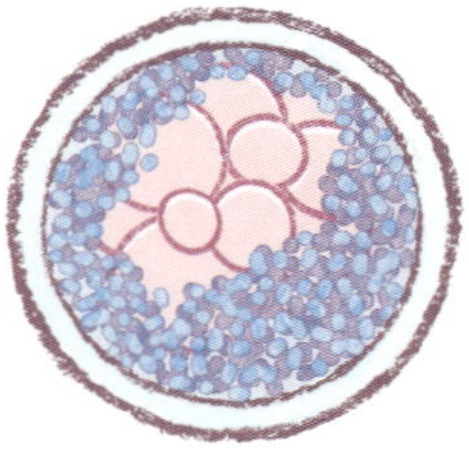

割球が不均等で、フラグメントが50%以上

グレード4

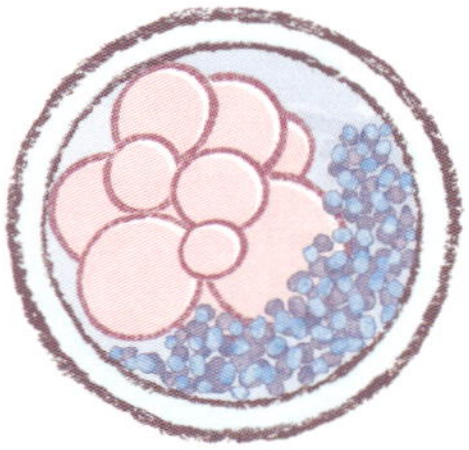

割球は均等または不均等で、10～50%のフラグメントがある

グレード3

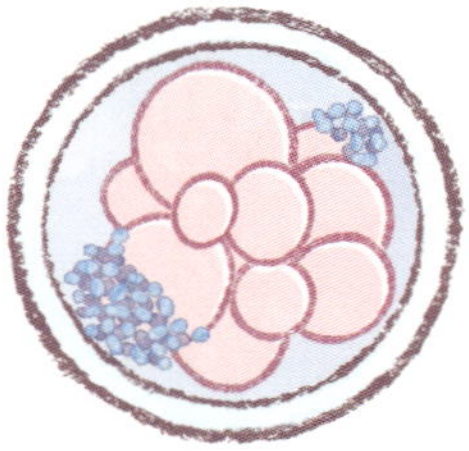

割球が不均等で、フラグメントは10%以下

グレード2

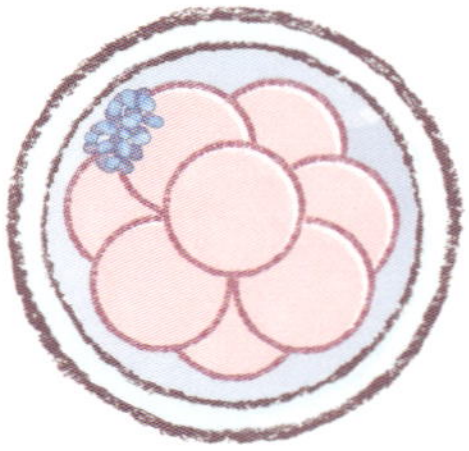

割球が均等で、フラグメントは10%以下

グレード１

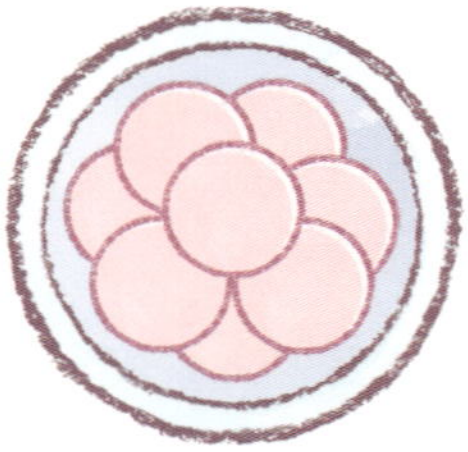

割球が均等で、フラグメントがない

タイムラプス培養器の登場により、ヴィーク分類だけでなく、分割の仕方やスピードも評価の軸に加わっています。たとえば、細胞の分裂が１→２→４と倍々で進むものは胚盤胞になる確率が高く、1から3分割になったり、2から5分割になったりする胚は評価が下がります。また、2日目で４分割程度、3日目で８分割程度が望ましい成長速度とされています。最初の２つに分割するときの速度が速い胚は妊娠率が高いという報告もあります。

Keyword

●フラグメント

胚が分割するときにできる、小さな粒のような細胞の断片。フラグメントができると、その分、胚の細胞成分が少なくなってしまいます。そのために成長が妨げられ、着床率が下がるとされています。ただし、一度生じたフラグメントが再吸収され、グレードが変わることもあります。

培養３日目の胚

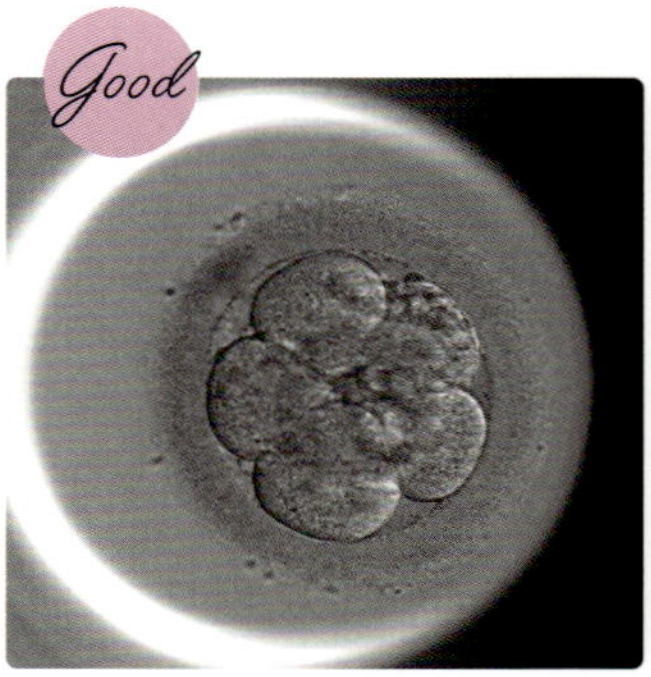

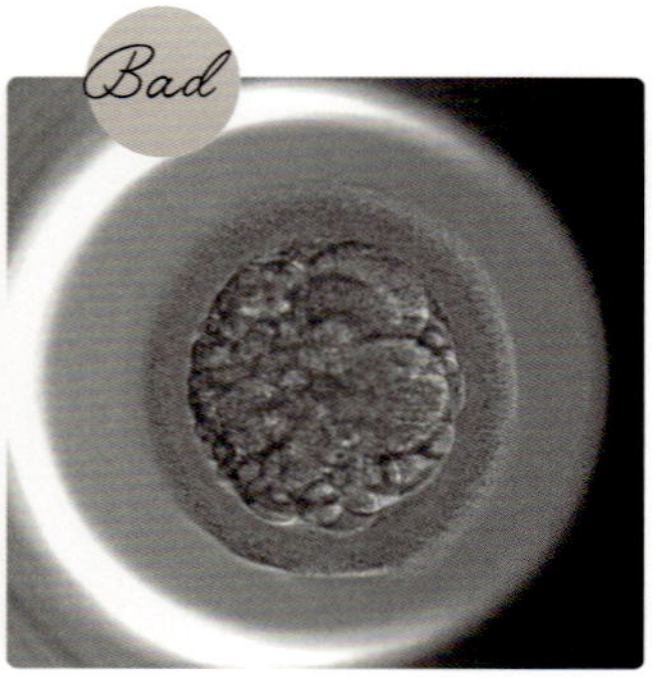

Goodは細胞が均一なのに対して、Badは不均一でこまかいフラグメントも多い。

胚盤胞は、将来赤ちゃんになる「内部細胞塊」と、胎盤になる「栄養外胚葉」から構成され、これらの細胞の数が多いほど、良好と評価されます。

以前は、初期胚移植が体外受精の中心でした。しかし、自然の妊娠では、初期胚の時期は卵管内にあり、桑実胚から胚盤胞に成長した段階で子宮に到達し、着床します。つまり胚盤胞まで育った生命力の高い胚を子宮に戻すほうが、より自然に近く、また着床率も上がると考えられるのです。

5日目の胚盤胞

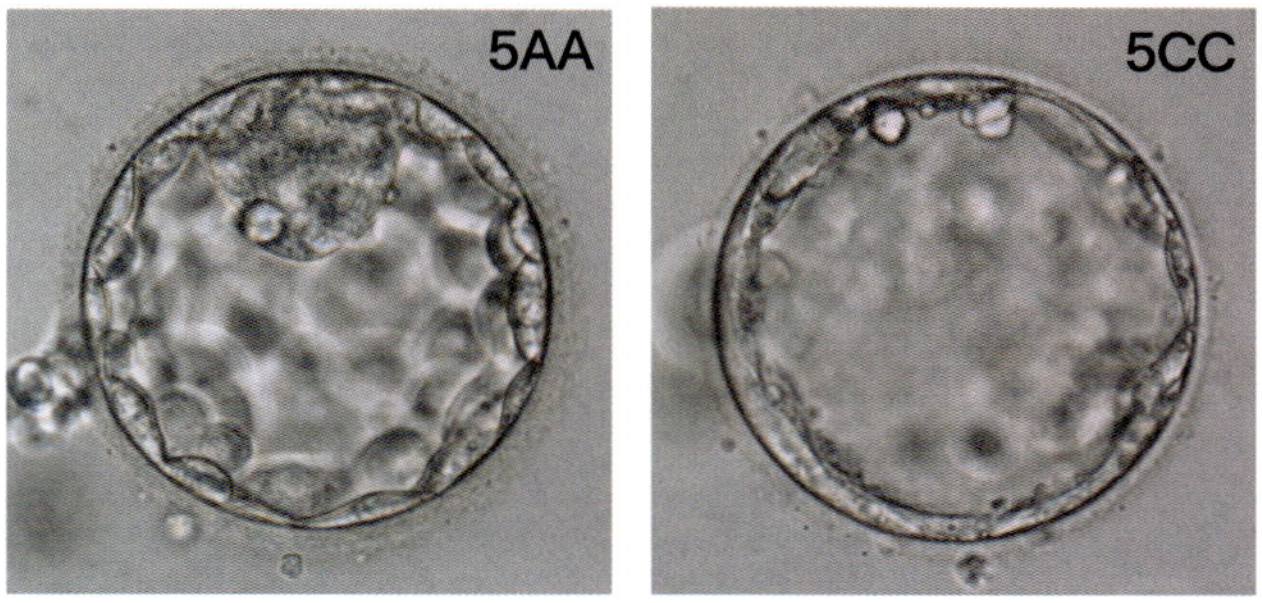

5AAは栄養外胚葉の数が多くて厚い。赤ちゃんになる細胞もこんもりしている。

胚盤胞のグレードは英数字の組み合わせで読み解く

胚盤胞の評価には、一般にガードナー分類を用います。この評価法では「4AA」というように、胚のグレードは数字と英字２つであらわされます。

数字は成長段階！

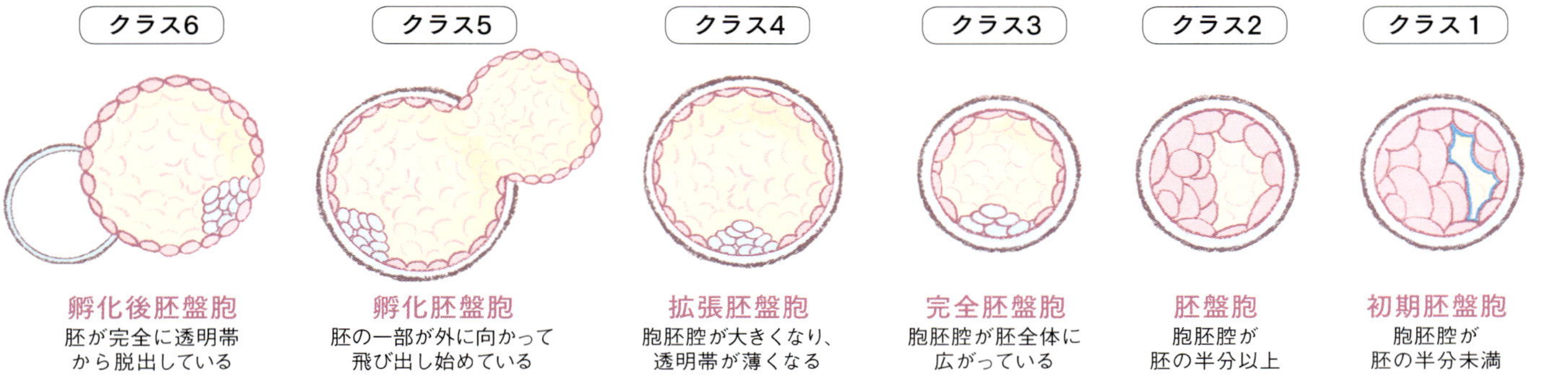

孵化後胚盤胞
胚が完全に透明帯から脱出している

孵化胚盤胞
胚の一部が外に向かって飛び出し始めている

拡張胚盤胞
胞胚腔が大きくなり、透明帯が薄くなる

完全胚盤胞
胞胚腔が胚全体に広がっている

胚盤胞
胞胚腔が胚の半分以上

初期胚盤胞
胞胚腔が胚の半分未満

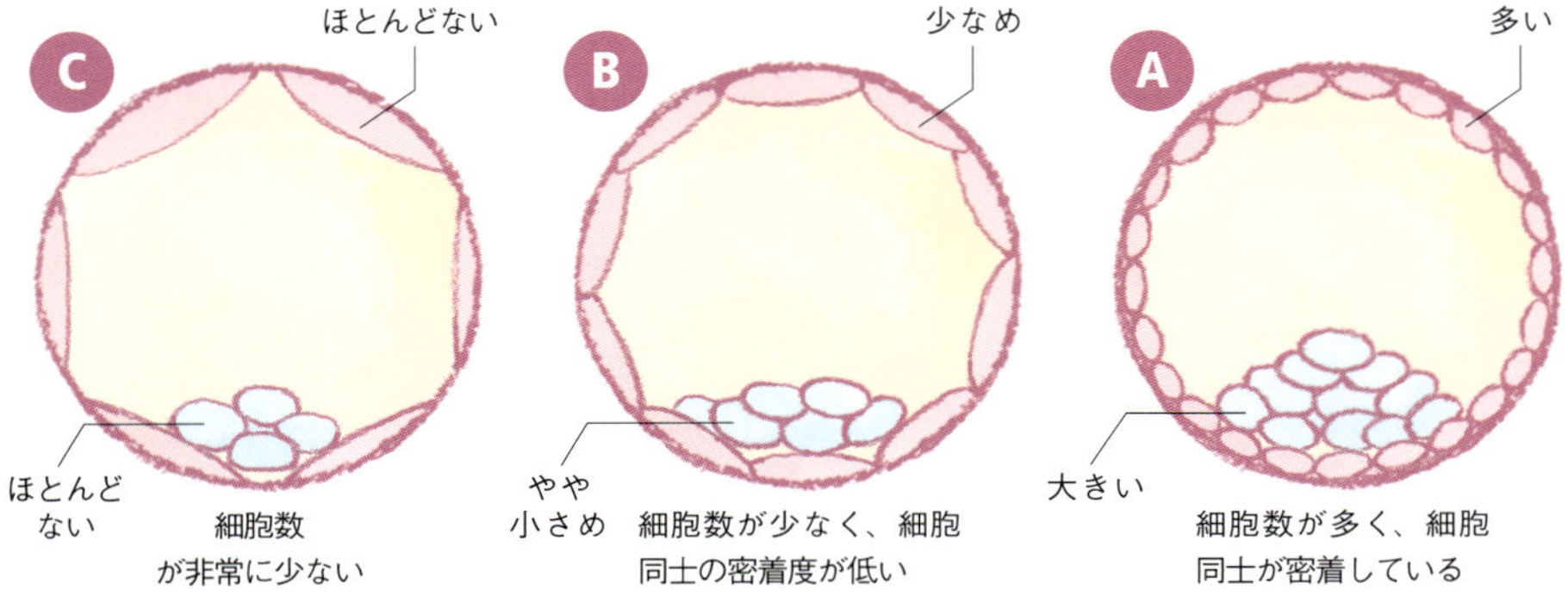

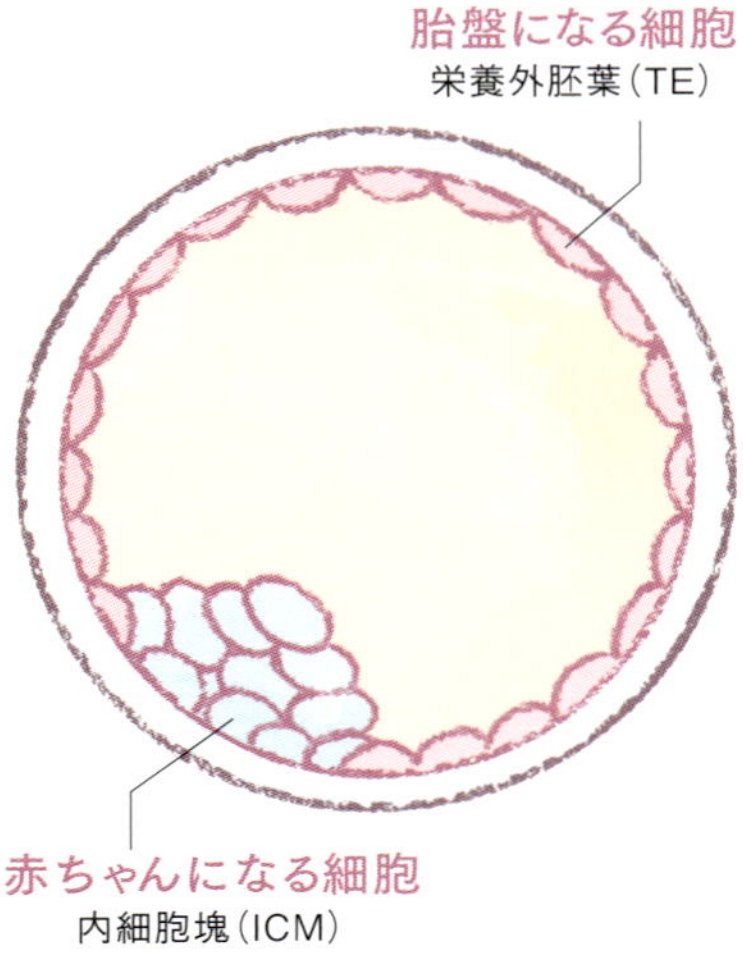

最初の数字は、内部の空洞（胞胚腔）の広がり具合を示し、数字が大きいほど成長が進んでいます。真ん中のアルファベットは、赤ちゃんになる内細胞塊の状態を、右のアルファベットは胎盤になる栄養外胚葉の状態を、それぞれABCで評価しています。細胞数が多く、密なものほどよいとされ、Aが良好でCが不良です。

培養した胚を子宮に戻す胚移植

初期胚なら3日、胚盤胞なら5～6日育てた大事な胚を子宮に戻す胚移植。体外受精、顕微授精の最後のプロセスです。

胚の成長具合と移植時期で4つの選択肢があります

移植する胚は、初期胚か胚盤胞まで育った胚のどちらかです。また、移植には、採卵した周期に胚を戻す「新鮮胚移植」と、いったん胚を凍結して次周期以降に戻す「凍結胚移植」の2つのパターンがあります。胚の成長と子宮環境によって、どの組み合わせで行うかが変わります。

現在、日本産科婦人科学会の指針では、妊娠出産においてリスクが高い多胎妊娠（双子以上）を避けるために、子宮に戻す胚は原則1個と決められています。ただし、35歳以上、また以前の体外受精で2回以上妊娠できなかった場合には、例外として2個の移植が認められています。

子宮内膜に胚をそっと置きます

胚移植には、専用のやわらかいカテーテルを使います。まずは胚培養士が培養液ごと胚をカテーテルに吸引。医師が超音波モニターを見ながら子宮にカテーテルを挿入し、着床に適した場所に静かに胚を置きます。一般に、子宮のいちばん奥（底部）から1・5㎝程度の中央に置くのがよいとされますが、子宮の形や内膜の状態などから医師が判断します。移植にかかる時間は5分程度。採卵のように針を使うわけではないので、痛みもほとんどなく、麻酔は不要です。

移植後は30分ほどベッドで安静にすることが多いようですが、移植直後の安静は着床率には関係ないともいわれていて、そのまますぐに帰宅OKとなる施設もあります。

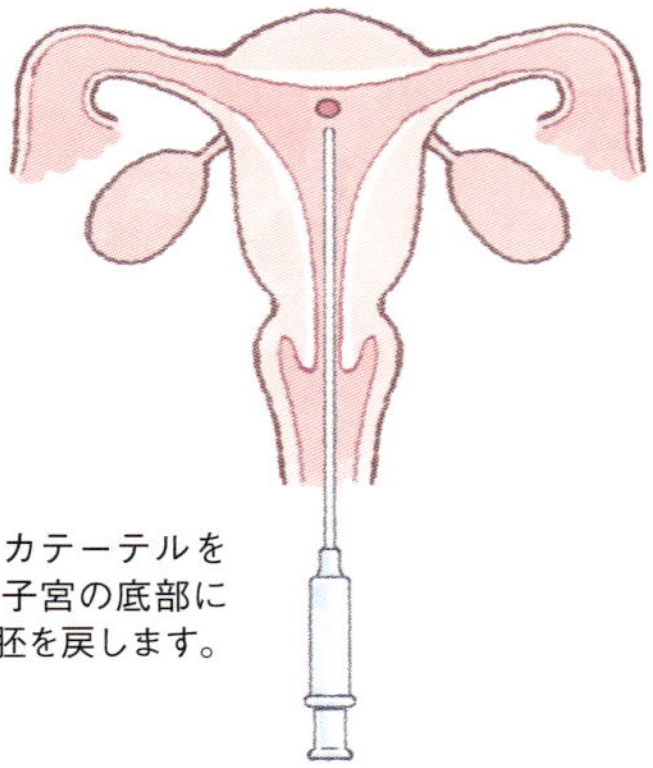

膣からカテーテルを入れて子宮の底部にそっと胚を戻します。

どちらを選ぶ？ 1

初期胚 or 胚盤胞

胚盤胞移植のほうが妊娠率は高いけれど

胚盤胞移植は初期胚移植より着床率が2倍高い、というデータがあります。それなら胚盤胞移植が絶対によいかというと、そうとも限りません。実は採卵周期あたりの妊娠率は、初期胚移植とあまり変わらないともいわれているのです。

すべての受精卵が、胚盤胞まで育つわけではありません。なかには途中で成長が止まってしまうものもあり、胚盤胞になる胚は約半分程度。せっかく採卵で得られた卵子が1個も胚盤胞にならずに、移植自体がキャンセルになってしまう可能性もあるのです。いくら培養液や技術が進歩したとはいえ、やはり体外での培養は胚にとってはストレスのかかるもの。神様のつくった子宮の環境にはかないません。

　採卵数が1〜2個と少なかった場合や、2回以上胚盤胞にならなかったら、発想を転換して、初期胚移植にトライするのもよい方法です。初期胚の段階で分割状態が良好な胚が複数あるときは、初期胚を一部、何個か凍結し、残りを胚盤胞まで培養するという方法をとることもできます。

どちらを選ぶ？ 2 新鮮胚移植 or 凍結胚移植

新鮮胚移植が少しずつ増えてきています

　凍結胚移植には自分のタイミングで移植できる、受精卵をキープできるというメリットがありますが、最近では、癒着胎盤、前置胎盤、弛緩出血そして妊娠高血圧などが増加するという論文が出ています。当院でも、8000人の出産例を分析しましたが、同様の結果を得ました。

　そのため、月経が不順であるなど特別な理由があるかたを除いては、新鮮胚移植をおすすめしています。また、同様の理由で凍結胚移植についても、可能であればホルモン補充周期より自然周期を選択するようにしています。

　現在行われている凍結法は、胚をマイナス196度の液体窒素に入れて瞬間凍結する「急速ガラス化法」。瞬時に凍らせることで、胚の中の水分が結晶になって細胞を壊すリスクが少なくなります。融解するときも、胚を液体窒素から37度の融解液につけて、急速に加温し、元に戻します。


体外受精で生まれた赤ちゃんの移植法の割合

ここ10年ほどで、凍結胚移植による比率が圧倒的に高くなっています。

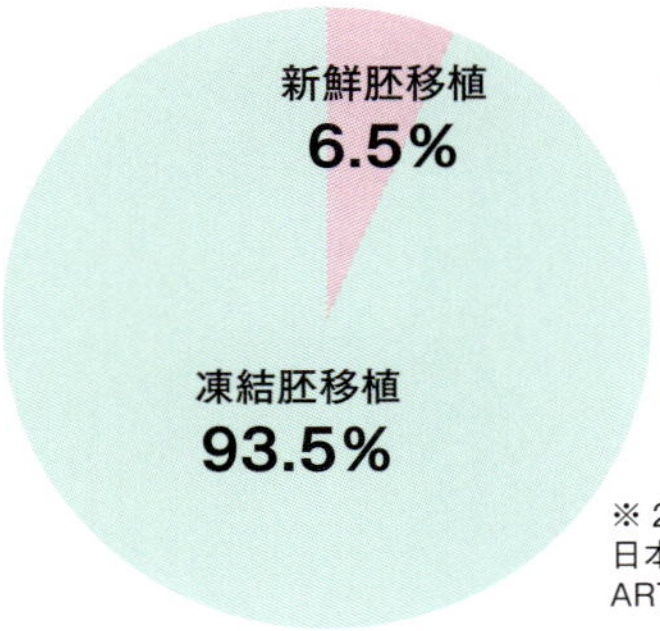

※ 2022 年
日本産科婦人科学会
ART データブックより

\ 凍結胚移植のメリットは？ /

OHSSを回避できる

卵巣刺激を行った採卵周期は、卵巣が腫れて大きくなることもあります。もし妊娠が成立すると、hCGホルモンが大量に分泌され、さらに卵巣を刺激。OHSS（卵巣過剰刺激症候群）の症状を悪化させてしまいます。凍結すれば採卵周期の妊娠はないので、OHSSのリスクを避けられます。

子宮の環境をととのえてから移植できる

移植は、胚が着床しやすく、子宮内膜が胚を受け入れやすいタイミングで行うことが大事です。しかし、採卵した周期は、卵巣刺激の影響やストレスなどによって、子宮内膜が着床に適さない状態になっているケースが少なくありません。次周期以降に、子宮内膜の状態をととのえてから移植することで、妊娠率の向上が期待できます。

余剰胚を保存できる

体外受精、顕微授精で子宮に戻すのは原則1個です。複数の胚があるときに凍結保存しておけば、仮に1度目の移植では妊娠できなくても、再チャレンジができます。凍結胚は半永久的に保存できるので、2人目、3人目の妊娠にも使えます。凍結することで、何度も採卵する負担をなくすことができるのです。

Keyword

●アシステッドハッチング（AHA）

着床するためには、胚の中身が透明帯から脱出するハッチング（孵化）が必要ですが、高齢のかたや胚を凍結した場合には、透明帯がかたくなったり、厚くなったりすることがあります。そこで、ハッチングを手助けする方法がAHAです。現在では、レーザーで透明帯を切開する方法が普及しています。ただし、胚盤胞では状態によって、行えないケースもあり、必要かどうかは個人の状況によります。

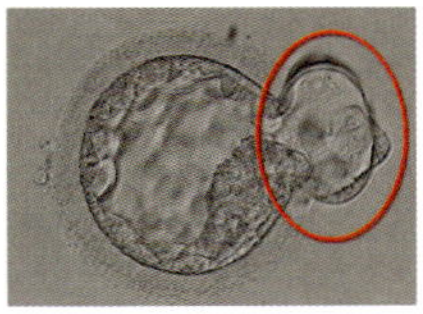

どちらを選ぶ？ 3

凍結胚移植のときの 自然周期 or ホルモン補充周期

ホルモン補充周期は薬で移植時期をコントロール

凍結胚の移植は、胚の培養日数と移植する周期の排卵からの日数を合わせる必要があります。通常は初期胚であれば排卵から3〜4日後、胚盤胞では5〜6日後が移植日です。

移植周期には、「自然周期」と「ホルモン補充周期」の2つの選択肢があります。「自然周期」は、薬を使わずに自然に排卵するのを待ちます。排卵日を見極めるために通院回数が増えますが、排卵がきちんと起きる人には向いています。自然周期には、自分のホルモンによる排卵を助ける目的で、レトロゾールやフェマーラなどを併用する「低刺激周期」を含める場合もあります。

ホルモン剤を投与し、内膜を育てるのが「ホルモン補充周期」です。年齢が高い人や、卵胞が育ちにくい排卵障害のある人はこちらの方法がよいでしょう。自分の排卵がおきないように点鼻薬などで抑制することもあります。通院回数が少なくてすみ、移植日のコントロールができるので、仕事が忙しい人にも向いています。

どちらの方法を選ぶかは、ホルモン値や内膜の厚さ、年齢などから総合的に判断されます。妊娠率には大きな差はないとされていますが、周産期リスクのことを考慮して、自然周期を選択する施設が増えています。

徹底比較！

\ 移植周期の自然周期とホルモン補充周期 /

	自然周期	ホルモン補充周期
薬の使用	ない（少ない）。排卵のためにhCGを打つことも。移植後、黄体ホルモンを補充することがある	排卵を抑制する内服または点鼻薬と、卵胞ホルモン剤、黄体ホルモン剤を使用。ホルモン剤は妊娠後まで、長く続ける必要がある
通院回数	多め（２〜３回）	少なめ（１〜２回）
移植の時期	移植日を予定することがむずかしい	あらかじめ移植日が設定できる
移植のキャンセル率	うまく卵胞が育たなかったり、排卵しない場合にキャンセルがある	内膜が厚くならない場合には移植を待つことが可能
適応	月経が比較的順調な人	排卵障害がある人でもOK
周産期リスク		高いという報告あり

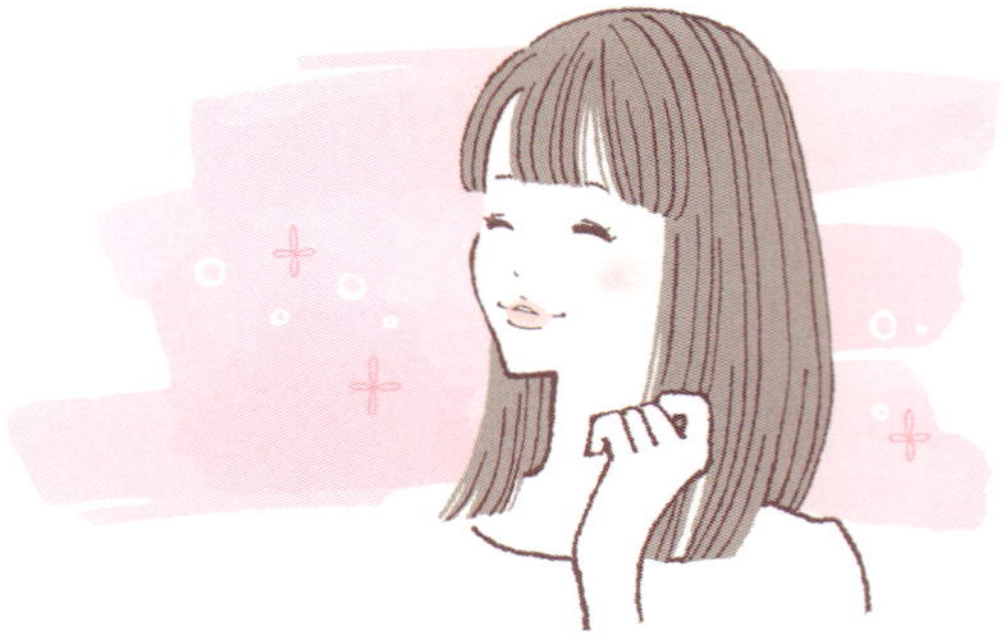

ホルモン補充周期の流れ

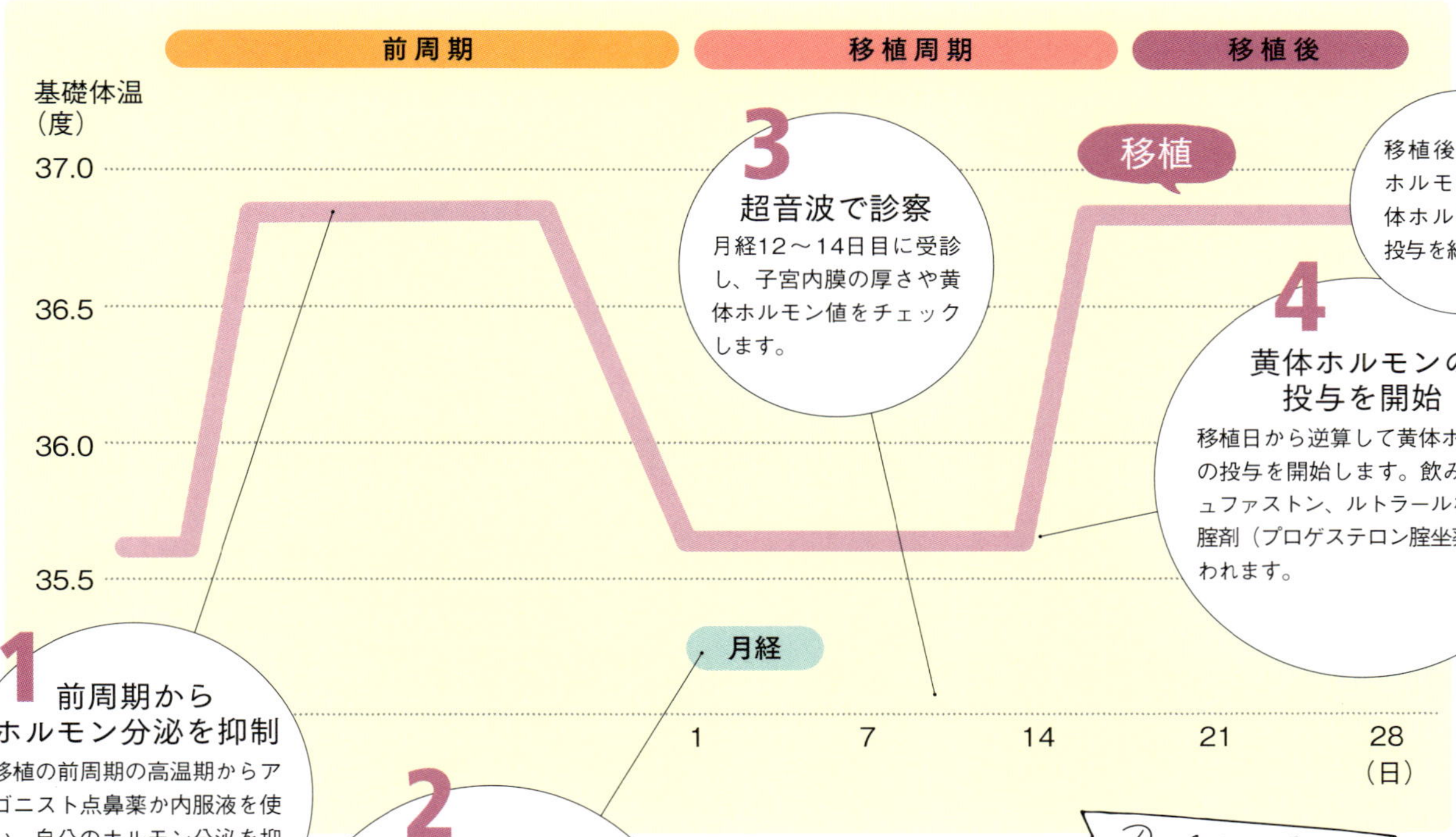

1 前周期からホルモン分泌を抑制

移植の前周期の高温期からアゴニスト点鼻薬か内服液を使い、自分のホルモン分泌を抑制することもあります。

2 卵胞ホルモンの投与を開始

月経が始まったら卵胞ホルモンの投与を開始します。主に使われるのは飲み薬（ジュリナなど）やジェル（エストロジェル）、貼付剤（エストラーナテープ）です。

3 超音波で診察

月経12～14日目に受診し、子宮内膜の厚さや黄体ホルモン値をチェックします。

4 黄体ホルモンの投与を開始

移植日から逆算して黄体ホルモンの投与を開始します。飲み薬（デュファストン、ルトラールなど）や腟剤（プロゲステロン腟坐薬）が使われます。

移植後も、卵胞ホルモン剤と黄体ホルモン剤の投与を続けます。

Doctor's Advice

胚移植後の生活は、ストレスを避けて、おだやかに

「妊娠判定までの2週間はふだんどおりの生活でかまわない」という施設もたくさんありますが、私たちは、長年の経験から編み出した「お姫様生活」をおすすめしています。妊娠の可能性を高めるために、避けられることは避け、無理をしないでゆったり過ごしましょう。具体的には、おなかに負担がかかる作業や長時間の立ちっぱなしはNGです。

通勤は可能なら時差出勤をして混雑を回避して。運動や自転車、飲酒、性交渉なども、基本的には控えましょう。

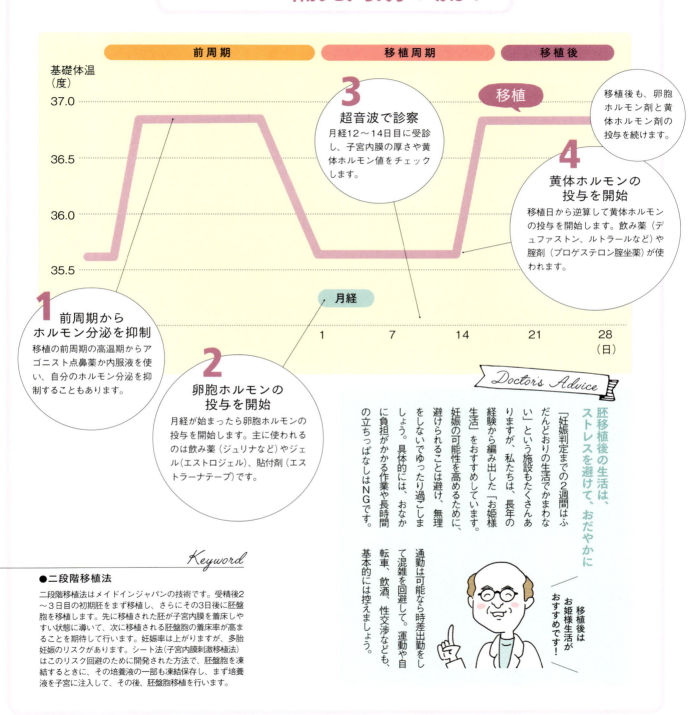

移植後はお姫様生活がおすすめです！

Keyword

●二段階移植法

二段階移植法はメイドインジャパンの技術です。受精後2～3日目の初期胚をまず移植し、さらにその3日後に胚盤胞を移植します。先に移植された胚が子宮内膜を着床しやすい状態に導いて、次に移植される胚盤胞の着床率が高まることを期待して行います。妊娠率は上がりますが、多胎妊娠のリスクがあります。シート法（子宮内膜刺激移植法）はこのリスク回避のために開発された方法で、胚盤胞を凍結するときに、その培養液の一部も凍結保存し、まず培養液を子宮に注入して、その後、胚盤胞移植を行います。

胎嚢が確認できたら妊娠が確定！

胚移植後、約2週間で妊娠の判定が行われます。その間、女性の体内ではどんなことが起こっているのでしょうか？

着床するとhCGホルモンが大量に分泌されます

移植した胚は、絨毛《じゅうもう》というこまかい根のようなものを生やして、数日かけて子宮内膜にもぐり込みます。さらにどんどん奥に入って、母体の血管から必要な栄養や酸素を受けとるようになると、「着床」の完了です。

着床すると絨毛でhCG（絨毛性腺刺激ホルモン）がつくられ、血液中に分泌されます。そして卵巣の黄体を刺激して、エストロゲンやプロゲステロンの分泌を促進。そのため月経が止まり、子宮内膜はさらに厚くなって妊娠の継続をサポートします。

hCGは妊娠したときのみ分泌されるため、hCGの数値を測ることで妊娠の判定ができます。市販の妊娠検査薬は、尿中のhCGが25〜50mIU／mℓを超えると陽性に。クリニックでは、より精度の高い血液中のhCGホルモンを測定します。妊娠検査薬でセルフチェックをする人も多いですが、どんな結果であっても指定された判定日には必ず受診することがたいせつです。

＼妊娠判定までの流れ／

移植後７〜14日後

体外受精では排卵日を2週０日として妊娠週数を決めます。凍結胚盤胞移植なら、移植日は２週５日。判定日は4週０日前後で、採血で血中hCG値を測ります。

移植後21〜28日後

判定日にhCGが検出されたら、約１週間後に再度受診。hCG値がどれだけ上昇しているかと、超音波で胎嚢が見えるかどうかを確認します。胎嚢が見えれば妊娠が確定！

妊娠初期の血液中のhCG分泌量

妊娠３週	0〜50mIU/mℓ
妊娠４週	20〜500mIU/mℓ
妊娠５週	500〜5000mIU/mℓ
妊娠６週	3000〜19000mIU/mℓ
妊娠８週	14000〜169000mIU/mℓ

hCG値が陽性になっただけでは妊娠を確定することはできません

判定日のhCG値は、その後の経過を予測する大事な指標になります。値は高いほど妊娠継続の可能性はアップ！　判定日に50mIU／mℓを超えていれば、妊娠5週ごろの超音波検査ではかなりの確率で胎嚢（赤ちゃんの入っている袋）が見えます。胎嚢を確認できてはじめて、妊娠が確定します。

妊娠反応は陽性でも、残念ながらそのあと胎嚢が見られないことも。化学流産と呼ばれるもので、ほどなくして月経が起こり、hCG値は下がります。化学流産がなぜ起こるのかはまだわかっていませんが、染色体異常などで育つことができない胚だった可能性が高いと考えられます。日本産科婦人科学会の統計では、化学流産は妊娠数に含めません。

胎嚢確認からさらに1〜2週間後、妊娠6週の後半から7週には、超音波検査で赤ちゃんの心拍が確認できます。ここまでくれば流産の可能性はぐんと低くなります。

胎嚢が確認できたら妊娠が確定！

胎嚢が見えないときは子宮外妊娠の可能性も

hCG値は陽性なのに妊娠5～6週になっても胎嚢が見えない場合は、子宮内に正常に着床していない可能性があります。

異所性妊娠（子宮外妊娠）とは、胚が卵管内に入り込んで着床している状態のこと。診断がついたら早めに処置を行う必要があります。胎児が大きくなると、卵管が破裂して大出血を起こし、母体の命に関わることもあるためです。妊娠5～6週で超音波検査を受けるのは、正常妊娠かどうかをきちんと確認する必要があるからなのです。

なお、hCG値が基準値より高い場合は、胞状奇胎という異常妊娠や、多胎妊娠の可能性があります。

心拍が確認できたらクリニックは卒業です

妊娠9～10週を迎えると、不妊治療専門クリニックは卒業！ 出産する産科に転院します。提携している産科を紹介してもらえる場合もあるので、希望を伝えて相談するとよいでしょう。

体外受精での妊娠も、その後の経過は自然妊娠と変わりません。妊娠はゴールではなく、これから続く出産、育児へのスタート。妊活中と同様に、バランスのよい食事や良質な睡眠、適度な運動など、健康的な生活を心がけて。

なお、妊娠が確定する前の妊娠4週から10週ごろまでは、赤ちゃんのほとんどの器官が形成される大事な時期です。薬の不用意な服用やウイルス感染には十分注意しましょう。

移植後の黄体補充により hCG値が高く出ることも

体外受精では、子宮内膜の環境を着床に適したものにするために、採卵後や胚移植後に黄体ホルモンを補充することがあります。
この黄体補充の目的で、hCG注射を使うこともありますが、注射から6日以内に血液検査を行うと、hCG注射の分だけ実際より高い値が出ることがあるので、注意が必要です。

移植後15日目

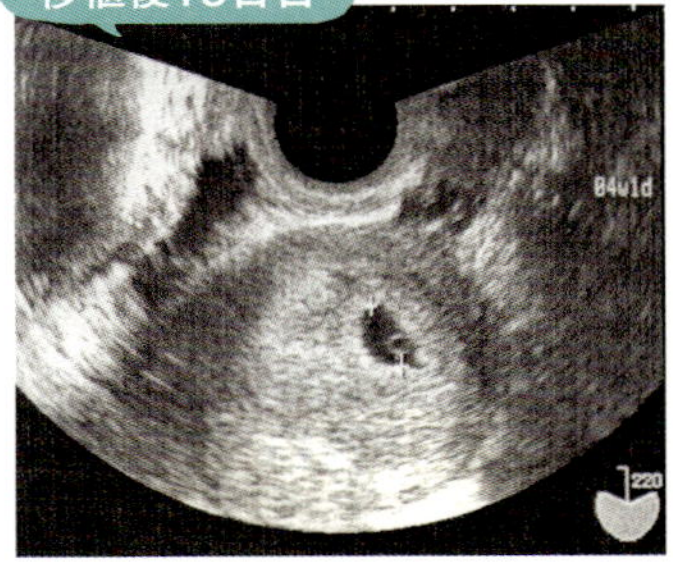

黒い袋を発見！

赤ちゃんが入っている黒い袋が胎嚢。赤ちゃんの姿はまだ見えません。

移植後22日目

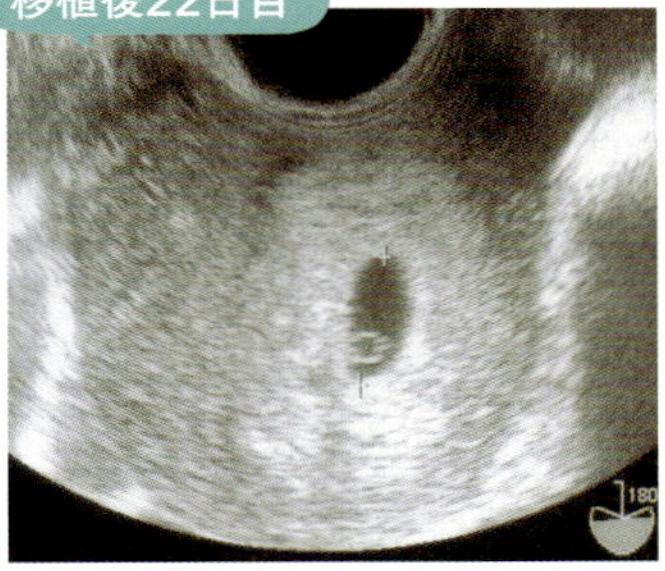

キラリと光る卵黄嚢が見えた

胎嚢の中に白くリング状に見えるのが、卵黄嚢。赤ちゃんの栄養分です。

移植後27日目

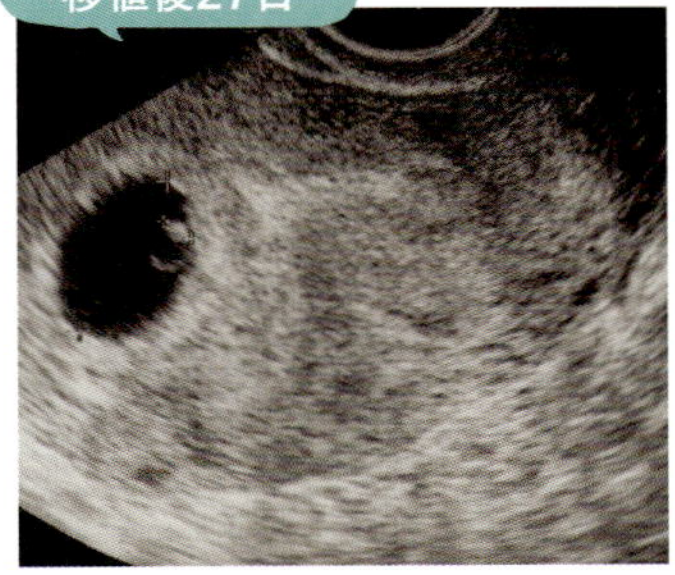

心拍確認！

画面上でピコピコと点滅しているのが、心拍。検査時に心音を聞けることも。

移植後51日目

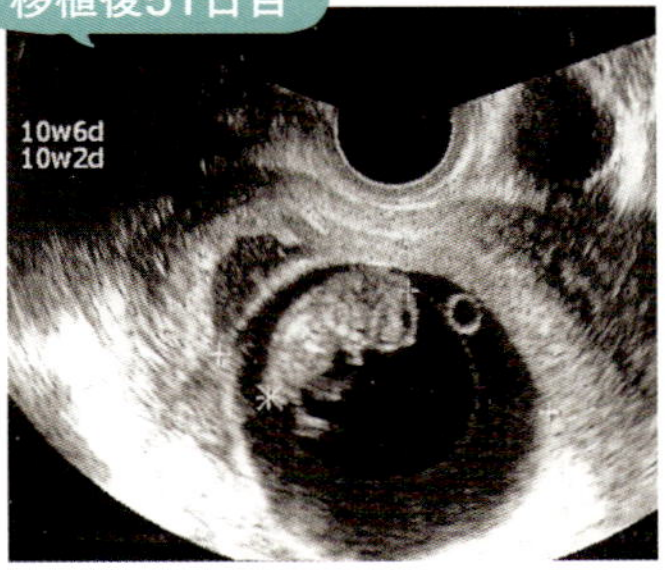

不妊専門クリニック卒業

3頭身の体に鼻やあご、唇などが形づくられています。手足もはっきり！

＼高度な治療に疲れを感じたら…／

ステップダウン&ステップミックスという選択肢

なかなか結果が出ないと、どうしても不安やあせりが募ります。
そんなときは、思い切って体外受精を休んだり、一般不妊治療を組み込んでみるのも一案です。

ステップダウン

高度治療から一般治療へいったん段階を下げてみる

不妊治療のステップは、タイミング法、人工授精、体外受精や顕微授精へと、不妊の原因を探りながら進めるのが一般的です。ステップアップするたびに、治療の選択肢が減っていくように感じる、という声も多く聞かれます。

また、体外受精や顕微授精は、通院の回数や経済的負担も増え、やはりストレスもかかるもの。なかなか結果が出ないときには、先の見えない不安感から治療に疲れを感じてしまうこともあるかもしれません。

そんなときには、いったん高度治療を休んで、タイミング法や人工授精にステップダウンするのもおすすめです。治療へのストレスが、かえって妊娠の可能性を損なっているかもしれません。体外受精を休んでリフレッシュした周期に、タイミング法で自然妊娠したというケースは決して少なくありません。

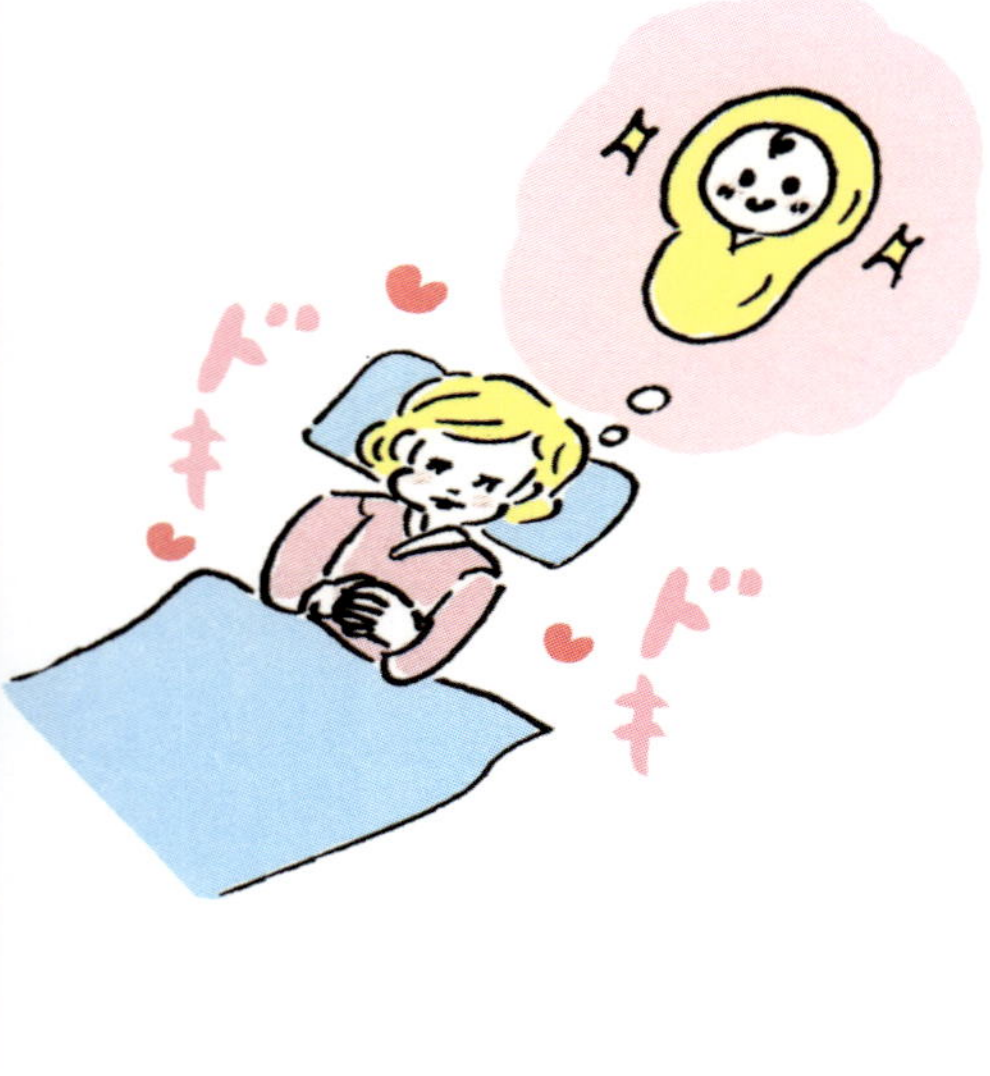

ステップミックス

高度治療の合間に人工授精などにトライ

30代後半から40代にかけては、体外受精での妊娠率も下がります。加齢によって卵子の質が低下することが主な原因ですが、だからといって自然に排卵する卵子がいい受精卵にならないのかといえば、そうでもありません。妊娠につながるいい卵子がいつ排卵されるかわからないので、40代以降の妊活は、体外受精の合間に人工授精やタイミング法にトライする「ステップミックス」もいい手法。治療を柔軟に組み合わせることで、妊娠の可能性も広がります。

卵胞の育ち具合や排卵の状態、精子の状態など、それぞれのカップルによって状況が異なるので、どんな方法をとるとよいかは一概にはいえません。主治医とよく相談してみましょう。

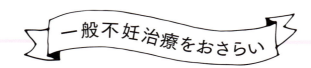

一般不妊治療をおさらい

人工授精

排卵日に、マスターベーションで採取した精子を洗浄・濃縮し、運動性のある精子を直接子宮に注入する方法。人工という名前ですが、受精や着床については自然妊娠と同じです。

ステップダウンの際のPOINT

- □元気な精子が得られるように、男性側の体調をととのえておく
- □人工授精前の禁欲は不要
- □卵胞が育ちにくかったり、排卵しにくい場合は、排卵誘発剤の使用も考慮する
- □2022年4月から保険診療となりました。厚生労働省やお住まいの自治体の情報をチェック！

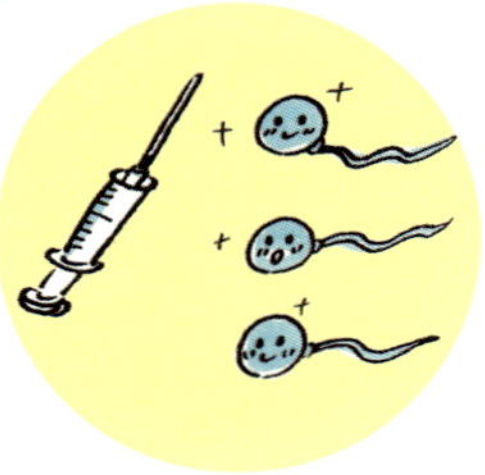

タイミング法

超音波検査で卵胞の発育をチェックし、血液中のホルモン検査と合わせて、排卵日をできるだけ正確に予測。その日を狙ってセックスする方法。排卵をうまく導くために、排卵誘発剤を使うことも。

ステップダウンの際のPOINT

- □受精のチャンスは排卵日だけではないので、その前後でも夫婦生活を持つ
- □卵管がちゃんと通っているかを、念のため確認しておく
- □妊娠を意識しすぎずに、ふたりのセックスを楽しむ
- □病院指導と自己流、いずれもチャレンジできるので、夫婦で話し合う

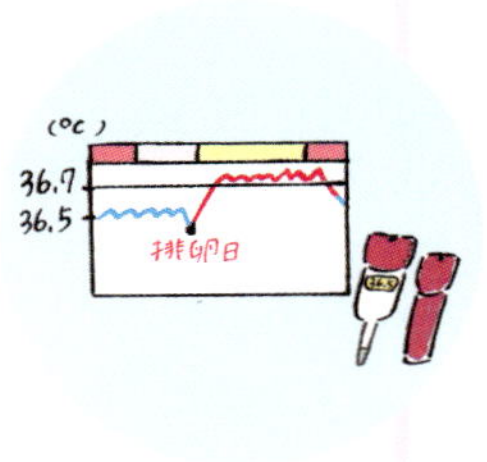

Doctor's Advice

たとえ40代でも“小休止”の選択はあり！

「採卵した卵子が1個も受精しなかった」「胚盤胞まで育たなかった」「よいグレードだったのに着床しなかった」などなど、高度治療の不成功は心身共にこたえるもの。クリニックに通われているかたの顔を見ていると「ああ、疲れているなあ」と感じることもあります。ストレスは妊娠の大敵。40代のかたでも、思い切って2カ月くらい治療を休んだら、その後にいい卵子が採卵できて妊娠した、というケースはよくあります。

高度治療を休んでいる間は、あせらないように、心理カウンセリングを受けたり、タイミング法にトライしたり、何かしら施設とのつながりを保っておくといいでしょう。旅行や趣味を楽しんでリフレッシュするのもおすすめです。モチベーションが回復したら、やり直せばいいのです。

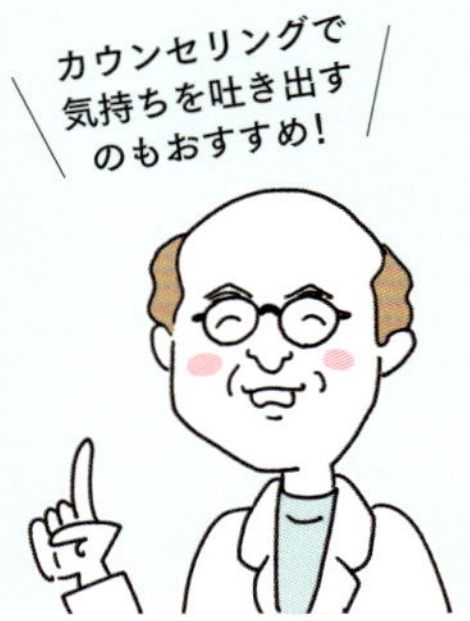
カウンセリングで気持ちを吐き出すのもおすすめ！

妊活卒業生インタビュー3

流産をくり返していた私 妊活熱の高い夫に背中を押されて治療を再開

E・Hさん（42歳）

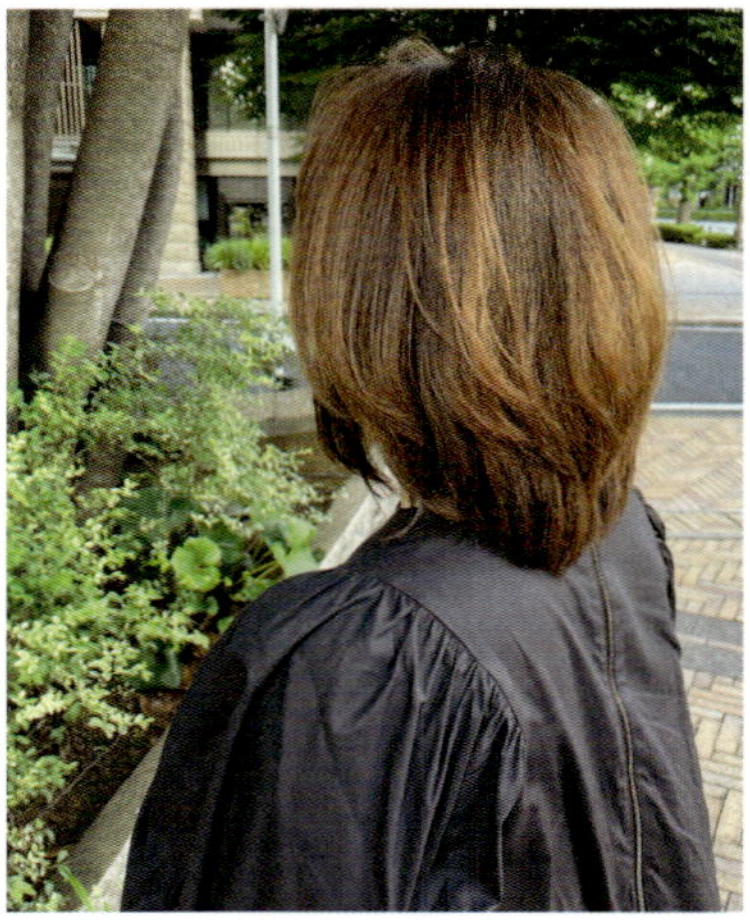

グレードのよい胚なのになぜか育ってくれない

夫47歳、私39歳での結婚。「すぐに子どもが欲しい」と自己流でタイミングはとっていたものの、あっという間に半年が過ぎていました。

もともと夫のほうが妊活に熱心。夫婦間の温度差でモメたこともありました。タイミングをとりたかった週末、私が夕方ほろ酔いで帰宅したときのことです。「あなたは真剣じゃない！」とものすごい剣幕で怒られてしまいました。

その後、夫から「一度、病院でみてもらおう」と提案され、かかりつけの婦人科がある病院を受診しました。検査の結果は夫婦共に問題なし。私のＡＭＨ値は実年齢よりも高く、夫の精子の運動率も問題ありませんでした。ただ、年齢のこともあり、体外受精からトライすることに決めました。

病院では2回採卵。1回目の採卵では5個とれて、体外受精と顕微授精を併用して3個が胚盤胞に。けれど、1回目の移植は着床せず、2回目は8週で胎嚢確認ができたあとに流産。望みをかけた3回目も、妊娠反応は出たものの、その後育つことなく化学流産となりました。

2回目の採卵では、胚盤胞が7個できました。どの胚もグレードはＡＡ、ＡＢなど良好です。けれど、いつも着床して陽性反応まではいくのに育たない……。なぜ？

着床前診断で正常と診断された胚を移植！

良好胚を7回も移植したにもかかわらず妊娠できなかったことから、受精卵の染色体数を調べるＰＧＴ-Ａを実施している病院への転院を決意。ところが、ちょうど新型コロナウイルスがはやりだし、治療は一時中断となってしまいます。

それからなんとなく日々は過ぎ、約10カ月がたったころ、弟夫婦に赤ちゃんが誕生！　そのとき夫は「子どもが欲しい」とさらに強く思ったようです。ようやく私も治療を再開する気持ちになりました。

転院先はＰＧＴ-Ａの実績も豊富。ＰＧＴ-Ａに対するためらいはまったくありませんでした。妊娠しない原因がわからないのがいちばんつらかったので……。ＰＧＴ-Ａはそのころ臨床研究として行われていましたが、私は反復流産ということで該当しました。

クリニックで採卵できた卵は6個。すべて顕微授精を行い、グレードＡＡの胚盤胞が2個、グレードＡＢが1個の計3個ができました。医師から「グレードがよくても染色体異常が見つかることはある」と聞き、3個ともＰＧＴ-Ａを実施。検査費用は当時、1個10万円くらいしました(涙)。その結果、グレードＡＡの1個に異常が見つかりました。その後、正常胚の1個を移植し、ようやく妊娠！　3年半の妊活を終え、ママになることができました。

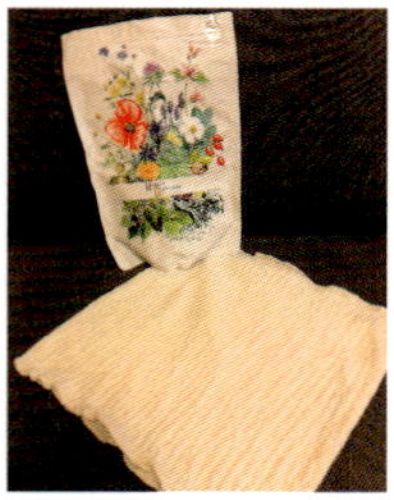

妊活経験者だった友だちがプレゼントしてくれたシルクの腹巻と、マリエン薬局のハーブティー。

History

39歳　結婚半年後に、夫婦ではじめて検査を受ける
自己流タイミング法５回

40歳　病院で体外受精・顕微授精にトライするも流産
その後６回移植するが、着床するも卵が育たず
流産をくり返す

41歳　妊活を10カ月間休む

42歳　転院し、クリニックで顕微授精
PGT-Aを受け、初移植で妊娠

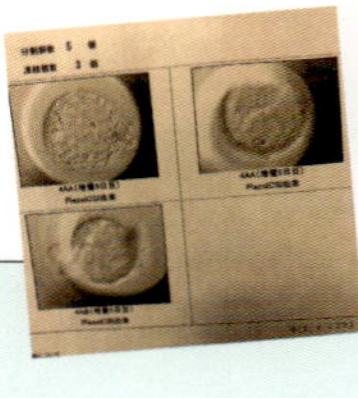

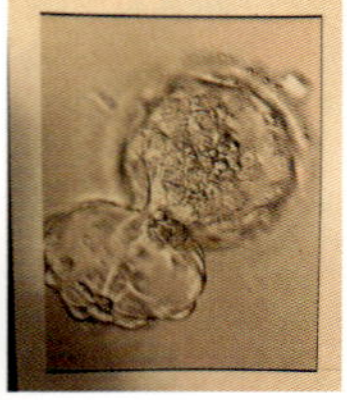

１回目に採卵したときにできた受精卵。どれもグレードはよく、子宮内膜も 13 ～ 14㎜あったのに育ちませんでした。(右) 無事に育ってくれた最後の胚盤胞、グレードは５ＡＡで PTG−A もクリア。

妊活卒業生インタビュー4

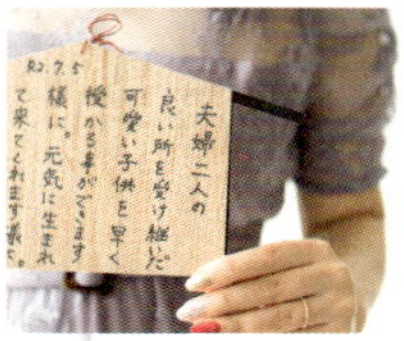

『赤ちゃんが欲しい』編集部の代理奉納で知った、鬼子母神のざくろ絵馬。思いをしたためて、奉納したところ、うれしい結果につながりました。

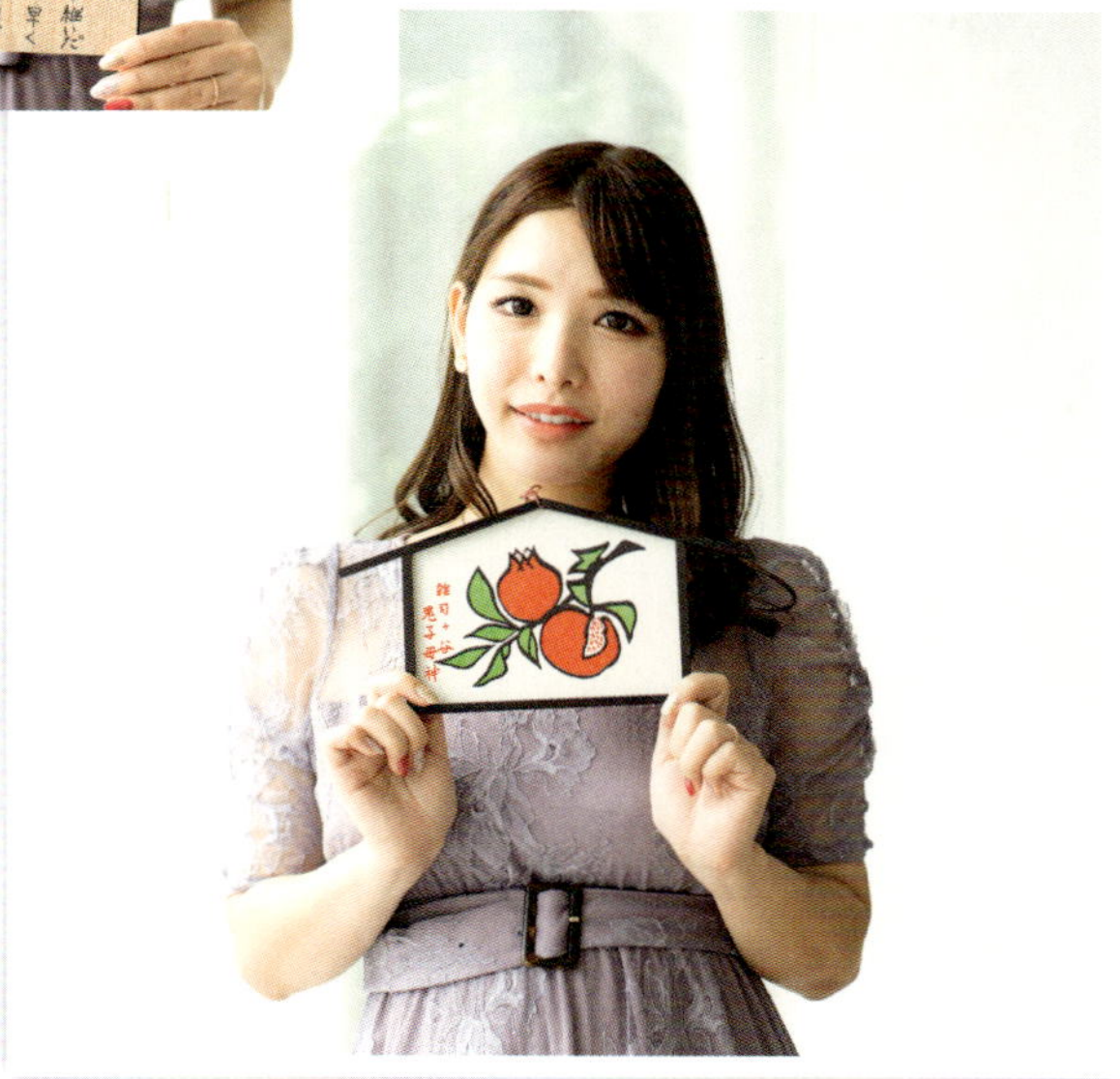

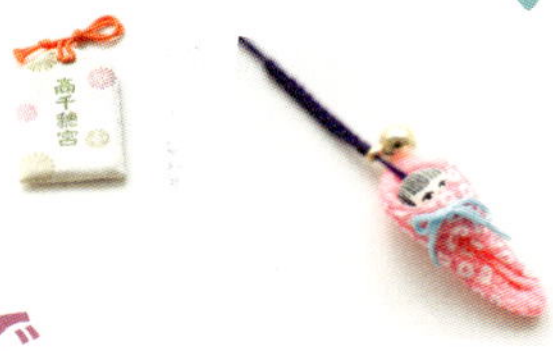

子宝祈願でリフレッシュしながら体外受精のストレスを発散！2回目の移植で妊娠

さちさん（32歳）

History

26歳　結婚
31歳　子宮頸がん検査でトラブルが見つかり、精密検査を受ける
その後、不妊治療専門クリニックへの通院をスタート
タイミング法数回、人工授精1回で
体外受精にステップアップ
32歳　2回目の移植で妊娠

排卵していないと知ってあわてて不妊治療を開始

20代で結婚しましたが、仕事が忙しかったこともあり、子どものことはつい先送りになっていました。妊活を始めるきっかけは、子宮頸がん検査で異常が見つかり、精密検査を受けたこと。「将来、子どもを産めるのだろうか」と不安が押し寄せ、血液検査や卵管造影検査など、不妊の基本検査を一通り受けました。すると、ほとんど排卵していないことがわかったのです。以前服用していた低用量ピルの影響もあるかもしれない、という診断でした。

奮起した私は、不妊治療専門クリニックをリサーチして転院！　すぐに人工授精にトライしたかったのですが、「卵巣が休んでいる状態」とのことで、タイミングをとりながら様子を見ることになりました。しばらくしてようやく人工授精をしましたが、結果はあえなく撃沈。成功率の低い人工授精をくり返すより、妊娠率が高い体外受精に進もうと決心します。体外受精は高額ではあるものの、助成金が受けとれることも決断のあと押しになりました。

1回目は自然周期で1個採卵し、新鮮胚移植。結果が出なかったので、2回目は排卵誘発剤を使って卵巣刺激。無麻酔で6個採卵しました。そのうち胚盤胞まで育った4個を凍結！　そして2回目の移植で待望の妊娠判定が出ました。

御朱印やお守りを見返すと心が落ち着きます

妊活中のストレス解消法は、子宝祈願。もともと神社仏閣巡りが大好きで、「担げるゲンは担ぎまくる！」が私のモットー(笑)。これまでに集めた御朱印帳は、なんと12冊にもなります。「帰ったら本腰を入れて治療するぞ！」と両親と九州の御朱印巡りの旅に出かけたのも、よい思い出です。子宝に由来のある鵜戸神社のほか、高千穂神社にも足を延ばしました。夜神楽を見たり、夫婦杉に触れたりしたことも忘れられません。

気合いを入れたい体外受精前も、もちろんお参りは必須！　はじめての体外受精前は日枝神社と鴻神社へ、2回目の体外受精前は氏神様である近所の神社へ。「採卵がうまくいきますように」と手を合わせました。3回目の体外受精前には、1日かけて鬼子母神ツアー。雑司が谷と入谷の鬼子母神堂を回りました。

子授け祈願は気分転換にもなるし、境内に身をおいて深呼吸すると心も体も浄化されていくよう。「授かったら、お礼参りも兼ねて安産祈願に来ようね」と話すのも幸せな時間でした。おかげでイライラをため込むこともなく、心を落ち着けて妊活期間を過ごせたのかな、と思います。

Special column 2

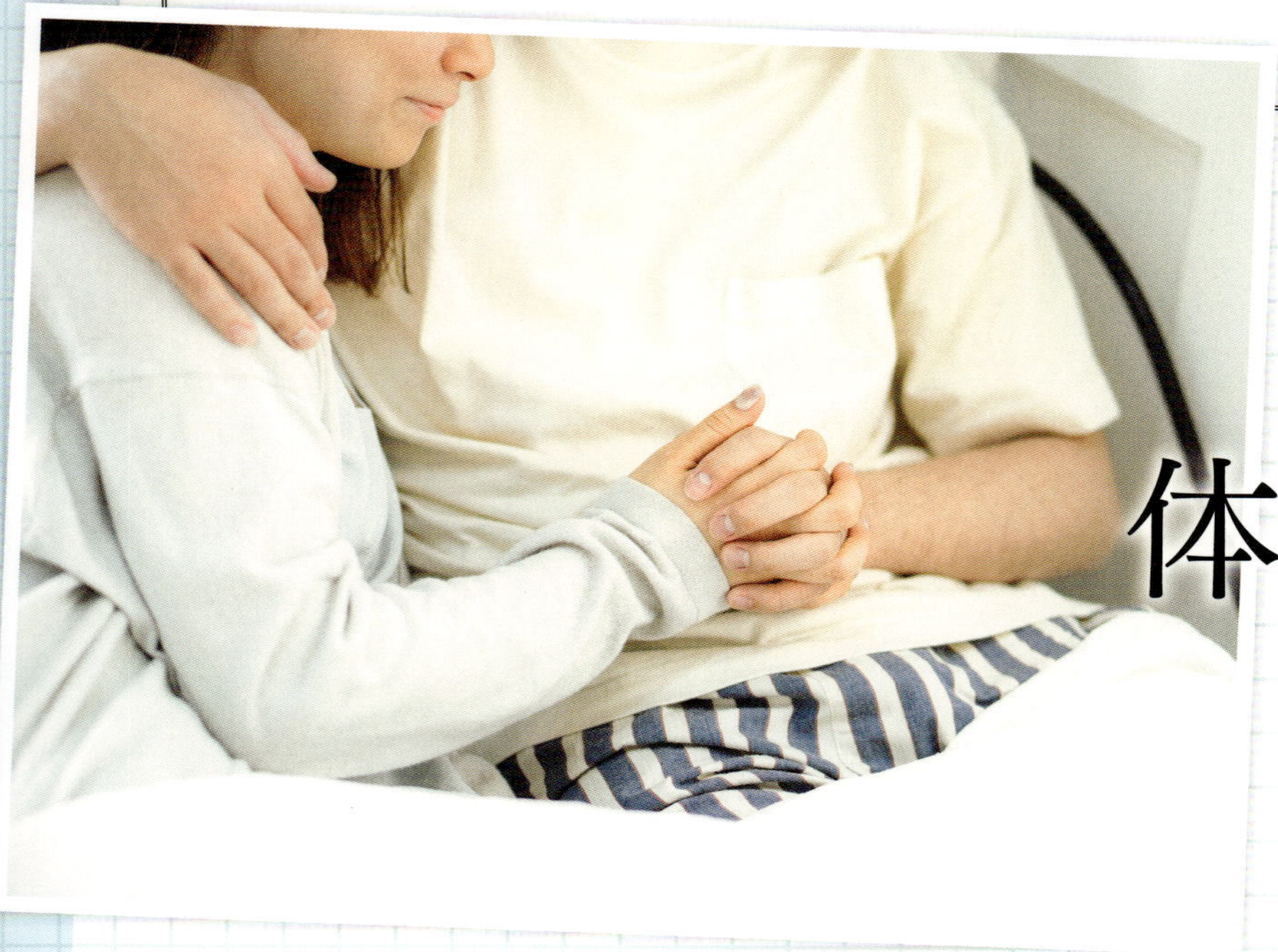

してもいい？ 控えるべき？
気になる疑問を解消！

体外受精中のセックス

卵巣刺激中のセックスは卵巣トラブルの危険あり

「体外受精にステップアップしてからは、セックスレスぎみ」という夫婦も多いのでは？「治療中にセックスをしてもいいのかわからなくて、不安」という声も聞かれます。

治療中のセックスは、採卵周期か移植周期か、また新鮮胚移植か凍結胚移植かによって、積極的にしたほうがいいか、控えたほうがいいかが変わります。

採卵周期は、卵巣刺激の薬によって卵巣が通常時よりも大きく腫れています。こうした状態でセックスをすると、卵巣茎捻《けいねん》転《てん》を起こす恐れがあります。茎捻転とは卵巣がねじれる病気で、ねじれた先は血流が悪くなって壊死してしまうことも。できるだけすみやかな手術が必要です。場合によっては卵巣を摘出しなければならないこともあります。

卵巣が腫れているときは、刺激となるようなことは避けたほうが安全。卵巣刺激の薬や注射が始まったら、セックスは控えましょう。

また、採卵後、胚を凍結せずにすぐに移植をする新鮮胚移植の場合も、性交渉は推奨できません。子宮の収縮を起こして、妊娠率を下げてしまう可能性があるためです。

凍結胚移植周期はセックス推奨！

一方、凍結胚移植の周期は、卵巣の腫れもおさまっているので、茎捻転の心配はありません。移植の前日までは、大いにセックスを楽しみましょう。

セックスには、体の巡りをよくしたり、免疫力を高めたり、自律神経をととのえたりと、体にいいことがたくさん。愛あるセックスで満たされると、精神的にも安定し、ホルモンの分泌が促進されます。妊娠しやすい体づくりにもつながるのです。

週に2～3回のペースで夫婦生活をもてれば、男性の精子にとってもプラス！ 禁欲期間をおかずに射精するほうがＤＮＡの損傷が少なく、元気な精子がつくられます。

体外受精にステップアップしたあとは、「子づくりのためのセックス」は必要ありません。採卵周期に入る前、そして凍結胚移植周期には「愛し合うためのセックス」で夫婦の絆を深め、赤ちゃんを待ちましょう。

PART 3

＼次の妊娠につなげるために！／

着床障害と不育症、先進検査

良好胚を移植してもなかなか着床しないとき、流産の診断を受けたとき、
大きな不安や悲しみ、強いストレスを乗り越えて
次の妊娠へとつなげるためにできることとは？
遺伝子解析の技術を使った先進検査や、
流産率を下げる効果が期待される着床前検査についても紹介します。

着床不全の検査と治療

体外受精、顕微授精の最終段階である着床。そのしくみには、まだ解明されていないことがたくさんあります。

妊娠率7割の壁から見えた着床を妨げる子宮側の問題

日進月歩で進化する不妊治療。特に受精に関しては、顕微授精の技術革新もあって、かなりの部分で医療の助けを得られるようになっています。

しかし、女性の体内で進行する着床は、現在の医学でもわからないことが多い分野です。そのため、着床を助けるためのアプローチが、研究と臨床の両面から進められています。

着床不全（着床障害）の確たる定義はまだありません。40歳未満の場合、体外受精で良好胚を4回以上移植すると約80%が妊娠するという報告があります。一般的には、良好胚を2回以上移植しても着床しなかった場合に、着床不全と判断し、検査や治療を開始する施設が多いようです。

着床不全の原因について、はっきりこれといえるものはありません。ただ、最も多いのは、胚自体に染色体異常な

着床という現象には、胚と子宮のそれぞれに複雑なメカニズムが働いています。子宮内で起こっていることを図解でご紹介します。

着床のステップ

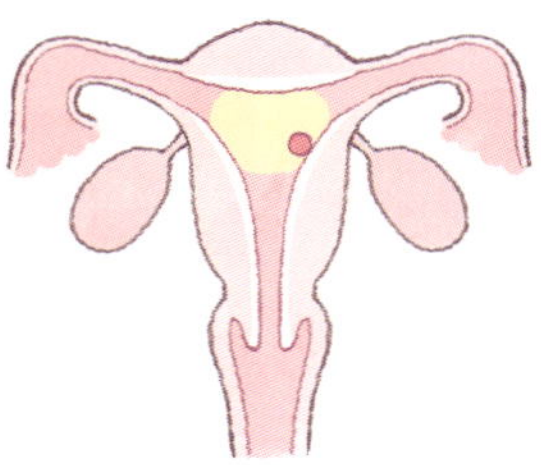

1

移植完了

初期胚なら受精から３日目、胚盤胞なら排卵から５日目に、子宮の奥（子宮底部）に戻されます。そのあとのプロセスは自然妊娠の場合とまったく変わりません。

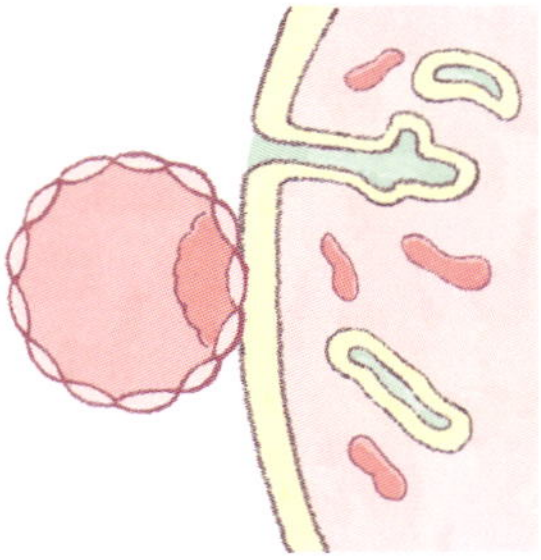

2

着床の始まり

胚盤胞の表面にある栄養外胚葉（栄養膜）が子宮内膜上皮に接着します。栄養外胚葉は、栄養膜細胞層との２層に分かれ、外側の栄養膜合胞体層が内膜の中へ侵入していきます。

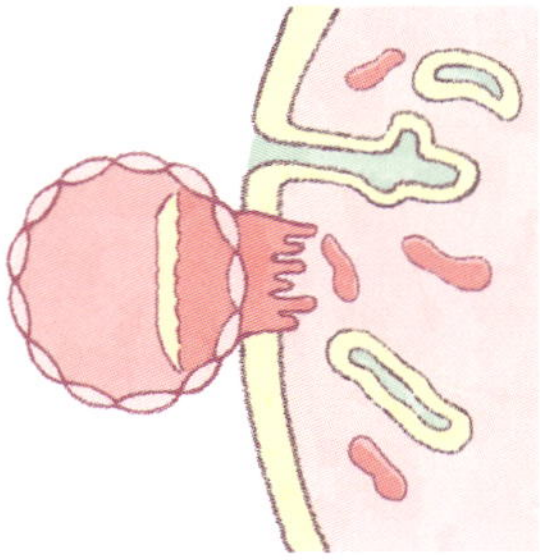

3

内膜にもぐり込む

栄養膜合胞体層は酵素を分泌して、周囲にある子宮内膜細胞を分解しながら、将来赤ちゃんになる細胞（内部細胞塊）ごと、中へともぐり込んでいきます。分解された子宮内膜細胞はとり込まれて、胚の栄養源となります。

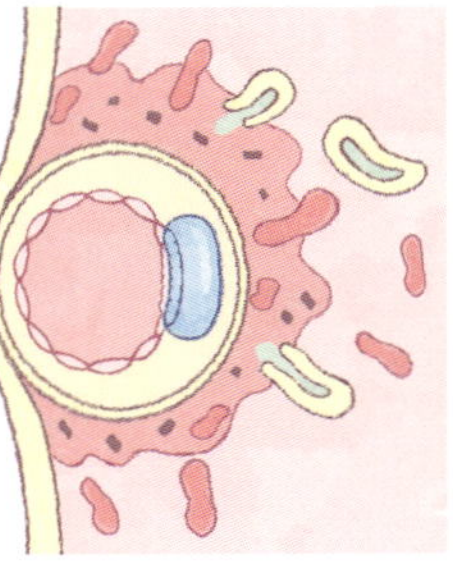

4

hCGホルモンの分泌がさかんに

栄養膜合胞体層は、妊娠を維持するためのhCGを分泌し始めます。着床が進むにつれ、栄養膜合胞体層に腔ができて、母体血液などで満たされるようになります。これが胎盤の始まりです。

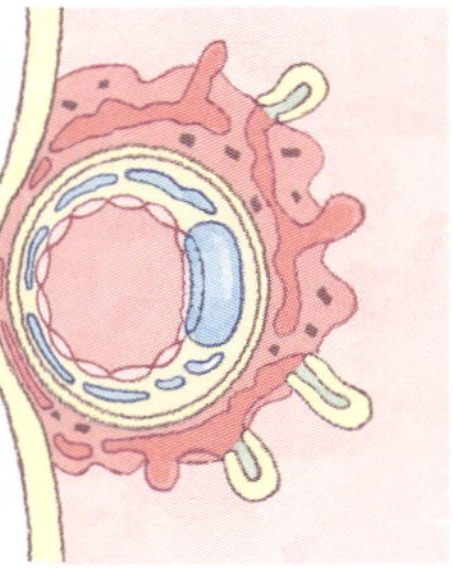

5

妊娠反応が陽性に

卵巣の黄体が刺激され、プロゲステロンの分泌が促されて、月経がストップ。hCGが増加して、母体血液や尿に入り、それを検出することで妊娠反応が出ます。

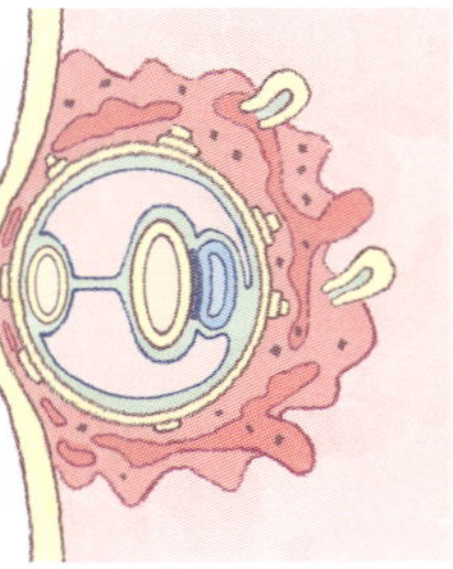

6

着床完了！

胚が子宮内膜の間質細胞に完全にもぐり込むと、子宮内膜上皮がもぐり込んだあとを修復します。受精から１４日目ごろになると一次絨毛膜細胞が形成され始め、母体と赤ちゃんの血液は直接まざり合うことなく、栄養分や酸素のやりとりを行います。

着床不全の検査と治療

ど遺伝的なトラブルがあり、着床できないケースだと考えられています。これは、非常に初期の流産まで含めた広い意味での不育症でも同じです。

欧州生殖医学会が発表した着床前診断（検査）に関するデータがあります。着床前診断は、胚盤胞まで培養した胚の細胞の一部をとり出して、染色体の数に異常がないかを調べるもので、欧米では広く行われています（Ｐ１１２～１１５参照）。それによると、遺伝情報に問題が見られない胚を移植しても、妊娠率は約70％にとどまるということがわかってきました。

胚に問題がないと考えられるのに着床しない3割のケースには、母体側の子宮の環境や免疫の問題などが関わっているのではないかと推測できます。ただし、現在考えられるすべての検査や治療を行っても、残念ながら原因がわからず、障害を解消できないものもあるのです。

「着床の窓」があいている

胚が子宮内膜に着床するには、ふさわしい時期があると考えられ、その時期を「着床の窓（Implantation Window）」と呼んでいます。着床の窓があく時間の長さや時期には個人差があります。移植しても妊娠に至らない場合、移植のタイミングが着床の窓とずれている可能性があります。

着床しやすい子宮環境って？

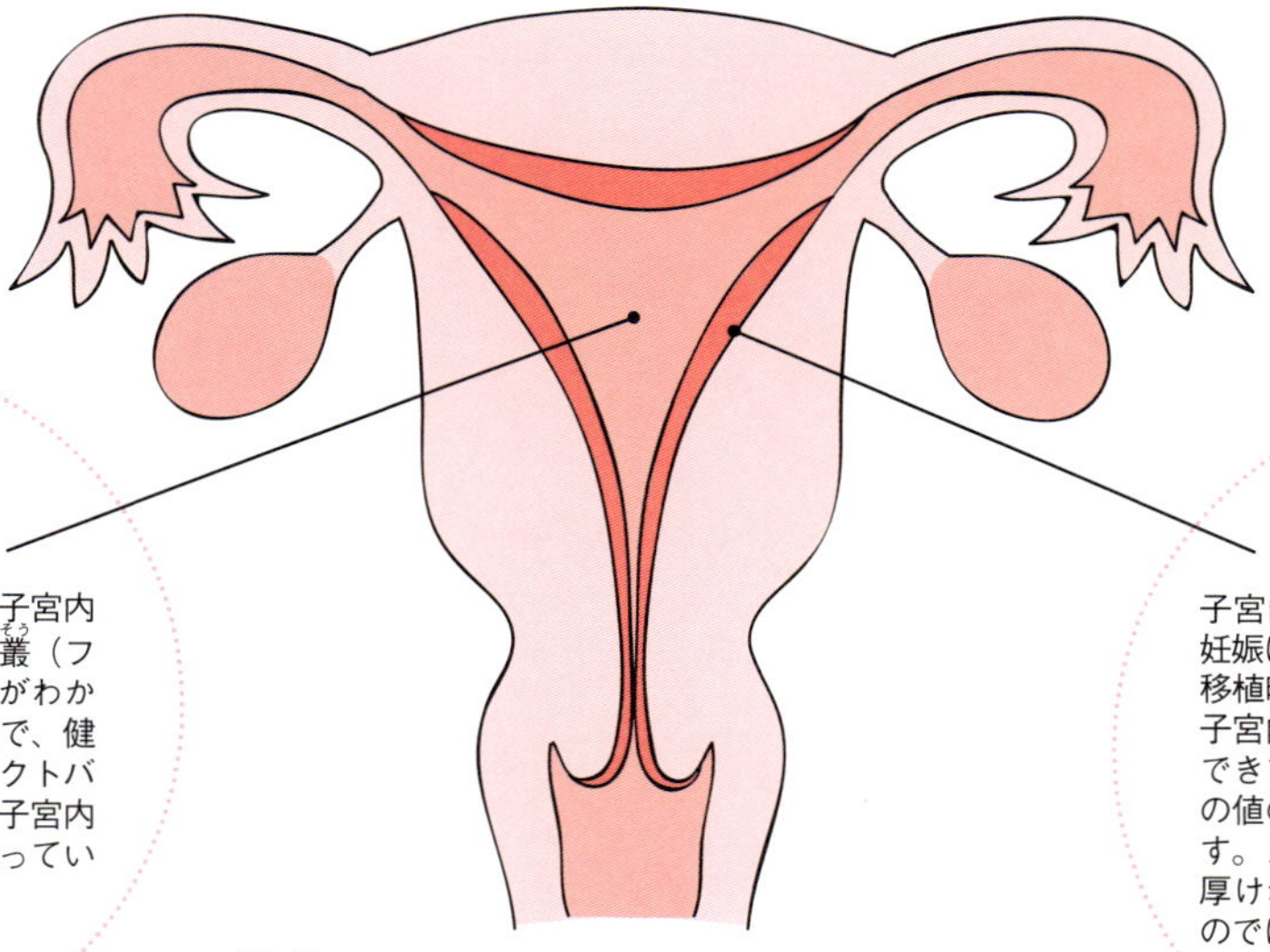

子宮内に善玉菌が多い

これまで無菌と考えられてきた子宮内にも、多くの細菌がいて、細菌叢《さいきんそう》（フローラ）が形成されていることがわかってきました。最近の研究結果で、健康な子宮には乳酸菌の一属のラクトバチルスが豊富に存在していて、子宮内の環境を着床に適したものに保っていると考えられています。

子宮内膜の厚さ

子宮内膜には基底層と機能層があり、妊娠に備えて厚くなるのは機能層です。移植時期を決めるのには超音波検査で子宮内膜の厚さを測り、内膜の準備ができているかをチェックしますが、その値の目安は8㎜程度といわれています。ただし、薄いから妊娠できない、厚ければ妊娠できる、という単純なものではありません。

Topics

胚を子宮内膜に接着させるヒアルロン酸培養液

保湿成分として知られるヒアルロン酸は、実は子宮の中にも存在しています。水に溶けると粘性が高くなり、胚と子宮内膜を接着させる「のり」のような働きをすると考えられます。このヒアルロン酸を含む培養液が世界でも使用されていて、胚移植をくり返しても着床しないケースや高齢のかたに効果が確認されています。前日から準備した培養液に、移植予定の胚を2時間程度つけて、培養液ごと吸引して子宮に移植します。

原因1
胚に染色体異常がある

赤ちゃんになれない胚は自然淘汰されます

年齢を重ねるにつれ、卵子も年をとります。卵子の老化現象として挙げられるのが、染色体異常を持つ卵子が増えることです。

染色体は、常染色体22組と性染色体1組の合計46本です。卵子と精子は成熟の過程で半分に分裂し、23本の染色体を持った状態で受精します。この分裂を減数分裂といいます。ところが、卵子が老化していると減数分裂がきれいに行われないことがあります。本来なら均等に分かれるはずが、不均等になってしまうのです。こうした染色体異常を持つ胚は、ほとんどの場合は胚培養の途中で成長をやめてしまったり、着床できなかったり、着床できても早い時期に流産してしまいます。

卵子の染色体異常は、女性の年齢に関係なく起こりますが、年齢が高くなるほどその確率も高まります。

染色体の数に異常がないかは、胚盤胞の一部の細胞を調べるＰＧＴ-Ａ（着床前検査）によって調べることができます（くわしくはＰ１１２参照）。

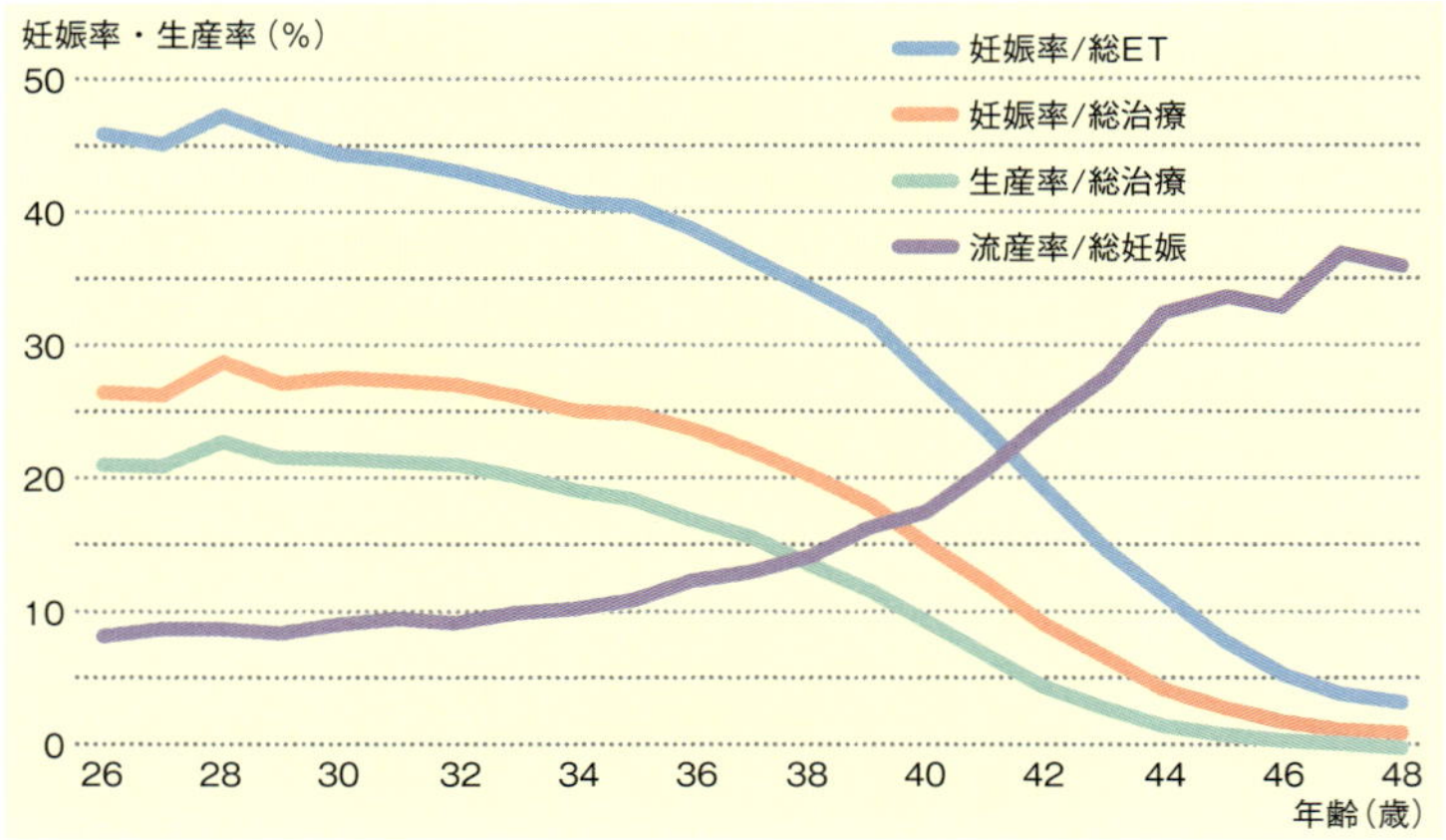

ARTにおける年齢と妊娠率、流産率のグラフ

体外受精での妊娠率や生産率（出産した割合）、流産率を示したデータ。卵子の老化の影響があらわれ始める35歳ごろから妊娠率が低下し、流産率が上昇します。
※日本産科婦人科学会ARTデータブック2022年度

原因2
着床の窓がずれている

着床できるタイミングは人によって異なります

「着床の窓」とは、子宮内膜が胚を受け入れることができる期間。人それぞれで違っていると考えられていて、この時期がずれていると、良好な胚を移植しても着床できない可能性がある、と指摘されています。

着床の窓を診断するＥＲＡ検査（子宮内膜着床能検査）によると、検査を受けた人の約30％に着床の窓のずれがあったといいます。また、最適な移植時期を特定することで、妊娠率が約25％アップしたというデータも。

着床の窓があくのは、自然な月経周期では19～21日目ごろとされています。この時期の子宮内膜には、ピノポードという特殊な構造があらわれたり、さまざまなタンパク質などが増えることも報告されていますが、まだ確実なことはわかっていません。

こんな検査があります

ERPeak検査（子宮内膜胚受容期検査）

ERA検査と同じく、85個の遺伝子を解析して着床の窓のタイミングを確認する検査。子宮内膜を採取する時期や方法も、ほぼERA検査と変わりません。アメリカの検査会社によって開発され、日本では2020年に認可されました。

5～10分　¥15万円前後

ERA検査（子宮内膜着床能検査）

着床に関わるとされる238個のRNA遺伝子を分析して、検査時の子宮内膜が移植に適していたかを調べます。胚移植を行うと想定して内膜を育て、移植予定日に子宮内膜を採取。検査周期の胚移植はできません。検体を海外に送るため、結果が出るまで3週間ほどかかります。

5～10分　¥15万～20万円前後

原因3 慢性子宮内膜炎がある

自覚症状がないため見逃されやすい病気です

近年、着床を妨げる要因として注目されるようになったのが慢性子宮内膜炎です。子宮内膜は月経のたびにはがれて体外に排出されますが、慢性子宮内膜炎は、その奥の基底層に、もともと腟内にいる大腸菌、連鎖球菌、ブドウ球菌、淋菌などの細菌感染が広がり、慢性的に炎症が続く状態です。そのため、免疫活動が活発化して、子宮内膜の免疫異常などにつながる可能性があります。発熱やおりものの変化などの自覚症状が出ないことが多く、見逃されやすいのがやっかいな点です。着床不全や流産をくり返す人の6割超が、この慢性子宮内膜炎にかかっているという報告もあります。

検査を受けて、細菌感染があれば、効果のある抗生剤を服用します。

こんな検査があります

どの検査も、完全に原因菌が特定されるとは限らず、どれがよいかについての統一された見解はまだありません。

CD138検査

慢性子宮内膜炎では、細菌やウイルスが体内に侵入すると、それに対抗するためにつくられる「形質細胞（CD138陽性細胞）」が、内膜基底層に存在するようになります。そこで、内膜組織を採取して、免疫染色という検査を行い、形質細胞が5つ以上あれば、慢性子宮内膜炎と考え、治療を行います。やはり原因菌の特定はできず、治療で炎症が治っても、形質細胞は消えないケースもあります。

5～10分

1万5000～2万円前後

子宮内細菌叢検査

子宮内膜組織を採取し、その中に含まれる細菌のDNAを、次世代シーケンサーという最先端の技術を用いて網羅的に調べ、子宮内の細菌叢の状況を解析します。ほかの検査に比べ、原因菌が特定できるのがメリットですが、費用も高額です。現在日本で行われている細菌叢検査には、アイジェノミクス社の「EMMA検査」「ALICE検査」、バリノス社の「子宮内フローラ検査」があります。

5～10分　3万～4万円前後

子宮鏡検査

腟から子宮内に内視鏡を入れ、子宮内の状態を見る検査です。熟練した医師であれば、内膜に赤い斑点が生じていたり、ごく小さなポリープが多数あったりという異常を見分けられます。ただし、確定診断には、内膜組織を一部切りとって、さらにくわしい免疫検査を行う必要があります。慢性子宮内膜炎のほか、着床を妨げる原因となる子宮内膜ポリープ、子宮粘膜下筋腫などの発見にも有効です。

5～15分

5000～（保険適用の場合）
1万5000円～（自費）

着床不全の検査についての気がかりQ&A

Q 検査は移植のつど受けなくてもOK?

A 一度行えば再検査は不要と考えます

細菌叢検査などは、移植のたびに状況が変わることはありえますが、遺伝子解析による検査は非常に高価で、また結果が出るまで時間がかかるため、一度検査をして、結果を確認したら、そのまま移植を進めます。費用やどのくらい移植を待てるかなども考えると、誰にでもおすすめできる検査とはいえません。なお、細菌叢（フローラ）の状態はいったんととのえば、3カ月くらいは継続すると考えられます。

Keyword

●子宮内細菌叢

ヒトの腸や腟内には、多くの細菌が常在していますが、顕微鏡で見たときに、細菌が群がっている様子が「花畑（フローラ）」のように見えることから、細菌の集まりを「腸内フローラ」「腟内フローラ」などとも呼ぶようになりました。

●次世代シーケンサー

シーケンサーは、遺伝子（DNA）を構成するA、T、G、Cの塩基配列を解析する機械です。次世代型の登場により、従来と比べ、遺伝子の解析にかかる時間が圧倒的に短縮されました。遺伝子の変異や病気の原因となる遺伝子の特定など、医療分野での活用が進んでいます。

原因4

子宮内細菌叢が乱れている

子宮内にラクトバチルス菌が少ないと着床しにくい

健康な女性の腟内には、乳酸菌の一属であるラクトバチルス菌が豊富に存在しています。ラクトバチルス菌は、腟内のグリコーゲンを分解して乳酸をつくり、腟内を弱酸性にキープ。細菌性腟症や性感染症の原因となる病原菌の繁殖を防いでいます。

以前は、子宮内は無菌だと考えられていましたが、海外での研究によって子宮の中にも菌が存在し、腟内細菌叢と同じように、子宮内細菌叢を形成していることが知られるようになりました。また、体外受精によって妊娠・出産した人の子宮内細菌叢は、ラクトバチルス属の菌が大多数を占めていること、逆に妊娠に至らなかった人たちは、ラクトバチルス属以外の菌が多く増殖していることも明らかになりました。

こうした研究から、子宮内でラクトバチルス菌が90％以上を占めているときに胚移植を行うことで、着床率の向上が期待できる、と考えられています。

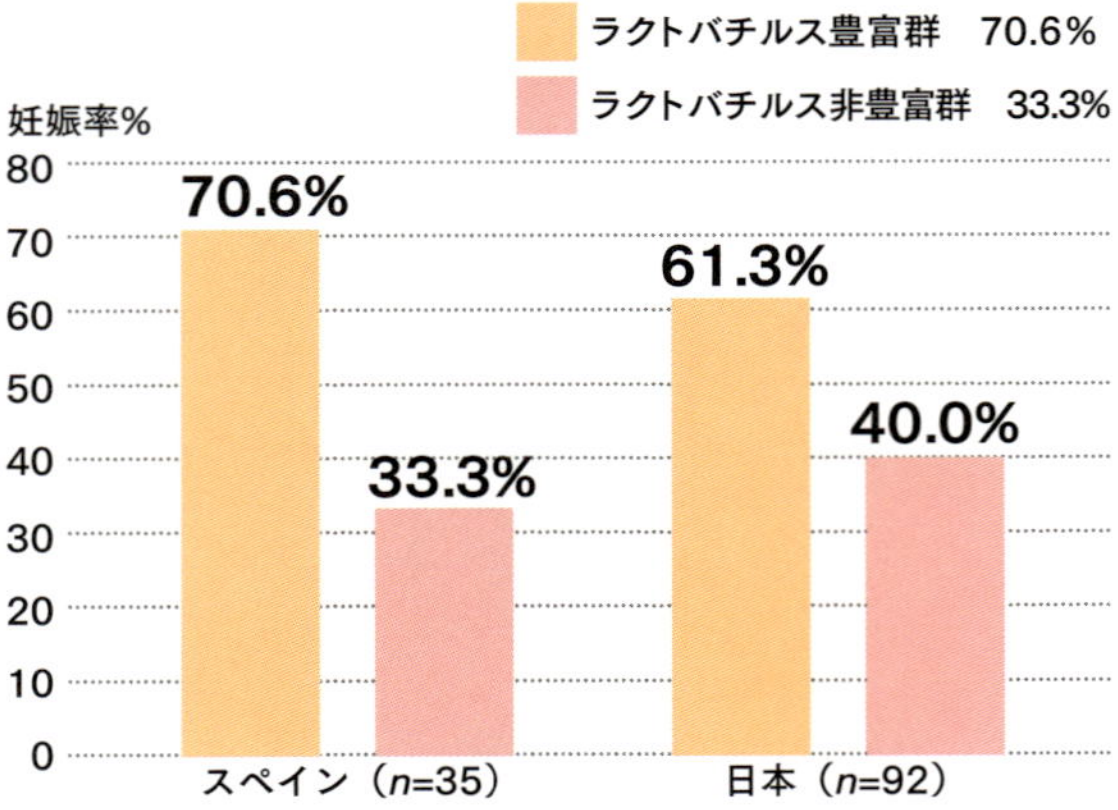

こんな検査があります

EMMA／ALICE検査（子宮内膜マイクロバイオーム検査）

次世代シーケンサーで子宮内にある細菌の種類と割合を測定。ERA検査（子宮内膜着床能検査）の特許を持つスペインの検査会社、アイジェノミクス社が開発したもので、ALICE検査（感染性子宮内膜炎検査）とあわせて同時に検査でき、ERA検査も含めた3つがエンドメトリオ検査とも呼ばれます。

5～10分

¥ 7万円前後（EMMA検査、ALICE検査を2つ同時に行った場合）

子宮内フローラ検査

日本の検査会社であるバリノス社が行う検査で、「子宮内フローラ検査」という名称はその商標。検査方法は、EMMA検査と同様に、子宮内膜を採取して次世代シーケンサーによる遺伝子解析を行います。ERA検査とは違い、月経周期のどの時期でも検査可能。

5～10分　¥ 4万～5万円程度

子宮内細菌叢についての気がかりQ&A

Q 検査でラクトバチルス菌が少ない場合はどうしたらいい？

A 乳酸菌の腟剤やサプリメントを利用して

ラクトバチルス菌が90％未満で、細菌感染があると考えられるときは、抗生剤と乳酸菌が含まれる腟剤を併用します。また、腸内フローラをととのえることで、腟や子宮でも善玉菌が増える可能性が考えられます。腸内の乳酸菌やビフィズス菌が増えるよう、ラクトフェリンを含むサプリメントをとり入れるのもおすすめです。最近では、多くの乳酸菌の種を補える坐薬やサプリメントが開発されているので、医師と相談して、適切な摂取法を選択することが必要です。

Keyword

●細菌性腟症

腟内に悪玉菌が異常増殖している状態。腟内の常在菌のバランス（腟内フローラ）が崩れ、ラクトバチルス菌が減少することで起こります。おりものの変化やにおいが出ることもありますが、自覚症状は少ないのが特徴。腟内細菌叢のトラブルは子宮にも影響することが考えられ、注意が必要です。検査は、おりもの内の菌の状態を顕微鏡で観察して点数化（ヌージェントスコア）する方法がとられます。主に腟剤で治療しますが、抗生剤を内服する場合も。

原因5 子宮筋腫などのトラブルがある

筋腫やポリープの位置や大きさが影響することも

子宮筋腫や子宮内膜ポリープは、できている位置や大きさによっては胚の着床を妨げてしまうことがあります。

体外受精に進む人では、多くの場合、これらのトラブルはすでに検査で発見されていることが多いでしょう。しかし、いざ体外受精にステップアップした際に、大丈夫だろうと考えられていた筋腫やポリープが着床に影響を及ぼすケースも起こりえます。

その場合には、手術で切除するかどうかを主治医とよく相談しましょう。

子宮筋腫

筋腫の中でも着床不全の原因となりやすいのが、子宮内膜のすぐ下にできる「粘膜下筋腫」です。手術は腹腔鏡で行うことがほとんどで、筋腫部分だけをとり除きます。筋腫が大きい場合に、手術前に数カ月間ホルモン剤で筋腫を小さくする方法をとることも。この場合は、不妊治療はいったん中断することになります。手術後は、筋層内膜の状態が回復する3~6カ月をめどに、治療を再開します。傷がきちんとふさがらないうちに妊娠した場合に、赤ちゃんの成長によって、子宮破裂のリスクがあるからです。

子宮奇形

子宮奇形にはいくつかのタイプがありますが、なかでも初期流産率が高いのが「中隔子宮」です。中隔部は血流が少ないため、胚が着床しても育ちにくいと考えられています。手術は、子宮鏡下で中隔を切除する方法がとられます。双角子宮の場合も、子宮の形が着床不全や不育症の原因と考えられることもあります。しかし、手術をしても妊娠率は向上しないという報告もあります。

注目の検査

CINE《シネ》 MRI《エムアールワイ》

子宮も腸と同じように常に蠕動《ぜんどう》運動をしています。この蠕動運動には一定の方向性がありますが、粘膜下筋腫があると「異物を体の外に押し出そう」と、子宮の外に向かう動きの見られることがあります。筋腫が体外に排出されることはないため、子宮は蠕動を続けてしまいます。この動きによって胚が押し出され、着床しづらくなってしまう可能性が考えられています。

CINE MRIでは短時間に続けて撮影したMRI画像を動画で表示することができ、子宮が蠕動する様子がはっきりとわかります。CINE MRIを用いることにより、筋腫手術を優先するべきかどうかの判断がしやすくなります。

子宮腺筋症

子宮の筋層の中に、子宮内膜と似た組織ができ、月経のたびに出血をくり返します。腺筋症のできた部分がかたく腫れ上がり、内膜が十分に厚くなることができず、胚が着床しづらくなることがあります。子宮筋腫と違い、周辺の筋肉との境があいまいで、手術での切除は高度な技術が必要とされます。

子宮内膜ポリープ

粘膜の上にいぼのように細胞が盛り上がるのがポリープです。切除するときは、子宮鏡下で手術を行います。

手術後は、内膜がきちんと厚くなることを確認してから治療を再開します。

流産と不育症のこと

一度おなかに宿った命が消えてしまうのは、とてもつらいこと……。
ふたたび赤ちゃんと出会うために、どんな検査や治療法があるのでしょう？

流産と不育症の関係

妊娠した人の約15％に流産の経験があります

なんらかの原因によって赤ちゃんが成長できなくなってしまうと、妊娠を終わらせるために子宮が収縮し、子宮口が自然に開きます。そうなると、赤ちゃんは子宮内にとどまることができず、胎盤のもとになる組織などとともに体の外に出てしまいます。

赤ちゃんが母体から出ても生存できるギリギリのラインは、妊娠22週とされています。このため、妊娠22週未満で妊娠が継続できないことを「流産」といいます。

流産の頻度は、医療機関で確認された妊娠の約15％に起こるとされています。妊娠した女性の40％は流産を経験しているという報告もあり、流産は決してまれなものではありません。

また流産の8割以上は、妊娠12週未満に起こっています。妊娠12週未満の流産を「初期流産（早期流産）」と呼び、それ以降22週未満の「後期流産」とは区別されます。

初期流産の多くは防ぐことができません

初期流産の原因で最も多いのは、赤ちゃん（胚）自身の染色体などの異常です。つまり、たまたま異常のある卵子や精子が受精してしまい、着床はしても、それ以上は育つことができなかったのです。女性が35歳以上になると、流産率は年齢とともに高くなり、40歳以上では40～50％と急激に増加します。これは卵子の老化により、染色体異常が起こりやすくなるためと考えられています。

はじめて流産した場合や、妊娠10週未満での流産は、次回の妊娠に影響することはほとんどありません。流産後に、「あのとき転んだのがいけなかったのかも」などと悔いる人は少なくありませんが、自分を責める必要はありません。赤ちゃん側に原因がある流産は、何をしても防ぐことはできないのです。

2回以上流産や死産をくり返したら検査を

厚生労働省不育症研究班では、「妊娠はするけれど、流産や死産、新生児死亡などをくり返して、結果的に生児を得られない状態」を不育症と定義しています。

流産を2回くり返すことを「反復流産」、3回以上連続して流産することを「習慣流産」といいますが、最近では、2回流産をくり返したら、不育症を疑ってくわしい検査をするようになってきています。

また、一度は正常に出産していても、2人目以降に2回以上の流産、死産が

流産が起こる確率は年齢とともに上がる

ARTにおける年齢別の流産率

25歳	14.3％
30歳	16.8％
35歳	20.1％
40歳	32.1％
45歳	60.6％

＊日本産科婦人科学会「ARTデータブック　2018」より

あった場合は、続発性不育症として、検査をすることがあります。

化学流産を超初期の流産とする考えも

現在は、血液中や尿中のｈＣＧ値が陽性となっても、超音波で胎嚢が確認できない化学流産（正式には生化学的妊娠）は、流産の回数に数えないとされています。

しかし、化学流産を非常に早期の流産とする考えもあり、議論が続いています。欧州生殖医学会では、２０１７年の不育症ガイドラインで「化学流産も流産とする」という認識を示しています。

化学流産をくり返す場合は一通りの不育症検査を受け、できるだけ対策を施すほうがよいと考えられています。

なお、子宮外妊娠（異所性妊娠）や胎盤をつくる絨毛細胞に発生する病気（胞状奇胎など）は、流産の回数には含めません。

流産についての気がかりQ&A

Q 稽留流産と診断されたらそのあとはどうなるの？

A 週数や胎嚢の大きさから手術の必要性を判断します

稽留流産となると、いずれ子宮が収縮して自然に内容物が排出されます。自然排出を待つか手術を行うかは、胎嚢の大きさや施設の方針によっても異なります。手術は通常、全身麻酔をして行われ、10分程度で終了します。手術後一定の安静時間をへたら、日帰りで帰宅できるケースがほとんどです。

Q 体外受精はいつから再開できる？

A 月経が再開して子宮内膜の状態が回復したら

月経が再開し、hCG値が下がり、子宮内膜の厚みが元に戻れば体外受精（胚移植）にトライしても大丈夫。一般的には2周期後から再開する施設が多いですが、治療の休止期間は人によって、また医師の方針によっても異なります。主治医とよく相談しましょう。

流産の種類

稽留《けいりゅう》流産

赤ちゃんは亡くなったまま、子宮の中にとどまっている状態です。出血や下腹部痛などの自覚症状が少ない（少量の出血があることも）ため、健診などではじめて診断されることがほとんどです。子宮内容除去術を行う場合と、経過を見ながら自然に排出されるのを待つ場合があります。

進行流産

赤ちゃんや胎盤のもとになる組織などは、子宮内にとどまっていますが、流産が進行している状態です。子宮口が開き、出血や周期的な下腹部の痛みがあることも。超音波検査で胎嚢は確認できても、赤ちゃんの姿や心拍が確認できなかったりします。進行流産は、不全流産か完全流産に移行します。

不全流産

流産が進行し、赤ちゃんや胎盤のもとになる組織の一部が子宮の外に出てしまった状態です。子宮口は開いて、出血や下腹部の痛みが持続することが多く、子宮内容除去手術が必要に。

切迫流産

赤ちゃんは子宮内にいて、まだ流産には至っていませんが、流産がさし迫った状態です。切迫流産はまだ妊娠が継続できる可能性があります。

完全流産

流産が進行した結果、赤ちゃんや胎盤のもとになる組織などがすべて子宮の外に出た状態です。出血や腹痛は治まってきます。超音波検査では胎嚢も赤ちゃんの姿も確認できません。特に処置は必要なく、経過を観察します。

不育症のリスク因子と検査

検査をしても65％は「異常なし」

「不育症」とは、はっきりした原因のある病気ではなく、赤ちゃんが育たないさまざまな要因を含んだ状態のことをいいます。そのため「原因」ではなく、流産を起こすかもしれない「リスク因子」という言葉が使われています。

最近になって、不育症のリスクを調べる検査手法も進化し、ようやくガイドラインのようなものもできつつあります。ただ、まだまだわからないことも多く、検査をしても65％の人には、これといった異常が見つかりません。

この中には、現在の医療ではまだ解明されないリスク因子を持つ人がいるかもしれませんが、たまたま赤ちゃんの染色体異常が2回以上続いてしまったケースが多いと考えられます。

またリスクがあっても、必ず流産するとは限らず、2回流産した人がなんの治療もしなくても、次の妊娠で無事に出産する確率は約80％ともいわれています。

不育症の検査は、一部だけだと効果的な治療が行いにくいため、推奨されている検査は、一通り受けるほうがよいでしょう。

流産回数別　次回の妊娠成功率

過去の流産回数	染色体異常を除いた成功率
2回	80.0%
3回	80.7%
4回	65.0%
5回	58.8%

＊厚生労働省不育症研究班のデータより改変

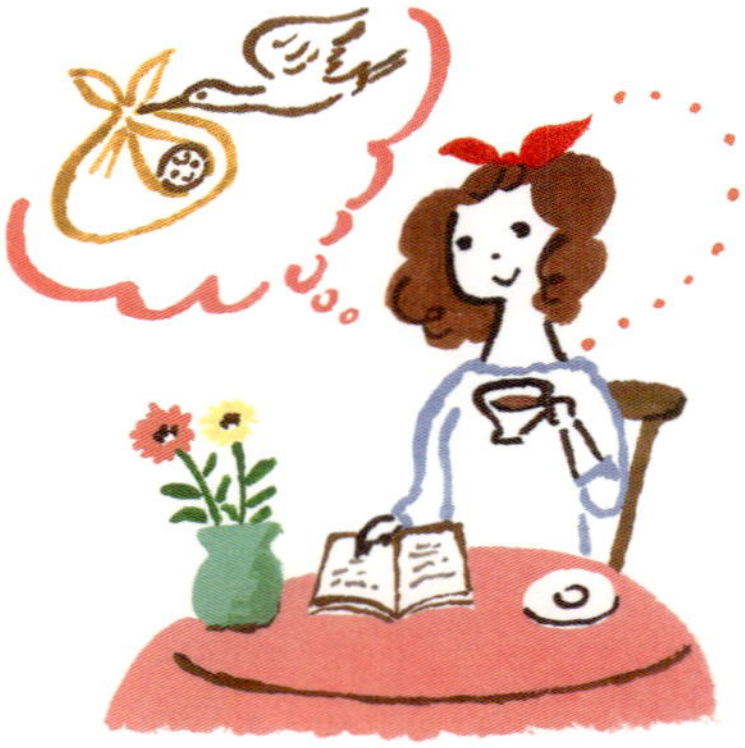

Topics

保険適用外の不育症検査にも経済的な支援が

不育症の検査は、有効性や安全性が確認されているものは保険適用で受けられます。ただ、検査をしても異常が見られない場合にさらに行う検査などは、研究段階として保険が適用されず、自費扱いとなっていました。

２０２１年４月から、保険適用外の一部の検査のうち「先進医療」として実施される検査が助成の対象となりました。今後、有効性や安全性が確立された治療についても、順次保険適用をめざす方針が打ち出されています。

この新制度以外に、保険適用の不育症検査に対する助成制度を設けている自治体もあります。

対象となる検査

先進医療として実施されている不育症検査。現在（2021年）は「流産検体を用いた検査」のみが該当。

助成額

先進医療検査費用に対して、1回につき5万円を上限に助成（助成回数の制限はなし）。

実施医療機関

当該先進医療の実施医療機関として承認されている保険医療機関のうち、保険適用されている不育症に関する治療・検査を、保険診療として実施している医療機関（実施している医療機関は限られます。厚生労働省のHPで確認を）。
https://www.mhlw.go.jp/topics/bukyoku/isei/sensiniryo/kikan02.html

不育症のリスク因子と検査項目

赤ちゃんの染色体異常
リスク因子不明の不育症の大半は、赤ちゃんの染色体異常がたまたま続いてしまったもの、と考えられます。流産したときに胎盤にある絨毛を採取して培養する「流死産胎児絨毛染色体検査」ができれば、胎児の染色体の数や形態を調べ、流産の原因が赤ちゃん側にあったかどうかを特定します。この検査は、今後どのように不育症治療を行うかの重要な判断材料になるので、可能ならぜひ受けましょう。

子宮形態異常
子宮の内部に壁のある中隔子宮では流産しやすいことが知られています。超音波検査や子宮卵管造影検査、さらに必要があれば、MRIや子宮鏡検査などで、子宮の形を調べます（P35参照）。

甲状腺機能異常
甲状腺機能の異常、特に機能低下は流産と関連があるとされています。血液検査で甲状腺ホルモン（TSH、ｆT4値）を測定し、異常があれば橋本病やバセドウ病で検出される自己抗体（抗Tg抗体）も調べます。また、同じ内分泌代謝の病気である糖尿病も、流産のリスクが高くなるため、その検査も行います。

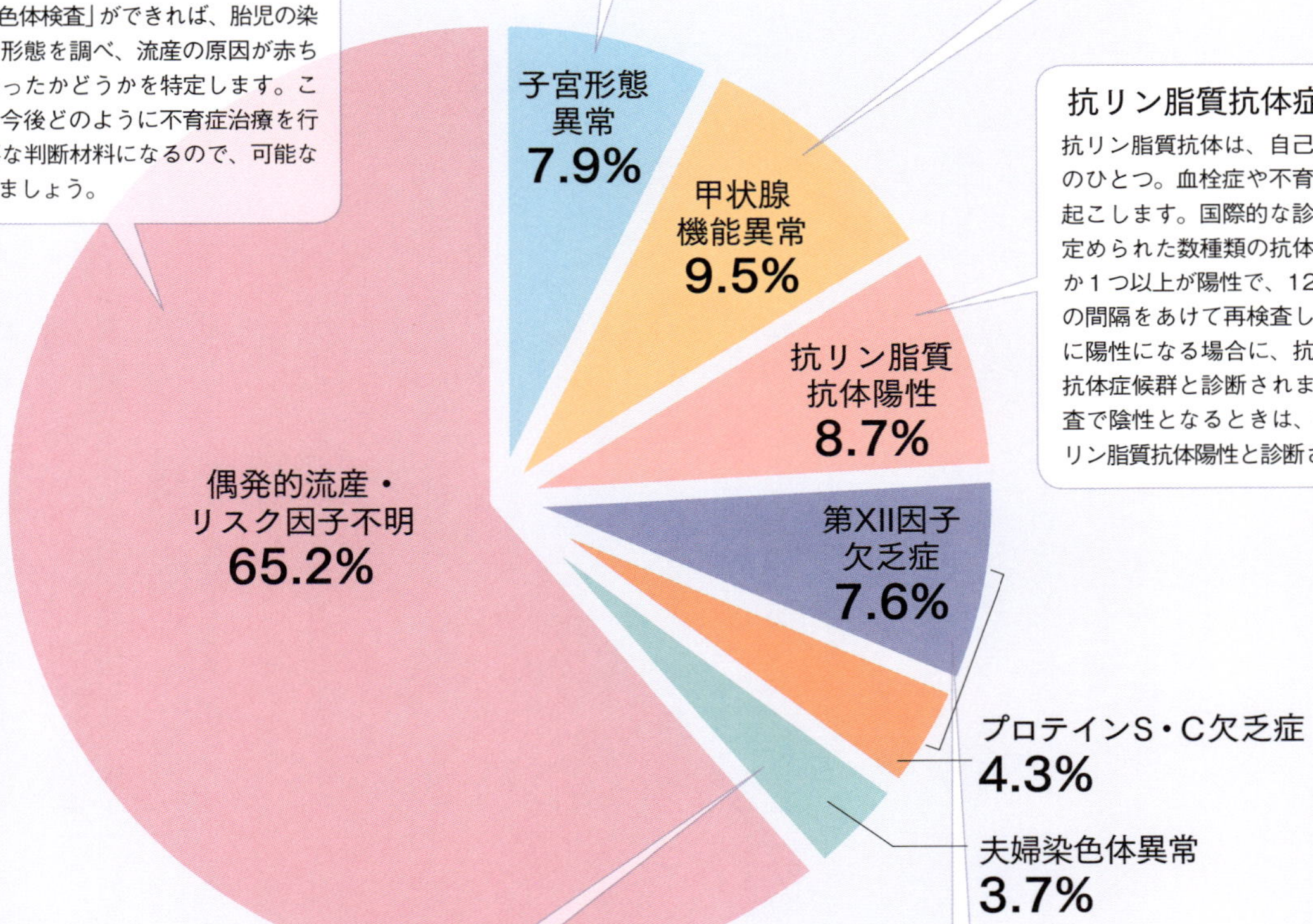

※複数回答
厚生労働省「不育症管理に関する提言」より

抗リン脂質抗体症候群
抗リン脂質抗体は、自己免疫疾患のひとつ。血栓症や不育症を引き起こします。国際的な診断基準で定められた数種類の抗体のいずれか１つ以上が陽性で、12週間以上の間隔をあけて再検査してもさらに陽性になる場合に、抗リン脂質抗体症候群と診断されます。再検査で陰性となるときは、偶発的抗リン脂質抗体陽性と診断されます。

夫婦染色体異常
夫婦どちらかの染色体に構造（形）の異常があると、流産率が増加します。血液検査でわかりますが、染色体や遺伝子などの異常に対しては治療の方法がないため、カウンセリングを受けたうえで、検査するかどうかを夫婦でしっかり話し合う必要があります。

血液凝固異常（プロテインS・C欠乏症、第XII因子欠乏症など）
プロテインS・Cや第XII因子は、血液が固まらないように働くタンパク質で、これらが不足すると出血しやすかったり、血栓ができやすい傾向があります。血液検査で調べますが、不育症のリスクに関するエビデンスはまだ明らかではなく、推奨検査に準じて、必要と考えられる場合の選択的検査です。

リスク因子別
不育症の治療

検査を受けて、必要な治療を行うことがたいせつ

検査をしてリスク因子がわかれば、それぞれに応じた治療を行います。

厚生労働省不育症研究班（P107参照）の調査によると、赤ちゃんの染色体異常がない場合には、子宮形態異常で70％超、甲状腺機能異常では90～100％、抗リン脂質抗体陽性や血液凝固異常でも100％近い確率で赤ちゃんを産むことができています。

かつては妊娠がむずかしいと思われていた夫婦の染色体異常の場合でも、カウンセリングなどを受けることで、流産率は高くても、最終的には多くの人が子どもを持てることもわかってきています。

ただし、現在不育症治療に用いるほとんどの薬剤の使用は保険では認められていません。

子宮形態異常

中隔子宮は手術で出産率がアップ

子宮の形の異常にはさまざまな種類があり、着床部分の血流の悪さなどが原因で流産しやすくなることも。流産率が約50％にもなる中隔子宮では、中隔の部分で免疫細胞のバランスの異常があり、それが子宮内の環境を乱して流産に至る可能性のあることがわかってきました。中隔を子宮鏡による手術でとり除くと、手術を行わなかったときよりも、妊娠・出産の確率が高いとされています。

ただし、手術によって癒着が起こり、妊娠率が低下したという報告や、高齢の場合に不妊症になった例もあるので、手術を受けるかどうかは、専門医と十分相談のうえ、決定しましょう。

甲状腺機能異常、糖尿病

薬の服用で症状を管理してから妊娠にトライ

甲状腺ホルモンが不足する甲状腺機能低下症（橋本病など）や、過剰に分泌されてしまう亢進症（バセドウ病など）は、20～40代の女性に多い病気です。甲状腺の病気が見つかったら、まず内分泌の専門医と協力して、その治療を行います。薬物治療でホルモンの分泌量をコントロールし、妊娠は、甲状腺ホルモン値が安定してから臨みます。バセドウ病の薬には、妊娠初期に使うと胎児奇形のリスクがあるものもあるので、医師と相談しながら進めましょう。

糖尿病も妊娠前から妊娠中、産後まで、血糖値の管理をしっかり行うことがたいせつです。

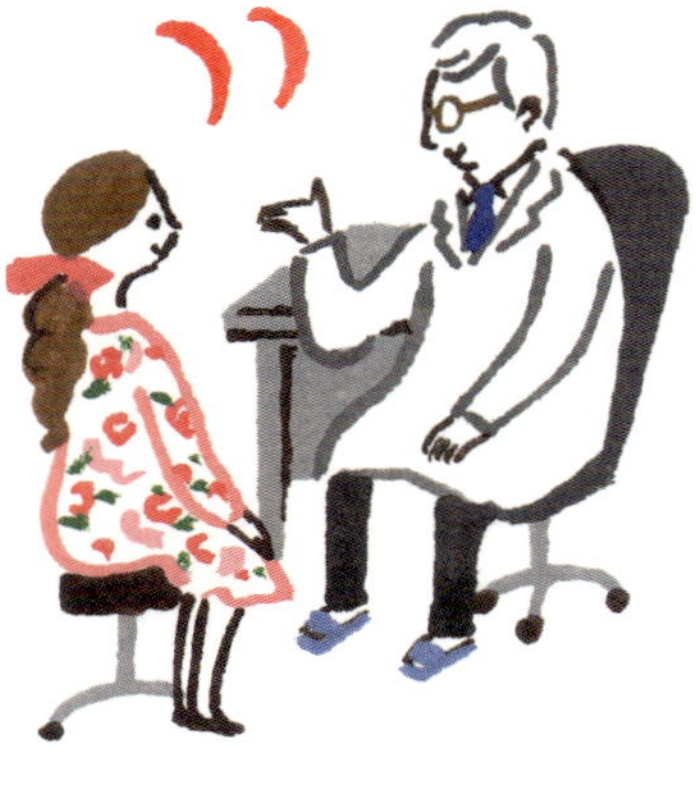

抗リン脂質抗体症候群、血液凝固異常

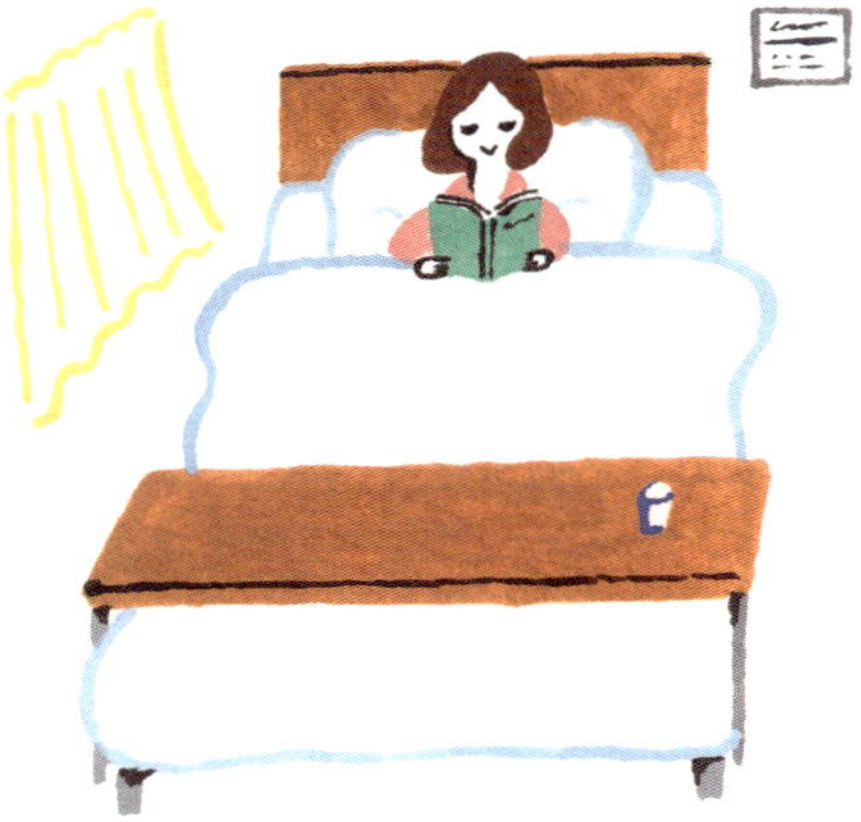

アスピリンやヘパリンで血栓を予防

抗リン脂質抗体があると、妊娠により血栓症のリスクが高くなります。血栓は特に血液の流れが遅い胎盤の周りにできやすく、赤ちゃんに栄養や酸素が行き届かなくなって、流産や死産が起きやすくなります。さらに、胎嚢の周りに炎症を起こし、流産につながることもわかってきました。

抗リン脂質抗体症候群や、血栓ができやすくなる血液凝固異常に関しては、治療法が確立されています。治療には、飲み薬の「低用量アスピリン」と「ヘパリン注射」が併用されます。どちらも、血液をサラサラにし、血栓をできにくくする作用があります。アスピリンは妊娠前から投与し、ヘパリンは妊娠がわかったあとに開始します。

検査で1回だけ抗リン脂質抗体陽性だったケースでも、治療したほうがよい結果が出るという報告があります。また、不育症では、抗リン脂質抗体の一種である「抗フォスファチジルエタノールアミン抗体（抗ＰＥ抗体）」陽性の人が多いというデータがありますが、この抗体が流産や死産のリスクになるかどうかはまだ研究段階です。ただ、低用量アスピリン療法で流産率が減少することもわかっているので、治療を行う選択をすることがあります。

不育症を乗り越えてママに！

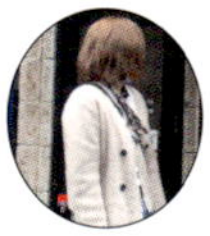

夫婦で漢方も服用して体質改善にも本気でとり組んだ

ぺこさん（32歳・妊活歴２年）

妊娠９週で流産し、不育症専門クリニックへ。不育症の確定診断は出なかったものの、検査結果の値が高めの項目がありました。その後はバファリンや漢方を服用しながら不妊治療を始めました。夫も漢方を始め、３カ月後に妊娠！　妊娠後は、ちょっと変かなと思ったら迷わずに受診し、無事に出産できました。

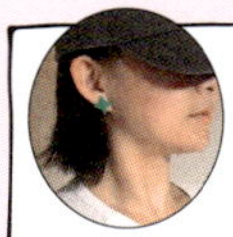

３度の流産にもめげず前向きに治療！

綾さん（39歳・妊活歴４年）

体外受精１回目は妊娠７週目で、２回目は８週目で流産。一度リセットしようと不妊治療を休止中に自然妊娠するも、またも８週目で流産しました。不育症の検査をしても原因はわからず、悩みながらも不妊治療を再開。４回目の妊娠でようやく赤ちゃんに出会えました。あきらめなくてよかった！

ヘパリンは自己注射が可能

ヘパリンは代表的な抗凝固薬で、胎盤周辺の血栓をできにくくする作用と、炎症を抑える作用があります。朝夕2回の皮下注射が必要で、これまでは通院の負担が大きかったのですが、現在は抗リン脂質抗体症候群などの血栓症のリスクが高いと判断されると、保険適用で自己注射が認められます。

夫婦染色体異常

異常が見つかったら着床前検査を受ける選択肢も

夫婦どちらかに染色体の構造異常がある場合、一定の確率で精子や卵子にも染色体異常が起こり、流産に至る可能性があります。夫婦染色体異常がある場合の流産率は約40%といわれます。よく見られるのは「均衡型転座」と呼ばれる、染色体の一部がほかの染色体と入れ替わっている状態です。

染色体の転座があっても本人に症状があらわれることはなく、日常生活を送るにはなんの問題もありません。

検査は血液を採取して行われますが、染色体異常がわかっても治療で根本的に治す方法はありません。検査の前には十分なカウンセリングを受け、納得したうえで臨むことが求められます。

異常が見つかったときには、受精卵の「着床前検査」を受けることが1つの選択肢です。

染色体異常ってどんなもの？

染色体は親から子へ受け継がれる遺伝子の入れ物で、ヒトでは常染色体22組と性染色体1組の合計46本あります。精子と卵子は成熟の過程で減数分裂という作業を行い、染色体を半分にしています。そして受精のときに、精子と卵子それぞれ23本の染色体が対になり、赤ちゃんは46本の染色体を持つことになります。

この分裂のときに、染色体がうまく分離できなかったり、一部が欠けたり、ほかの染色体と一部入れ替わったりすることで染色体異常が発生します。

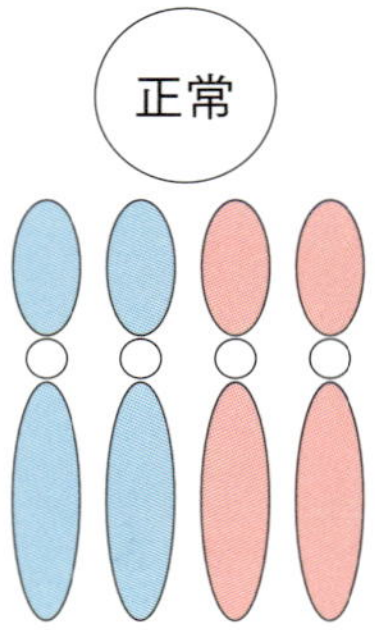

均衡型相互転座

通常２つの染色体の一部が切断され、その断片が交換されたものを「相互転座」といいます。染色体自体の数や遺伝情報には過不足のないのが「均衡型」、情報のバランスが崩れているのが「不均衡型」です。一部が入れ替わっている染色体が分裂するときのパターンによって、精子や卵子では不均衡型の染色体を持つ割合が高くなる可能性があります。

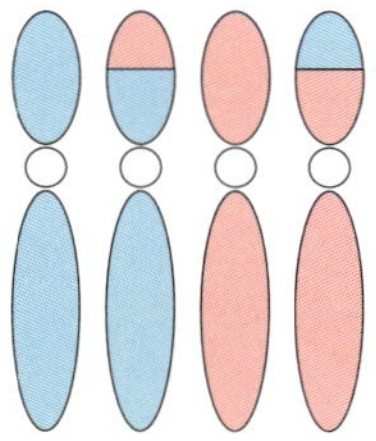

ロバートソン転座

通常の染色体には、長腕と短腕がありますが、5種類の染色体（13番、14番、15番、21番、22番）は、短腕が非常に短く、長腕だけが重要な働きをしています。これら5種類のうちの2本の染色体同士がくっついて1本になってしまうのがロバートソン転座です。

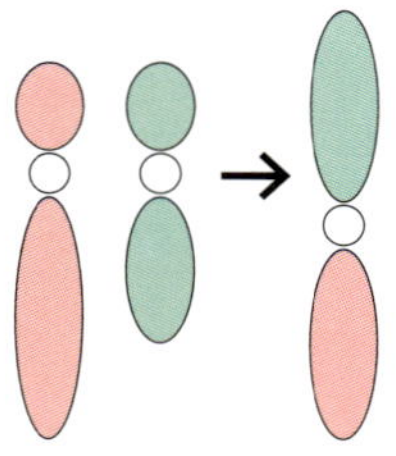

逆位

1本の染色体の2カ所で切断が起こり、その断片が反対向きにくっつくことで生じます。

＼不育症の治療として注目されている／
テンダーラビングケア

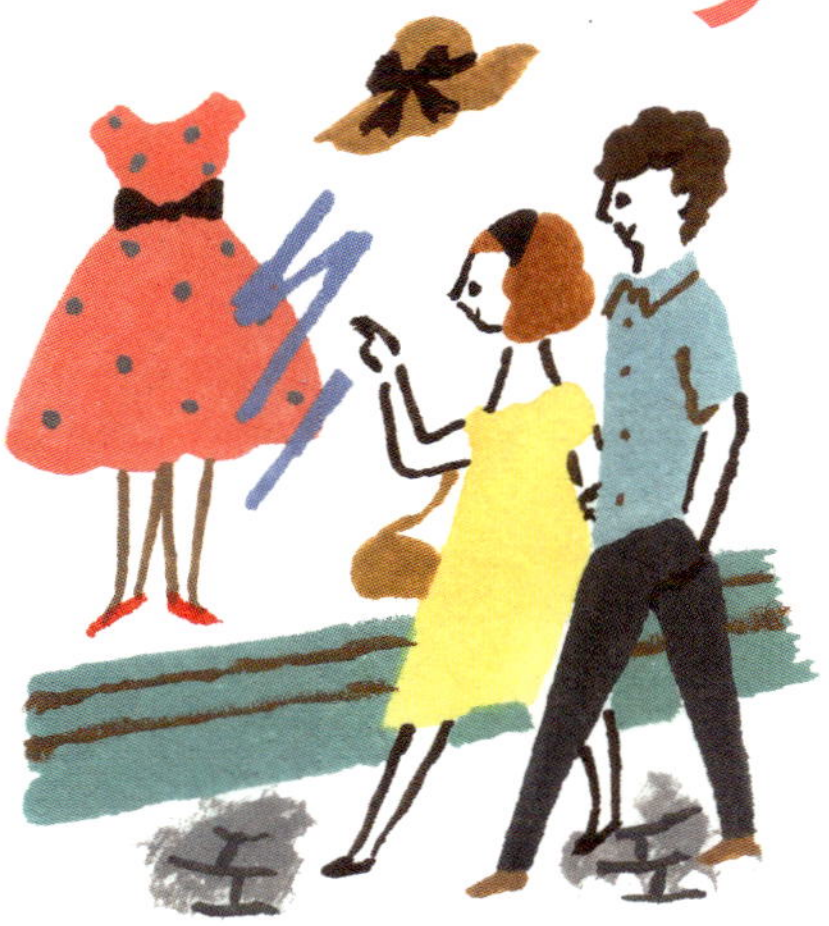

流産・死産を体験した女性への心のサポート

赤ちゃんが欲しいと願うカップルにとって、流産や死産という体験はとても大きな悲しみをもたらすものです。「自分の行動や生活が悪かったから流産につながったのでは」と思い詰めてしまったり、「また流産してしまうのでは」と次の妊娠が不安になってしまったりすることもあるでしょう。また、「よくあること」「次は大丈夫」といった周囲の慰めの言葉が、かえって心の傷になることも少なくありません。

不安を抱えながら妊娠をめざす不育症の女性をサポートするのが「テンダーラビングケア：ＴＬＣ（やさしく寄り添う、愛に満ちた精神的なケア）」と呼ばれる試み。医師や看護師との対話を通し不安を吐き出すことで、精神的な負担をやわらげる治療法です。

通常の妊娠では、妊娠判明後、次の健診は４週間後になりますが、不安の大きい人には、妊娠初期に毎週超音波検査で赤ちゃんの成長を確認するなど、不安をやわらげ、気持ちを安定させるための診察を行う施設もあります。

精神的なケアによって流産率が下がることは、国内外のデータから明らかになっています。不安をひとりで抱え込まずに、医師や看護師に相談してみましょう。

リスク因子が不明の不育症に対する精神的な支援の効果

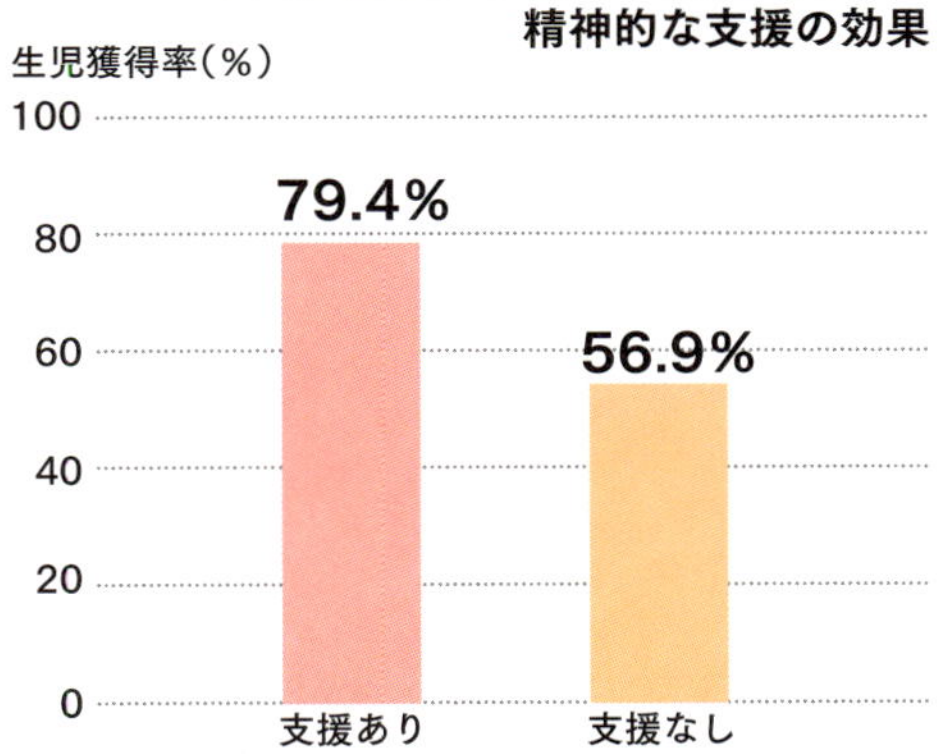

※厚生労働省不育症研究班　2011 年

不育症に関する情報をくわしく知るなら

Fuiku-Labo
http://fuiku.jp

厚生労働省の不育症研究班が運営する「Ｆｕｉｋｕ-Ｌａｂｏ（フイク-ラボ）」は、不育症全般に関する知識や、最新の研究結果を閲覧できるサイト。不育症の検査や治療を専門に行う医師やクリニックを調べることもできます。

また、厚生労働省では、「不妊専門相談センター」内に、不育症について悩む夫婦を対象とした「不育症相談窓口」を全国86カ所（２０２５年１月現在）に設置。厚生労働省こども家庭庁のＨＰで確認できます。専門の医師や、社会福祉、生殖心理カウンセラーが対応してくれるので、かかりつけ医では解決できない悩みがあるときは、最寄りの窓口に相談してみましょう。

着床前検査でわかること、できること

胚の染色体や遺伝子を解析し、異常のない胚を移植することです。

着床前検査って何？

胚の染色体や遺伝子に異常がないかを調べます

着床前検査は、体外受精で得られた胚の染色体や遺伝子を調べて、異常がないと思われる胚を子宮に戻すものです。着床前検査には次の3種類があります。

■PGT-A
（着床前胚染色体異数性検査）

染色体の数の異常を調べます。

■PGT-SR
（着床前胚染色体構造異常検査）

夫婦のどちらかに均衡型転座や逆位などの染色体異常があるケースで行われます。

■PGT-M
（重篤な遺伝性疾患を対象とした着床前遺伝学的検査）

重篤な遺伝性の病気が子どもに伝わる可能性がある場合に、その遺伝子の異常がないかを調べます。

PGT-Mを受けるには、日本産科婦人科学会への申請が必要です。審査をへて認められた場合のみに受けられます。

現在、日本では着床前検査は保険診療の体外受精とともに行うこと（先進医療）が認められていません。つまり、自費診療となるため、高額となります。

また、実施する施設は日本産科婦人科学会の認定が必要となります。

PGT-A／SRの対象になる人は

●体外受精・顕微授精で2回以上妊娠が成立しなかった（ART反復不成功）
この場合の妊娠は、超音波検査で胎嚢が確認できた「臨床的妊娠」を指します。

●2回以上の流産がある（反復流産）
2回以上の流産の経験がある場合、対象になります。

●夫婦染色体異常
夫婦のいずれかに染色体の構造異常がある場合。流産の既往は問いません。

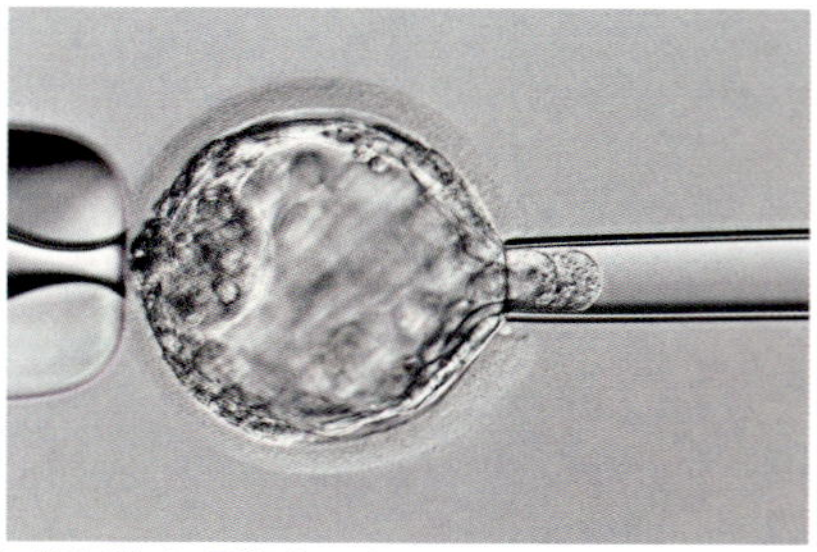

画像提供／田園都市レディースクリニック

PGT-Aは胚盤胞から細胞を採取して検査します

ヒトの染色体は常染色体22組と性染色体1組の合計46本あります。そのうちのどれかが1本（モノソミー）だったり、3本（トリソミー）だったりする場合を「異数性」といいます。異数性の胚はうまく成長できずに着床しなかったり、流産してしまいます。そこで、胚の染色体の数を調べ、異常が見られない胚を移植するのがＰＧＴ-Ａです。

認定施設が対象に適応するかどうかを判断し、ＯＫとなれば必要に応じて遺伝カウンセリングを受けます。その後、体外受精や顕微授精を行って、受精卵を胚盤胞まで育てます。その胚盤胞から、将来胎盤になる部分の細胞を5〜10細胞ほど採取し（胚生検）、解析施設に送って、次世代シーケンサーの技術で解析します。検査した胚盤胞は凍結し、移植可能と判断されれば、必要に応じ遺伝カウンセリングを受けたうえで、融解して移植されます。

PGT-Aの流れ

1. PGT-A実施施設で、研究対象の条件を満たしているかを確認
2. 必要に応じて夫婦で遺伝カウンセリングを受ける
3. PGT-Aの同意書、ARTの同意書を提出
4. **検査開始**（卵巣刺激、採卵、体外受精あるいは顕微授精、受精卵の胚培養）
5. 胚盤胞になった胚から細胞を採取（胚生検／バイオプシー）。検体は解析施設へ、胚盤胞は凍結
6. 2〜4週間後に検査結果を確認。必要に応じて、遺伝カウンセリングを受ける
7. 移植可能と判定された胚を次周期以降に融解、胚移植

PGT-Aの判定方法 （日本産科婦人科学会が提示する胚診断指針の判定基準に基づく）

判定	判定内容
A 適（最適）	全ての常染色体が2つであり、部分的な構造異常もない胚
B 適（準）	検査をした一部の細胞で、いずれかの染色体が2つではない、もしくは構造異常がある胚
C 不適	いずれかの常染色体が2つではない、もしくは構造異常がある胚
D 判定不能	検体が不適切なため、判定が実施できない場合

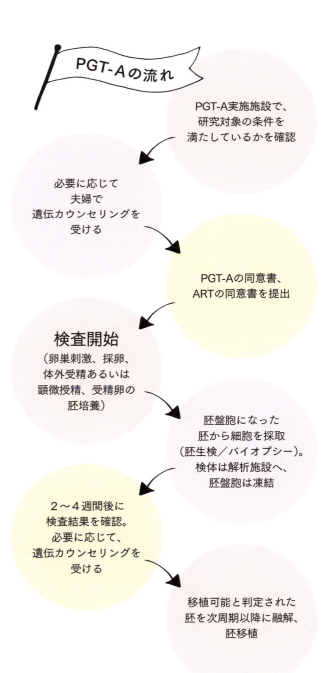

PGT-Aのメリットとリスク

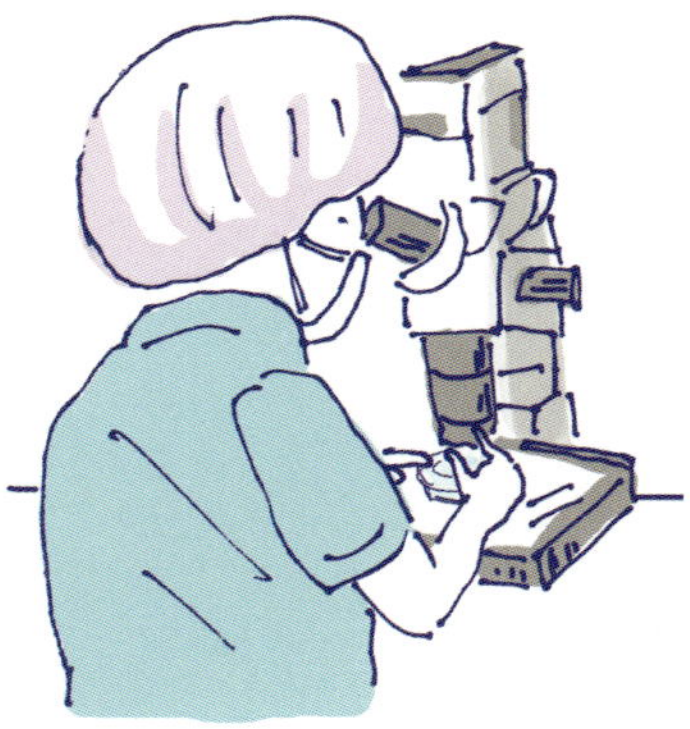

胚盤胞ができることが検査の前提に

ＰＧＴ-Ａは決して万能ではありません。正常と判定された胚を戻しても、妊娠率は60～70％。必ず妊娠できるわけではありません。ＰＧＴ-Ａでわかるのは、あくまでも染色体の数の異常。それ以外の原因による着床不全や流産は完全に防ぐことはできません。

ただ、これまでの研究から、流産率は明らかに下がることがわかっています。流産をくり返す人にとっては、不要な移植を避け、出産までの時間の短縮や経済的負担、精神的な負担を減らす効果が期待できます。

ただし、高齢などの理由で、採卵できる卵子の数が少なく、胚盤胞まで育たない場合、検査はできません。検査の結果、移植に適した胚がなく、何度も採卵をくり返すケースも。また胚の細胞を一部採取することで、胚がダメージを受ける可能性もあります。

リスク（デメリット）

- 検査の精度が100％ではない（80～90％）
- 検査の結果、移植できる胚が1個もないということがある
- 胚生検による胚へのダメージ
- まだ新しい技術のため、長期にわたって赤ちゃんへの影響が出ないかどうかの確認ができていない
- モザイク胚の場合、移植するかの判断がむずかしくなることがある
- 胚生検や解析が不成功に終わる可能性がある

メリット

- 妊娠１回あたりの流産率が下がる可能性がある
- 胚移植１回あたりの妊娠率が上がる
- 流産に伴う身体的、精神的負担を避けられる可能性がある
- 妊娠までの時間を短縮できる可能性がある

Keyword

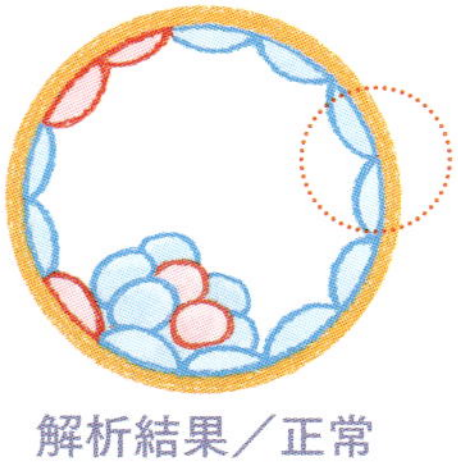

解析結果／正常
検査結果は正常ですが、赤ちゃんになる胚はモザイク。

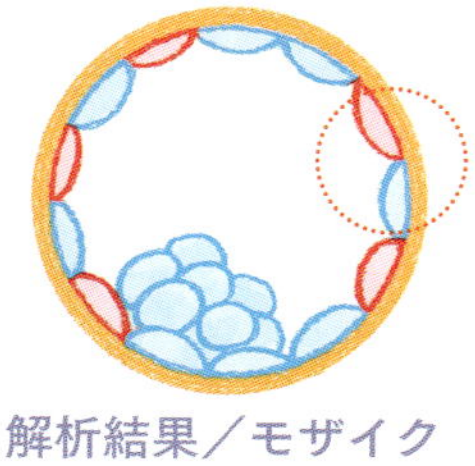

解析結果／モザイク
検査結果はモザイクですが、赤ちゃんになる胚は正常。

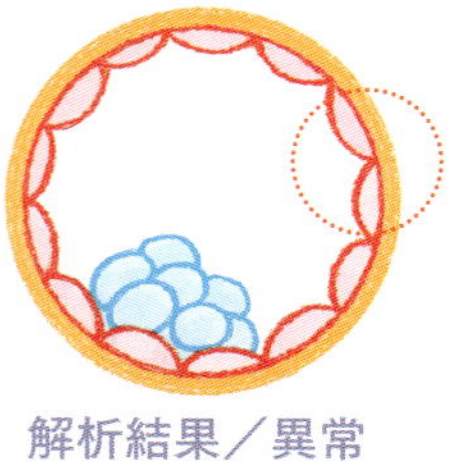

解析結果／異常
胎盤は異常ですが、赤ちゃんになる胚は正常。

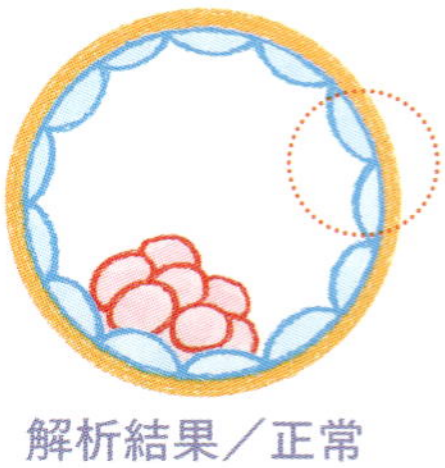

解析結果／正常
検査した細胞は正常ですが、赤ちゃんになる胚は異常。

●モザイク胚
採取した細胞の中に、染色体数が正常なものと異常なものがまじっている状態が「モザイク」です。正常と異常の境目にあるグレーな胚ともいえます。
モザイクにはいろいろなパターンがあり、異常の割合も胚によって異なります。モザイク胚盤胞を戻して、無事に妊娠・出産したという例も多く報告されていて、どこまでのモザイクなら移植してもよいかは、とてもむずかしい問題です。

PGT-A／SRについての気がかりQ&A

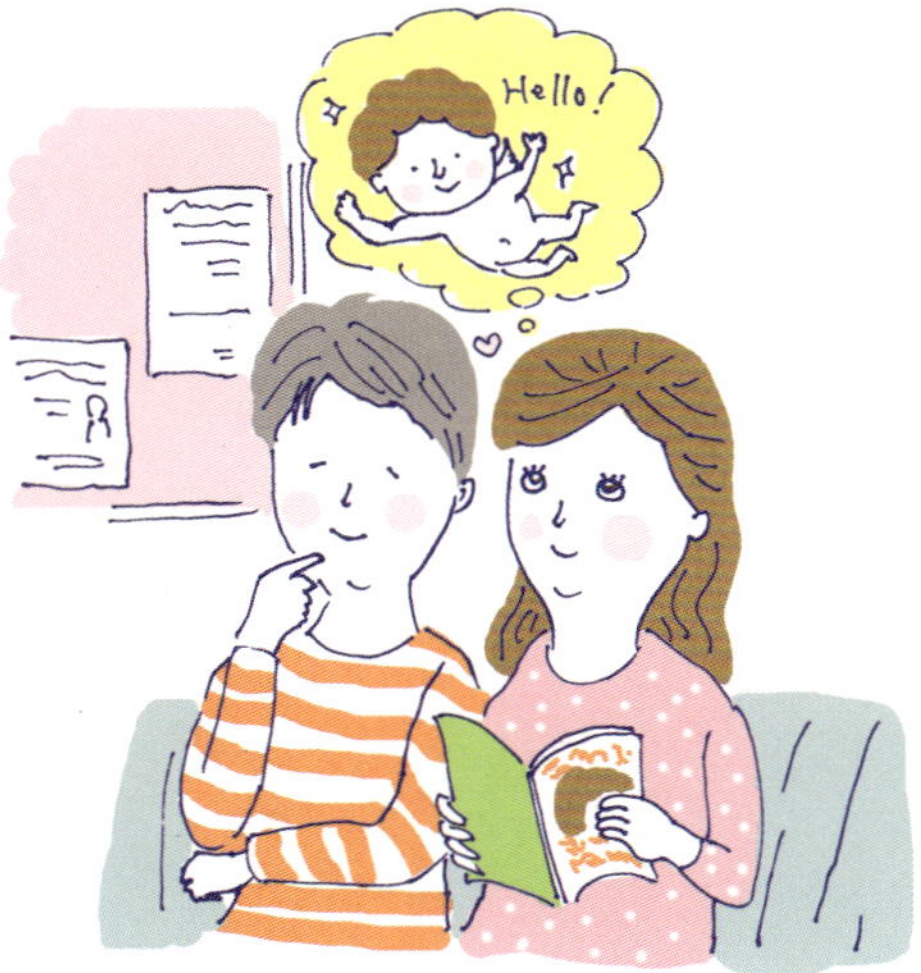

Q 費用はどのくらいかかりますか？

A 1個の胚盤胞あたり7万～10万円程度です

着床前検査には保険が適用されないため、かかる費用は施設によって異なります。解析施設への輸送料も含めて、胚盤胞1個あたり7万～10万円程度かかります。遺伝カウンセリングは1回あたり5000～1万円で、このほか、胚盤胞を得るための卵巣刺激、採卵、胚培養費用など、通常の体外受精で必要な費用は別途加算されます（※2025年1月現在）。

Q 体外受精を始める前には受けられないの？

A はじめての体外受精でも、反復流産があったり、夫婦のどちらかに染色体異常があることがわかっている場合は、検査を受けることができます。ただ、検査を受けるためには、採卵をし、受精卵を胚盤胞まで培養する必要があります。

Q 遺伝カウンセリングは必須ですか？

A PGT-SRを受ける場合遺伝カウンセリングは必須です

PGT-Aを受けるかどうかを判断するためには、正しい情報を得なくてはいけません。PGT-Aを受けることによって考えられるリスクも把握する必要があります。それらをきちんと理解し、夫婦で考えることがたいせつ。そのためには遺伝カウンセリングを受けましょう。PGT-SRを受ける場合は、遺伝カウンセリングは必須です。

Q 染色体の数の異常以外はわからないの？

A PGT-SRでは、胚の染色体の数的異常、構造異常だけを調べます。それ以外の情報はわかりません。

リスクも理解したうえで受けるかを決めましょう

検査する細胞は、将来胎盤になる部分（栄養外胚葉）で、赤ちゃんになる部分（内部細胞塊）ではないため、検査した部分には異常があっても、赤ちゃんになる部分は実は正常というケースがありえます。

また、採取した細胞では異常が見られず正常胚と判定されても、別の部分に異常がある可能性はゼロではありません。正常な細胞と異常な細胞が混在する「モザイク胚」も一定の割合で存在します。

精度は80～90%といわれ、誤判定などにより本来なら育つはずの胚を廃棄してしまう可能性も考えられます。

このようなさまざまなリスクがあることを知ったうえで、夫婦でしっかり考えることがたいせつです。事前のカウンセリングをきちんと受け、医師と十分に相談して、納得したうえで受けるかどうかを決めましょう。

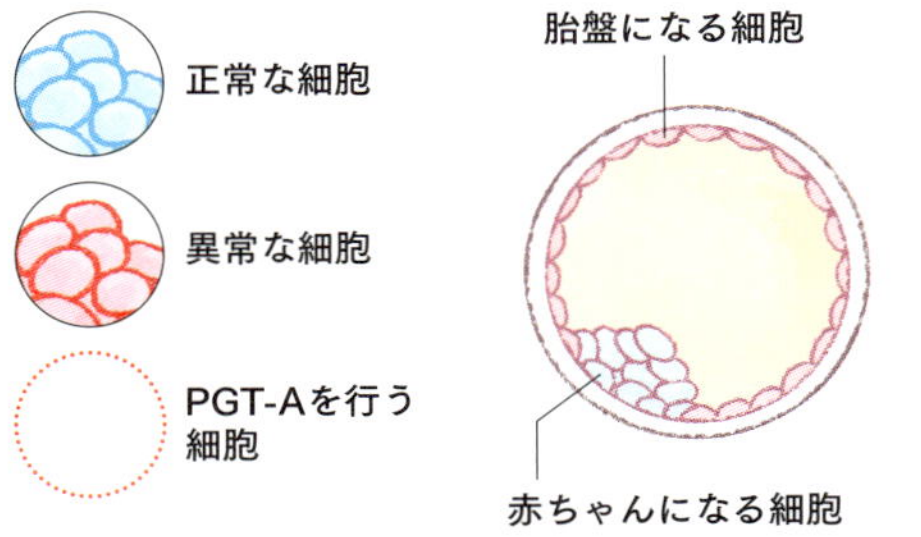

妊活卒業生インタビュー5

病院選びは自分の直感を信じて。妊活中は「自己中」くらいがちょうどいい！

美沙さん（35歳）

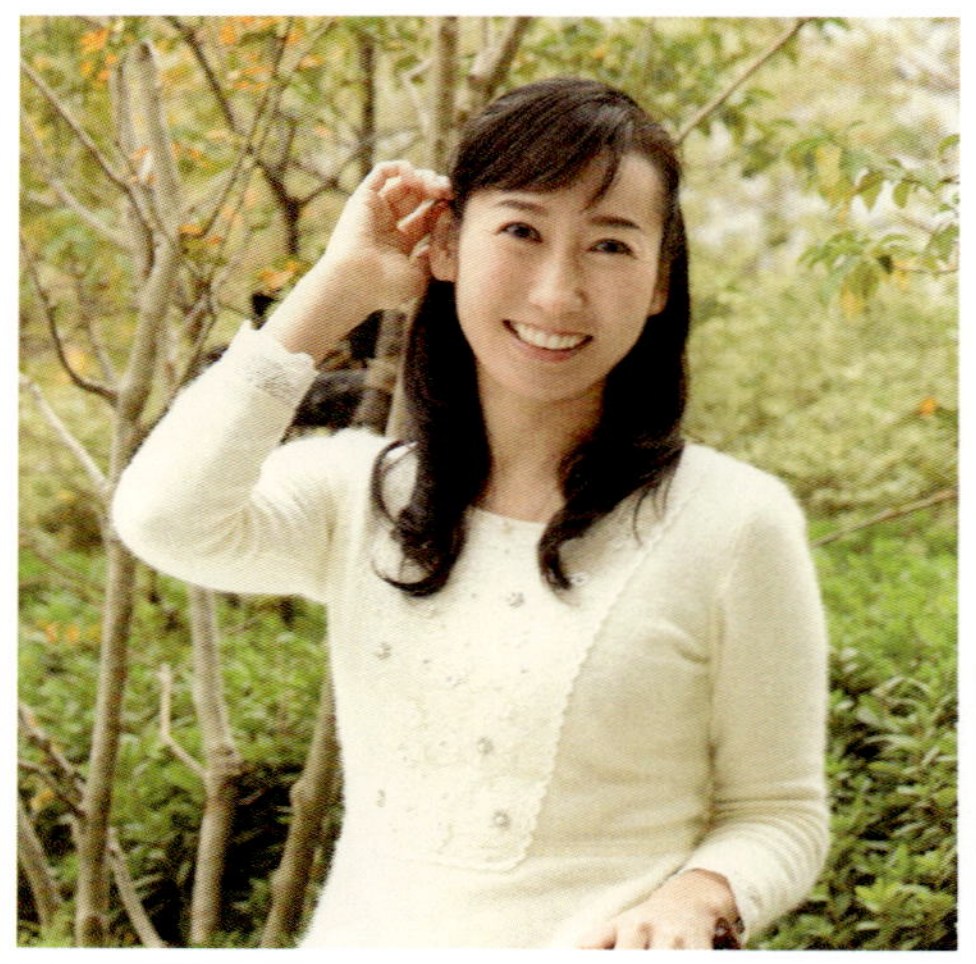

転院のたびに判明するトラブルを乗り越えて

　結婚式を終え、イタリアへのハネムーンから帰ってからは、妊活モード。アプリで排卵日を調べ、自己流でタイミングをとっていました。けれど、なかなか赤ちゃんはやってきてくれません。1年たっても授からなかったことから、自宅からアクセスがいい不妊治療専門クリニックへ通い始めました。

　主治医はやさしい雰囲気の女性。安心して通えていましたが、タイミング法を3回、人工授精を3回トライしたころには、少し気持ちに変化が出てきました。「AMH値が低めだから」とステップアップを提案されましたが、どうしてもここで体外受精をしようと思えなかったのです。病院の治療実績が低かったことも、理由のひとつでした。そこで、体外受精で有名なクリニックのセミナーに夫婦で参加し、転院を決意。

　転院後の初診で、それまで指摘されたことのなかった子宮ポリープが見つかり、総合病院で全身麻酔の手術を受けました。

「これで万全！」と体外受精に臨みましたが、採卵を4回、移植を3回くり返しても、妊娠反応が出ることはありませんでした。自分で選んだ病院だったけれど、実際に通ってみると治療がどこか無機質に感じられ、治療プランもみんな同じような印象。「ん？　ここも合わないかも……」と感じ始めました。

妊娠判明後は、不育症の薬を欠かさず服用

　何か違うと思ったら、即行動するタイプ（笑）。次は妊活友だちからすすめられたクリニックを受診しました。そこでもう一度イチから検査をしたところ、慢性子宮内膜炎が判明！　子宮内膜炎は着床しづらい原因のひとつだと知り、抗生剤での治療を行いました。これまで着床しなかったのは、炎症が悪さをしていたからかもしれません。子宮内の悪玉菌がいなくなったところで採卵周期に入りました。

　そして、ついに念願の妊娠！　凍結胚盤胞の移植で、夢にまで見た妊娠判定が出ました。ただ、ここで治療は終わりません。不育症に関係している免疫系のTh1細胞の数値の高いことがわかり、妊娠判明直後から不育症の治療が始まったのです。検査の結果が出たときはドキッとしましたが、出産するまで薬の服用を続けて無事に赤ちゃんを抱くことができました♡

　最後に信頼できるクリニックとドクターに出会えて、転院の決断は間違っていなかったと実感しています。妊活は周りの意見も聞きつつ、〝自己中〟でもいいんじゃないかな（笑）。少なくとも転院に引け目を感じる必要はない、と思います。

History

31歳　結婚。自己流タイミング法にトライ

32歳　不妊治療専門クリニックでタイミング法３回、人工授精３回

33歳　転院。子宮ポリープが見つかり、総合病院で手術。体外受精にステップアップし、採卵４回、移植３回

34歳　再転院。慢性子宮内膜炎が判明し、治療後に採卵

35歳　２回目の採卵後、翌月に移植
着床判定後から不育症の投薬治療をスタート

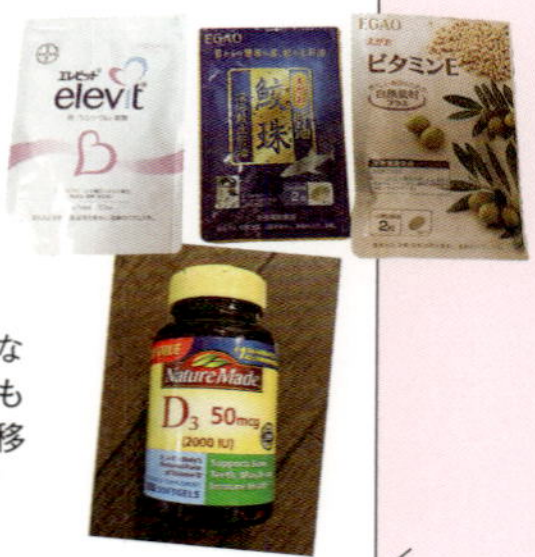

クリニックのすすめで飲んでいたサプリは「エレビット」。子宮にいいと聞いて移植前にビタミンDのサプリも飲んだりしていました。

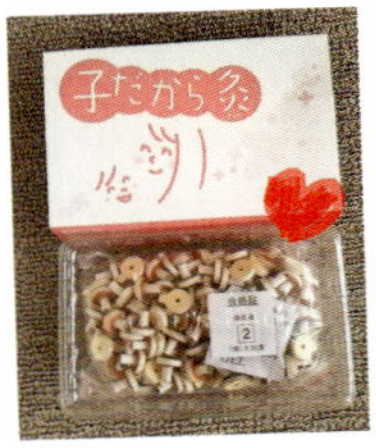

鍼灸に通い始めたら血流がよくなり、カチカチにかたかったおなかもやわらかくなりました。大事な移植前に鍼灸を試すのはおすすめ！

妊活卒業生インタビュー6

一度治療をお休みし、心と体をととのえてから採卵したのが成功のカギ

マキさん(43歳)

History

38歳　結婚
40歳　自己流で妊活開始
41歳　不妊専門クリニックを受診
　　　人工授精3回ののち、体外受精にステップアップ
42歳　鍼灸院、漢方薬局に通い始める
43歳　4回目の採卵、凍結胚移植で妊娠

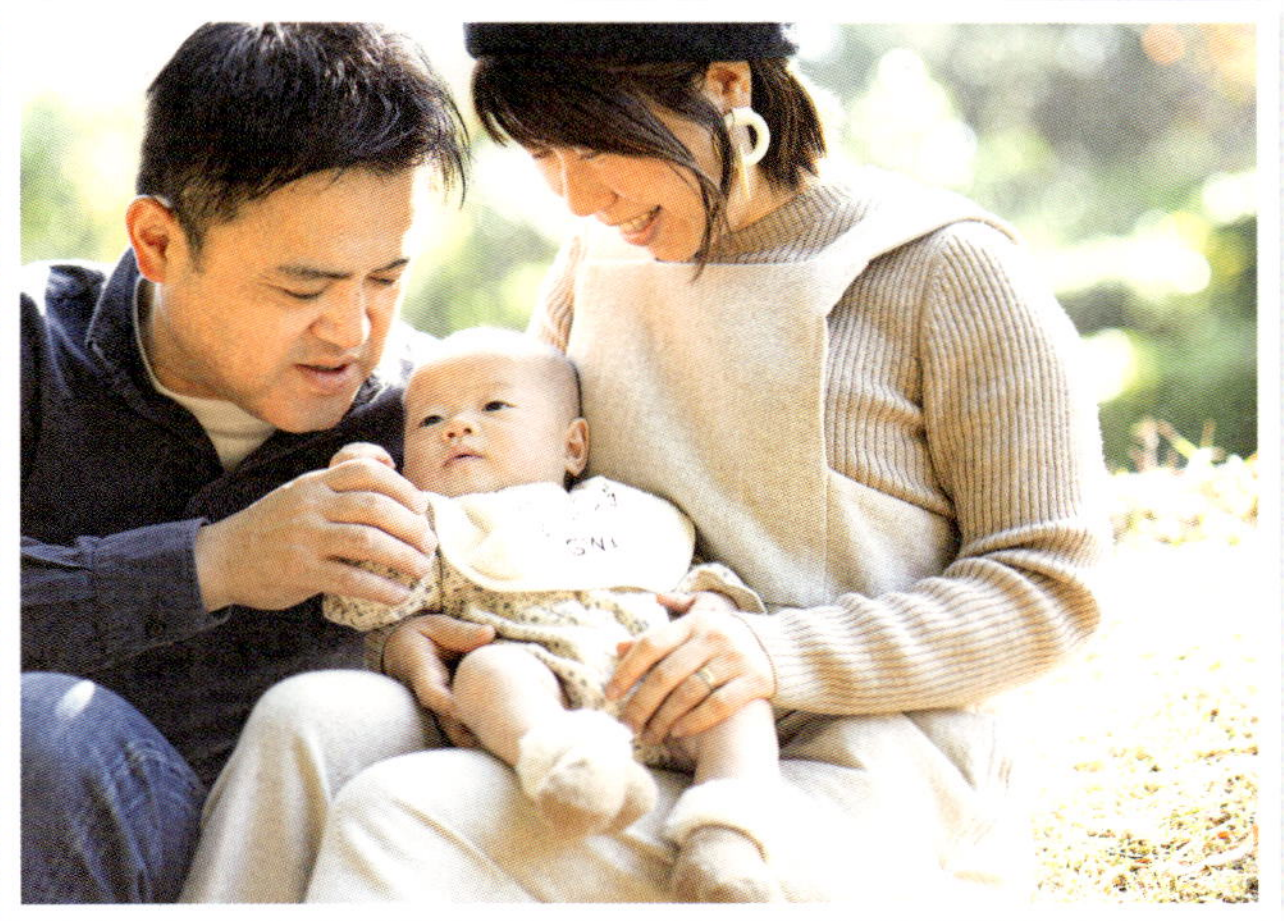

最後の体外受精の前に治療を2カ月お休みし、大好きな海でのんびりすごしたことで、身も心もリラックスできました。

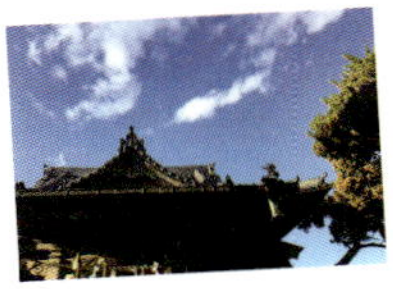

子宝と安産の神様で、妊活を始めてから何度もお参りに来ています。葉山の海沿いの気持ちいい場所で絶好のお散歩コース。

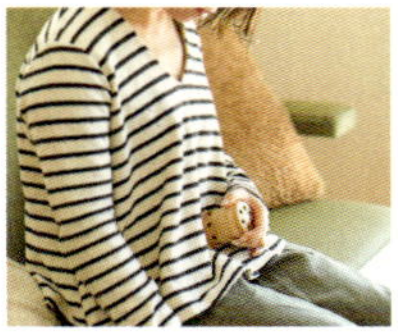

ひとりで手軽にできるのに本格的な邵氏温灸器は、知人からのギフト。固定ベルトがついていて、家事しながら着けられて重宝。

鍼灸や漢方、食事の見直しで卵の質をアップ

病院での治療を始めたのは41歳のとき。最近は40代の妊娠のニュースもよく聞くし、生理も順調だったのですぐ授かると思っていたら、甘かった……！　体外受精に進んでも空胞や未受精卵ばかりで、卵子の質の悪さに驚きました。健康だと思っていても、中身は確実に年を重ねていたんですね。

そこで鍼灸院や漢方薬局に毎週通い、体質改善を始めました。それまでは野菜中心のマクロビ生活でしたが、鍼灸師から卵子を育てるには動物性のタンパク質をとることが重要と聞き、食生活も見直し。お肉も食べる「ゆるロビ」に変更しました。大好きなサラダは体を冷やすのでほどほどに。野菜はみそ汁にたっぷり入れるようにしました。

治療はなかなかうまくいかず、毎回テストの合格発表のよう。夫とは授かれなかった未来の話もたくさんしました。授かったらうれしいけれど、ふたりでも楽しいし、いつか海外で暮らすのもいいかもねと。そして、治療は43歳の誕生日まで、と決めました。その理由は、不妊治療の助成金が出る年齢が43歳未満とされていること。43歳という年齢にはやはり意味があるのだろうと考え、私の誕生日を治療の卒業日と決めたのです。

思い切って治療を休み、リフレッシュ！

最後の採卵はその1カ月前。栄養指導をしてもらっていたオーソモレキュラーの先生から「毎月限界までがんばるより、ちょっと休んで体の中をしっかり準備して、せーの！で採卵したほうが絶対いい卵がとれるよ」と言われ、採卵前の2カ月間は思い切って治療をお休みしました。仕事もセーブし、体をととのえながら、海に行ったり、毎日好きなことをして過ごしました。がまんしていた甘いものもこのときは解禁（笑）。ストレスがなくなって、心身共にリラックスできたのがよかったです。

結局、最後の採卵でよい成熟卵がとれて、滑り込みセーフで妊娠。一度お休みして、リフレッシュできたのがいい結果につながったと思います。あとはクリニックまかせにせず、自分の体に向き合ったことも、妊娠を引き寄せるポイントだったかもしれません。不妊治療のおかげで自分の体についてたくさん知ることができて、本当によい機会になりました。

妊娠してもはじめの数カ月は信じられなくて、年齢的にもこれがちゃんと続くのかな、本当におなかの中にいるのかな、と不安でした。不妊治療を振り返ると、元気に生まれてくれただけでもありがたいとつくづく幸せを感じます。

Special column 3

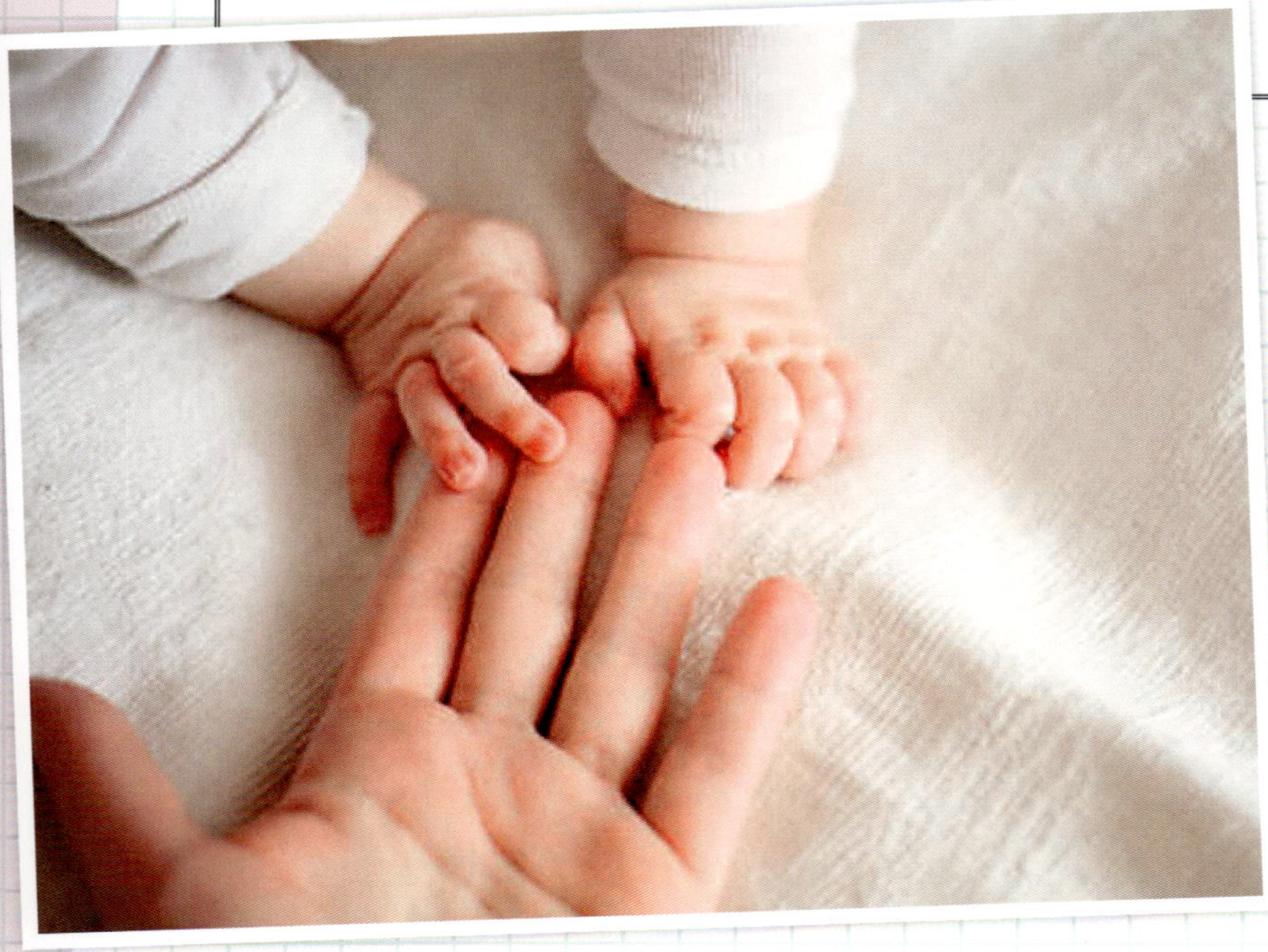

自分の卵子では妊娠が望めないときに

卵子提供

卵子提供による出産は産んだ女性が「母」に

2020年12月、第三者から卵子や精子の提供を受けて生まれた子どもの親子関係を定める民法特例法案が成立しました。この法律では、第三者から卵子の提供を受けて出産した場合、卵子提供者ではなく、出産した女性を「母」、また夫の同意を得て、妻が夫以外の精子提供を受けて出産した場合、夫が生まれた子の「父」になると明確に規定しました。

夫以外の男性の精子で人工授精を行う「非配偶者間人工授精（AID）」は以前から行われていて、これまでに1万人以上の赤ちゃんが誕生しているといわれます。それに比べて、第三者の女性の卵子を夫の精子と体外受精させ、妻に胚移植する「卵子提供による体外受精」は、日本ではまだ公式には認められておらず、実施はごく限られています。

現実には高いハードルが！法整備も途上です

卵子提供による移植は、早発閉経や卵巣摘出などで自分の卵子では妊娠が望めない場合に限られます。JISART（日本生殖補助医療標準化機関）の認定施設で審査を受け、条件を満たせば、治療可能に。ただし、倫理審査には時間がかかり、提供者（ドナー）も自分で見つけなければならないなど、なかなか実施には至りません。台湾やアメリカなど、海外に渡航して卵子提供を受ける方法もありますが、費用は300万～500万円と高額で、ドナーの精神疾患などの十分なスクリーニングをしていなかったり、なかには詐欺まがいのエージェントもあるといわれます。病院や業者の選定は慎重に行わなければなりません。

今回の法律改正では、提供卵子や精子で生まれた子どもの「出自を知る権利」や精子・卵子の斡旋や売買の規制、代理出産などについては明記されず、2年をめどに検討し、必要な法的措置を講じるとされました。卵子や受精卵（胚）の提供による妊娠・出産には、まだ課題が多く残されています。

PART 4

＼信頼できる医師に出会うには？／
＼費用はどのくらい？／

納得して
治療を受けるために
知っておきたいこと

病院選びのポイントや仕事との両立のコツ、
賢く活用したい保険や助成金、医療費控除など、
不妊治療の迷いや不安を解消するための情報をまとめました。
不妊治療卒業生のリアルな声もたっぷりご紹介。
治療のモヤモヤを解決して、ストレスフリーな妊活を！

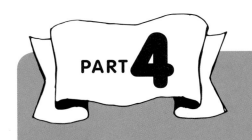

病院選びのポイントと転院

時間もお金もかけて通院するからには、信頼してまかせられる病院を選びたい！
失敗しない病院選びのポイントとは？

体外受精の成否にも関わる重大選択です！

体外受精・顕微授精は、それまでのタイミング法や人工授精よりも通院の回数の増えることが多く、治療費もぐっと高くなります。前向きに治療にとり組むためには、納得して通えるクリニックを選ぶことが何より大事です。ただ、一口に体外受精といっても、体質や年齢、妊娠を妨げるトラブルの有無などによっても、ベストな治療法は異なります。だからこそ、クリニックは自分の目で選ぶことが重要！ 口コミで人気のクリニックだからといって、自分に合うとは限りません。

病院選びでは、どんな治療を受けたいかをしっかり明確にして候補を絞りましょう。また、通ってみて「合わない」と感じたときにはがまんは禁物です。疑問や不安があれば、遠慮せずに聞きましょう。ときには思い切って転院することでよい結果が出ることもあります。

体外受精を受けられる病院は2タイプ！

不妊治療専門クリニック

メリット

・通院しているのは、不妊治療の患者のみ
・先進的な検査機械を導入している施設が多い
・胚培養士やカウンセラーなどの態勢が充実

デメリット

・地域によっては数が少ない
・人気クリニックは待ち時間が長い
・出産のための病院探しが必要

総合病院・大学病院

メリット

・各都道府県に必ずある
・医療設備が充実している
・産科があれば出産もできる
・トラブルの際、他科と連携できる

デメリット

・待ち時間の長いことが多い
・毎回、担当医がかわることもある
・研修医の立ち会いがあることも

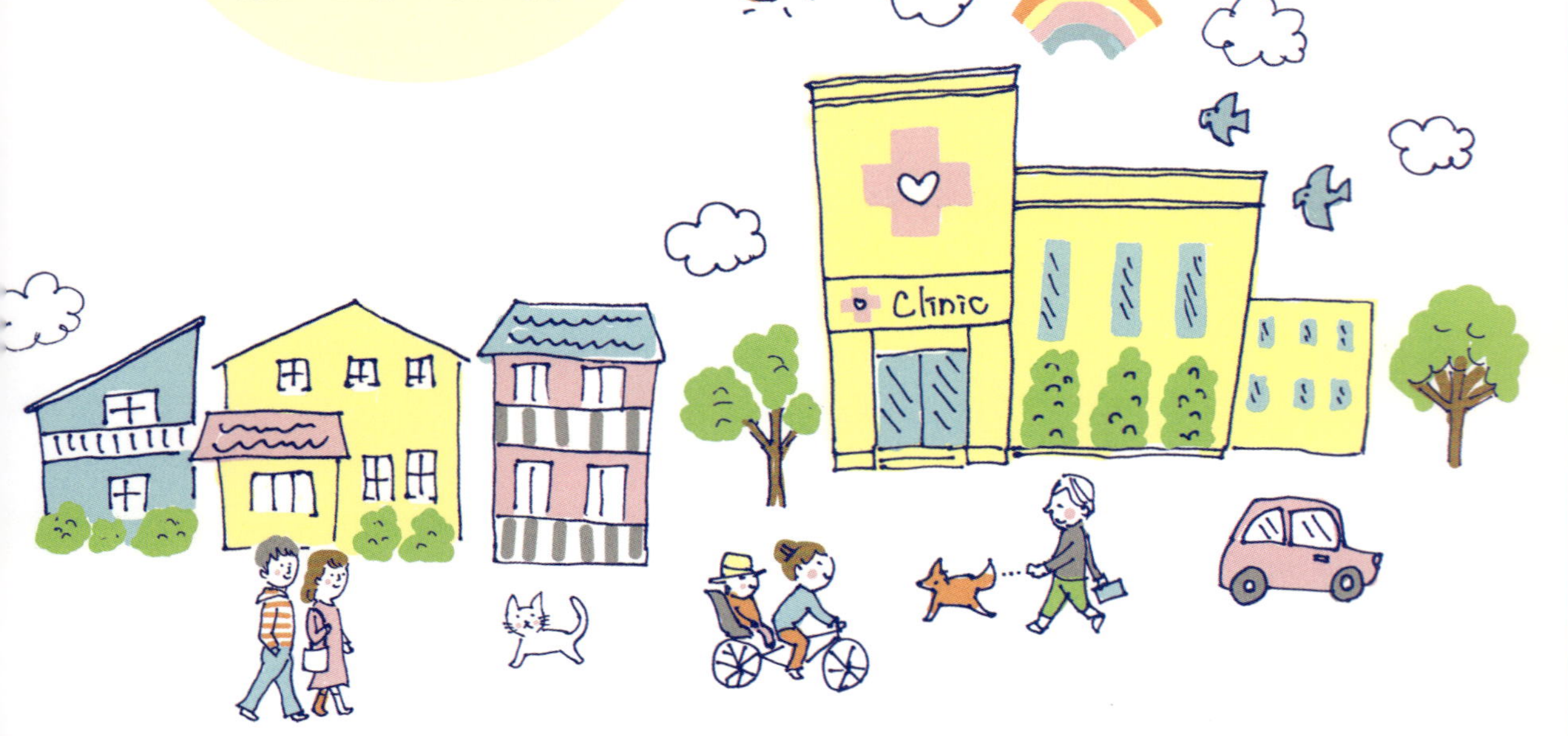

POINT1 治療方針と専門性

ココをCHECK！

- □ **卵巣刺激の方針は？**
  「自然周期法のみ」「高刺激のみ」など、卵巣刺激の方針はクリニックによって違いがあります。
- □ **医師のキャリアは？**
  生殖医療専門医の認定の有無は、医師の体外受精の経験を判断する材料のひとつ。

医師の生殖領域でのキャリアを確認して

最短距離での妊娠をめざすには、専門性と実力のある医師のもとで治療を受けるのがいちばんです。体外受精・顕微授精は、現在も研究が進められ、日進月歩で治療法が進化し続けている医療分野。医師には、最新の医療にアンテナを張り、治療成績を高めていく熱意が求められます。

病院選びの際には、クリニックの院長や在籍する医師が、不妊治療や体外受精の分野にいかに熱心で、どれだけの経験を積んでいるかをチェックしましょう。産婦人科医としての経験が長くても、生殖領域のキャリアは浅い医師もいます。また、施設で中心となる医師が、「生殖医療専門医」の認定を受けているかも1つの目安となります。

施設によって得意とする卵巣刺激法が異なることも、忘れてはいけないポイントです。卵巣刺激法だけでなく、全胚凍結が基本なのか、新鮮胚移植も行うのか、などにも施設ごとに特徴があります。受診前には、クリニックが主催する説明会やセミナーに参加し、治療方針を理解しておきましょう。

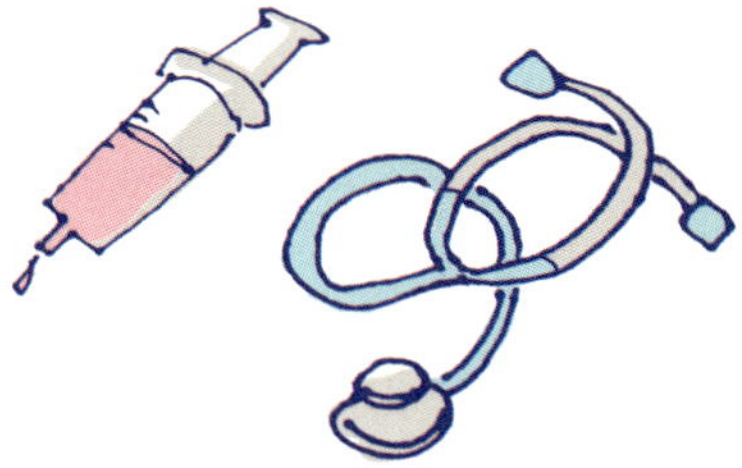

Topics

クリニックの実力は妊娠率ではわからない？

「体外受精をするならば妊娠率の高い施設で」と思うかもしれませんが、「クリニックの実力＝妊娠率」とは言い切れません。

一般的に体外受精の妊娠率は、「体外受精で妊娠に至った人÷胚移植した人」で算出されます。一般不妊治療でも妊娠する可能性が高い人に体外受精を行えば、当然、妊娠する確率は高くなります。また、妊娠する可能性が低い場合は胚移植を行わなければ、分母が少なくなって妊娠率はアップ。さらに、どの時点で「妊娠成立」とするかも、実は統一の基準はありません。「胎嚢確認」ではなく、「hCG陽性」で妊娠とカウントしている施設も。こうした基準がまちまちの状態では、数字だけを見比べても正確な実態はわかりません。クリニックが出している妊娠率は参考程度にとどめるのがよいでしょう。

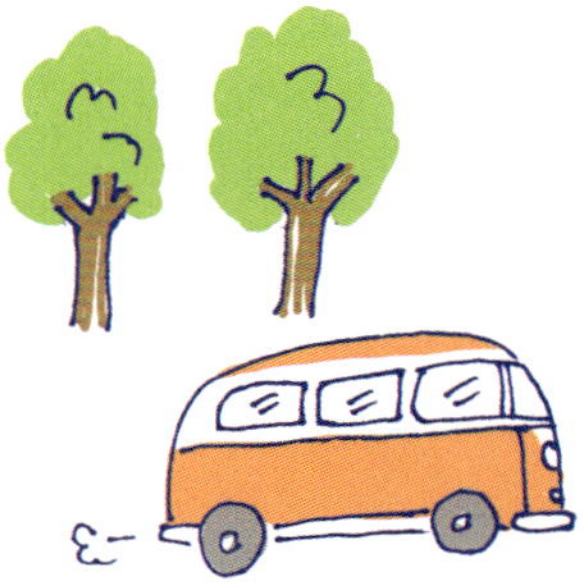

POINT2
通いやすさ

自宅や職場からのアクセスのよさも大事！

体外受精では、タイミング法や人工授精などの一般不妊治療に比べて通院回数が多くなります。そのため「通院がしやすいかどうか」はクリニック選びのはずせないポイント！

採卵周期では、超音波で卵胞の大きさをチェックしたり、採血でホルモン値を測ったりするため、採卵までには最低でも2～3回程度の受診が必要です。もちろん事前の治療計画で大まかなスケジュールはつかめますが、卵胞の育ち具合によっては予定より通院回数が増えることも珍しくありません。

治療が始まると、平均して1年ほど通院するケースが多いといわれます。自宅や勤務先からのアクセスを考慮し、生活スタイルに合わせて通いやすい場所を選びましょう。

病院は、自宅と職場の通勤路の途中にあるところを選びました！ 家の近所に限定するよりも選択肢が増えてよかったです。むーさん（29歳・妊活歴10カ月）

ターミナル駅に至近でアクセス抜群の病院をチョイス。通院後に会社や取引先に向かうのにも便利でした。タムラミミさん（38歳・妊活歴３年）

ネットで有名なクリニックにしたものの、自宅からは乗り換えが多くて通院に１時間半。さらに待ち時間も長くて、毎回ヘトヘトに……。サボさん（34歳・妊活歴２年）

女性医師がいいと思って選んだ病院だったけれど、日によって医師がかわるので希望どおりにいかないことも……。まりちゃんさん（38歳・妊活歴３年）

ココをCHECK！

- □ **自宅や職場からのアクセスは？**
  通いやすいのは、自宅から職場までの沿線上。無理なく通えるエリアを選んで。
- □ **待合室の環境は？**
  Wi-Fi完備で待ち時間に仕事ができるクリニックも。ストレスなく過ごせるかもチェック！

POINT3
培養室の設備

たいせつな受精卵を扱うから管理の行き届いた環境が必要

精子や卵子、受精卵を扱う培養室は、いわばクリニックの心臓部。安定した治療成績を出すためには、培養室の徹底した管理が大事です。タイムラプスインキュベーターの導入もぜひチェックしたい項目！

また、胚培養士の技術レベルも重要です。胚培養士は、卵子の状態を確認したり、顕微授精で精子を卵子に注入したりする、精子と卵子の専門家。質の高い培養士を探すのは腕のいい医師を探すよりもむずかしい、ともいわれます。ベテラン培養士が在籍しているかどうかは、クリニックの培養レベルを推しはかる1つの目安となるでしょう。認定資格には、日本卵子学会が認定しています。クリニックのHPや説明会で確認するといいでしょう。

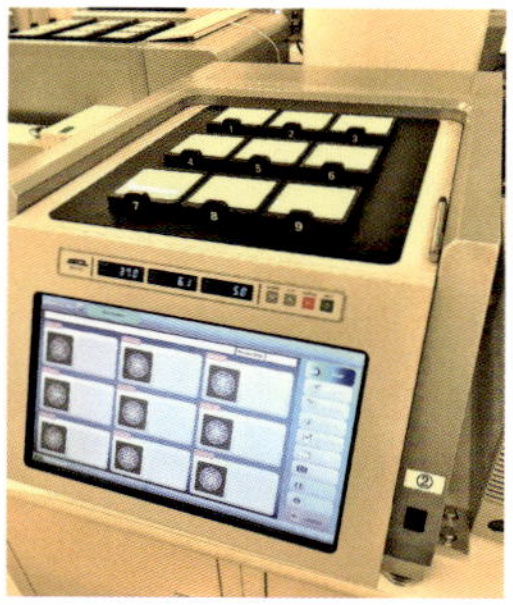
カメラを内蔵した培養器、タイムラプスインキュベーター。胚をとり出すことなく観察、培養できます。

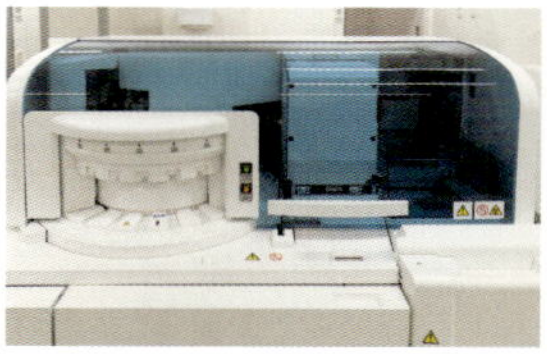
最先端のクリニックでは、ホルモン検査器なども完備。血液検査も外部に委託せず、最短で結果がわかります。

ココをCHECK！

- □ **ベテラン培養士が在籍している？**
  培養や顕微授精には、高度な技術が必要！ 経験豊富な培養士のいるクリニックが◎！
- □ **タイムラプスインキュベーターがある？**
  培養器や顕微鏡、検査機器などの設備は、治療をバックアップする大事な要素！

POINT4 安全対策

まちがいは許されない！「本人確認」は必須です

精子や卵子のとり違えは、不妊治療において絶対にあってはならないこと。院内感染の対策を含め、医療安全はクリニック選びの大事なポイントです。

そこで注目したいのが、「本人確認」を徹底しているかどうかです。名前や生年月日による確認は、本人にフルネームと生年月日を言ってもらうシステムであったり、QRコード（バーコード）で認証するシステムを行っている施設もあります。医師の診察時はもちろん、採血や薬の処方などでも本人確認を徹底している施設は、安全に対する意識が高いといえるでしょう。患者さんと接する表側でしっかり確認が行われていれば、受精や培養を行う裏側でもしっかり管理が徹底されていると推測できます。

「人気のクリニックだから安心」「特定不妊治療指定医療機関だから大丈夫」と思わずに、自分の目で確認することがたいせつです。

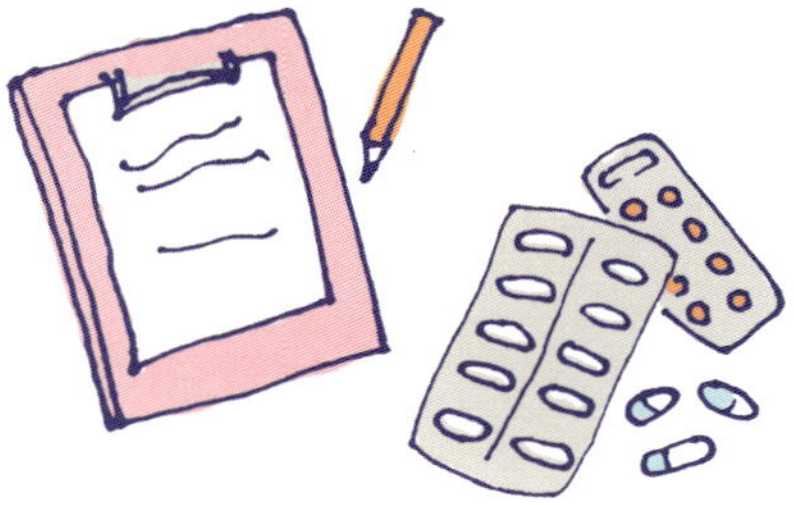

ココをCHECK！

- □ **本人確認を徹底している？**
  採血、薬の説明や処方、採卵や移植の際に本人確認を厳重にしている施設は、信頼度高し！
- □ **災害時の電源確保は？**
  免震構造、バックアップ電源など、災害時にも培養中の胚を守れる態勢があると安心。

POINT5 医師との相性

疑問や不安を解消して治療のストレスを軽減

体外受精は、1回目のトライで妊娠できるとは限りません。ある程度、長いスパンで治療を考えることも必要です。通院の平均期間は約1年。続けて通院することを考えると、医師との相性も大事です。

クリニックを受診する前に、自分たちの方針を明確にしましょう。それは「どんな不妊治療をしたいか」ということ。「結果が出ればいい」「精神的な寄り添いも重視する」など、クリニックに求めるものを整理して。

実際に受診したら、クリニックの雰囲気や医師の人柄など、自分が感じた感覚をたいせつにしましょう。「スタッフは親身か」「医師の説明はわかりやすいか」「適切な時期に次の治療について提案してくれるか」といったことも、検討材料になるでしょう。

医師とのやりとりで困った経験はある？

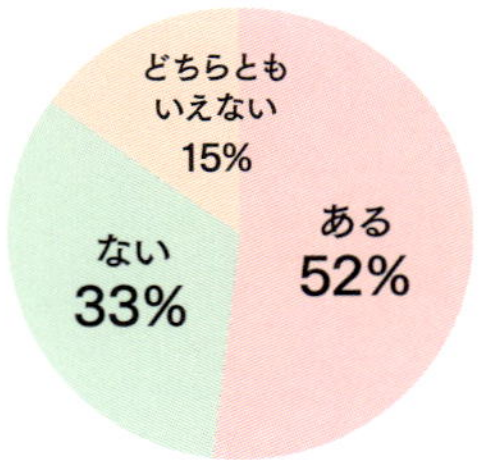

「質問したくても、受けつけない雰囲気で困った」「一方的に治療方針を決められてモヤモヤ」といった声が。

Doctor's Advice

疑問や不安は遠慮せず、端的に！

不妊治療にあたる医師は、人気で実力のある人ほど多忙です。疑問や不安があるときは、ズバッと単刀直入に聞きましょう。質問は3つ程度にし、個条書きにしていくとスムーズに相談できますよ。医師に聞きそびれたときは、看護師に質問するのもおすすめ！

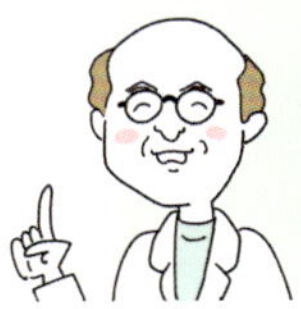

ココをCHECK！

- □ **結果が出ないときは、別の治療法の提案がある？**
  卵巣刺激法をかえる、薬を変更するなどの工夫がある医師は信頼できます。
- □ **スタッフは親身に対応してくれる？**
  スタッフの対応には、院長の治療ポリシーが反映されています。

転院を考えたら…

前向きな転院が、妊娠の転機となることも

通い慣れたクリニックから新しいクリニックへの転院は、勇気がいるもの。検査や治療、医師とのコミュニケーションをイチからリスタートさせる大変さもあります。

ただ、転院したからといって、すべての検査をやり直すわけではありません。医師の判断で省ける検査も。治療の進め方や処方される薬がかわることで、転院をきっかけに妊娠に至るケースも少なくありません。今の治療に疑問を感じたり、なかなか結果が出なくて足踏みをしているときには、前向きに検討するといいでしょう。

\こんなときは転院も検討！/

受けたい先進検査を導入していない

次世代シーケンサーによる先進検査は、導入している施設が限られます。またPGT-Aが受けられるのは、日本産婦人科学会が認定した施設だけです。

医師とのコミュニケーションがうまくとれない

診察がストレスになってしまっては、不妊治療にとってもマイナス。医師との相性を理由に転院を検討する人は少なくありません。

胚移植に3回トライしても結果が出ない

なかなか結果が出ないときには、これまでとは違うアプローチでの治療が有効なことも。セカンドオピニオンを受けるのもアリ！

セカンドオピニオンを求めて違う病院へ。納得のいく答えが聞けて、その後、転院を決めました。Oさん（32歳・妊活歴２年）

有名だからという理由で転院したら、スタッフの対応が最悪！ すぐにまた別の病院に転院するはめになりました。Mさん（34歳・妊活歴４年）

転院先の先生は、マイナス面もズバッと指摘するタイプ。最初は驚いたけれど、治療への覚悟ができて私には合ってた！　Aさん（39歳・妊活歴４年）

前の病院では必ず院長に診てもらえたけれど、転院先では毎回医師が違って、微妙に言うことも違う。慣れるまで大変でした。Sさん（40歳・妊活歴５年）

転院したこと、ある？

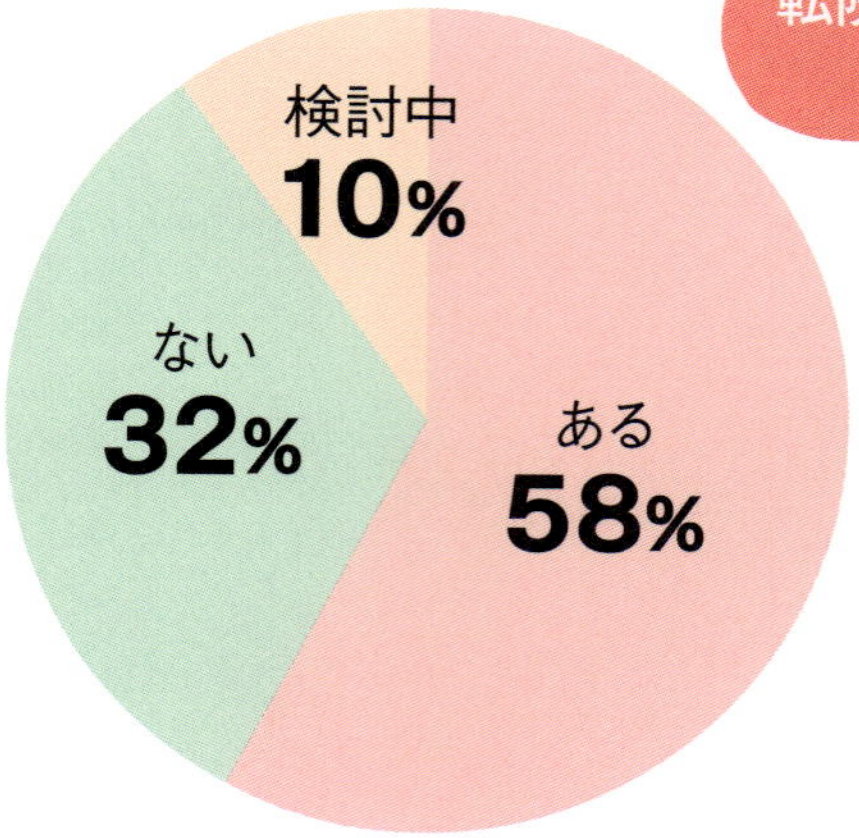

約６割の人が「転院経験あり」、さらに１割の人は「検討中」という結果に。転院に引け目を感じる必要はありません。

Dr.森本がレクチャー！

賢い転院のポイント

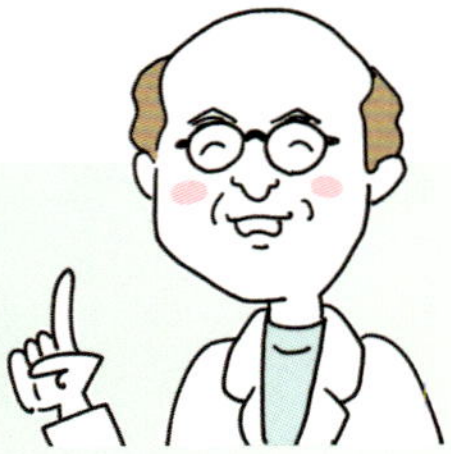

転院したい理由を明確に洗い出す

転院が頭をよぎるということは、きっと今の治療に不安や不満があるはず。どんな治療を受けたいのか、不妊治療において譲れないポイントはどこなのか、しっかり明確にすることで自分に合うクリニックに近づきます。

HPや説明会をチェックして候補を絞る

ほとんどのクリニックはHPを開設して治療の進め方や医師のモットーを発信しています。オンラインで気軽に参加できる説明会を開催しているところも。いくつか候補を絞り、比較・検討するといいでしょう。

候補の転院先で実際に診察を受けてみる

HPや説明会での発信は、ともするとポジティブな情報に偏りがち。実際に診察を受けて、クリニックの雰囲気や医師との相性などをチェックすると安心です。まずはセカンドオピニオンのつもりで受診してみましょう。

転院はポジティブに！でも慎重に！

結果が出ないのに同じ治療を続けていても、時間ばかりが過ぎてしまう恐れがあります。転院が妊娠を引き寄せるきっかけとなることも多いもの。ただ、自分の状況をきちんと分析し、転院先は慎重に選ぶことが大事です。

前院へのデータの請求は堂々としてOK！

転院が決まると、「これまでの検査データを提出して」と言われることも。「転院するのでデータをください」と頼むのは気がひけるという声も聞かれますが、気にする必要はなし！　自分の情報なのだから、堂々と請求して。

治療と仕事、両立のコツは？

急に通院日が決まることもある体外受精。仕事との両立にストレスを抱えている人も少なくありません。賢い両立法を探ります。

仕事が治療の〝息抜き〟になることも！スケジュールは医師とも相談して

不妊治療と仕事の両立は、働きながら通院する女性に共通する大テーマ。厚生労働省の調査によると、不妊治療をしたことがある人のうち約35％は、両立がむずかしくて仕事を辞めたり、あるいは治療を断念せざるをえなかったといいます。通院と仕事の重要な予定が重なってしまったり、たびたび半休や早退をせざるをえなかったり、仕事との両立には高い壁があるのも事実です。しかし、仕事に没頭する時間が、妊活を忘れて頭を切り替える時間になることも。安定した収入があることで、治療にも安心してとり組めるという一面もあります。

不妊治療は人によって内容が違うため、「こうすれば両立できる！」というマニュアルは存在しません。治療スタイルに合わせながら、仕事への支障が少なくなる調整法を探っていくことが必要です。

まずは仕事と両立できるような治療計画を立てることが大事。治療の大まかなスケジュールや、予定外の通院が入る可能性がある期間を把握しておくと仕事の調整もしやすくなるでしょう。あらかじめ「この日だけは通院がむずかしい」という日がわかっていれば、投薬などで通院日を調整できる場合もあります。

また、早朝・夜間の診療を行っていて出勤前・退勤後に通院できるクリニック、土曜・休日に通院できるクリニックもあります。職場へのアクセスがよいクリニックを選べば、診察後すぐに職場に向かえて、勤務時間への影響を少なくすることもできます。

仕事と不妊治療の両立状況

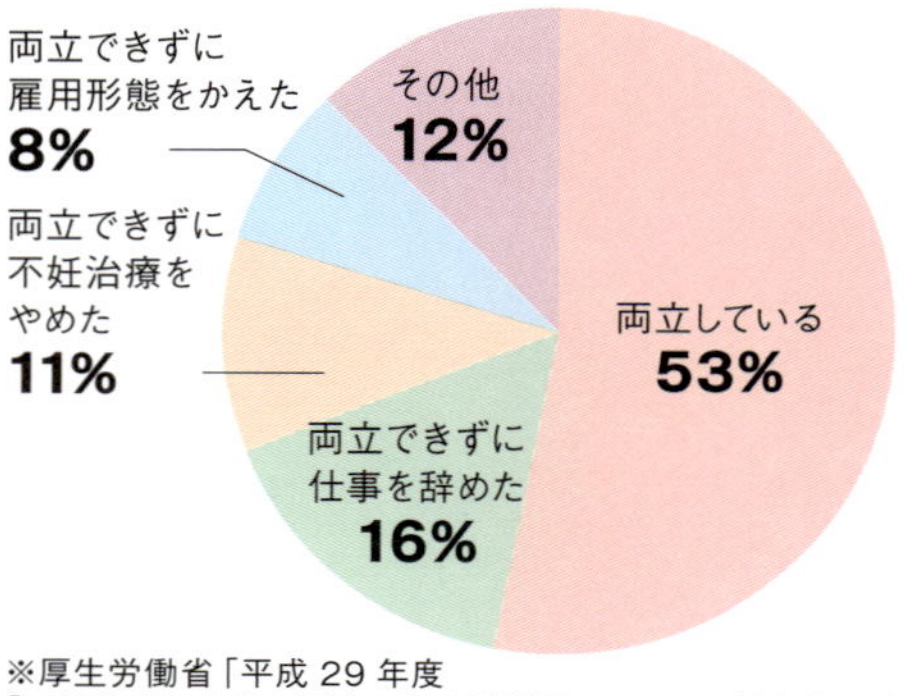

※厚生労働省「平成 29 年度『不妊治療と仕事の両立に係る諸問題についての総合的調査』」より

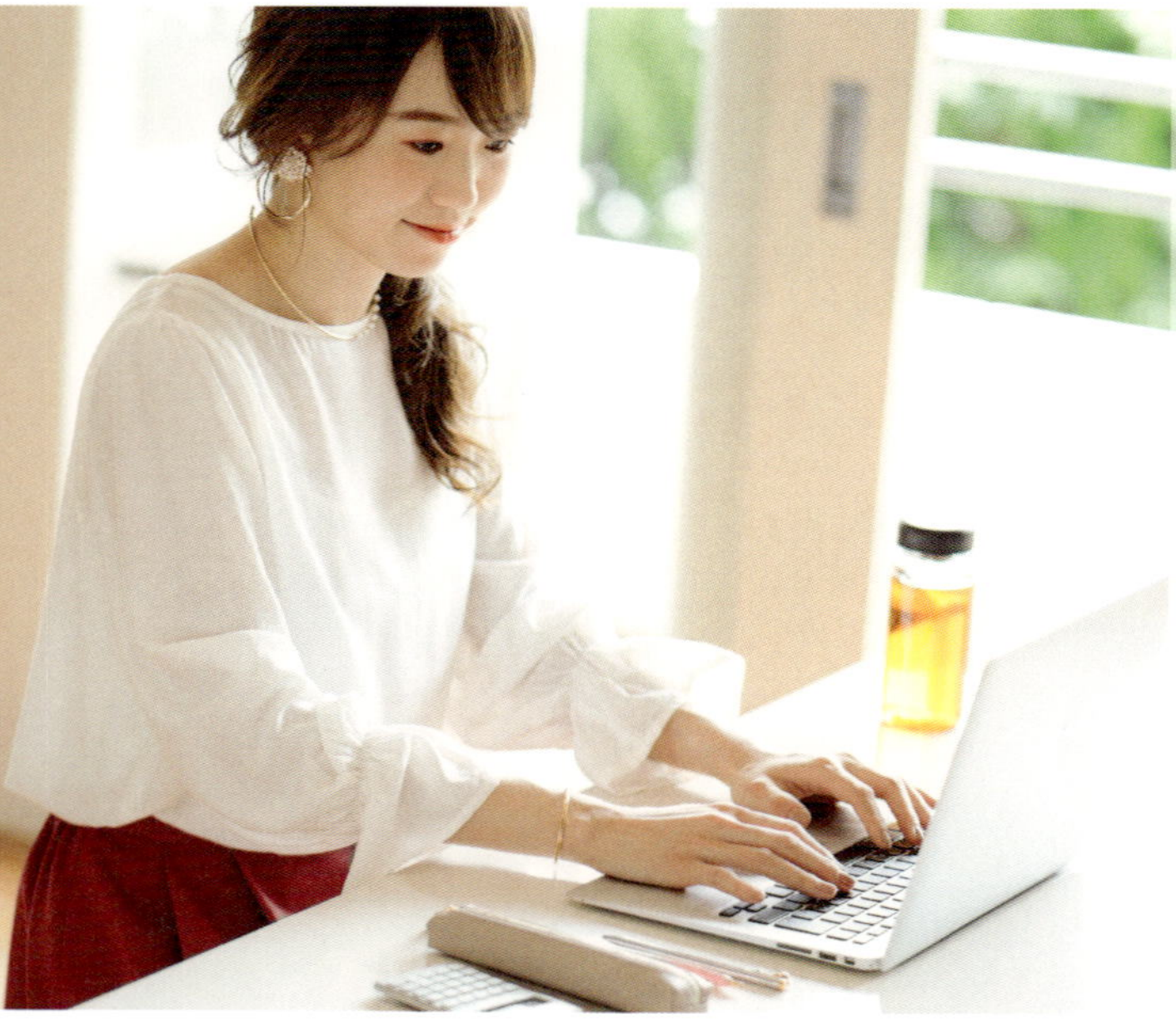

治療と仕事、両立のコツは？

職場の理解があると両立がぐっとしやすく！

治療中であることを上司や同僚に伝えることができれば、急な通院による仕事の調整もサポートが受けやすく、出社できない日は自宅作業でカバーするなど臨機応変な対応もとりやすくなります。治療中は、一時的に重要なプロジェクトからはずれるなど、職務内容を相談することもできるでしょう。

不妊治療を受けている夫婦は、約4・4組に1組。多くの職場では、不妊治療中の社員がいるはずです。「不妊治療中です」と声をあげることが、妊活中の社員を含め、さまざまな状況にある人が働きやすい職場環境へと改善していく契機にもなるはず。上司との信頼関係が築けている場合は、治療について伝えることも検討してみましょう。

ココをCHECK！

- □ 不妊治療のための休暇、休職制度
- □ 失効した年次有給休暇の積立休暇制度
- □ 半日単位・時間単位の有給休暇制度
- □ フレックスタイムやテレワーク
- □ 不妊治療に関わる費用の助成制度
- □ その他、不妊治療に関する支援制度の有無

福利厚生制度の一環として、不妊治療への支援制度を導入したり、テレワークやフレックスタイム制を活用して、就業時間を柔軟に調整できるように工夫している企業も。利用できる制度がないか、就業規則を調べたり、人事担当者に確認してみましょう。

仕事をしながらの不妊治療は、どんなところがむずかしい？

急に・頻繁に仕事を休むことが必要	71.9%
事前に通院スケジュールが立てづらい	47.3%
周囲に迷惑をかけて心苦しい	25.6%
上司・同僚の理解を得られない・得づらい	13.0%
治療のことを職場で話しにくい	12.7%
ほかの人に代替がむずかしい職務内容	9.9%
仕事の都合で、治療の途中で断念せざるをえないことがある	8.1%
治療や投薬等の副作用による体調不良	6.6%
診療時間が平日の日中のみ	5.8%
待ち時間が長い	5.1%
有給休暇が不足	2.2%
管理職としての責任が果たせない	2.0%
カミングアウトしたらハラスメントを受けた	1.6%
治療が長期化し、迷惑がられた	0.8%
その他	11.8%

（N = 5076　自由記述欄を分類、複数回答）
※ NPO 法人 Fine「仕事と不妊治療の両立に関するアンケート Part2」より

Topics

会社に相談するときに役立つ不妊治療連絡カード

「不妊治療連絡カード」は、厚生労働省が提供する書類フォーマット。不妊治療を受けている、あるいは今後受ける予定であることが、医療機関によって証明されるシートです。裏面には、企業が知っておきたい不妊治療の情報も記載。会社の制度を利用するときや、上司に治療への理解や配慮を求めたいときなどに活用できます。

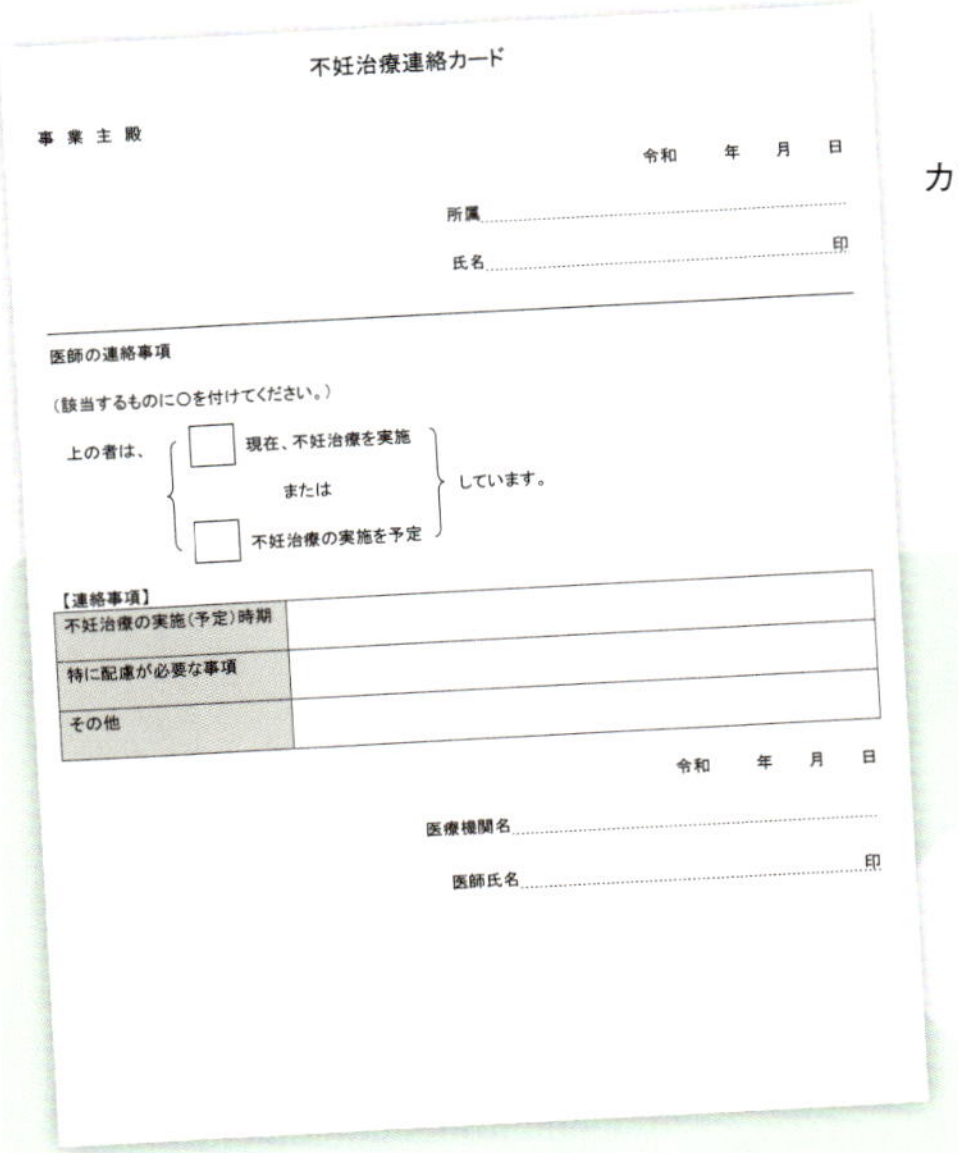

不妊治療連絡カード

事業主殿

令和　年　月　日

所属

氏名　印

医師の連絡事項

（該当するものに○を付けてください。）

上の者は、
□ 現在、不妊治療を実施
または
□ 不妊治療の実施を予定
しています。

【連絡事項】

不妊治療の実施（予定）時期	
特に配慮が必要な事項	
その他	

令和　年　月　日

医療機関名

医師氏名　印

厚生労働省のホームページからダウンロードできます！
https://www.mhlw.go.jp/bunya/koyoukintou/pamphlet/30.html

みんなの通院&仕事

両立奮闘Story

体外受精で妊娠

“歯医者さんに通う感覚”で仕事と無理なく両立できた

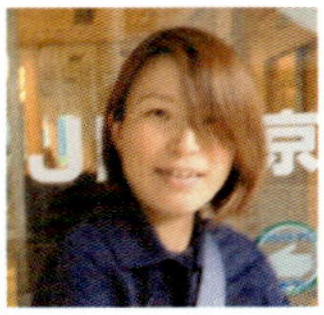

美穂さん
（42歳・妊活歴２年／メーカー事務）

39歳で結婚した私は、妊娠できる期間は限られていることを知って、すぐに体外受精を決断。自然周期法のクリニックを選択しました。治療は体への負担を感じることはほとんどなく、歯医者さんに通っているのと同じ感覚で通院していました。クリニックデーは午前休を取得し、午後からは仕事へ。上司には不妊治療を始める前に了解をもらっていましたが、このタイムスケジュールなら職場にカミングアウトしなくても通院可能だったかも。体への負担が少ないので、治療で体調を崩すことがなく、同僚に迷惑をかけずにすんだのもよかったです。初診から半年、２回目の移植で妊娠でき、とても恵まれた不妊治療でした！

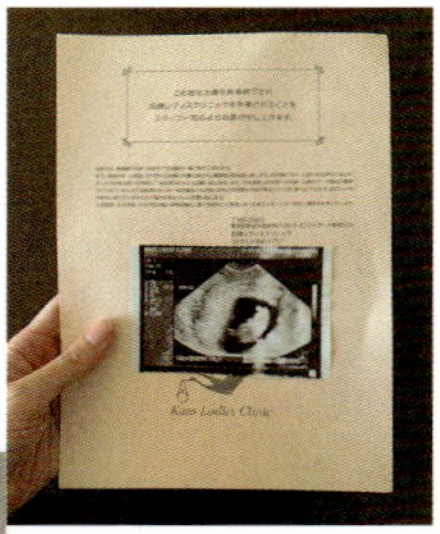

クリニックからもらった卒業証書。妊娠３カ月のエコー写真が貼ってあります。

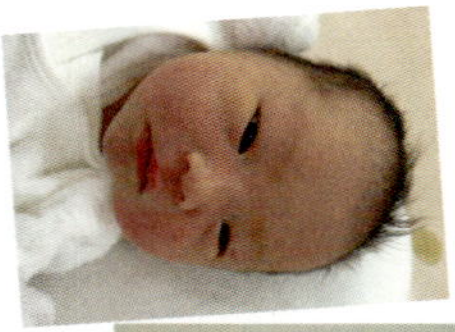

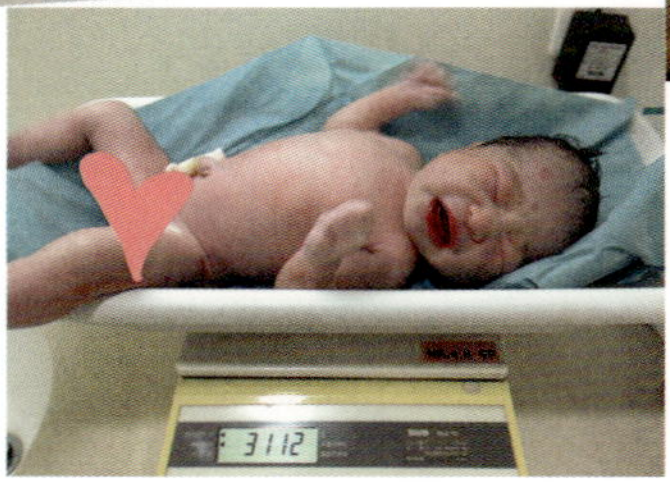

私には自然周期の体外受精が合っていたみたい。生まれてきたわが子に会えたときは感激ひとしおでした。

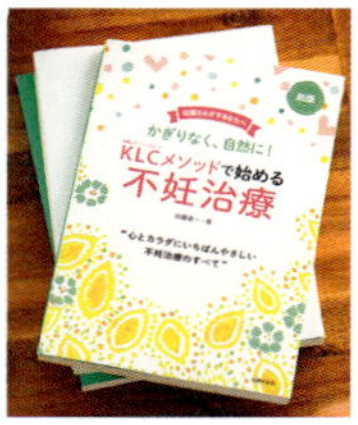

不妊治療に関する書籍を読み、理念に共感したクリニックを受診！

体外受精にトライ中

体外受精へのステップアップを機に仕事の調整がしやすい職場に転職！

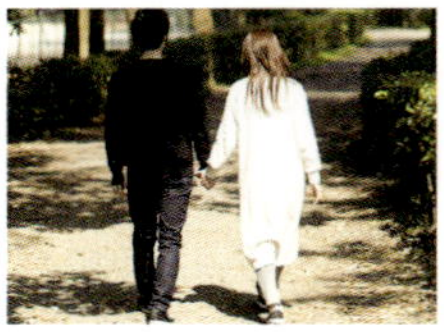

toyoさん
（30歳・妊活歴２年６カ月／看護師）

仕事との両立でいちばん苦労したのは、人工授精にトライしていたとき。翌月の排卵日を予測して仕事を調整するのですが、そのスケジュール管理が大変で……。仕事の時間を変えてもらうために職場に気を使いすぎて、心が疲弊しているのを感じていました。その後、体外受精へステップアップすることが決まり、不規則な交代勤務の職場を辞め、通院しやすい今の勤務先へ転職しました。自分が何を優先したいのか決断することも重要。私は、仕事の調整しやすさを選択しました。現在は、看護師として短時間勤務をしながら通院中！ 優先順位を見極めたことで、毎日が楽しいです。

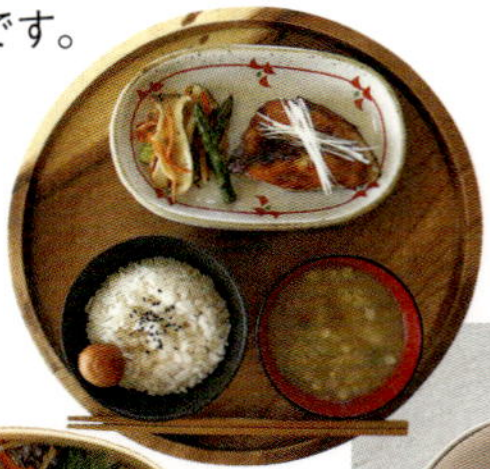

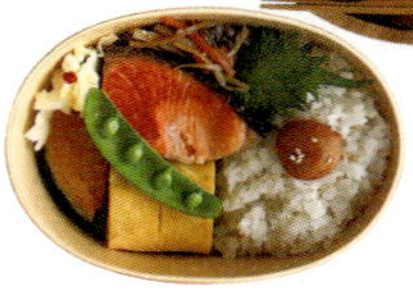

自分と夫のお弁当を作っています。和食の「まごわやさしい」を意識！

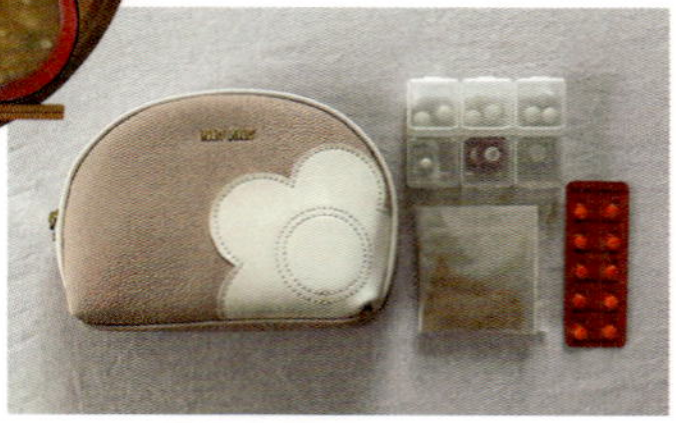

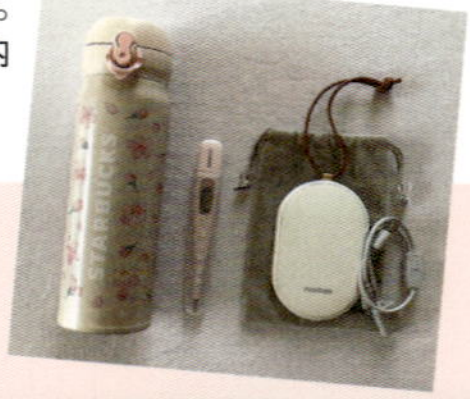

ポーチに入れている常備薬。血流改善のため、漢方の内服も始めました。

治療と仕事、両立のコツは？

体外受精にトライ中

女性が多い職場。いろいろなアドバイスがうれしい！

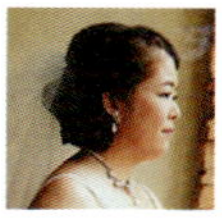

チビ丸さん
（35歳・妊活歴２年／客室清掃パート）

繁忙期など忙しいときには連休がとれないこともあるので、シフト調整が少し大変。それでも上司に理由を説明して、調整してもらっています。今の職場は女性が多く年齢層も幅広いので、いろいろな話を聞いてくれたり、相談に乗ってくれたり、ときにはアドバイスをくれたりと本当にありがたい。また、客室清掃は体力仕事なので、運動不足解消にも。妊娠しやすい体づくりにも一役買っていると思います！　同僚やクリニックのスタッフさんに支えられ、体外受精がんばってます！

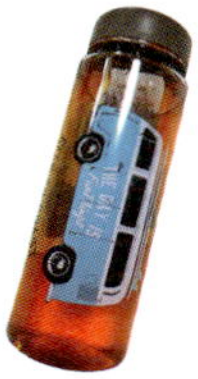

職場でも自宅でも、ルイボスティーを愛飲。さっぱりした味がお気に入りです。

体外受精で妊娠

早めのカミングアウトで気持ちも前向きに！

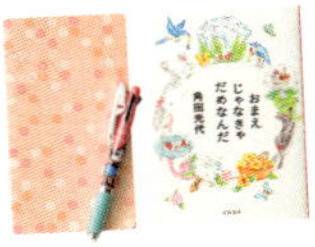

クリニックでの待ち時間には読書を！スマホでネガティブな検索をしないための対策です。

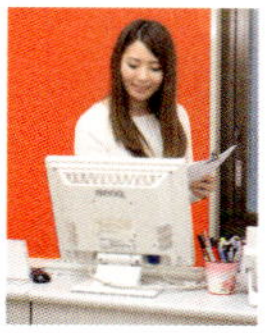

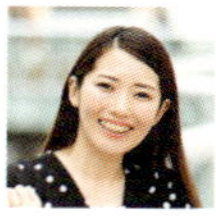

じゅんこさん
（36歳・妊活歴４年／受付事務）

体外受精での通院は、生理や排卵状況によって急にスケジュールが変わります。仕事との調整にはやっぱり苦労しました。仕事のシフトは早番と遅番。予約できないクリニックだったので、なるべく遅番の日の朝イチに行って、午後から出社していました。先が見えない不妊治療ですが、毎年「妊娠しても仕事を続けて産休とりますから！」という目標を、上司や同僚に宣言（笑）。治療が進んだ段階になって「実は……」と伝えるのではなく、妊活や治療のことを早めにカミングアウトしていたのがよかったかな、と思います。

体外受精で妊娠

お金のことを気にせず、治療に専念できました

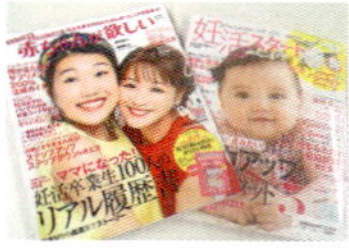

妊活中は、『赤ちゃんが欲しい』を愛読。妊娠されたかたの話に励まされました！

さとみさん
（38歳・妊活歴６年／看護師）

妊活中は平日はガッツリ働き、仕事終わりにクリニックへ。終電で家に帰り、翌朝から仕事なんてこともありました。仕事をしていてよかったと感じるのは、お金のことは心配せずに、治療や検査ができたこと。体質改善のためのサプリメントなどもがまんせずに買えたこともよかったかな、と思います。通っていたクリニックはいつも激混みでしたが、待合室はリラックスできる雰囲気。私にとっては、仕事を離れてのんびり気分転換できる時間でもありました。

体外受精で妊娠

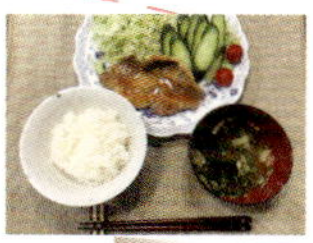

大豆イソフラボンがいいと聞き、みそ汁の登場回数を増やしました！

治療に専念するために「一時休職」を決断

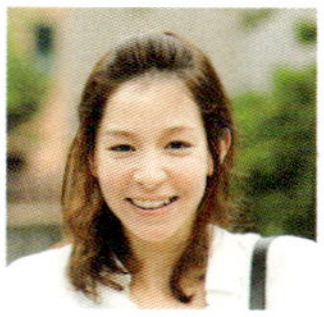

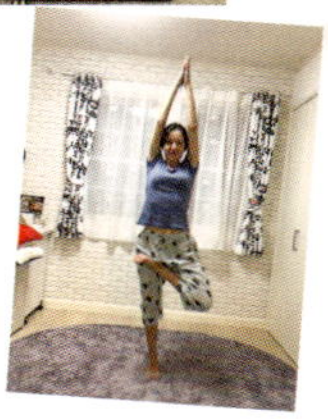

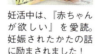

秀美さん
（32歳・妊活歴２年／営業）

体外受精にステップアップする前に、稽留流産を経験。体調をととのえて体外受精に臨みたかったことと、通院と仕事の調整がなかなかむずかしいことから、営業の仕事を一時休職することにしました。辞職ではなく休職という選択ができたことが、精神的な余裕にもつながったかもしれません。授かるためにヨガをしたり、食べ物に気をつけたりと、休職中に体質改善にも励みました。幸いにも１回目の移植で妊娠することができました！

治療にかかるお金はどのくらい？

主な不妊治療は保険診療でできますが、「誰も」が「何回でも」保険でできるわけではありません。どのような制限があり、また自費診療になるのはどんなケースなのかをまとめました。

保険で治療を受けるときは年齢や回数制限に注意

不妊治療費の保険診療がスタートし、主な検査や治療が3割負担で受けられるようになりました。比較的リーズナブルな費用で治療が受けられるようになったため、若い年代のカップルでも気軽に通院を始める人が増えています。

ただし、保険診療を受けるには年齢や回数の制限があり、保険ではできない治療や検査があるなど、少しわかりにくい部分があります。何が保険診療でできて、何が保険適用外なのか？ 費用を抑えつつ、最善の治療を受けるために、大事なポイントを確認しておきましょう。

\保険診療とは？/

ロープライスで妊娠をめざす

医療費の一部負担で治療が受けられるのが「保険診療」。保険の対象となる治療には金額設定があり、どのクリニックでも同じ内容のパッケージ治療を、同じ金額で受けることが可能。

\自費診療とは？/

オーダーメイドで妊娠をめざす

医療費を全額自己負担するのが「自費診療」。医療費は各クリニックで設定され、全額自己負担になるため費用は高額に。治療や検査に制限が特にないため、一人ひとりに合った治療や検査が可能。

保険診療の回数＆年齢制限

タイミング法や人工授精は年齢&回数制限はありませんが、体外受精（顕微授精）には制限があります。女性の年齢が上がるほど回数が限られますので、体外受精へのステップアップを検討しているかたは、年齢を考慮して早めにトライするのがおすすめです。

タイミング法	回数、年齢制限なし
人工授精	回数、年齢制限なし

体外受精、顕微授精、凍結胚移植（1子あたり）

治療開始時点での女性の年齢	回数制限
40歳未満	胚移植6回まで
40歳以上43歳未満	胚移植3回まで

※治療開始時点とは、胚移植した周期の治療計画を作成した日となります。

体外受精でかかる費用一覧

①生殖補助医療管理料（体外受精周期ごと／月に1回）	¥900
②排卵誘発剤	¥1,000～¥30,000
③超音波検査、ホルモン検査1回	約¥4,000
④採卵基本料	¥9,600
【個数による加算】1個	¥7,200
2～5個	¥10,800
6～9個	¥16,500
10個以上	¥21,600
⑤静脈麻酔（麻酔薬剤の料金をプラス）	¥1,800
⑥受精方法 体外受精（ふりかけ法）	¥9,600
顕微授精（1個）	¥11,400
顕微授精（2～5個）	¥17,400
顕微授精（6～9個）	¥27,000
顕微授精（10個以上）	¥35,400
新鮮精子加算	＋¥3,000
TESE精子使用の場合	＋¥15,000
卵子調整加算	＋¥3,000

今後、制度の見直しなどにより変更が出る場合があります。
上記に加えて、診療や薬剤などの費用が別途発生します。

⑦受精卵・胚培養管理 ＊初期胚までの料金	
1個	¥13,500
2～5個	¥18,000
6～9個	¥25,200
10個以上	¥31,500
⑧胚盤胞作成加算 ＊胚盤胞の作成を目的とした加算	
1個	¥4,500
2～5個	¥6,000
6～9個	¥7,500
10個以上	¥9,000
⑨胚凍結保存管理料（導入時）	
1個	¥15,000
2～5個	¥21,000
6～9個	¥30,600
10個以上	¥39,000
⑩胚移植	
新鮮胚移植	¥22,500
融解胚移植	¥36,000
AHA（アシステッドハッチング）	¥3,000
GLUE（高濃度ヒアルロン酸含有培養液）	¥3,000
⑪胚凍結保存維持管理料 ＊導入時より1年経過後	¥10,500

男性不妊症にかかる費用一覧

①精巣内精子採取術 ＊実施できない所もある	¥37,200
顕微鏡下精巣内精子採取術 ＊実施できない所もある	¥57,600
②精子凍結保存管理料（導入時）	
精巣内精子採取術で採取された精子を凍結する場合	¥4,500
採取精子調整管理料	¥15,000
高度乏精子症と診断された精子を凍結する場合	¥3,310
③精子凍結保存維持管理料 ＊導入時より1年経過後	¥2,100

保険診療での費用のめやす

タイミング法
約3,000円～

人工授精
約8,000円～

体外受精
約10万円～

顕微授精
約12万円～

※それぞれに条件があります。
体外受精・顕微授精は採卵1個、凍結なしの場合のめやすです。
凍結保存などに追加料金がかかります。

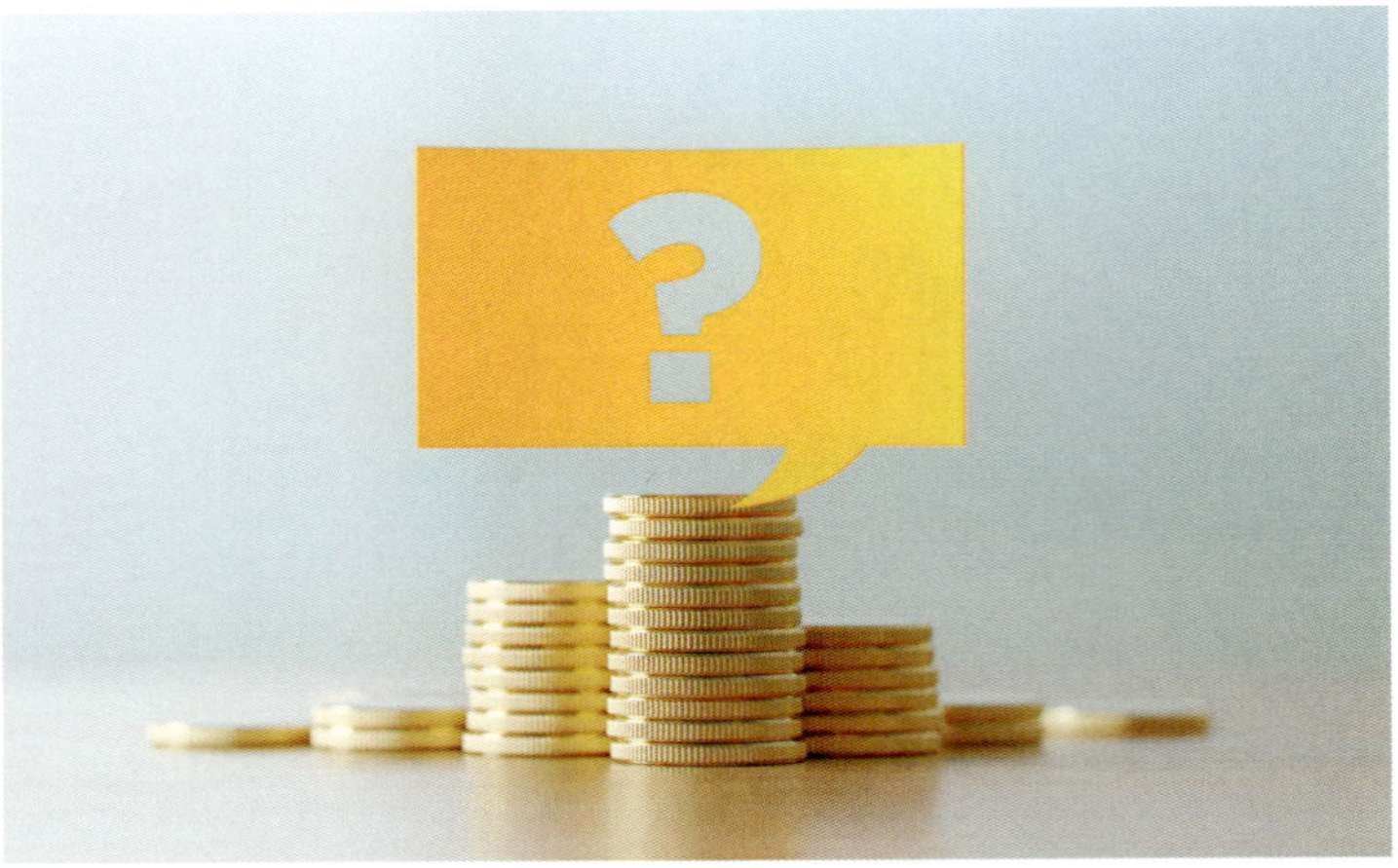

保険で治療を受けるための 基本ルール

Point1

年齢制限、回数制限をクリアしている

タイミング法や人工授精はもちろん、体外受精や顕微授精も保険診療で受けることができます。ただし、体外受精や顕微授精については、年齢・回数の制限があり、保険診療の対象となるのは、治療開始時に女性が43歳未満であること。43歳以上の女性が体外受精を受ける場合は、自費診療となります。

Point2

結婚しているか、事実婚である

保険診療は結婚（入籍）している、もしくは事実婚であることが必須条件。事実婚の場合は、その関係をクリニックから確認されたり、誓約書などの書類を求められることがあります。

保険診療と同時にできる「先進医療」や「選定療養」もあります

1周期の間に、自費診療と保険診療を一緒に行うことは通常できませんが、先進医療として認められた検査や治療は併用が可能です。たとえば、体外受精・顕微授精の際に必要になることがあるSEET法や、タイムラプスなどは先進医療として認められています。先進医療として認定される技術は、審議を重ね、今後追加される予定です。また、自己都合による精子凍結など、保険診療と同時にできる「選定療養」もあります。

Point3

夫婦で受診して治療計画書を作成

治療計画書とは、タイミング法・人工授精・体外受精（顕微授精）の治療を始める前に、いつからどんな治療を行うかなどを医師と具体的に決めて記入する書類のこと。治療計画書を作成してから、治療がスタートする形となります。一部例外はありますが、治療計画書を作成する日は、カップルで受診することが原則となります。

Point4

同じ周期内に、自費診療はできない

例えば、保険診療で体外受精をしている周期に、自費診療（保険診療外）の検査や治療をすることはできません。保険診療と自費診療を併用する「混合診療」は、日本では禁止されているからです。もし自費診療を受けると、その周期に受けている治療すべてが自費となりますのでご注意を。「先進医療」として認められた一部の治療や技術のみ、混合診療が可能です。

＼治療計画書作成前にしておきたい検査／

検査によっては、保険診療外のものもあります。保険診療と同周期にはできないため、できるだけ検査をすべて終わらせてから、治療計画書を作成する施設が多いようです。

男性

血液検査

精液検査

感染症検査など

女性

基本検査
（ホルモン検査、子宮卵管造影検査など）

血液検査

クラミジア抗原検査

AMH検査など

ここが知りたい！ Q&A

Q 凍結胚がすでにある場合、保険診療で移植できる？

A 2022年3月以前（保険診療開始以前）に採卵し、凍結していた胚がある場合も、移植は保険が適用されます。移植のみでも、まず治療計画書を作成する必要があるので、夫婦での通院が必須です。

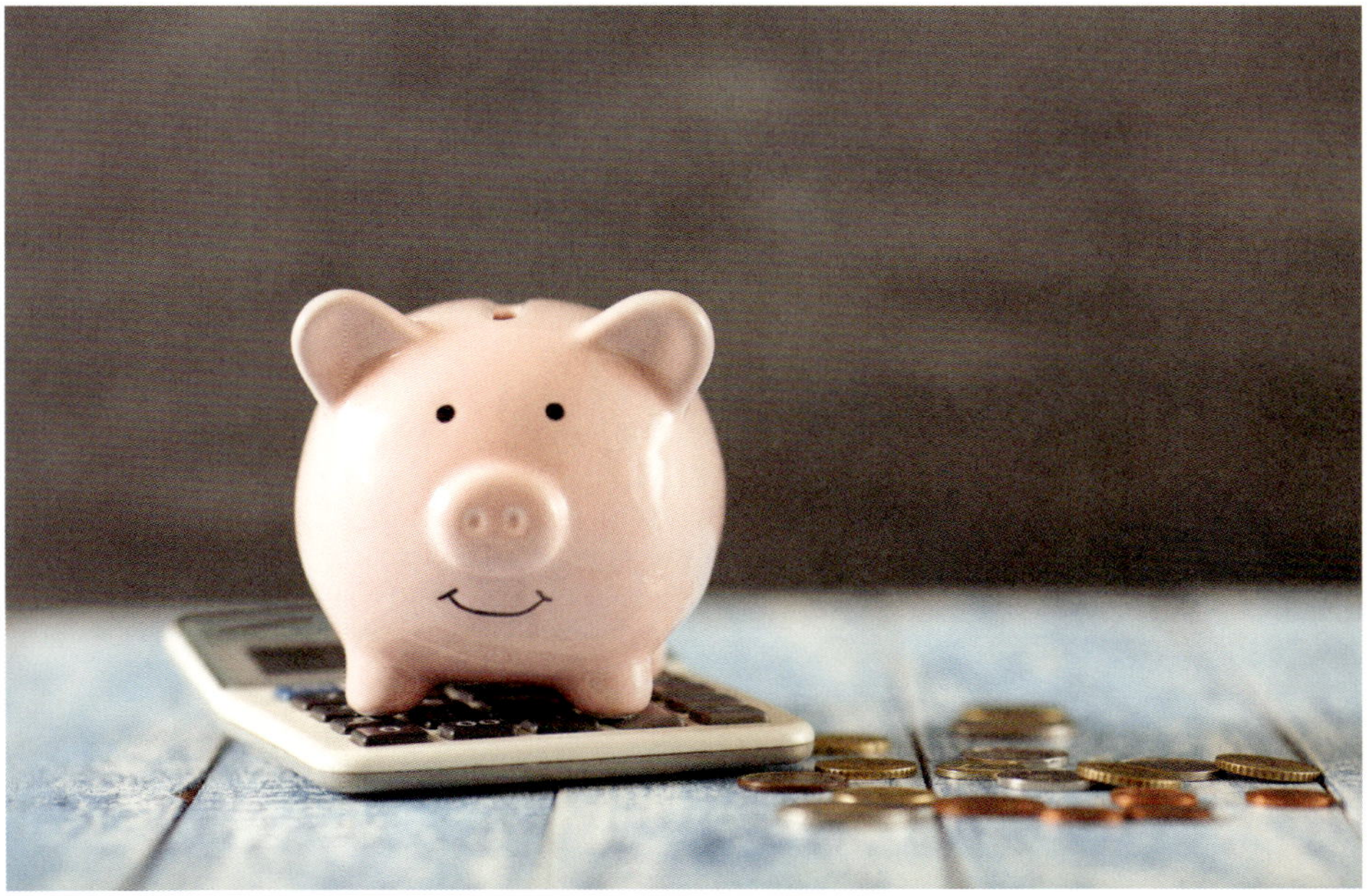

Q 高額療養費制度と併用することはできる？

A 併用可能です。高額療養費制度とは、社会保険や国民健康保険に加入している人で、同じ施設で1カ月に支払った額が上限額を超えた場合に、超えた金額分を受けとれる制度（収入によって上限額は異なる）。各個人で加入保険へ申請しなければなりませんが、事前に申請して「限度額適正認定証」を施設に提出すれば、限度額以上の支払いをしなくてすみます。不妊検査費や特定不妊治療の助成制度がある自治体もあります。また、不妊治療に関わる手術・先進医療費などに使える民間の医療保険も。

\ わたしたちの /

治療費、公開します！

実際に人工授精や体外受精（顕微授精）で妊娠したお２人の卒業生に、治療費がどのくらいかかったかを教えていただきました。

人工授精

保険診療メインで

合計 25,030 円

R・Yさん（30 歳）

28 歳　Nクリニック初診。多嚢胞性卵巣症候群が判明
29 歳　Hクリニックへ転院。タイミング法６回、人工授精4回で妊娠

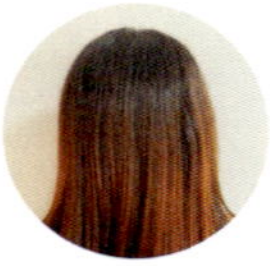

お金のコト

保険診療でなければ断念する治療があったかも

保険診療で治療してみて、やはり金銭面で助かることが多かったです。保険診療でなければ、断念する治療や薬が多かったと思うからです。治療費は２人の貯金から支払っていたので、将来への貯金が増えないことが悩みでした。外食を控えたり、旅行にも行かず、やりくりしました。

治療のコト

卵管鏡下卵管形成術を受け、人工授精で妊娠

28 歳のとき最初に通ったNクリニックで、多嚢胞性卵巣症候群と診断。服薬するも卵胞が育たず、友だちの紹介でHクリニックへ転院しました。とても有名だったのと、通える距離だったことが決め手です。タイミング法にトライしたのち、卵管鏡下卵管形成術を受け、その後４回目の人工授精で授かることができました。妊娠がわかったときは、「まさか」という思いが強く、思っていたより冷静でした。その後、時間がたつにつれうれしさがつのり、今までがんばってきてよかった！と思いました。

治療費はふたりの貯金から。保険診療で助かりました

4月14日　治療計画書作成　合計 1,140 円（保険）

再診料・明細書発行体制等加算	230 円
外来管理加算	160 円
一般不妊治療管理料	750 円

6月6日　超音波検査　合計 3,580 円（保険）

再診料・明細書発行体制等加算	230 円
超音波検査	1,590 円
薬剤情報提供料	10 円
（後発）レトロゾール錠 2.5㎎　２錠（５日分）	1,500 円
メトグルコ錠　500㎎　２錠	50 円
調剤料・処方料・調基	200 円

サプリメント購入　合計 3,240 円（自費）

ビタミンDサプリ	3,240 円

6月14日　超音波検査（卵胞確認）　合計 1,660円（保険）

再診料・明細書発行体制等加算	230 円
超音波検査	1,430 円

6月17日　超音波検査（卵胞確認）　合計 2,610円（保険）

再診料・明細書発行体制等加算	230 円
超音波検査	1,430 円
皮内、皮下および筋肉注射	950 円

6月18日　人工授精　合計 6,310円（保険）

再診料・明細書発行体制等加算	230 円
人工授精	5,460 円
薬剤情報提供料	10 円
ルトラール錠 2㎎　３錠	410 円
調剤料・処方料	200 円

7月22日　妊娠判定　合計 6,490円（自費）

再診料	1,430 円
hCG定量	1,650 円
超音波検査	3,410 円

※体調不良で妊娠判定の通院が遅れたため、自費となりました。

\ Dr. 森本コメント /

保険診療での人工授精は、費用負担が比較的少ないので、若いカップルもトライしやすいのではないかと思います。
保険診療の人工授精に回数制限はありませんが、３～５回行ってみて妊娠が叶わなければ、体外受精を提案するケースが多いです。

夫婦の共通意見は「後悔したくないからお金のことで断念しない」

6月6日	治療計画書作成	ご夫婦合計 2,580円（保険）
6月20日	採卵周期の超音波検査（卵胞確認） 自己注射など	合計 16,610円（保険）
6月25日	超音波検査（卵胞確認） ホルモン値確認、排卵抑制の注射	合計 13,340円（保険）
6月28日	超音波検査（卵胞確認） ホルモン値確認	合計 3,480円（保険）
6月30日	採卵日 静脈麻酔など	合計 21,700円（保険）
7月11日	顕微授精・凍結胚確認 顕微授精管理料、受精卵・胚培養管理料など	合計 66,520円（保険）
	タイムラプス（先進医療）	合計 38,000円（自費）
7月13日	移植周期の超音波検査	合計 2,580円（保険）
7月25日	超音波検査（内膜確認） ホルモン値確認	合計 5,210円（保険）
	サプリメント購入	合計 3,240円（自費）
8月2日	SEET法（先進医療）	合計 38,500円（自費） 合計 1,280円（保険）
8月4日	移植日 高濃度ヒアルロン酸 含有培養液加算、アシステッドハッチング加算	合計 46,020円（保険）
8月15日	妊娠判定	合計 4,070円（保険）

＼Dr. 森本コメント／

新型コロナ感染症は患者さんのストレスの原因になっています。ましてや、妊娠判定前にいちばんストレスフルな時期に感染されると、その不安は想像を絶するものがあります。
また、K・Hさんは保険診療になりぐんとお薬が減って不安に思われたとのことですが、医師が保険内で可能と判断した場合には、そんなに不利になることはありませんので安心してください。

顕微授精

保険診療メインで 合計 263,130円

K・Hさん（42歳）

41歳　Hクリニックで治療開始。採卵1回、顕微授精で胚移植を4回するも授からず
42歳　採卵2回目。顕微授精の胚移植1回目で妊娠

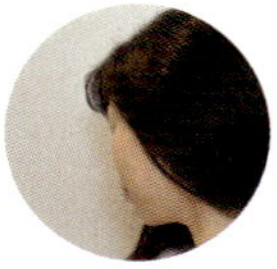

お金のコト

保険のおかげで治療費が安くなりました

保険診療前から治療をしていた私。すでに治療費は130万円を超えていたので、保険診療が始まって治療費がぐんと安くなったことはとてもよかったです。ですが、保険診療内の治療では服用するお薬の量がめちゃくちゃ減ったので、「これで大丈夫？」と正直不安に…。結果的に、妊娠できたのでまったく問題なかったです！　夫のお給料で生活費を出し、私のお給料＋貯金で治療費を支払いました。ゴールがいつかわからないのに、大金を払い続けることに不安と心配はつのりました。幸いにも、彼がお金にこまかいタイプでなかったので助かりました。また、不妊治療を始める前に、一度お金についての話し合いをしたのもよかったです。「費用が高い」ということで、断念した治療は特にありません。彼が「そこをケチったからダメだった…と後悔するくらいなら、やれることはすべてやりたい」と言ってくれたので、思い残すことなくトライできました。

治療のコト

胚移植後にまさかのコロナ感染が判明

ネット検索して、利便性＆口コミや治療内容から、Hクリニックを選択。すでに41歳という年齢だったため、顕微授精からスタートしました。妊娠が判明したときは、天地がひっくり返るくらいうれしかったです。5回目の顕微授精での移植後、夕方から高熱が出て「何かおかしい…」と思い、翌日発熱外来を受診したところ、新型コロナ感染と診断。「せっかく移植したのに」と本当につらかったです。寝たきりの日々が続き、日に日にストレスが増大し、妊娠判定日の朝に夫と大ゲンカ。ですが夫は、「結果を聞かないとわからないやろ？」と最後まで信じてくれました。夫婦そろって結果を聞きに行ったところ、先生が満面の笑みで「おめでとうございます」と。私は「エー―――！」と叫び号泣。夫は「なっ！」とひと言。彼の器の大きさをあらためて感じました。そして何より病院のかたがたや職場の仲間に感謝の気持ちでいっぱいです。

男性不妊を乗り越えて念願の3人家族になりました！

界斗さん（27歳）

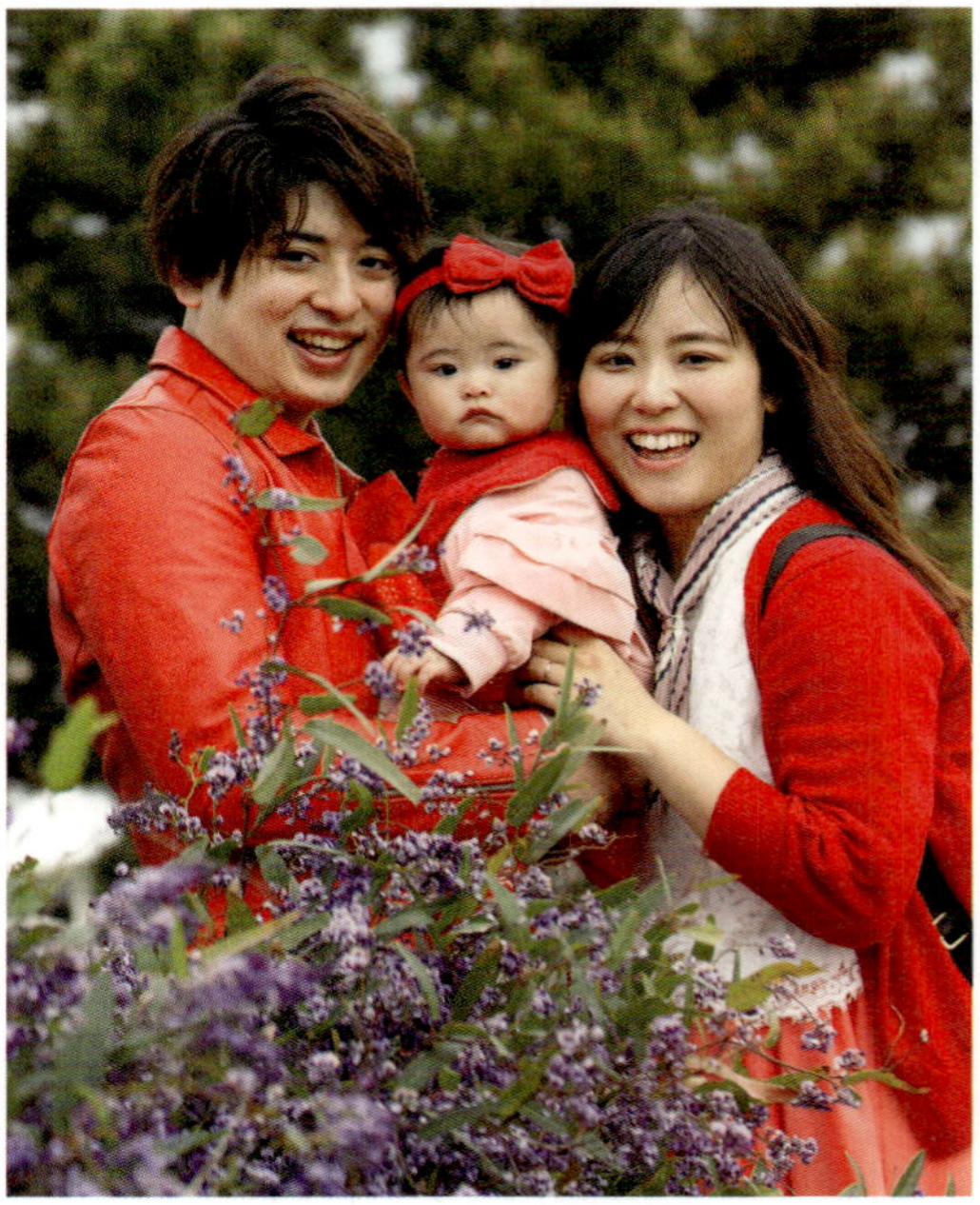

History

24歳　結婚
妻がレディースクリニックで検査を受ける
25歳　乏精子症が判明
顕微授精から治療をスタート
26歳　４回の顕微授精ののち、大規模な不妊治療専門クリニックに転院
27歳　通算５回目の顕微授精で妊娠判明

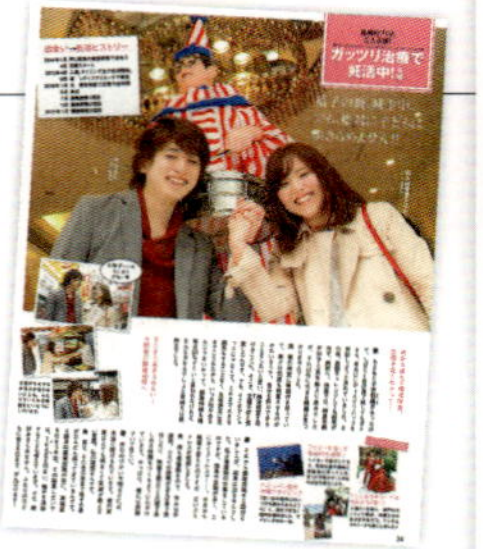

『赤ちゃんが欲しい』にはじめて登場したのは約２年半前。当事者から男性不妊のことを発信することで、「がんばるぞ！」と自分の励みにもなりました。僕と妻の写真が若いですね（笑）。

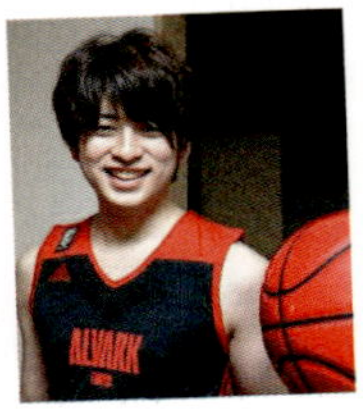

転院をきっかけに、以前よりも体を動かすことを意識しました。夫婦でジムに通い、僕は趣味のバスケもエンジョイ。食生活も亜鉛やビタミン、タンパク質などの抗酸化食材を積極的に食べていました。

結果が出ない顕微授精に心が折れかけた

授かりづらかった原因は、男性不妊です。でも、乏精子症と診断されたときは、そこまでショックは受けませんでした。というのも、これまで大きな病気もなく五体満足に生きてこられたから、いつか何かあるんじゃないかって思っていたので。むしろ、回り道をすることなくすぐに顕微授精から治療をスタートできたのはよかったのかもしれません。

ただ、さすがに４回目の顕微授精がダメだったときにはキツイな、と思いましたね。ここのクリニックではもう限界なのかなと思い、僕たち夫婦の気持ちを正直に先生に相談。思い切って、顕微授精の症例数が多い大規模な不妊治療専門クリニックへ転院することにしました。

あきらめない気持ちで体質改善にもチャレンジ

転院を機に、精子にいいことを始めました。血流をよくして精子の質を高めるために、筋トレをしたり、プロテインを飲んだり、趣味のバスケもエンジョイ。また、クリニックですすめられたサプリメントをとるのも日課に。僕が飲んでいたのは「カルナスタン」という、L-カルニチンとアスタキサンチンを配合したカプセルです。精子にダメージを与える活性酸素を抑えてくれる働きがあるそうで、飲み始めてからは確かに精子の質が改善されました。採精のたびに精子の数が減ってきていたので、がんばった結果の出ることがすごくうれしくて、体づくりも楽しくなっていきましたね。妻も一緒にジムに通い、卵子の質をよくするための有酸素運動にとり組みました。

自分たちのがんばりとクリニックの先生の力が合わさり、なんと、転院してはじめての顕微授精で妊娠！

夫婦で「何があっても子どもをつくる」と決めて、金銭面で大変なときはお金を借りたこともありました。授からない原因は僕だけど、やっぱり不妊治療でいちばん負担がかかるのは妻。男性不妊に関しては、妻を気遣いながら夫が治療の決断をしてリードするのがうまくいくコツではないか、と思います。

不妊治療を経験した夫婦は強く、子どもに対する気持ちも強いと感じています。子育ては楽しいことばかりではなく、ストレスがたまることもあります。でも、不妊治療をしているときに比べると、そのころのほうが断然つらかった。だからこれから何かあっても「あの不妊治療を乗り越えてきたんだから大丈夫」と前向きに考えられると思うんです。人生山あり谷ありというけれど、ある程度の人生の山はめげずに登っていけそうな気がしています！

妊活卒業生インタビュー8

突然の流産に夫と抱き合って思いっ切り泣きました

ののさん（35歳）

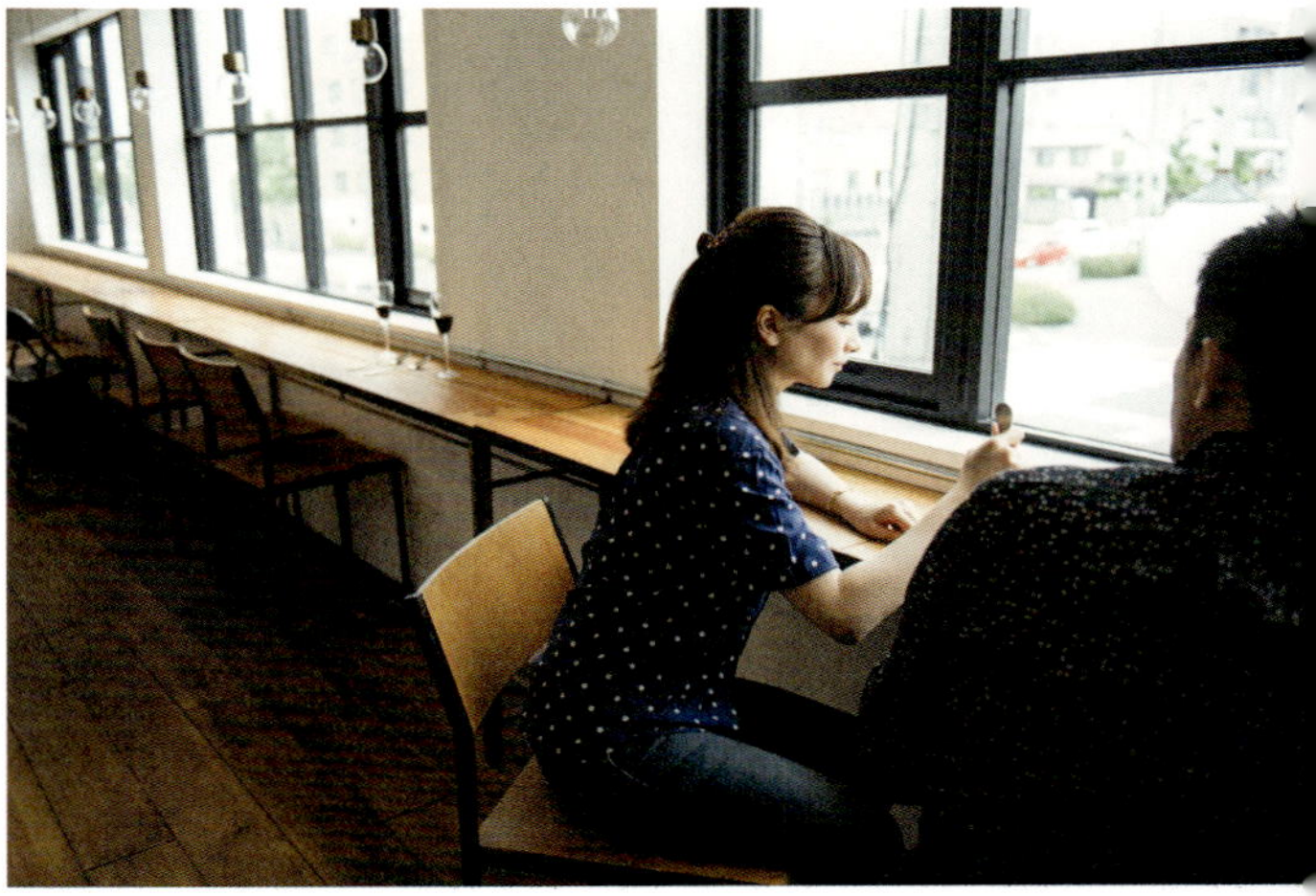

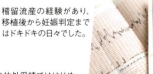

出血量がどんどん増えて激しい腹痛も

結婚して8年目、はじめての人工授精で妊娠しました。ただ、胎嚢が確認できたのは6週1日目で、サイズは5週0日ぐらいの大きさ。「小さめでも次の健診で大きくなっていれば心配ない」と言われましたが、やはり不安でした。

8週目、仕事が終わる夕方に下着に違和感があってトイレへ。茶色の血が少しついていて、その後、薄い赤色に変わりました。心配でそのまま病院へ行くと、「膣の入り口から出血しているようですね」と先生。胎嚢は成長しているとのことで、出産予定日も教えてもらい、帰宅しました。

ところが、出血量はどんどん増えていき、翌日深夜3時ごろには陣痛のような気絶しそうなくらいの腹痛が。朝トイレに行くと「ポチャン」という音がして血のかたまりが出て、「流産しちゃったんだ」と直感しました。病院で内診してもらうと、やはり昨日まであったはずの胎嚢がもう見えない。「どうして私たちの子どもが」と、悲しいという言葉では言いあらわせないほど、つらく切ない気持ちに襲われたことを覚えています。

仕事中だった夫にラインで伝えると、「そうか……」とだけ返信がありました。帰宅して顔を見るなり、ふたりで抱き合って号泣。その夜、夫婦で話し合い、不妊治療は少し休むことにしました。

ただ、夫と一緒に泣いたことで、気持ちは切り替えられたように思います。いつまでも泣いていたって赤ちゃんはもう戻ってこないのだから、前を向くしかないと思って。

2度の転院をへて、ふたたび授かった！

流産から3カ月ほどで人工授精を再開しましたが、3回行っても結果が出ません。夫と相談して、遠方のクリニックに転院し、顕微授精をすることに。3回採卵して、4回移植したものの、残念ながら1個も着床せず。ふたたび夫婦で話し合い、地域でいちばん評判がいいといわれているクリニックへと転院します。

転院先では子宮筋腫が見つかりました。「一度移植をしてみて、妊娠しなかったら筋腫をとりましょう」と提案がありましたが、奇跡的に1回の移植で妊娠！

大きな幸せを感じながらも、やはり流産の不安もぬぐえなくて、毎回健診までが長かった……！　また、筋腫のせいでおなかが張りやすくカチカチになってしまうため、安定期に入ったころから産休へ。無事、3805gの男の子を出産しました。

流産でつらいときも、体外受精や転院を決めるときも、いつも夫と一緒でした。ふたりで乗り越えてきたからこその今。この先も夫婦で力を合わせていきたいです。

History

24歳	結婚
32歳	はじめての人工授精で妊娠するも、８週目に流産 ３カ月後から人工授精を再開し、３回トライ
33歳	転院し、体外受精、顕微授精にステップアップ
34歳	再転院。１回目の移植で妊娠

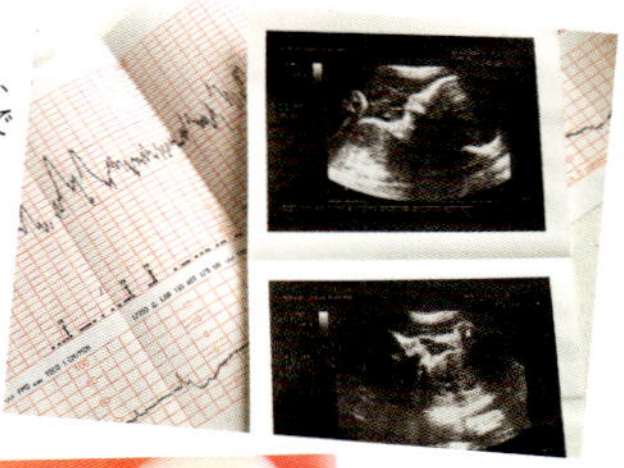

稽留流産の経験があり、移植後から妊娠判定まではドキドキの日々でした。

転院先の体外受精でははじめての移植で妊娠。クリニックとの相性も重要と感じました。

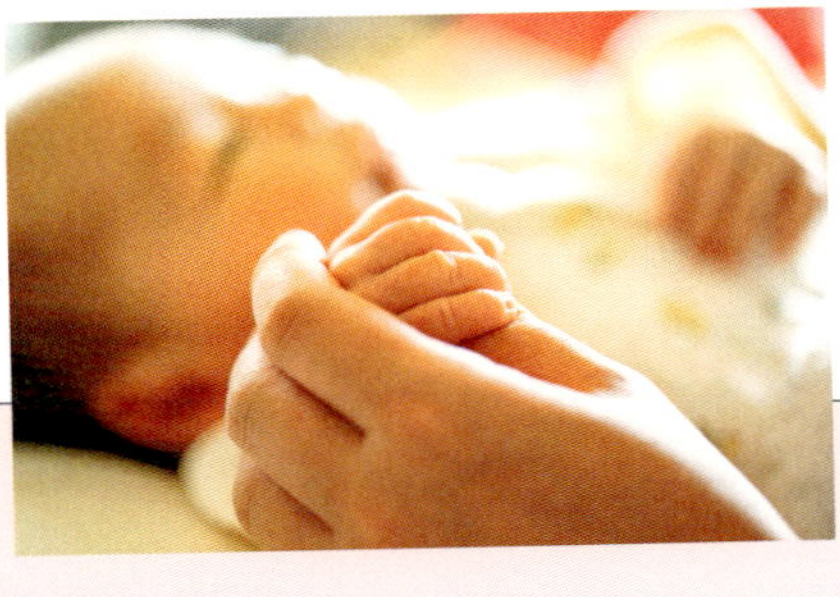

Special column 4

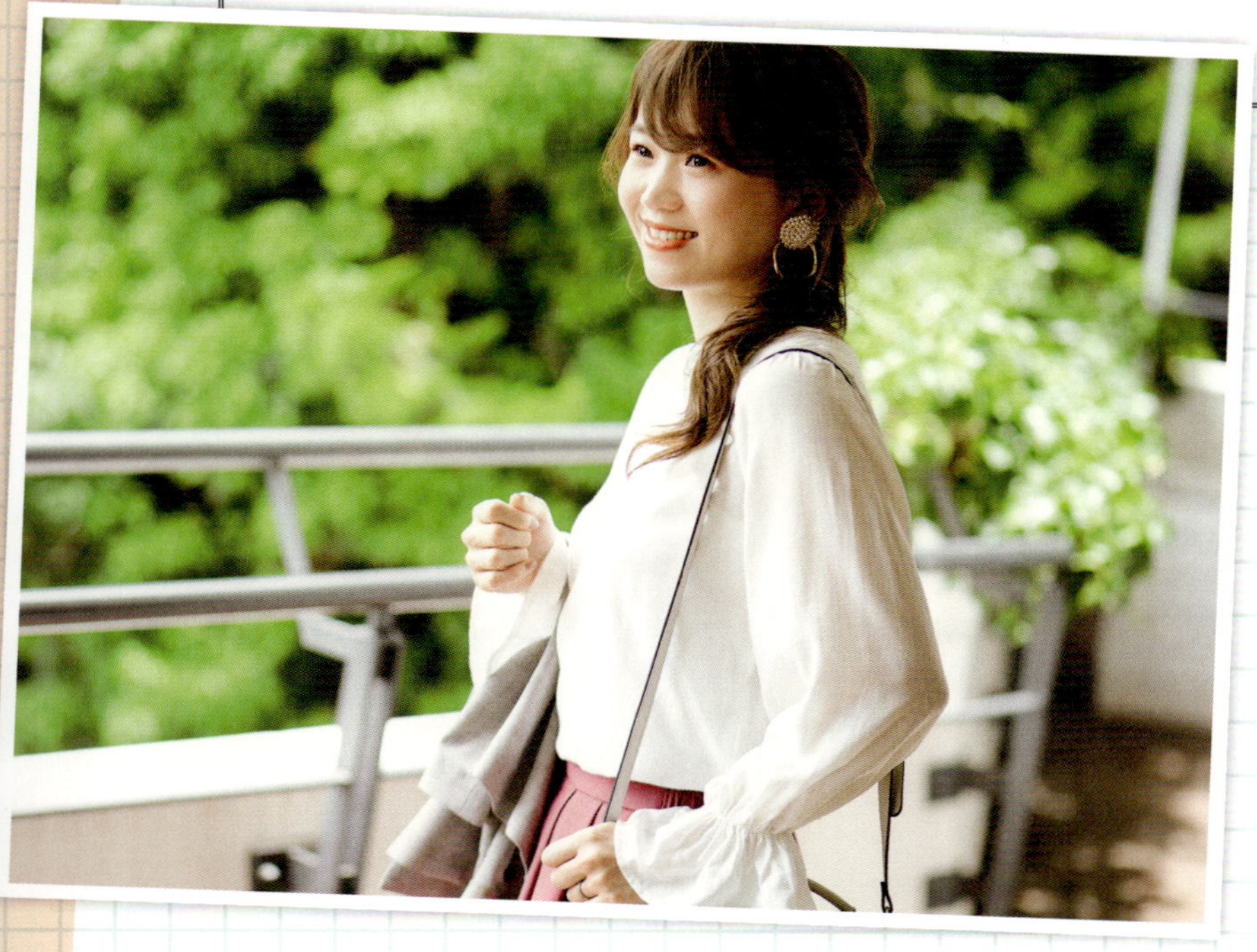

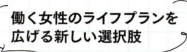

働く女性のライフプランを
広げる新しい選択肢

社会的卵子凍結

将来の妊娠に備えて若いうちに卵子を凍結！

技術の進歩のおかげで、卵子も受精卵と同じく、質を保って安全に凍結できるようになっています。卵子の凍結は、がん患者が抗がん剤や放射線治療を受ける前に、将来の妊娠の可能性を残すために始まりました。「社会的卵子凍結」は、がん以外の理由による卵子凍結を指します。

「今は妊娠よりも仕事を優先させたい」「現在はパートナーがいないけれど、いずれは子どもが欲しい」と考える女性にとって、卵子凍結は将来の妊娠の可能性を高めるための有効な選択肢といえるでしょう。最近では、福利厚生の一環として、卵子凍結の費用補助を行う企業も登場しています。

ただし、卵子を凍結する場合もなるべく若いうちに、できれば35歳以下で行うことが望ましいとされています。高齢になるほど卵子の質と数が低下し、染色体の異常率も高まるからです。卵子凍結は将来の妊娠を約束するものではありませんが、30代前半で20個程度の卵子を凍結すると、8割の人は最低1人は出産できるというデータがあります。

保管期間や保管費用もしっかり確認を！

卵子凍結は、体外受精の治療と同じステップで採卵までを行っておくもの。通常の体外受精と同じく、排卵誘発や採卵手術が必要になります。そのための通院は1周期で4～5回程度です。卵子凍結にかかる費用は全額自費となります。また、凍結後は保管期間や保管に関わる費用、更新手続きなどもきちんと確認しておきましょう。継続の手続きを忘れて廃棄されてしまうケースもあるからです。なお、凍結卵子を用いて妊娠をめざす場合は、融解した卵子に、パートナーの精子を注入する顕微授精を行うので、そのための費用も別途必要です。

PART 5

＼出産後までを見すえて体づくりを始めよう／

生活習慣を見直して授かり体質へ

妊活の主役は夫婦ふたり！　治療の効果を最大限に高めるためにも、
食事や運動などの生活習慣はとても大事です。
栄養たっぷりの妊活レシピや、手軽で効果抜群のウオーキング法、
気になるサプリメントのことまで、
妊娠しやすい体をつくるためのノウハウをお届けします。

授かり体質に近づくための生活習慣って？

妊娠のためには卵子と精子だけではなく、体全体に目を向けることもたいせつ。毎日の生活に「妊娠にいいこと」をとり入れましょう！

妊娠は〝総合力〟があってこそ！心と体のバランスをととのえよう

体外受精は最先端の生殖医療技術ですが、妊娠のプロセスにはまだ解明されていないこともたくさんあります。どんなに医学が進歩しても、妊娠が命の神秘であることは変わりません。また、医療の助けを借りたとしても、妊娠するのは生身の体。医療まかせではなく、体と心に目を向けていたわり、ケアすることが大事です。

妊娠成立には、卵子や精子だけでなく、免疫やホルモン分泌、内分泌など、さまざまな要素が関わっています。治療の効果を上げるためにも、体全体の細胞を元気にする生活習慣を心がけましょう。栄養バランスのいい食事や適度な運動、十分な睡眠は、妊娠しやすい体をつくるための基本！　さらに、サプリメントで栄養を補う、漢方やツボ押し、お灸などで体の調子をととのえるのも有効です。近年は、血流改善や抗炎症作用などが期待できる低出力レーザー治療も注目されています。

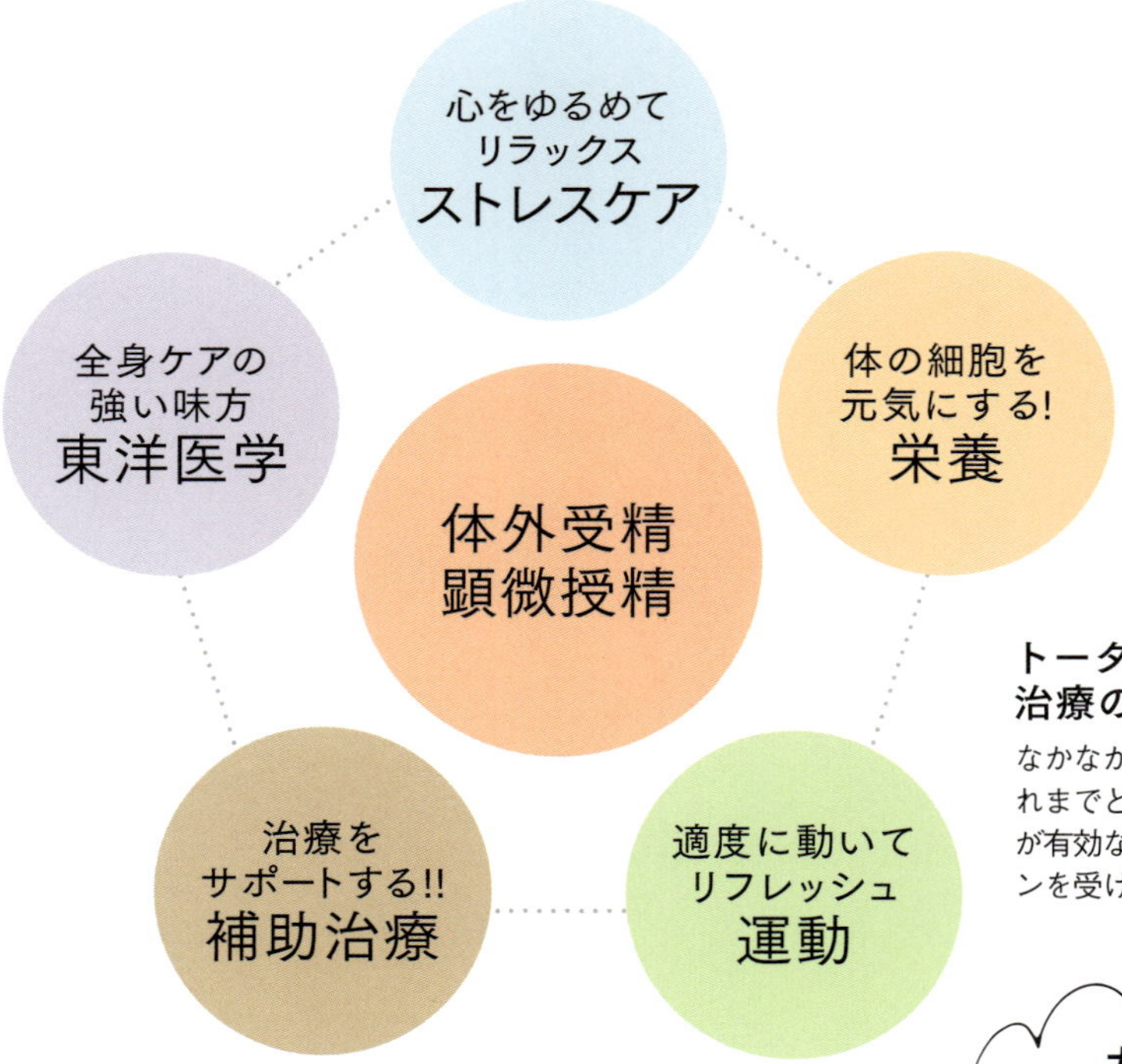

トータルケアで治療の効率をアップ

なかなか結果が出ないときには、これまでとは違うアプローチでの治療が有効なことも。セカンドオピニオンを受けるのもアリ！

カギを握るのは ミトコンドリア

卵子・精子や細胞を元気にするために必要不可欠です

ミトコンドリアとは、ほぼすべての生物の細胞にある小器官。最も大きな役割は生きるためのエネルギーをつくることで、ミトコンドリアがうまく働かなくなると脳神経やあらゆる臓器に支障をきたすほど、人間の健康に深く関わっています。卵子にも10万～20万ほどのミトコンドリアがあり、その働きによって成熟します。精子が卵子にたどり着くのにもミトコンドリアが必要で、受精や子宮内膜に着床するためにも欠かせません。ミトコンドリアのエネルギーの材料は、日々の食事。栄養を届けるため、血流をよくすることも必要です。

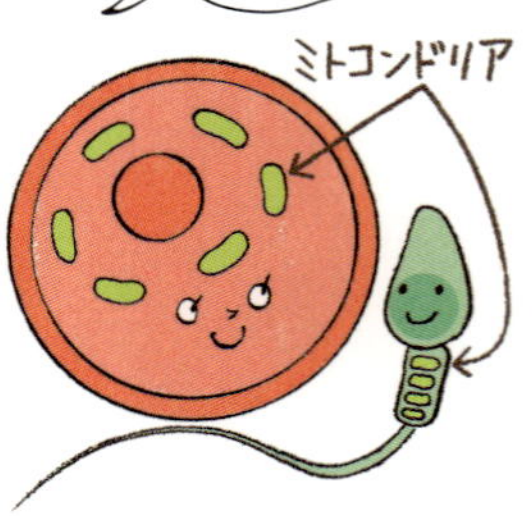

授かり体質に近づくための生活習慣って?

ストレスは妊娠力を低下させる大敵です!

不妊治療は、ストレスの多い治療です。治療をすれば妊娠できるという保証もない中、不安やあせりばかりが大きくなってしまうこともあるでしょう。ただ、ストレスは不妊治療にとっても悪影響。ストレスを抱えると、自律神経の働きが乱れてホルモン分泌が妨げられたり、活性酸素が大量発生して卵子や精子の質が低下したりと、さまざまなところに影響が出ます。

けれど、ストレスをゼロにするのはむずかしいもの。ストレスを減らす環境づくりとともに、上手にリフレッシュする視点を持つことも大事です。お風呂に好みのアロマオイルを垂らしたり、香りのよいハーブティーで気分をほぐしたり、趣味に没頭して気分転換をしたりするのもよいでしょう。自分の機嫌をとる方法を見つけ、心をゆるめましょう。

反対に、ネットで「不妊」「体外受精」などと検索を続けるのは、控えたほうがいい行動の代表格です。特にブログの体験談に感情移入してしまうのは、すすんでストレスを引き受けているようなもの。不確かな情報でストレスを増大させないよう、「検索魔」は封印しましょう。

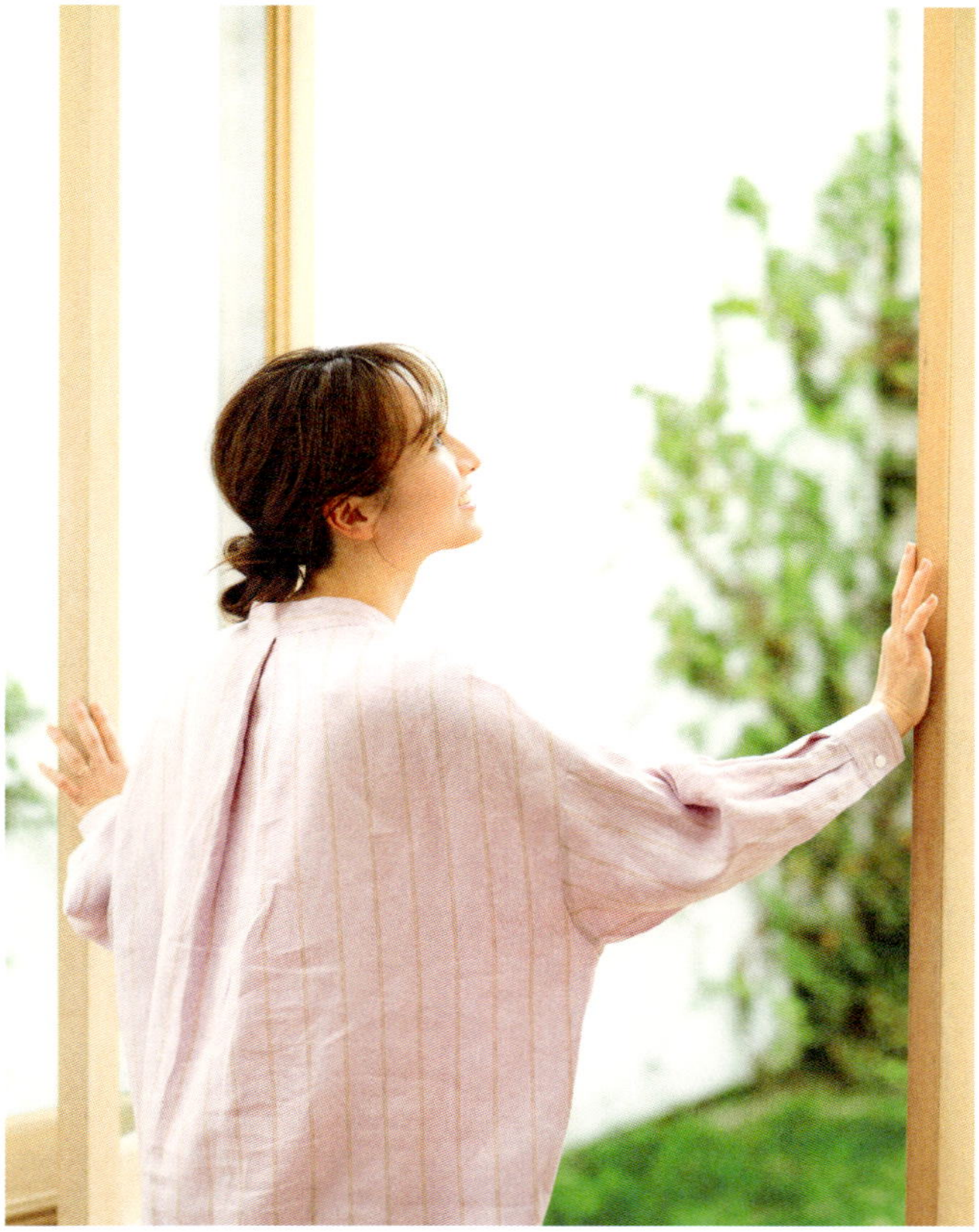

＼ストレス、ためてない?／

授かり力チェック

□ **3食きちんと食べないことが多い**

栄養不足になると、体は生殖よりも生命維持を優先。元気な精子・卵子を育てるには、規則正しい食事がたいせつ。

□ **毎日、お通じがない**

便秘は、腸内環境が乱れていることのあらわれ。腸内環境が悪いと、せっかくの栄養をしっかり吸収できません。

□ **ランチはコンビニ率高し!**

コンビニのお弁当やファストフードなどには、さまざまな食品添加物が含まれます。材料をよく見て選んで。

□ **仕事が忙しい**

長時間労働やプレッシャーがかかる職務は、ストレスのもとにも。できれば無理のないボリュームに調整を。

□ **あまり体を動かさない**

運動不足は、代謝の低下や肥満につながります。デスクワークが中心で、ほとんど外に出ないという人は要注意。

□ **手足がいつも冷たい**

冷えを感じるのは、体の代謝が落ち、血流が悪くなっている証拠。子宮に栄養を届けるためにも、血流改善を。

□ **夫婦の会話が減った**

夫婦関係の悪化は最大のストレスに! ふたりの赤ちゃんのためにも、スキンシップとコミュニケーションを意識して。

□ **寝つきが悪い**

なかなか眠れなかったり、夜中に何度も起きてしまうのは、自律神経が弱っているからかも。ストレスケアが必要です。

バランスのいい食事とは？

人間の細胞は、日々入れ替わっています。
細胞の原料となるのは「食」！　毎日の食事を妊活モードにシフトしましょう。

現代人はみんな栄養不足！妊活中こそ食事の見直しが急務です

ミトコンドリアを元気にするには、バランスのいい食事を3食決まった時間にとることがたいせつです。抗酸化力の高い緑黄色野菜をたっぷりとり入れれば、活性酸素も除去できます。

６つの栄養グループからそれぞれ１つ以上の食材を選ぶと、簡単に栄養バランスがととのいます。丼物やパスタなどの炭水化物中心の食事は、血糖値が急上昇しやすく、コルチゾールなどのストレスホルモンが分泌されやすいので注意しましょう。

働く女性は朝食の欠食率が高く、１日のエネルギー摂取量も必要量に満たないことが多いという報告もあります。特に、妊娠力アップに不可欠なタンパク質や鉄、亜鉛などは不足しやすい栄養素。妊娠中や出産後までを見すえて、妊活中の今から食事改革を始めましょう！

Point 1　毎食6つのグループからまんべんなく食材をチョイス！

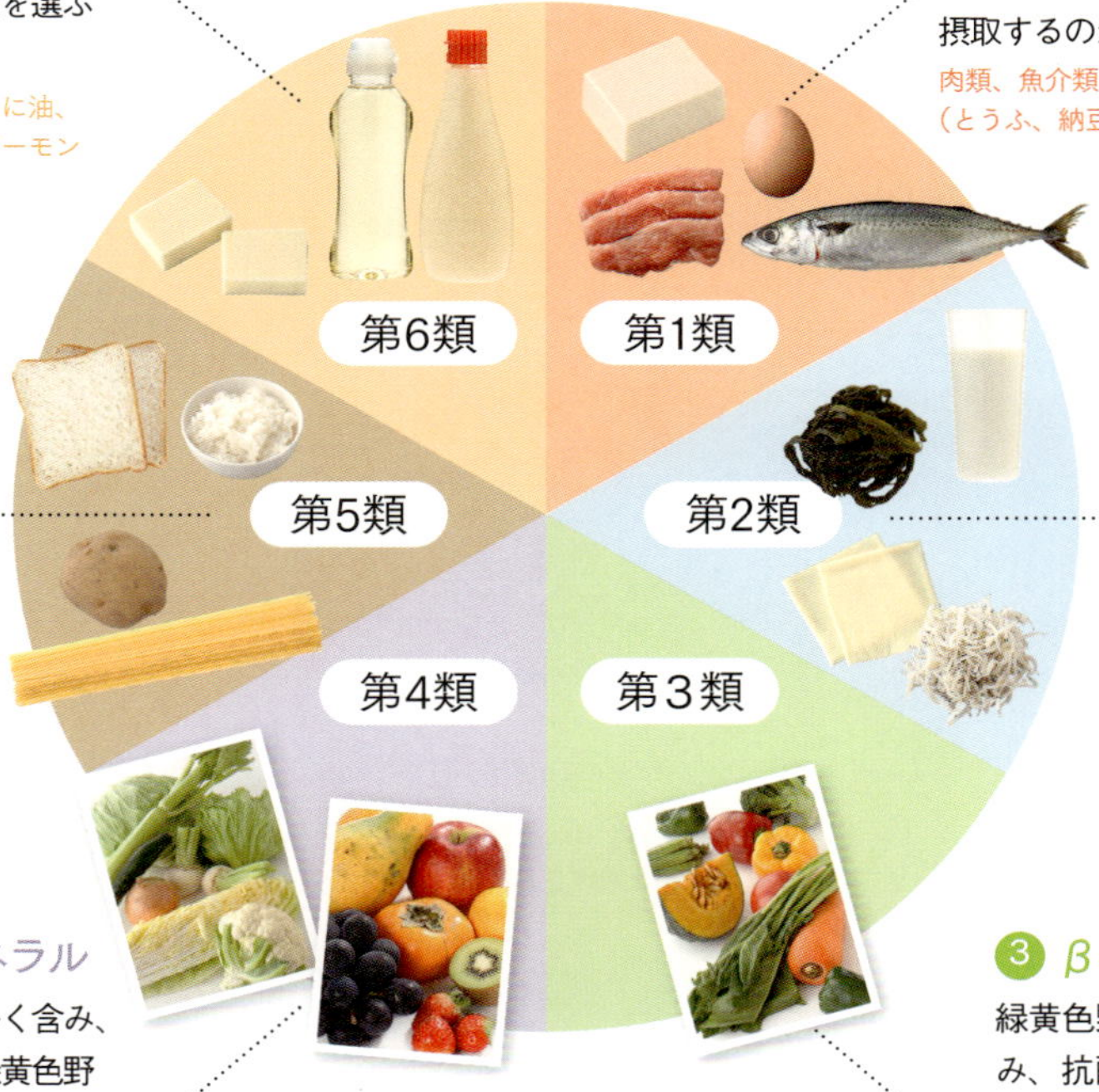

① タンパク質源

血液や筋肉をつくる食材。動物性（肉、魚、卵）と植物性（大豆製品）を1：1で摂取するのが理想です。

肉類、魚介類、卵・大豆製品（とうふ、納豆など）

② カルシウム源

不足しやすいので意識的にとりましょう。乳製品は脂肪分が多いため、とりすぎには注意です。

ちりめんじゃこ、煮干し、わかめ、ひじき、のり、チーズ、ヨーグルトなど

③ β-カロテン

緑黄色野菜はβ-カロテンを含み、抗酸化作用が強い食材。体を中から老化させる「活性酸素」をとり除き、卵子や精子を元気にしてくれます。

かぼちゃ、にんじん、ブロッコリー、ほうれんそう、小松菜、ピーマン、トマトなど

④ ビタミン・ミネラル

ビタミン・ミネラルを多く含み、解毒効果があります。緑黄色野菜：淡色野菜は1：2くらいが理想。合わせて1日に350ｇ以上食べましょう。

キャベツ、大根、白菜、玉ねぎ、ごぼう、きゅうりなど

⑤ 炭水化物

体のエネルギー源になる食材。ごはんは雑穀や玄米をプラスすると、ビタミンやミネラルのほか食物繊維もたっぷり摂取できて◎。

ごはん、食パン、スパゲッティ、そば、うどん、じゃがいも、さつまいもなど

⑥ 油脂

第５類の次にエネルギー源になる食材。性ホルモンの材料にもなるので、質のよい油脂を選ぶようにしましょう。

オリーブ油、えごま油、あまに油、バター、マヨネーズ、ごま、アーモンド、くるみなど

\ Point 2 /

1回の食事は「主食＋主菜＋副菜」で組み立てる

【食事の例】

主菜には

質のよいタンパク質や脂質を使う

タンパク質は体をつくる基本材料。脂質は性ホルモンの構成成分になるので、どちらもきちんととりたいもの。体の中で有効に働くよう、質のよいものをとりましょう。

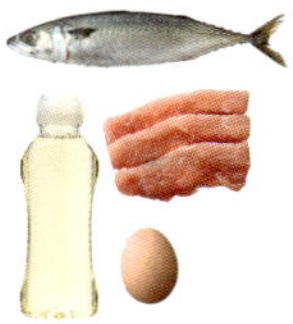

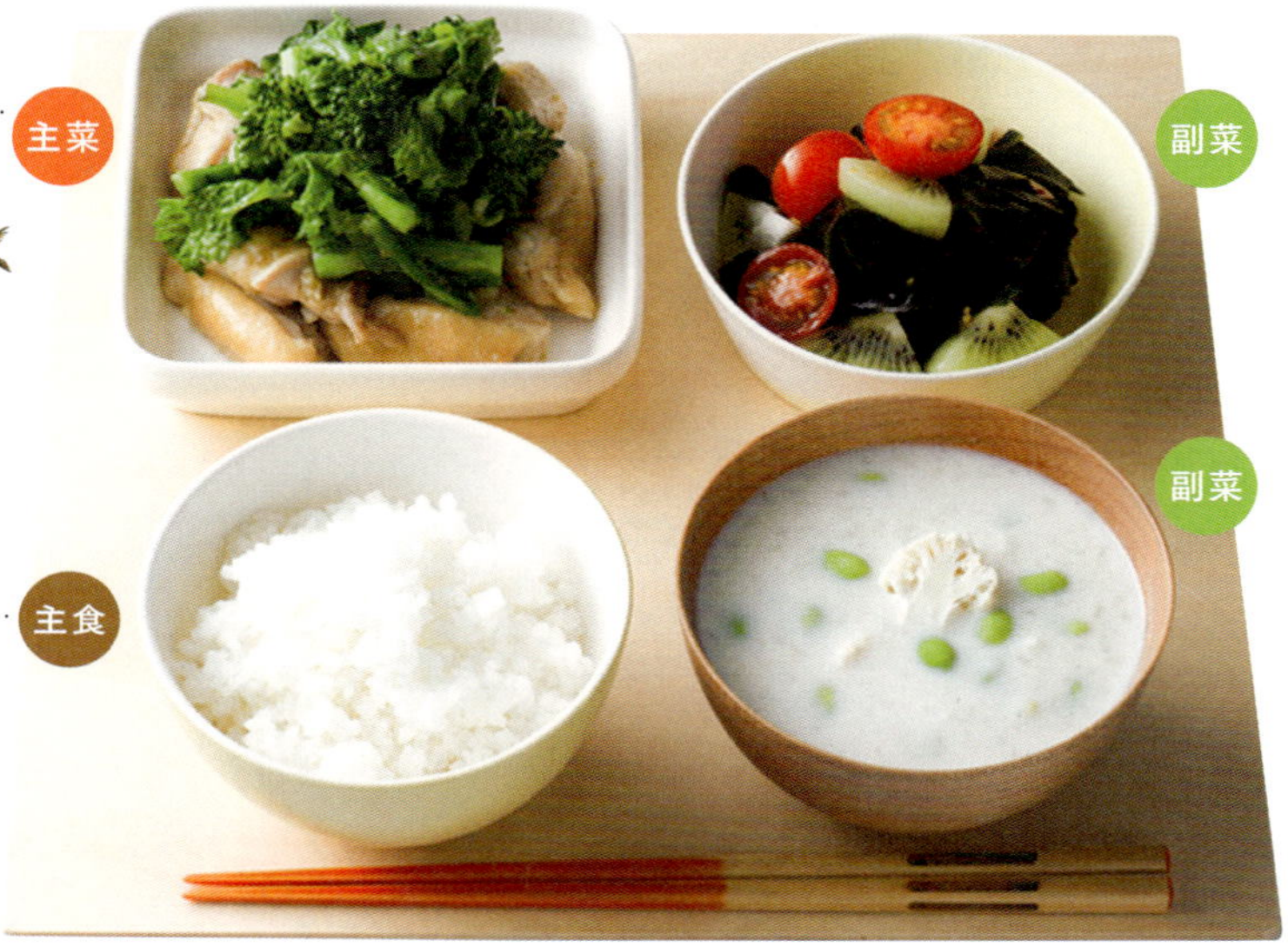

主食には

主食には玄米をとり入れる

玄米や発芽玄米は白米よりも鉄分などのミネラルや食物繊維がとれて、授かりやすい体づくりに最適。白米と半分ずつまぜるだけでも、1日の栄養摂取量がグンとアップします。

食材に含まれる栄養素は、それぞれが体の中で異なる役割を果たしています。糖質、タンパク質、脂質は1回の食事ごとに必要な栄養素なので、これをもとにほかの食材をいろいろとり入れて。主食：主菜：副菜のボリュームを3：1：2にすると、バランスよく栄養素をとりやすくなります。

量のボリュームの目安は

主食	主菜	副菜
3	1	2

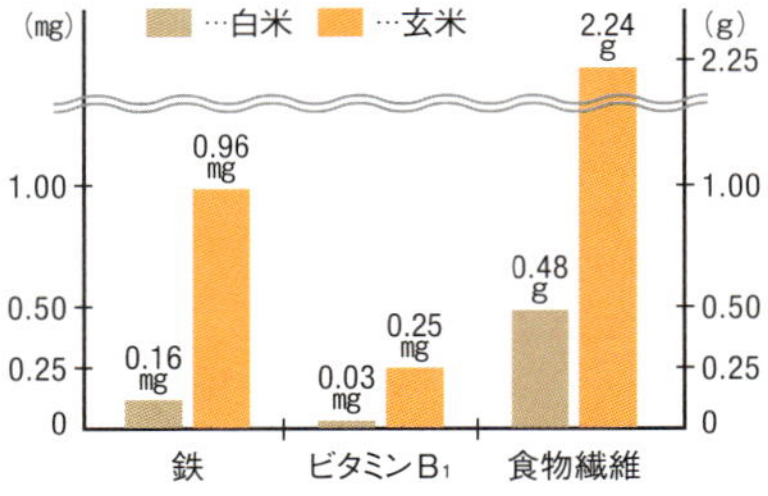

※白米、玄米ともに160ｇ食べたときのデータです。

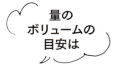

\ Point 3 /

1日の始まり・朝食で生活リズムをととのえましょう

熱をつくり出す

「タンパク質」をとる

タンパク質は消化するときに熱を生むので、体温を上げる効果が大きい栄養素。糖質と同様に1日の生活リズムをととのえる働きもあります。

果物や野菜で

「ビタミン」をとる

果物や野菜に含まれるビタミンは、糖質やタンパク質と一緒にとることで体にとり込まれます。単体で食べても本来の力が発揮されないので、バランスよく食べて。

脳のエネルギー源

「糖質」をとる

朝食をとることで、睡眠中に下がった体温を上げて、体と脳をめざめさせてくれます。食事を抜くと代謝がうまくできず体が冷える原因になるので、しっかりとって。

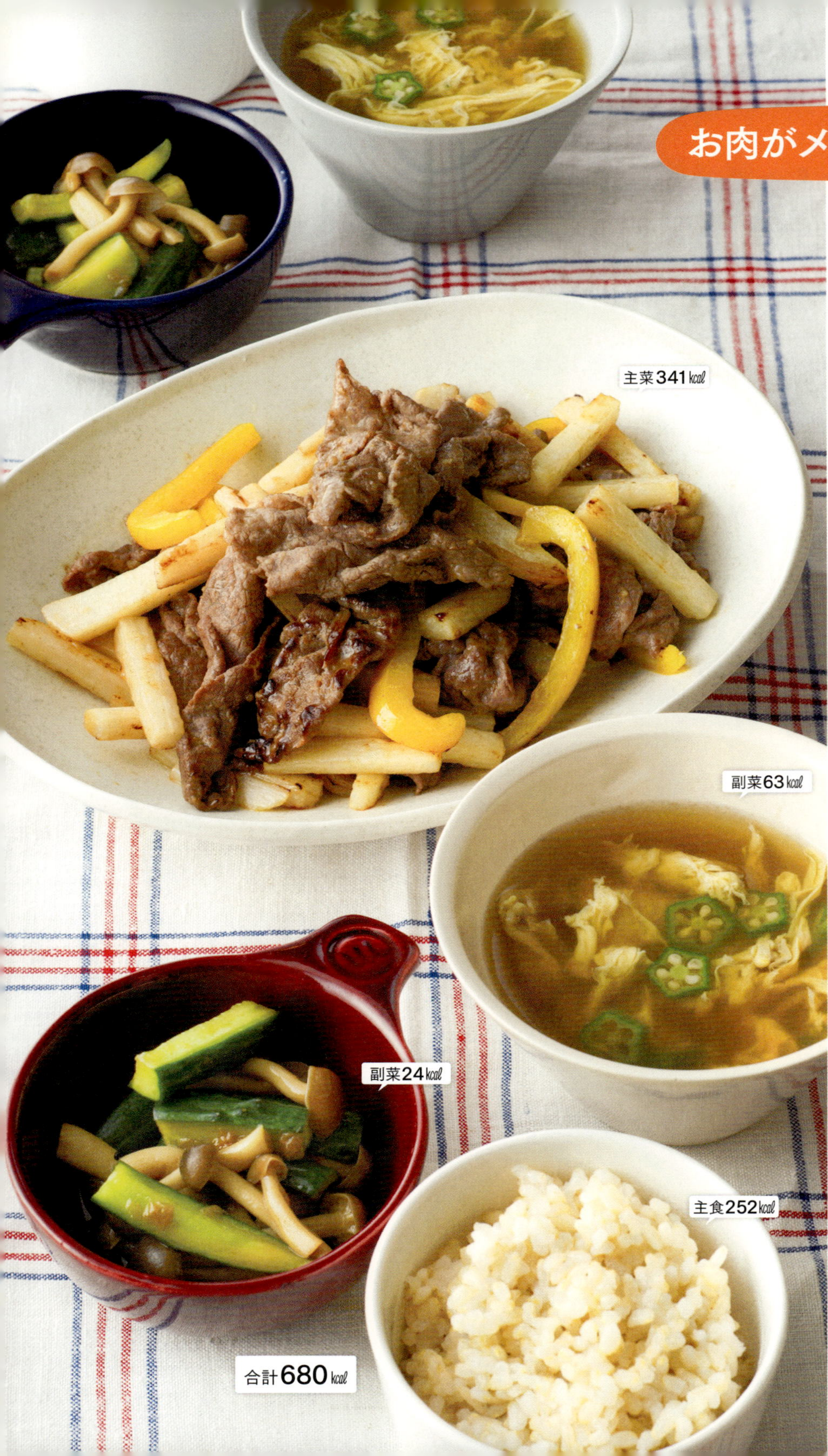
主菜341kcal
副菜63kcal
副菜24kcal
主食252kcal
合計680kcal

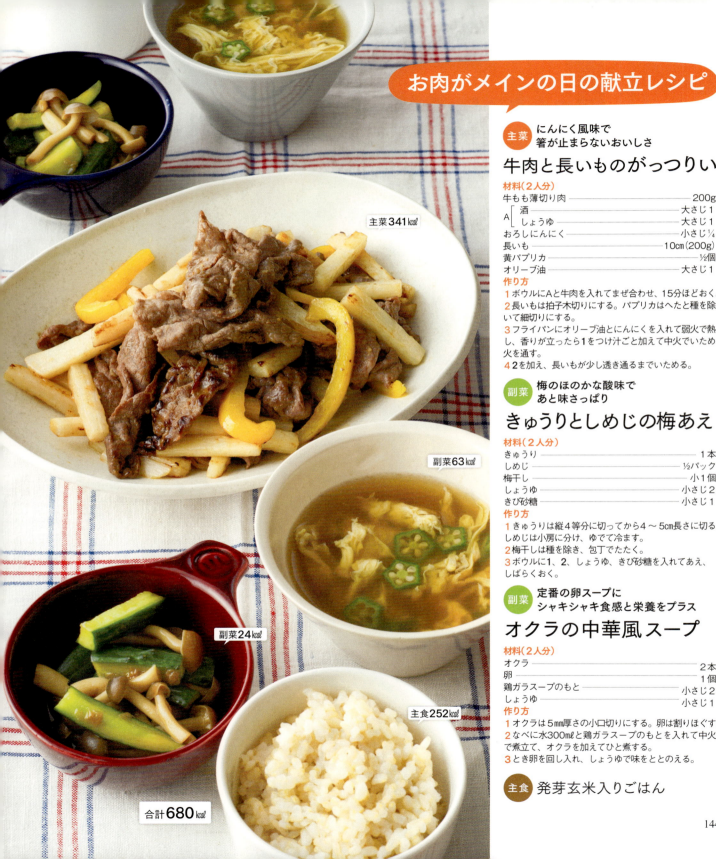

お肉がメインの日の献立レシピ

主菜 にんにく風味で
箸が止まらないおいしさ

牛肉と長いものがっつりいため

材料（２人分）

牛もも薄切り肉	200g
A 酒	大さじ１
A しょうゆ	大さじ１
おろしにんにく	小さじ¼
長いも	10㎝（200g）
黄パプリカ	½個
オリーブ油	大さじ１

作り方

1 ボウルにAと牛肉を入れてまぜ合わせ、15分ほどおく。
2 長いもは拍子木切りにする。パプリカはへたと種を除いて細切りにする。
3 フライパンにオリーブ油とにんにくを入れて弱火で熱し、香りが立ったら1をつけ汁ごと加えて中火でいため、火を通す。
4 2を加え、長いもが少し透き通るまでいためる。

副菜 梅のほのかな酸味で
あと味さっぱり

きゅうりとしめじの梅あえ

材料（２人分）

きゅうり	１本
しめじ	½パック
梅干し	小１個
しょうゆ	小さじ２
きび砂糖	小さじ１

作り方

1 きゅうりは縦４等分に切ってから４～５㎝長さに切る。しめじは小房に分け、ゆでて冷ます。
2 梅干しは種を除き、包丁でたたく。
3 ボウルに1、2、しょうゆ、きび砂糖を入れてあえ、しばらくおく。

副菜 定番の卵スープに
シャキシャキ食感と栄養をプラス

オクラの中華風スープ

材料（２人分）

オクラ	２本
卵	１個
鶏ガラスープのもと	小さじ２
しょうゆ	小さじ１

作り方

1 オクラは５㎜厚さの小口切りにする。卵は割りほぐす。
2 なべに水300㎖と鶏ガラスープのもとを入れて中火で煮立て、オクラを加えてひと煮する。
3 とき卵を回し入れ、しょうゆで味をととのえる。

主食 発芽玄米入りごはん

魚がメインの日の献立レシピ

主菜 主食 さわやかな薬味たっぷりで
ヘルシーながっつり系ごはん

しょうが風味のさんまかば焼き丼

材料（２人分）

胚芽米……２合
しょうが……大１かけ
さんま（開いたもの）……２尾分
かたくり粉……適量
A しょうゆ、酒……各大さじ１
A みりん……大さじ½
A きび砂糖……小さじ１
青じそ……２枚
貝割れ菜……少々
紅しょうが……適量
オリーブ油……小さじ２

作り方

1 しょうがはみじん切りにし、胚芽米とともに炊飯器に入れ、白米と同様に炊く。
2 さんまは半分に切ってかたくり粉をまぶす。フライパンにオリーブ油を中火で熱し、さんまを両面に焼き色がつくまで焼き、Aを加えて煮からめる。
3 器に**1**を盛って青じそと**2**をのせ、根元を切り落とした貝割れ菜と紅しょうがを飾る。

副菜 カリカリじゃこが
香ばしい

小松菜とじゃこのポン酢あえ

材料（２人分）

小松菜……４株
ちりめんじゃこ……10g
ポン酢しょうゆ……大さじ１
ごま油……小さじ１

作り方

1 小松菜は４cm長さに切る。
2 フライパンを中火で熱し、ごま油とじゃこを入れて軽くいためる。小松菜を加えて少しいためてから火を止め、余熱でしんなりするまでまぜる。
3 あら熱がとれたら、ポン酢しょうゆを加えてまぜ合わせる。

副菜 こっくりクリーミーな味わいで、
体の芯からポカポカに

豆乳みそ汁

材料（２人分）

えのきだけ……小½袋
しいたけ……２個
万能ねぎ（小口切り）……適量
だし……200mℓ
豆乳（無調整）……100mℓ
みそ……大さじ1½

作り方

1 えのきは根元を切り落としてほぐし、しいたけは軸を落として薄切りにする。
2 なべにだしを入れて沸騰させ、**1**を加えて火が通ったら豆乳を加え、弱火にする。みそをとき入れ、煮立つ前に火を止める。器に盛り、万能ねぎを散らす。

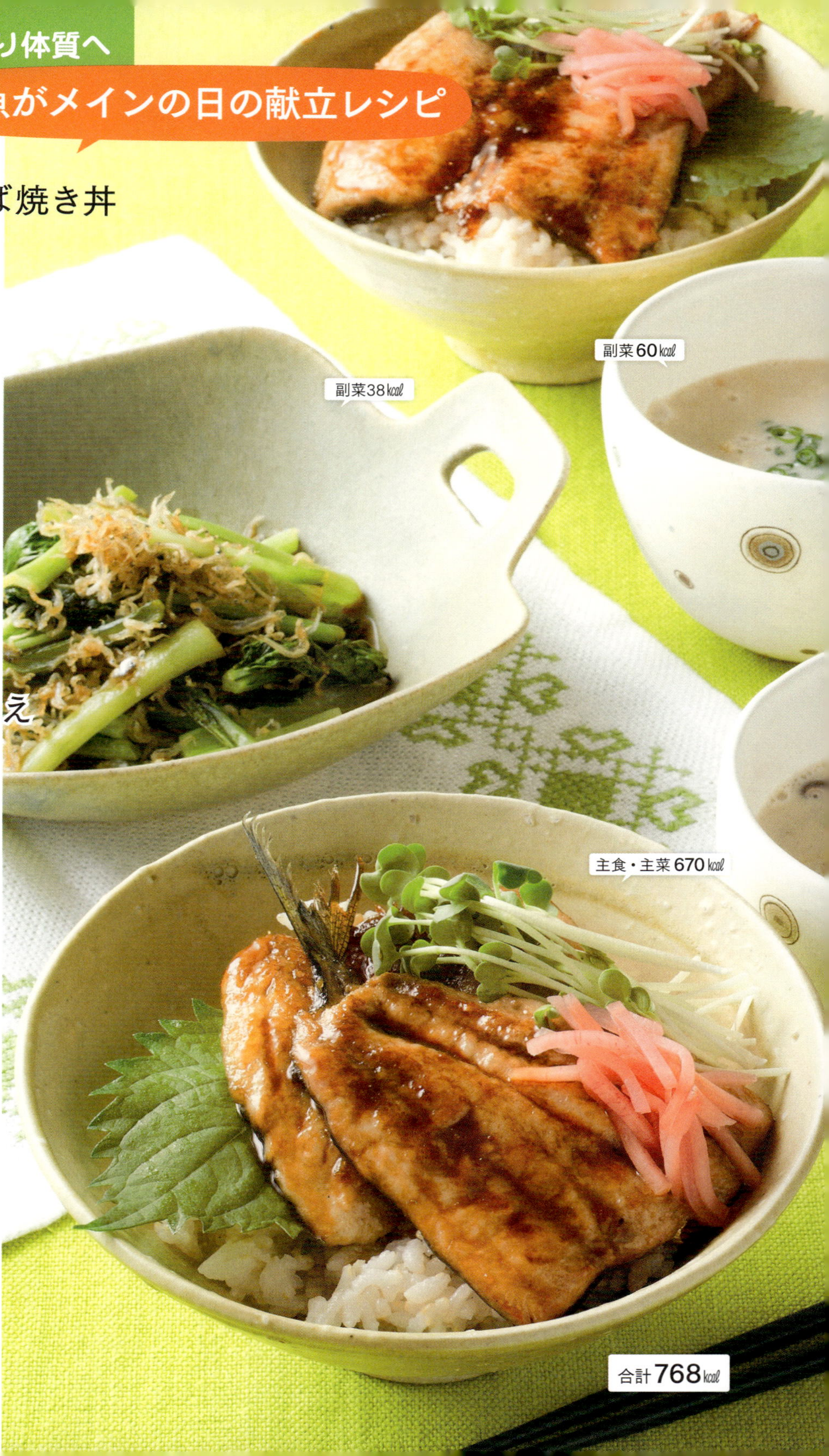

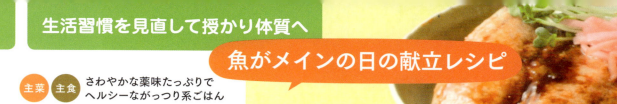

＼タンパク質をチャージ！／

主菜

maindish

亜鉛たっぷりのカシューナッツで精力アップ！

鶏肉のカシューナッツいため

材料（２人分）

鶏もも肉 …… 200g
酒、しょうゆ …… 各小さじ２
長ねぎ …… 15cm
赤・黄パプリカ …… 各½個
しいたけ …… ２個
カシューナッツ …… 50g
オリーブ油 …… 大さじ１½
A
　酒 …… 小さじ２
　しょうゆ …… 小さじ２
　きび砂糖 …… 小さじ½
　鶏ガラスープのもと …… 小さじ½
水どきかたくり粉（かたくり粉、水各小さじ１）

作り方

1 鶏肉は小さめの一口大に切り、ポリ袋に酒、しょうゆとともに入れて10分ほどおく。
2 長ねぎは１cm長さに切り、パプリカと石づきを切り落としたしいたけは1.5cm角に切る。
3 フライパンにオリーブ油を入れて中火で熱し、長ねぎとしいたけをいため、しんなりしたらカシューナッツを加えていためる。
4 鶏肉を加えていため、色が変わったらパプリカを加えてさらにいためる。
5 Aを加えていため合わせ、水どきかたくり粉を回し入れて全体をまぜる。

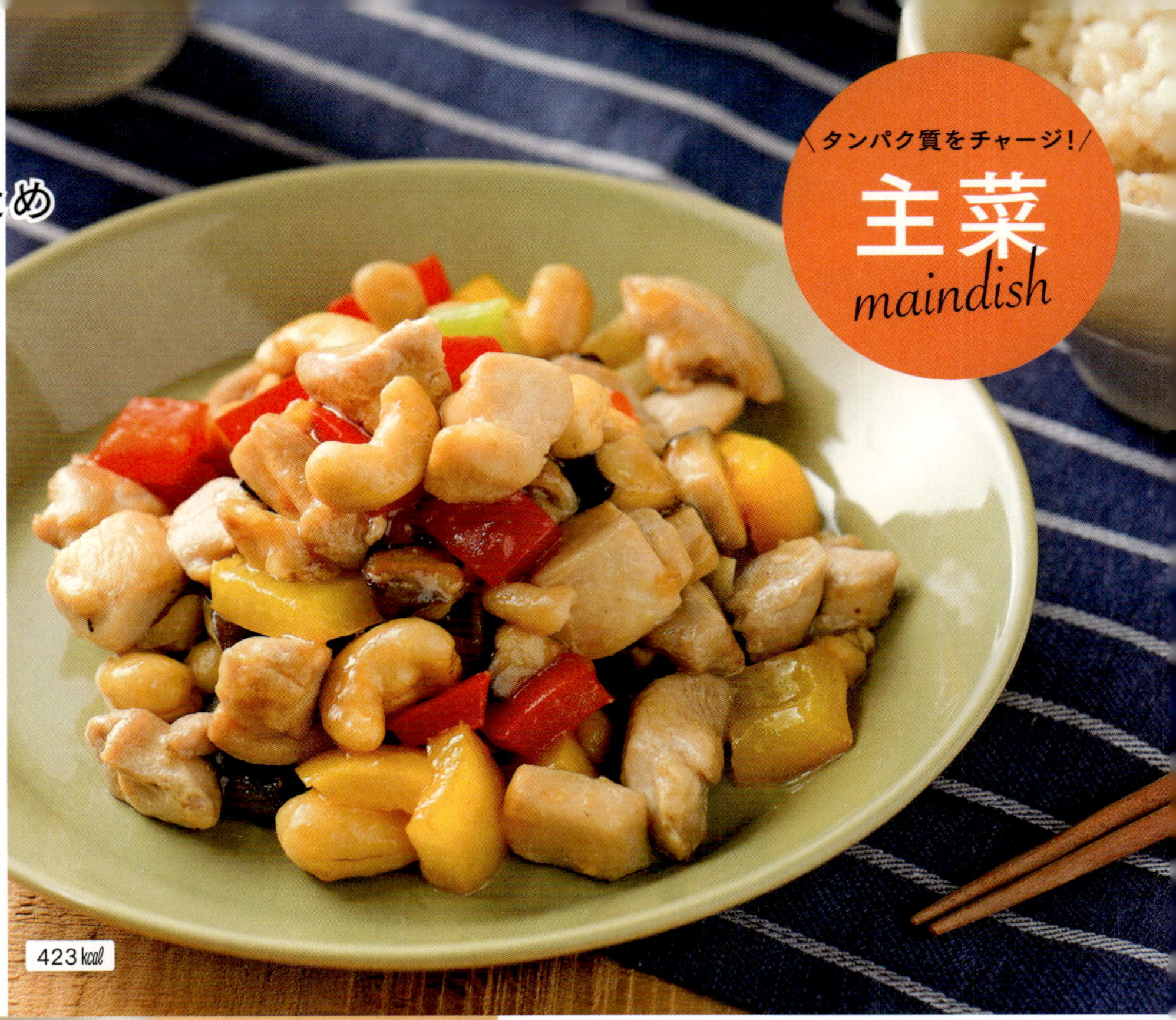

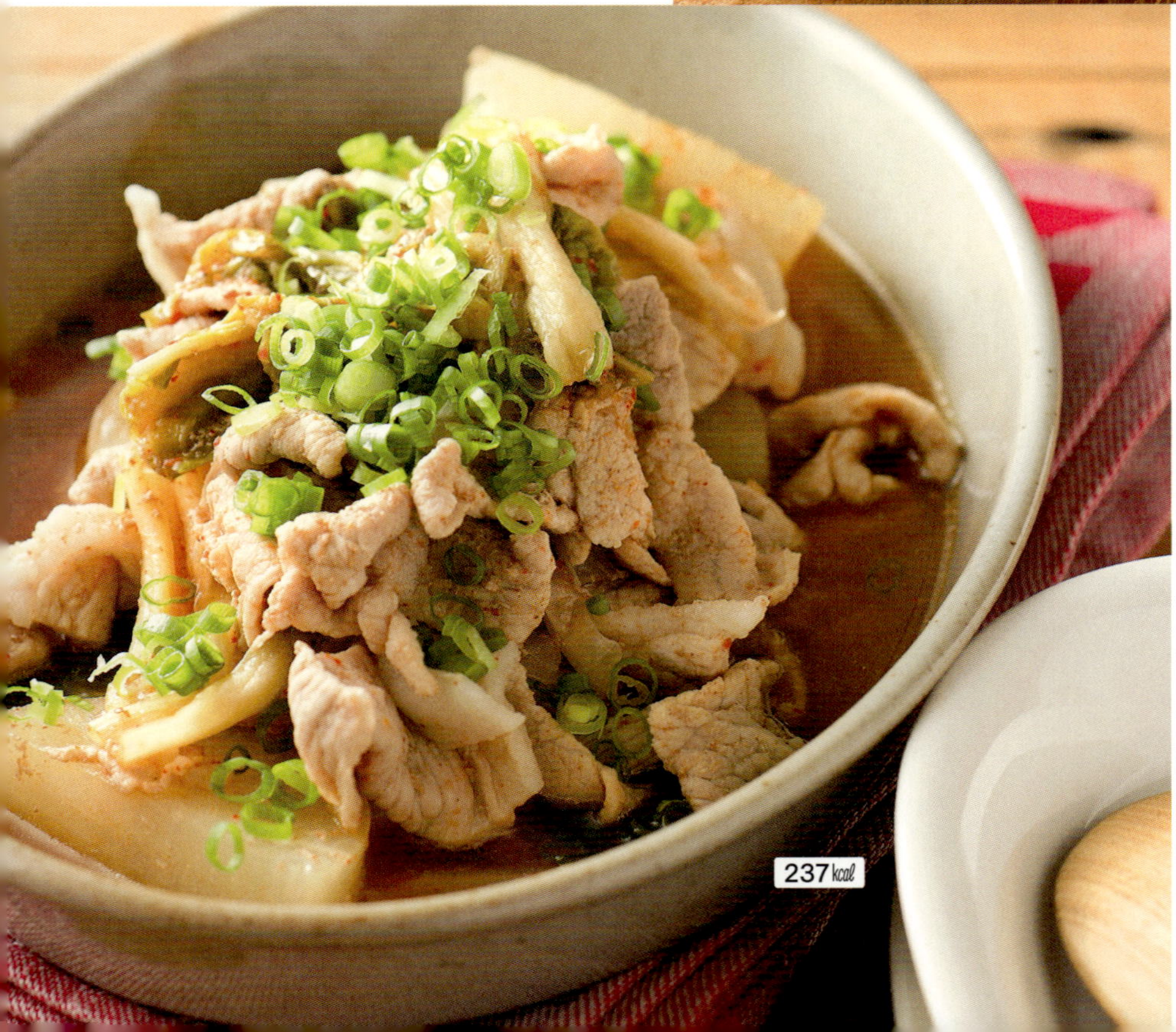

冬の定番煮物をピリ辛味がやみつきに

豚肉と大根のキムチ煮

材料（２人分）

豚もも薄切り肉 …… 200g
大根 …… 6cm
白菜キムチ …… 60g
粉末だし …… 大さじ½
しょうゆ …… 小さじ１
きび砂糖 …… 小さじ１
万能ねぎ（小口切り） …… 適量

作り方

1 大根は縦半分に切ってから２cm厚さに切り、豚肉は一口大に切る。
2 なべに水200mlと大根、だし、きび砂糖を入れ、大根がやわらかくなるまで中火で煮る。
3 豚肉を加えてひと煮立ちさせ、しょうゆ、キムチを加えて３～４分煮る。
4 器に盛り、万能ねぎを散らす。

疲れやストレスに効果的！ 赤身の魚を薬味でさっぱりと

かつおの南蛮漬け

材料（2人分）

- かつお（生またはたたき用）……200g
- 酒……大さじ1〜2
- 玉ねぎ（薄切り）……¼個
- 赤パプリカ（薄切り）……¼個
- 万能ねぎ（斜め切り）……3本
- しょうが（せん切り）……1かけ
- A
  - きび砂糖……大さじ1
  - 酢……大さじ1
  - しょうゆ……小さじ1
  - 塩……少々
- 小麦粉……大さじ2
- オリーブ油……適量

作り方

1 かつおは1㎝厚さに切り、酒をまぶして10分ほどおき、キッチンペーパーで水けをふく。
2 ボウルにA、玉ねぎ、パプリカ、万能ねぎ、しょうがを入れてまぜる。
3 かつおは揚げ焼きにする直前に、ポリ袋に小麦粉とともに入れ、袋を振って粉をまぶす。
4 フライパンにオリーブ油を深さ5㎜ほど入れて中火で熱し、1を入れ、揚げ焼きにする。
5 容器に4を入れ、2をかけてあら熱がとれるまでおく。

※多めに作って常備菜にしても。冷蔵庫で2〜3日保存可

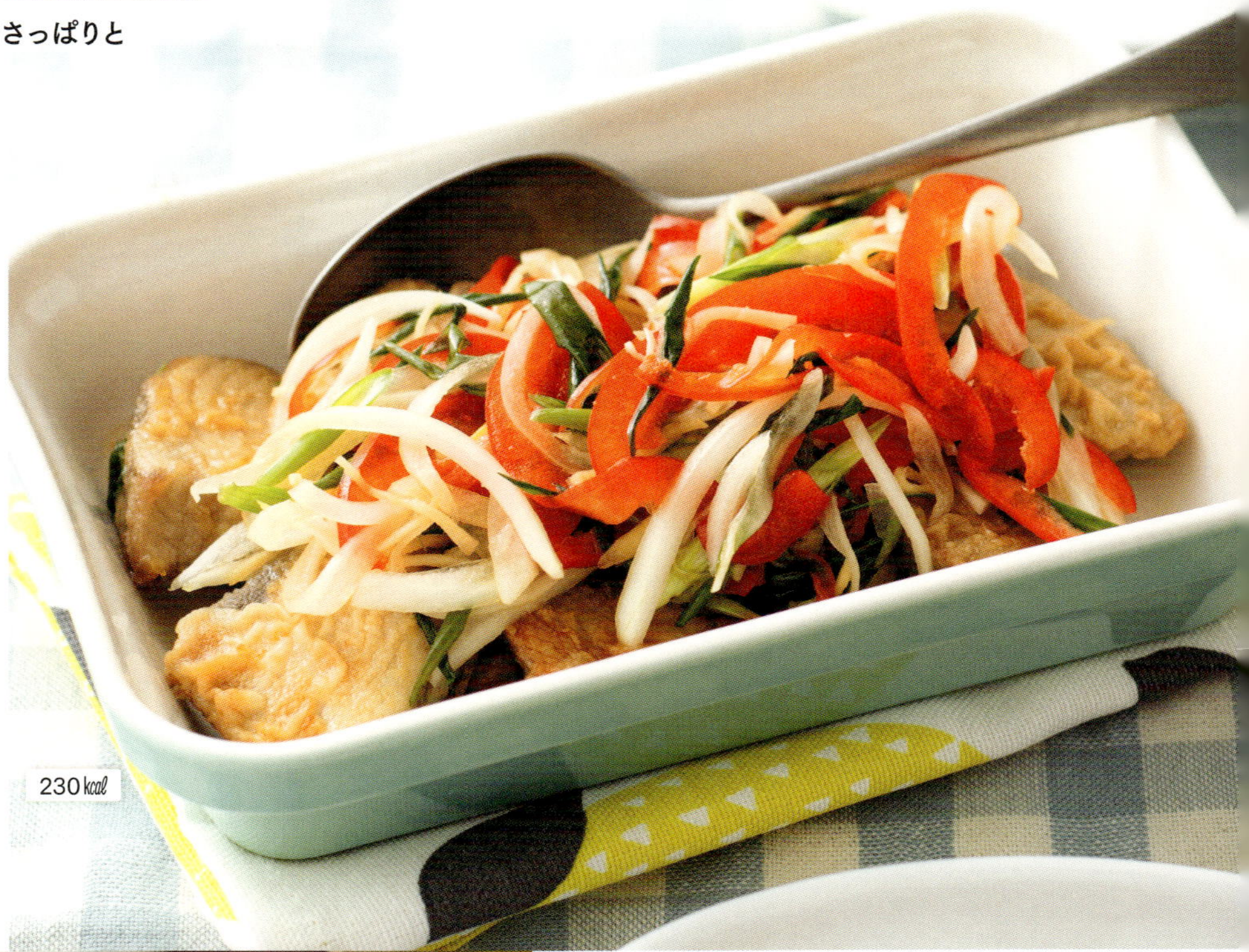

230kcal

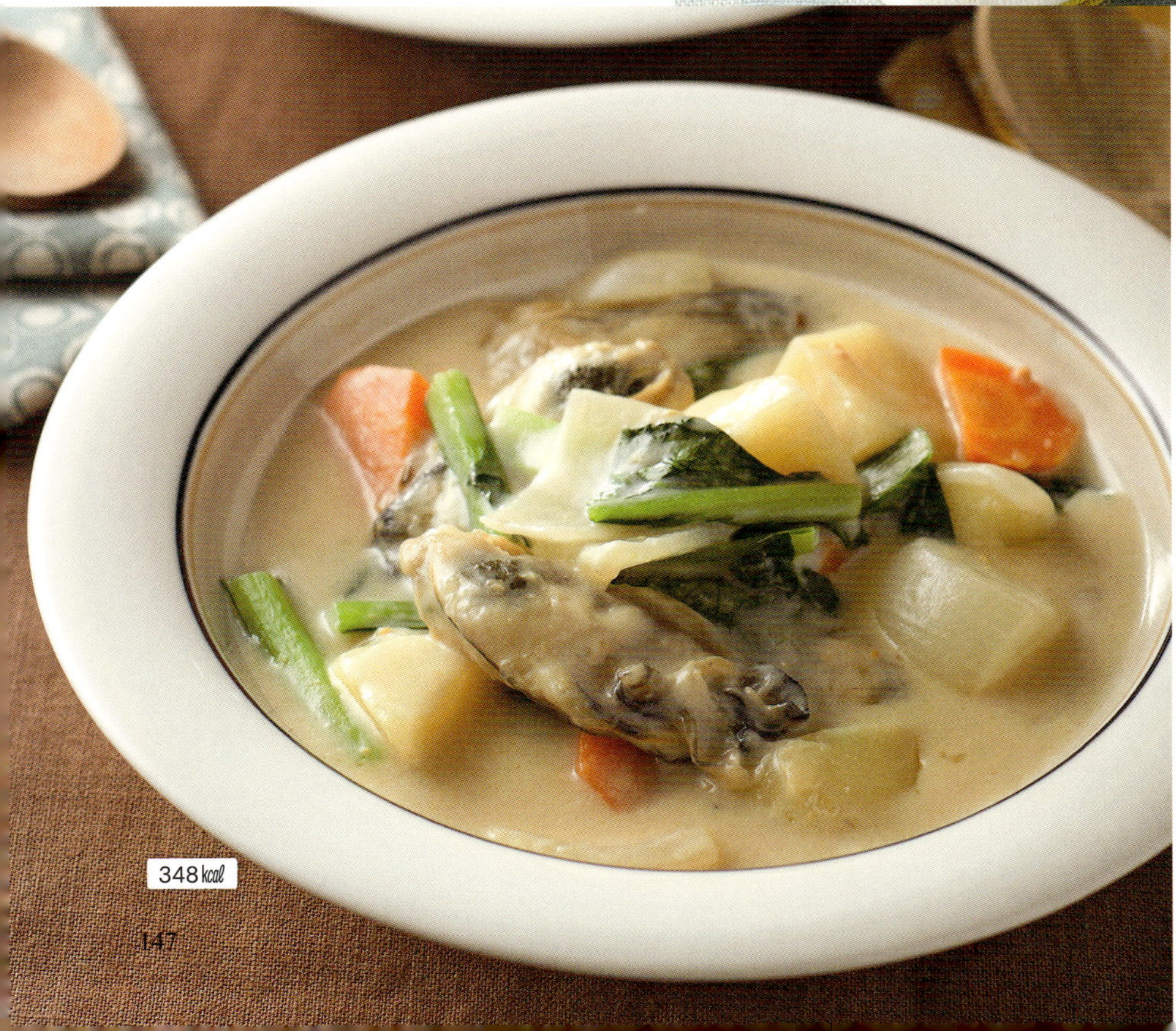

348kcal

ほんのりみそが香る和風の味が新鮮！

カキのみそシチュー

材料（2人分）

- カキ（むき身）……10〜15個
- 玉ねぎ……½個
- じゃがいも……1〜2個
- にんじん……½本
- 小松菜……3株
- かたくり粉……大さじ1
- みそ……大さじ1〜2
- 牛乳……200㎖
- クリームシチューのルウ……1½皿分
- オリーブ油……大さじ1

作り方

1 玉ねぎは2〜3㎝角、じゃがいもとにんじんは小さめの乱切り、小松菜は3㎝長さに切る。カキはかたくり粉をまぶす。
2 なべにオリーブ油を入れて中火で熱し、カキの表面を軽く焼き、とり出す。
3 2のなべに玉ねぎ、じゃがいも、にんじんを順に入れて中火でいためる。水200㎖を加えて煮立ったら野菜がやわらかくなるまで煮、ルウを加える。
4 小松菜と牛乳を加え、みそをとかしながら入れる。カキを戻し入れ、ひと煮立ちさせる。

ヘルシーなのに食べごたえあり！ 風味豊かなごま油で食欲増進

ひじきとブロッコリーのとうふチャンプルー

材料（2人分）

木綿どうふ……½丁(200g)
ひじき(乾燥)……10g
ブロッコリー……½個
かつお節……10g
A しょうゆ……小さじ½
A 塩……小さじ½
A きび砂糖……小さじ½
ごま油……大さじ1⅓

作り方

1 とうふはキッチンペーパーで包み、重しをして15分ほど水きりする。ひじきはたっぷりの水で15分もどし、ざるに上げる。ブロッコリーは小房に分ける。

2 フライパンにごま油大さじ⅓を入れて強火で熱し、とうふを一口大にちぎって加え、こんがり焼き色がついたらとり出す。同じフライパンにごま油大さじ1を入れて中火で熱し、ブロッコリー、ひじきを順に加え、水大さじ2を加えていためる。

3 ブロッコリーの色があざやかになったら、とうふを戻し入れてさっとまぜる。かつお節の⅔量を加えていため、Aを加えてさらにいため合わせる。器に盛り、残りのかつお節をのせる。

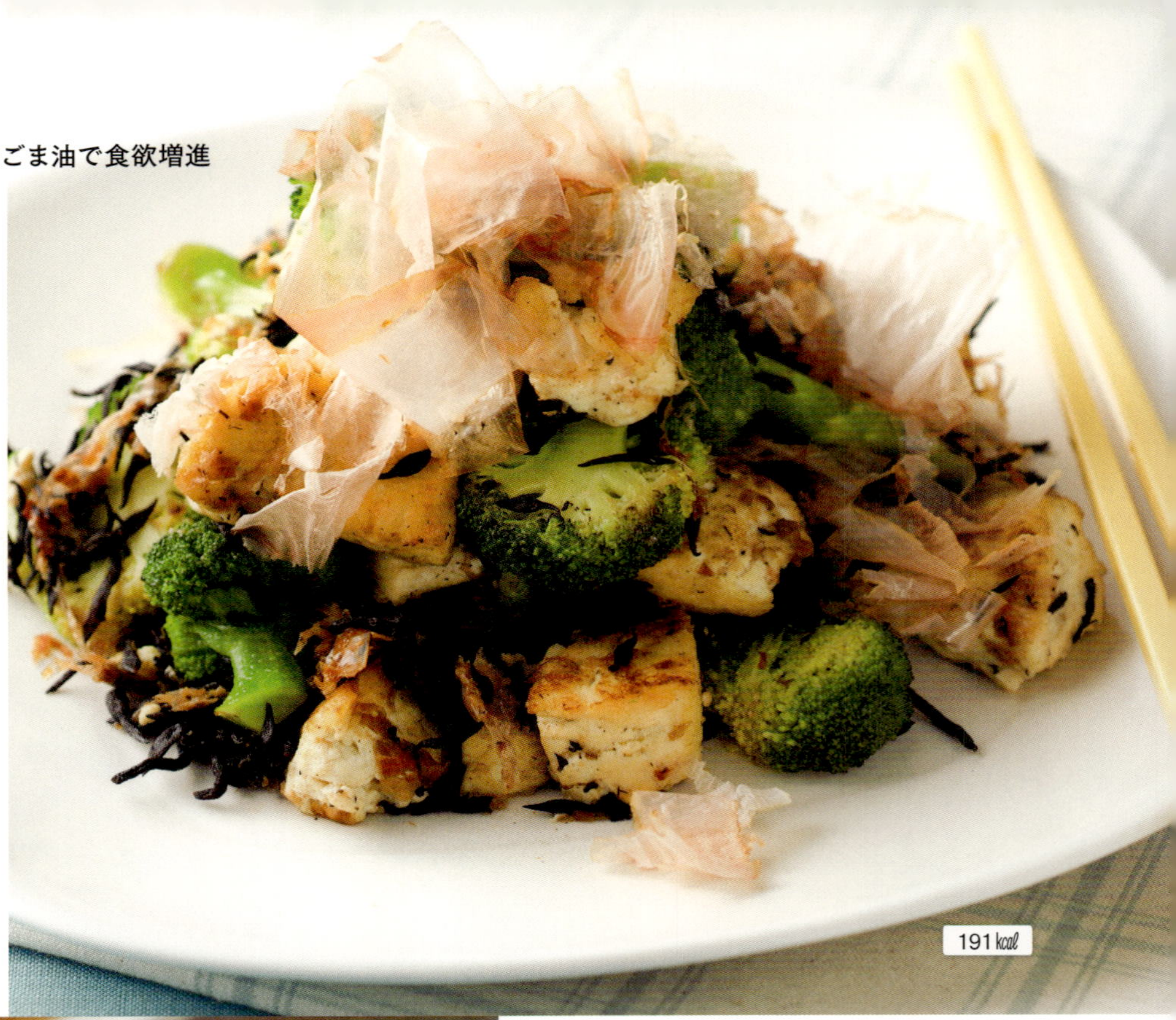

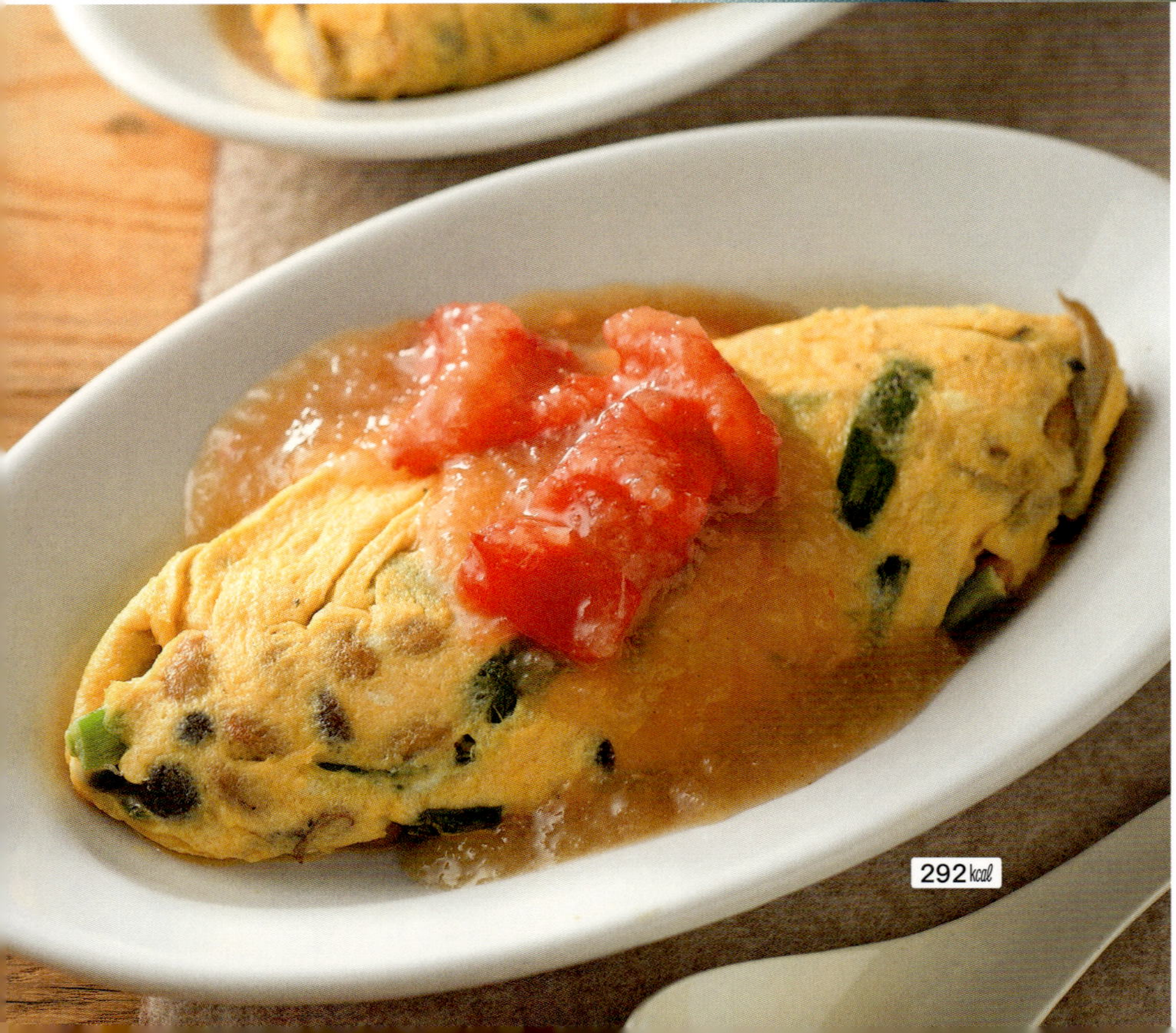

トロトロふわふわ♡ 食べごたえも十分

納豆オムレツ みぞれあんかけ

材料（2人分）

納豆……1パック
卵……4個
にら……½束
トマト……小1個
しめじ……½パック
塩、こしょう……各少々
大根おろし……5㎝分
ポン酢しょうゆ……大さじ1
水どきかたくり粉(かたくり粉、水各大さじ½)
ごま油……適量

作り方

1 にらは3～4㎝長さ、トマトは1～2㎝角に切る。しめじは石づきを切り落として食べやすくほぐす。納豆はよくまぜる。

2 フライパンにごま油小さじ1～2を入れて中火で熱し、しめじ、にらを順にいため、塩、こしょうで調味して2等分する。

3 なべに水100㎖、ポン酢しょうゆ、大根おろし、トマトを入れて中火で煮立たせ、水どきかたくり粉を加えて軽くまぜる。

4 ボウルに卵を割りほぐし、2と納豆を加える。フライパンにごま油大さじ1弱を入れて中火で熱し、卵液の半量を入れてオムレツを作る。同様にもう1個作る。

5 器に盛り、3をかけ、好みで七味とうがらしを振る。

ほんのりカレーの香りで、ごはんがすすみます

牛肉と野菜のカレーいため

材料（2人分）

- 牛切り落とし肉……200g
- トマト……1個
- ピーマン……2個
- にんにく（薄切り）……1かけ
- A
  - カレー粉（好みで調節）……小さじ1
  - きび砂糖……小さじ1
  - 塩……少々
  - しょうゆ……大さじ1
  - 酒……大さじ1
- オリーブ油……大さじ1

作り方

1 牛肉とAをまぜ合わせる。
2 トマトは横半分に切り、種を除いてくし形に切る。ピーマンはへたと種を除き、乱切りにする。
3 フライパンにオリーブ油とにんにくを入れ、弱火でいためる。
4 3に1を加え、肉に火が通り始めたらピーマンを加えていためる。火を止める直前にトマトを加えてまぜ合わせる。

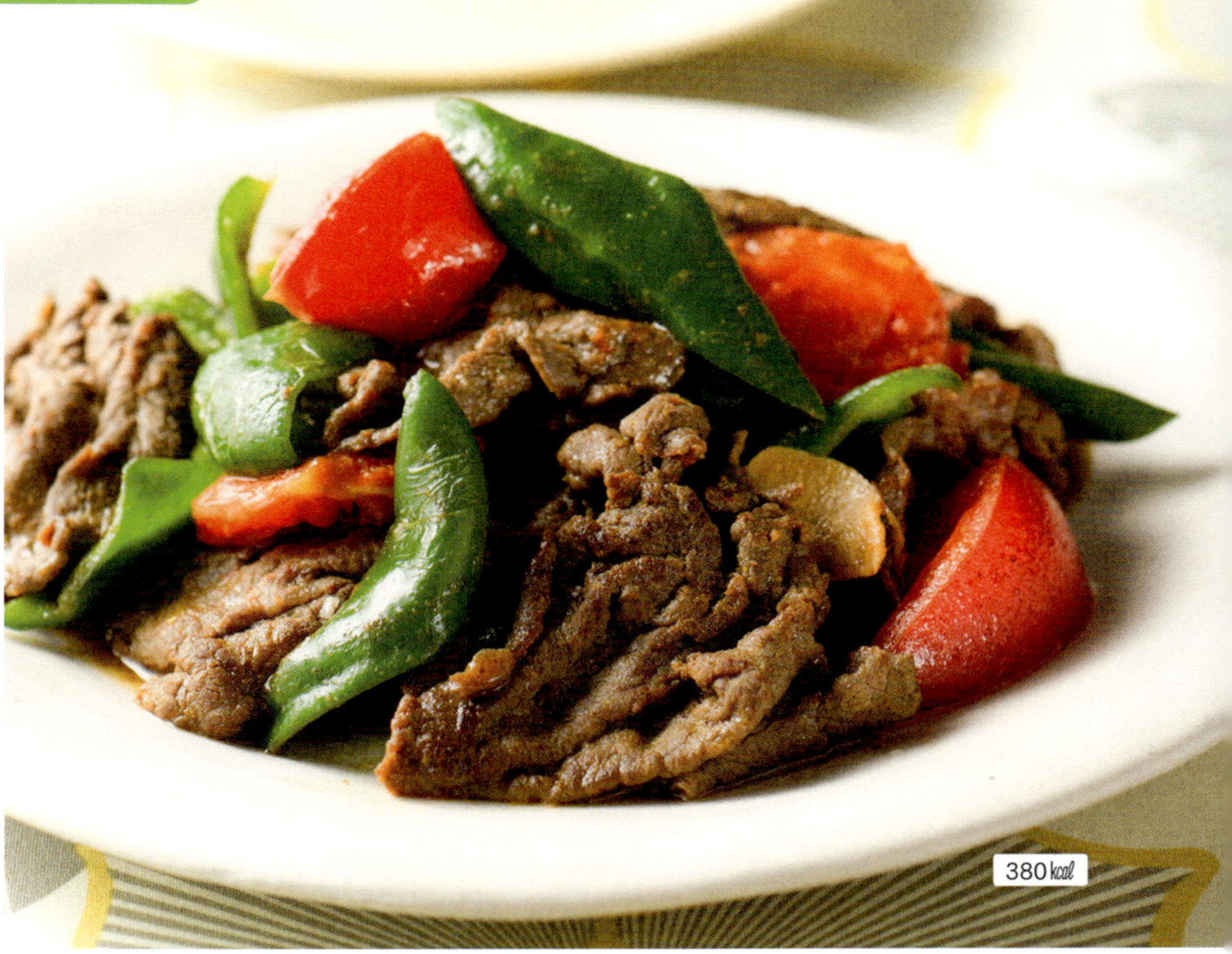

不妊治療にも影響する？ AGE（終末糖化産物）に注意して

老化を進めるAGEは食事や生活習慣で改善！

AGEとは、タンパク質と過剰な糖が結びついて劣化した物質。ステーキやパンケーキの焦げ目もAGEです。AGEは、シミやシワ、認知症などの一因とされていて、不妊との関係も指摘されています。体外受精の成績では、妊娠した人よりも妊娠しなかった人のAGE値が明らかに高い、というデータも。今後は、卵巣機能や不妊原因の診断をする際、AGEが1つの指標になるかもしれません。AGEは一度体に入ると減らしにくい性質があります。対策は、細胞、血液、血管をできるだけ若い状態に保つような食事や生活習慣を送ること。インスタント食品や加工品、高温調理した食品はできるだけ控えましょう。禁煙や適度な運動もAGE対策におすすめです。

\ AGEから身を守るための6カ条 /

1 高GI食品、過酸化脂質、トランス脂肪酸の摂取を控える

高GI食品：血糖値が上がりやすい食材。白米、小麦粉、白砂糖など精製されているもの。
過酸化脂質、トランス脂肪酸：インスタント食品、加工食品、お菓子などに多い。

2 低GI食品、良質の脂質、抗酸化食材、食物繊維をとる

低GI食品：血糖値が上がりにくい食材。ごはんやパン、めんなら精製されていないもの。
良質の脂質：魚、ナッツ、オリーブ油など
抗酸化食材：ビタミンやポリフェノールの多い食材。緑黄色野菜、果物、ナッツなど。

3 高温調理した食品をできるだけ控える

油を使って高温で揚げたり、焼いたりするとAGEが多く発生する。

4 塩分控えめにする

5 過度の飲酒をしない

6 禁煙

＼たっぷり野菜で調子アップ！／

副菜

maindish

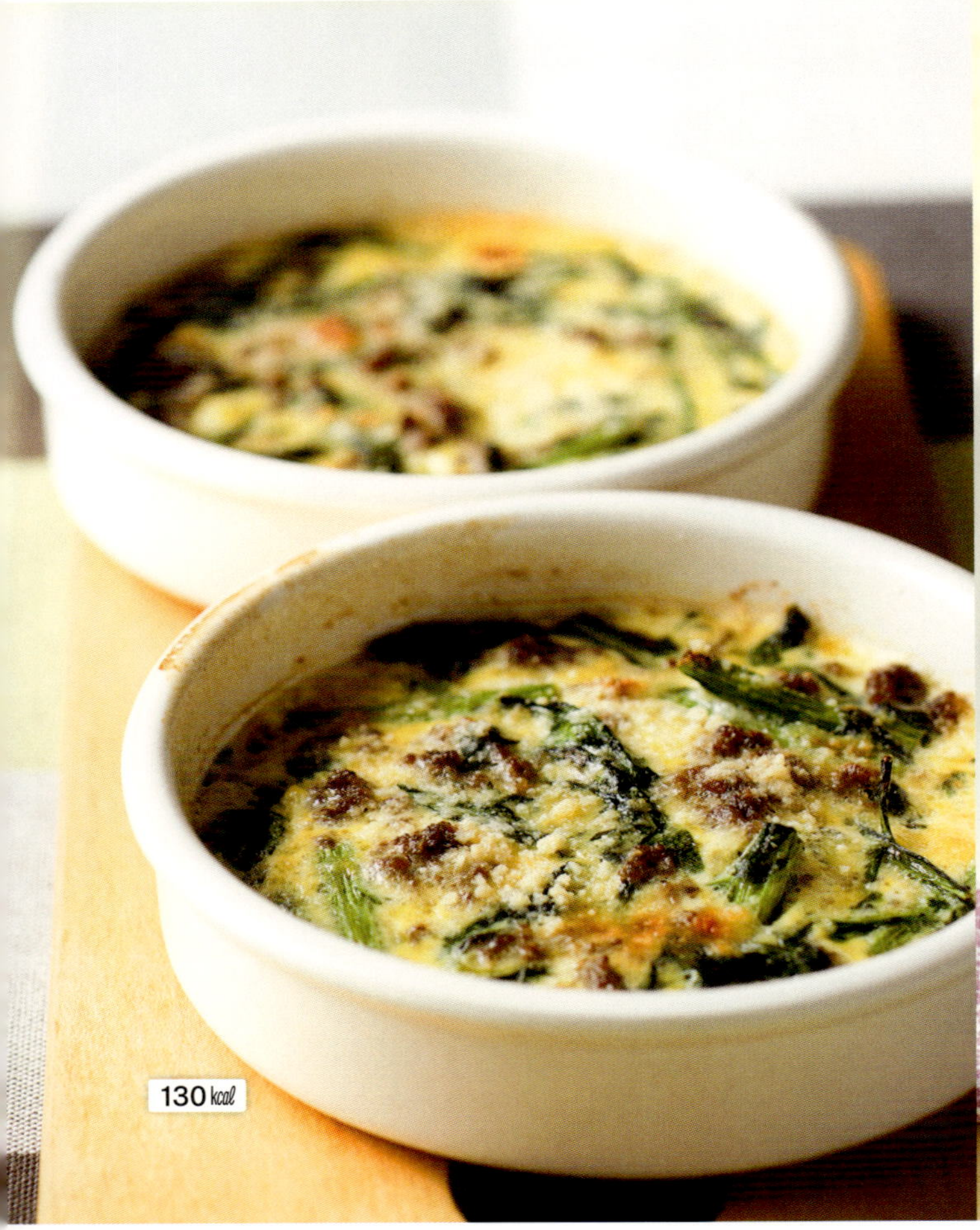

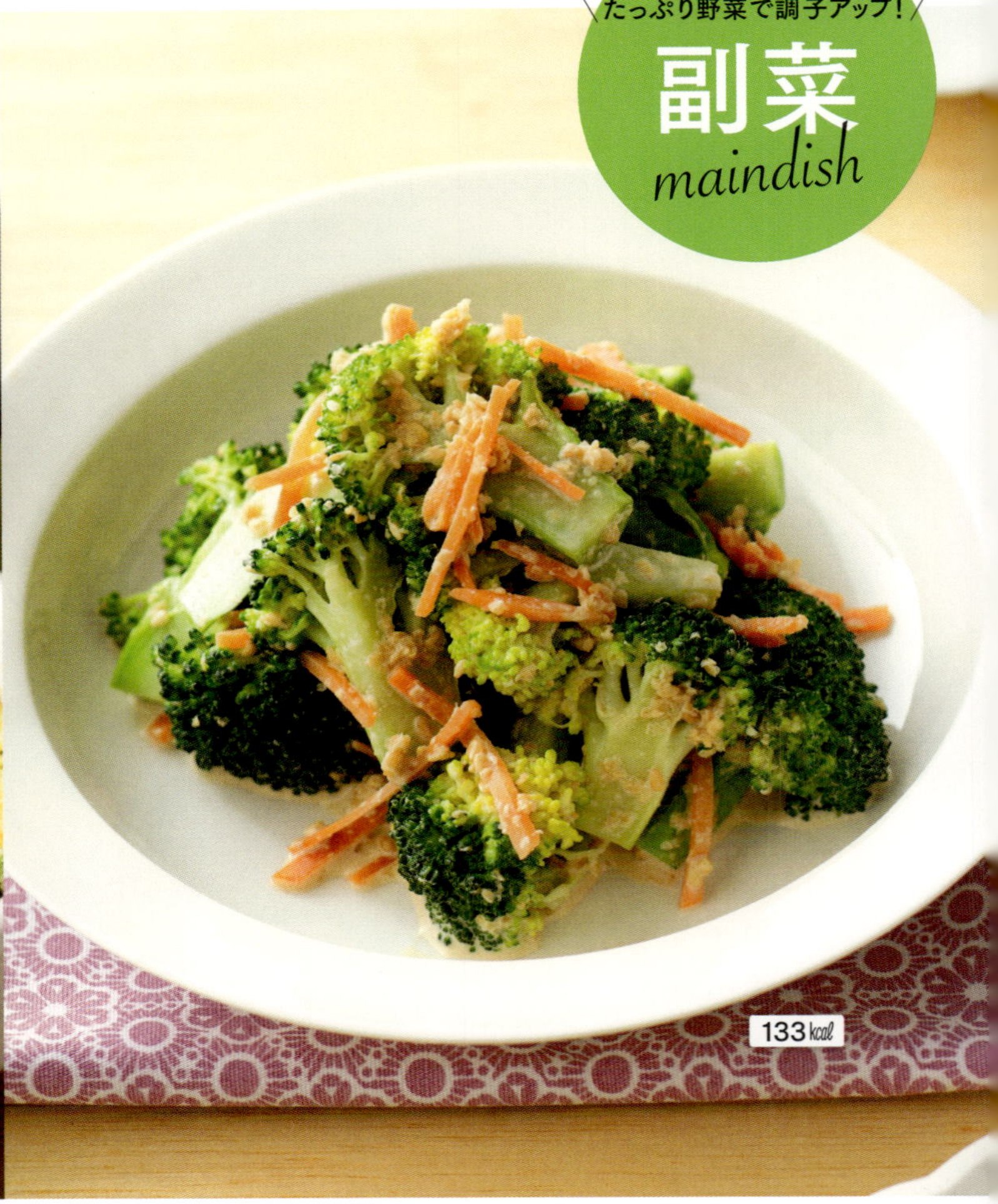

トースターでお手軽、まるでキッシュのような味わい！

春菊のキッシュ風オムレツ

材料（2人分）

- 春菊……2株
- 牛ひき肉……50g
- 塩、こしょう……各少々
- 卵……1個
- 牛乳……50mℓ
- 粉チーズ……小さじ1
- オリーブ油……小さじ½

作り方

1 春菊は2〜3cm長さに切る。

2 フライパンにオリーブ油を入れて中火で熱し、ひき肉と春菊を軽くいため、塩、こしょうで味をととのえる。

3 ボウルに卵を割り入れ、牛乳を加えてまぜ、**2**を加えて軽くまぜ、耐熱容器（写真は直径10cmの器2つ）に流し入れる。

4 粉チーズを振り、オーブントースターで10分焼く。

葉酸たっぷり！ 定番のごまあえをマヨネーズでアレンジ

ブロッコリーのごまマヨあえ

材料（2人分）

- ブロッコリー……½個
- にんじん……3〜4cm
- A すり白ごま……大さじ2
- A しょうゆ……大さじ½
- A マヨネーズ……大さじ1½

作り方

1 ブロッコリーは小房に分け、にんじんはせん切りにして耐熱容器にのせ、ラップをかけて電子レンジ（600W）で1分強加熱する。

2 ボウルにAを合わせてまぜ、**1**があたたかいうちに加えてあえる。

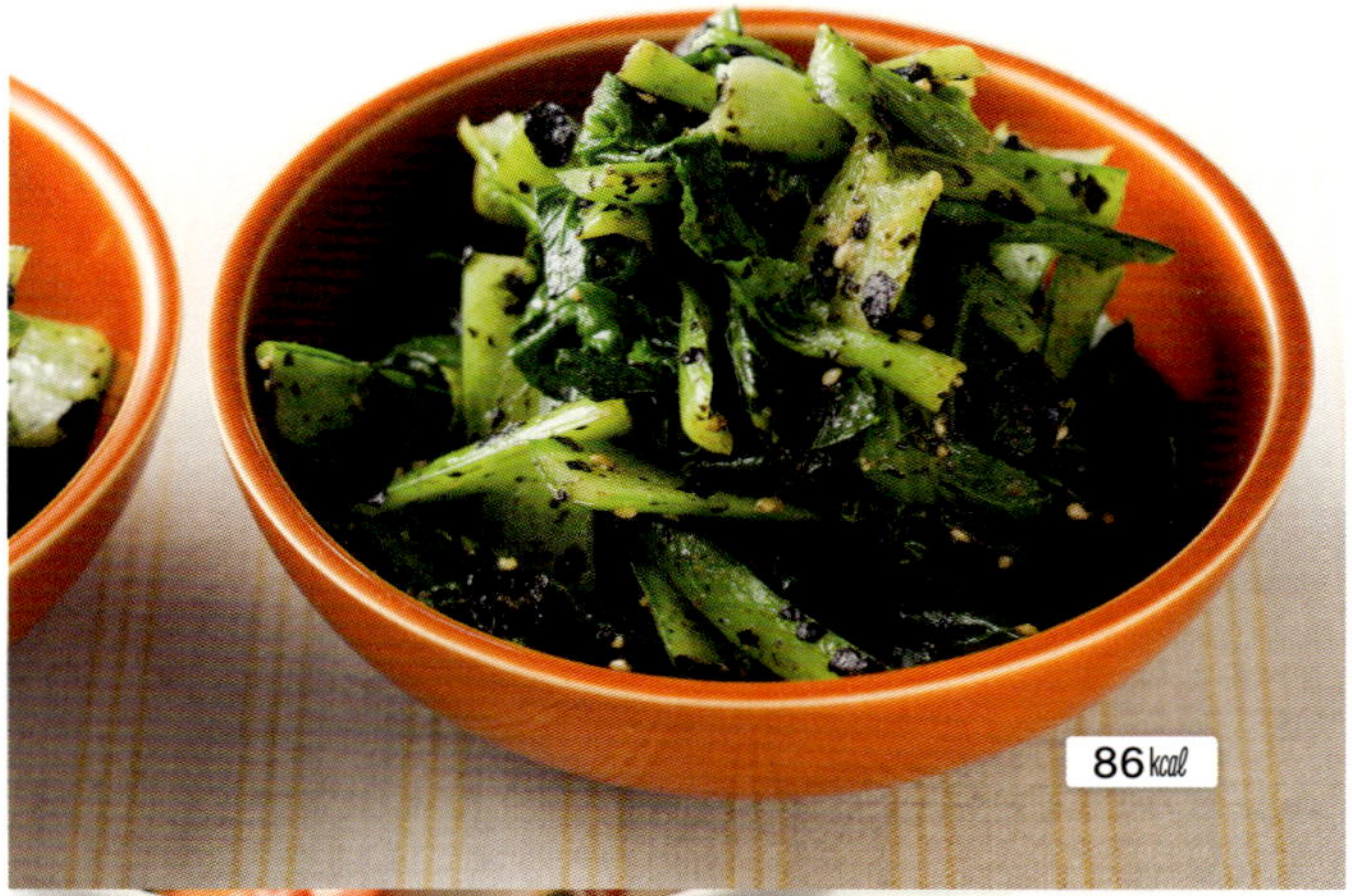

風味豊かなのりとにんにくで食欲が増す！ おつまみとしても◎

小松菜ののりあえ

材料（2人分）

- 小松菜……1束(250g)
- 焼きのり……2枚
- A
  - いり白ごま……小さじ2
  - しょうゆ……小さじ2
  - ごま油……小さじ2
  - おろしにんにく……少々

作り方

1 小松菜は熱湯でさっとゆでてざるに上げ、あら熱がとれたら3～4cm長さに切り、水けをしぼる。のり（しけっていたら、さっと火であぶる）はポリ袋に入れてもみ、こまかくする。

2 ボウルにのり、Aを入れてまぜ、全体がなじんだら小松菜を加えてあえる。

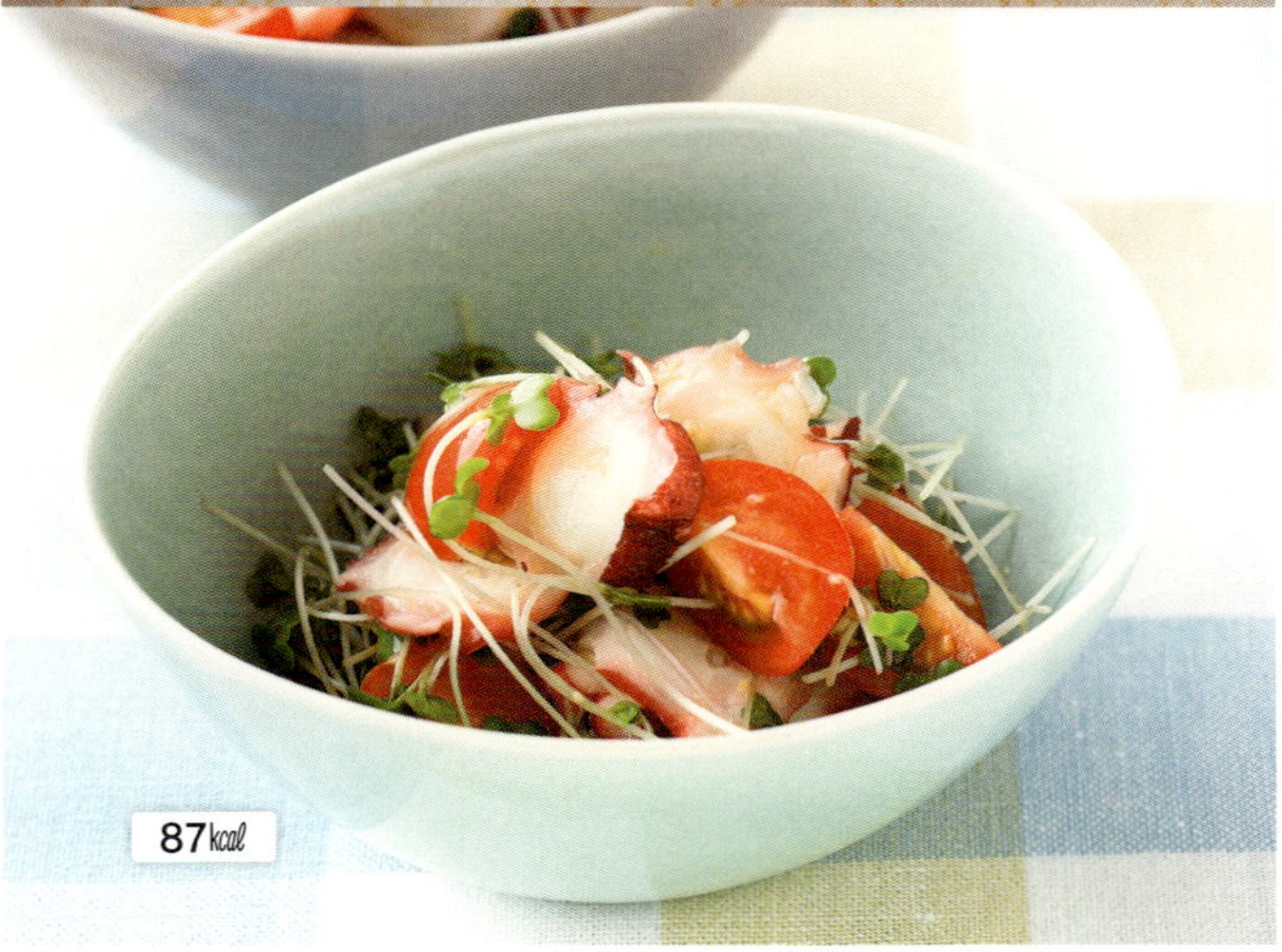

ほんのりわさび味がきいています

たことスプラウトのあえ物

材料（2人分）

- ゆでだこ（薄切り）……1本
- ブロッコリースプラウト……1パック
- ミニトマト……4個
- A
  - ねりわさび……小さじ½
  - しょうゆ……小さじ1½
  - 酢……小さじ1

作り方

1 スプラウトは根を切り落とす。ミニトマトは4等分のくし形に切る。

2 たこと1、Aをまぜ合わせる。

食事でとりきれない栄養はサプリメントで補給

妊活を始めたら葉酸サプリをプラスオン！

緑黄色野菜などに多く含まれる葉酸は、DNAの合成や新しい細胞をつくり出すことに関わるビタミン。卵子の質を上げ、受精卵の成長を助けてくれます。厚生労働省では、妊娠1カ月以上前から妊娠3カ月までの間、食事で240μgに加え、サプリメントで400μgを追加摂取するように推奨しています。葉酸は、赤ちゃんの先天異常のリスクを減らす働きをすることもわかっています。妊活を始めたら、サプリメントからも葉酸を補給しましょう。

葉酸のほか、ミトコンドリアを活性化させるL・カルニチンや活性酸素を除去するメラトニンのサプリをとり入れても。即効性があるものではないので、1～3カ月は飲み続けることが必要です。ただし、体質に合わない場合は服用を中止しましょう。

サプリメントを選ぶときは原料をしっかりチェック！

サプリメントは、目的を持って飲むことが重要。「妊活にいい」「不妊に効く」などの大ざっぱなうたい文句は要注意！「不足しがちな葉酸を補う」「ミトコンドリアを活性化する」など、目的に応じたものを厳選して。成分をしっかりチェックし、信頼のおけるメーカーのものを選ぶことがたいせつです。

サプリメントの効果を上げるためには運動も必要！

サプリメントの成分の多くは、尿として排出されてしまうといわれます。運動をすることで、細胞の中にサプリメントの栄養分がとり込まれます。ヨガやウオーキング、ストレッチなどの軽い有酸素運動を習慣にしましょう。

運動でミトコンドリアを活性化

適度な運動は、血流改善や筋肉量アップ、ストレス解消のほか、卵子や精子を元気にしてくれる効果も！

ほどよい量の活性酸素がミトコンドリアへの刺激に

活性酸素は非常に不安定な酸素の一種で、増えすぎると細胞を老化させたり、がん化させるなど、体に害を及ぼします。一方で、ほどよい量の活性酸素は、ミトコンドリアを活性化させ、体によい作用のあることがわかっています。

適量の活性酸素を発生させるためにおすすめなのが、ウオーキングやヨガなど、心拍数が少し上がる程度の軽めの運動です。息が切れるほど走ったり、歯をくいしばって筋トレをしたりするのは、活性酸素が増えすぎてしまうので妊活向きではありません。メリハリをきかせ、楽しみながら体を動かしましょう。運動には、冷えを改善したり、眠りの質をよくするなど、うれしい効果がたくさんあります。週3回以上の運動を心がけましょう。

＼1日30分でからだが変わる！／

ミトコンウオーク

ミトコンドリアの活性化を目的に、科学的な理論に基づいて考案されたウオーキング法です。１日30分、週に３日以上を目安に楽しみながら歩きましょう！精子もミトコンドリアで動いているので、夫婦で一緒にトライするのがおすすめです。

STEP1

5min

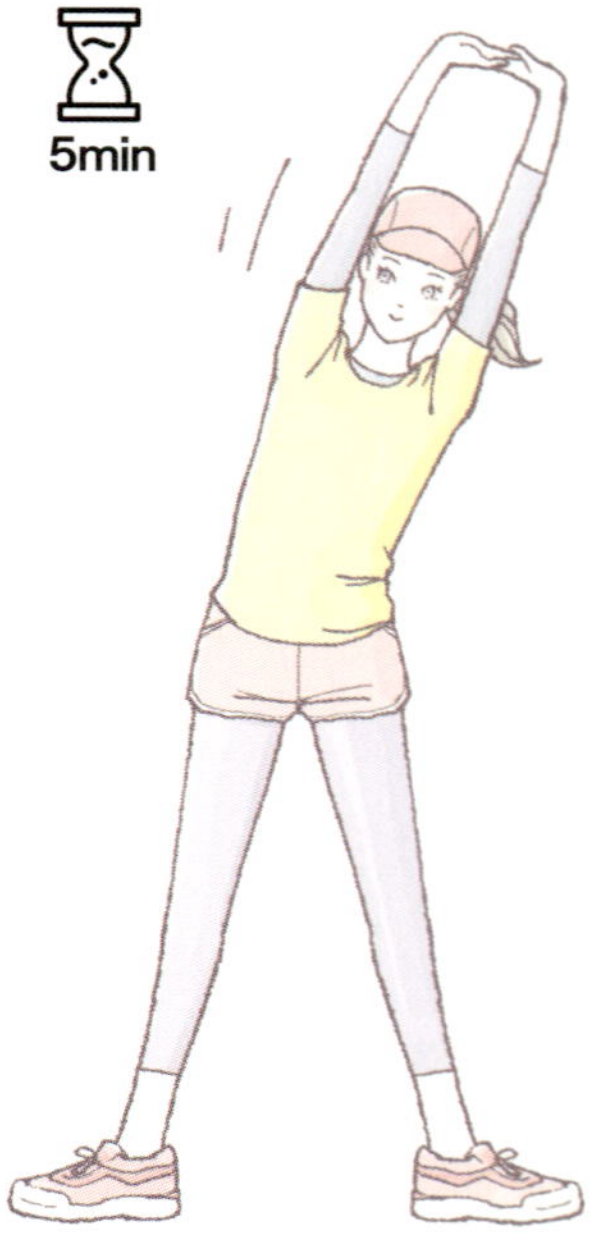

ウオーミングアップ

活性酸素をほどよく出すためには、歩く前に筋肉を動かす必要があります。ストレッチで全身をまんべんなく動かしましょう。深呼吸、わきのストレッチ、前屈＆後屈をそれぞれ３～４セット。呼吸を止めずに、伸びている筋肉を意識しながらストレッチしましょう。

STEP2

15min

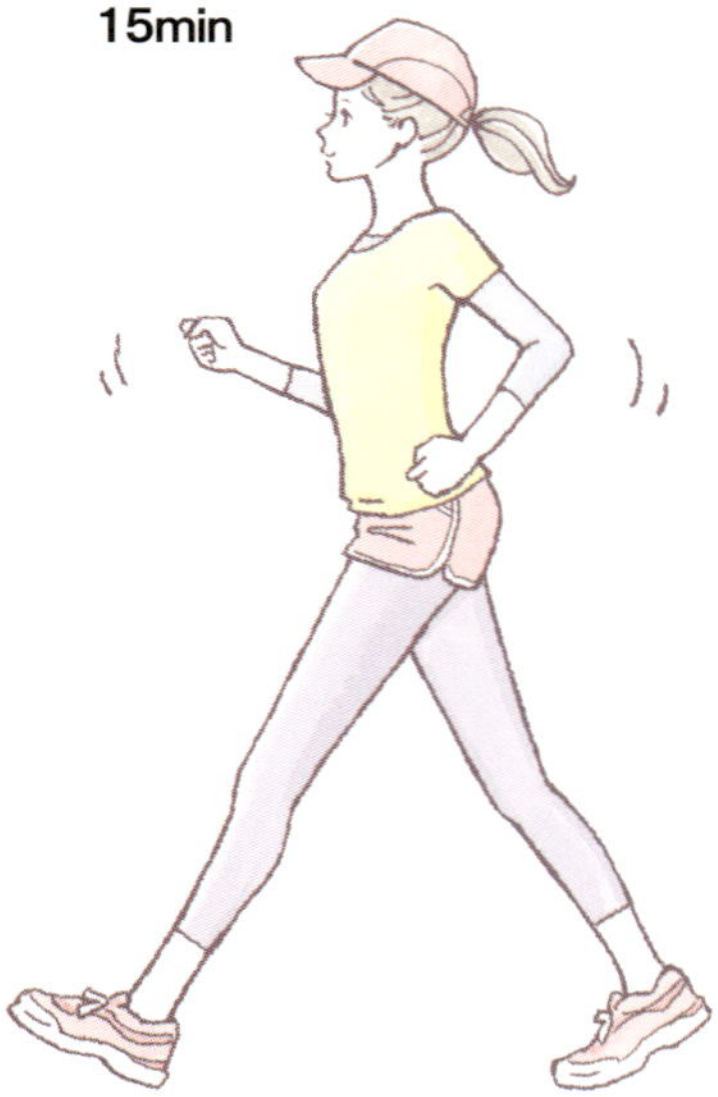

早歩き

心拍数が１分間に100～120程度になるくらいの早歩きをします。目安はじんわりと汗をかく程度。視線はまっすぐ前に向け、肩甲骨を意識しながら腕をしっかり振りましょう。やや大股でかかとから着地するのもポイント。ズンズン歩くことで、適量の活性酸素が発生します。

STEP3

10min

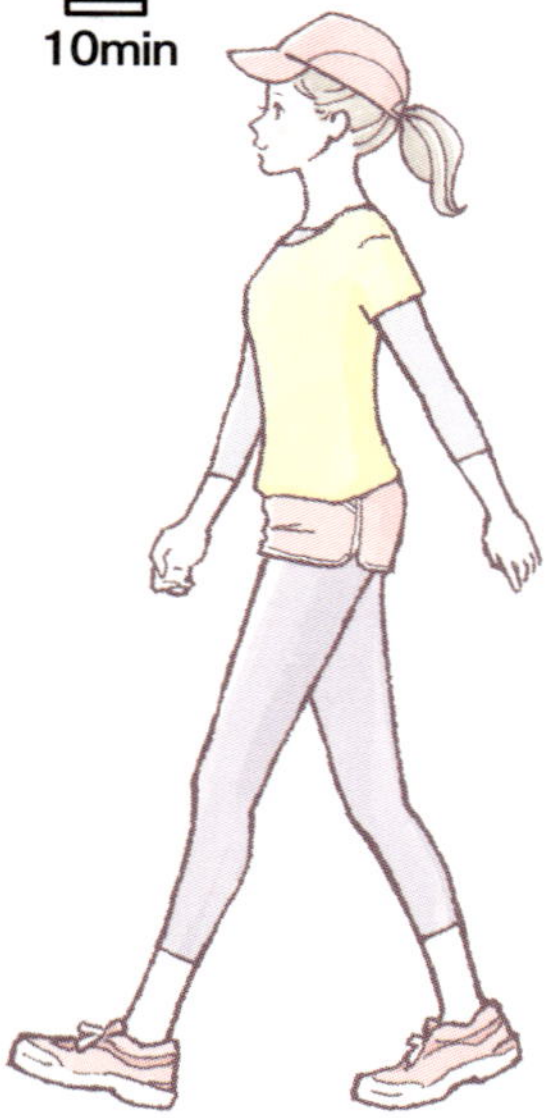

スローダウン

歩く速度を少しずつゆるめ、上がっていた心拍数を下げていきます。歩くのを急にやめると、血管が一気に開いて活性酸素が大量に発生してしまいます。スローダウンはそれを防ぐためのもの。手は軽く振る程度、歩幅を徐々に狭め、息をととのえながらゆっくり歩きましょう。

「妊娠しやすい体質づくり」をめざして考案されたストレッチです。骨盤内の血流は、子宮内膜をフカフカに育てるためにも、卵巣に十分に栄養を届けるためにも重要。体をゆるめ、全身の血流を改善することで、骨盤内の血流を促しましょう。

＼骨盤内の血流をアップ！／

ファータイルストレッチ

全身のストレッチ

お母さんのおなかの中にいる赤ちゃんの姿をイメージ。全身をギュッと縮めてから、気持ちよく解放します。

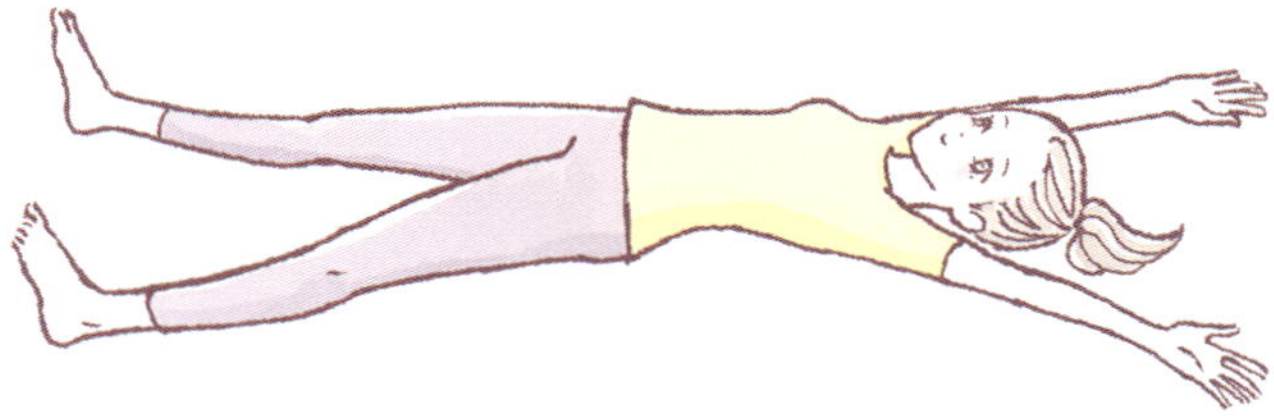

1 あおむけに寝て、両手、両足を大きく開いて伸ばします。足首は垂直に立て、足の裏で空気の壁を押し出すイメージ。

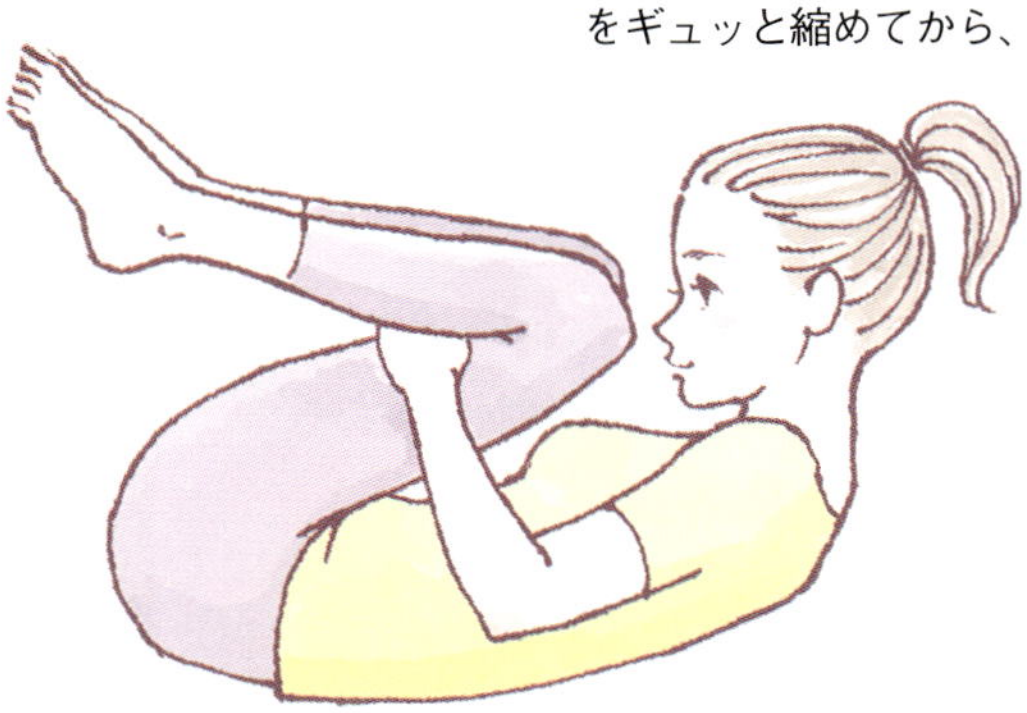

2 両ひざを胸に引き寄せ、ひざの裏に両手を差し入れて上体を起こします。頭とひざをぐーっと近づけたら、①のバンザイのポーズに戻りましょう。これを４回くり返します。

おしりのストレッチ

子宮を本来あるべき位置に近づけるエクササイズです。骨盤を支える骨盤底筋群が鍛えられます。

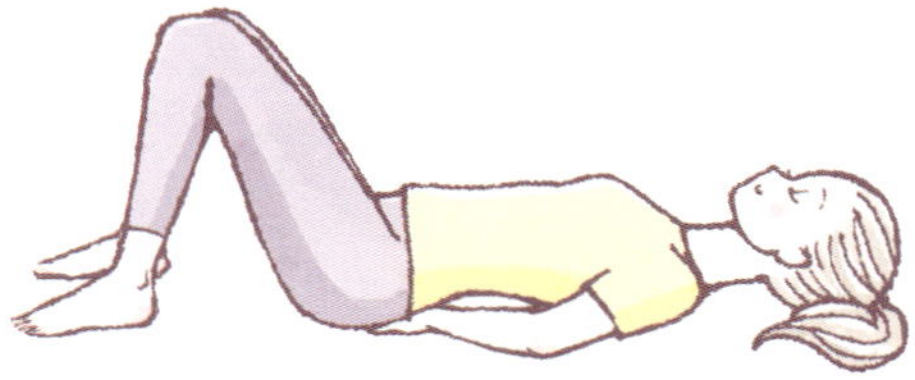

1 あおむけに寝てひざを立て、両足を肩幅くらいに開きます。手のひらを下にしておしりのほっぺの下に差し込みます。

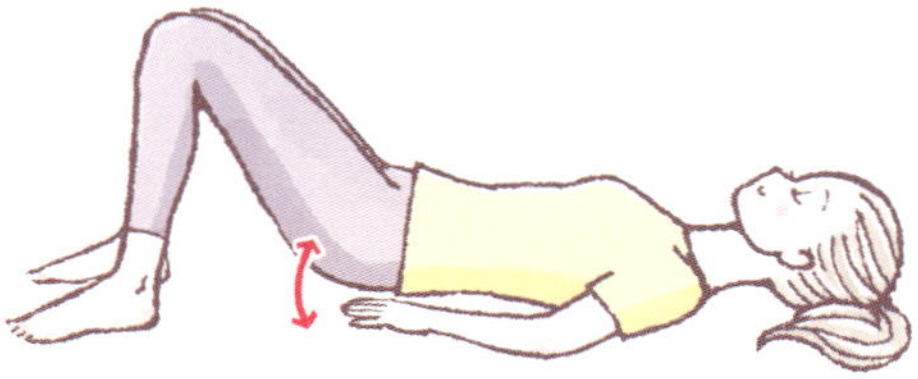

2 腰を手の甲に押しつけたまま、鼻から息を吸いながら肛門を締め、おしりを軽く持ち上げ、口から息を吐きながら、おしりを床につけます。これを10回くり返します。おしりを上げるときに、腰も一緒に上がらないように注意！

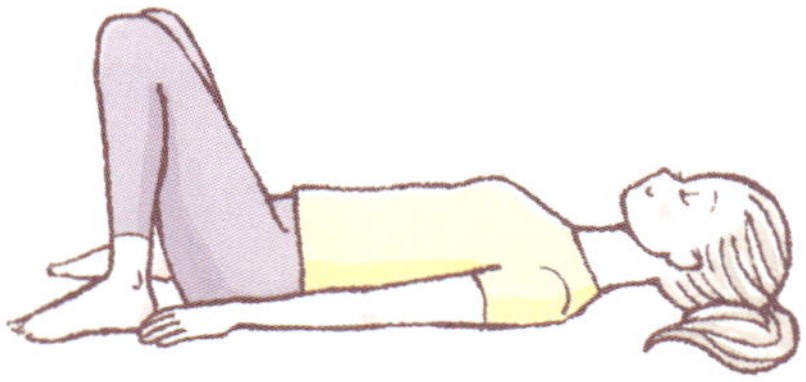

3 両手を腰からはずし、体の横でまっすぐ伸ばし、両足はかかとが手の指先に触れる位置まで引き寄せます。

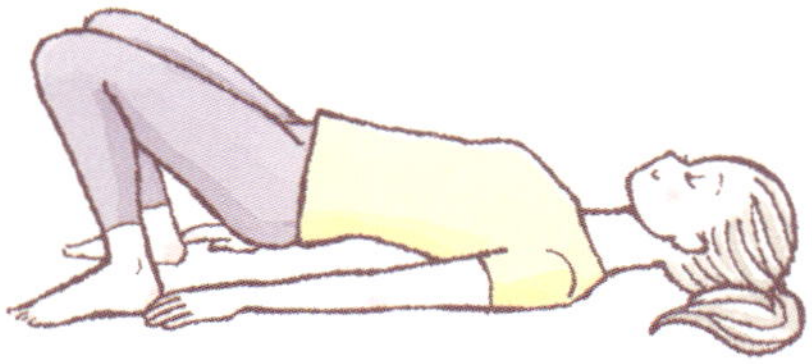

4 肩を床につけたまま、鼻から息を吸いながら腰からおしりまでを持ち上げます。自然な呼吸をしながら30秒キープしたら、口からゆっくり息を吐きながら戻します。

良質な睡眠でととのえる

睡眠は、妊娠にとってたいせつなホルモンの分泌を促す時間。質のよい深い眠りで、授かり体質に近づきましょう。

睡眠に関わるホルモンをしっかり分泌させて質のよい眠りへ

睡眠は、単なる休息ではありません。疲労回復はもちろん、性ホルモンの分泌をスムーズにしたり、体内時計を調節したりと、さまざまな役割を担っています。夜ふかしは、妊娠力を下げてしまう悪習慣！ 睡眠中に何度も起きてしまったり、朝からどよーんとした疲れが残っている場合は、質のよい睡眠がとれていないサインかもしれません。

睡眠に関わるホルモンとして知られているのが、セロトニンとメラトニンです。セロトニンは幸せホルモンとも呼ばれ、気持ちを安定させ、ストレスへの耐性をつくってくれます。メラトニンは、体内時計を調整し、深い眠りに誘うホルモン。細胞の老化やがん化を抑制し、ミトコンドリアを強化してくれる働きもあります。セロトニンはメラトニンの原料ともなるため、両方をしっかり分泌させることが重要です。

ホルモン分泌と聞くとむずかしそうですが、ちょっとしたコツを意識するだけで睡眠の質は高められます。ポイントは、食事と運動、睡眠環境の見直しです。

食事で意識したいのは、豆製品や乳製品、ビタミンB_6をとること。豆類や乳製品には、セロトニンの原料となるトリプトファンが含まれます。ビタミンB_6は、トリプトファンと結びついてセロトニンを生成する栄養です。かつおやまぐろ、バナナ、玄米などに多く含まれます。

体をリズミカルに動かすのも、セロトニンアップに効果的です。日光を浴びながらのウオーキングは、セロトニン分泌を高めるのにぴったり。日光を浴びることで生成されるビタミンDも、妊娠になくてはならない栄養素です。

メラトニンの分泌には光のコントロールが重要。寝るときは部屋を真っ暗にし、寝室には遮光カーテンをつけましょう。寝る直前にスマホなどの強い光を見ないこともポイントです。

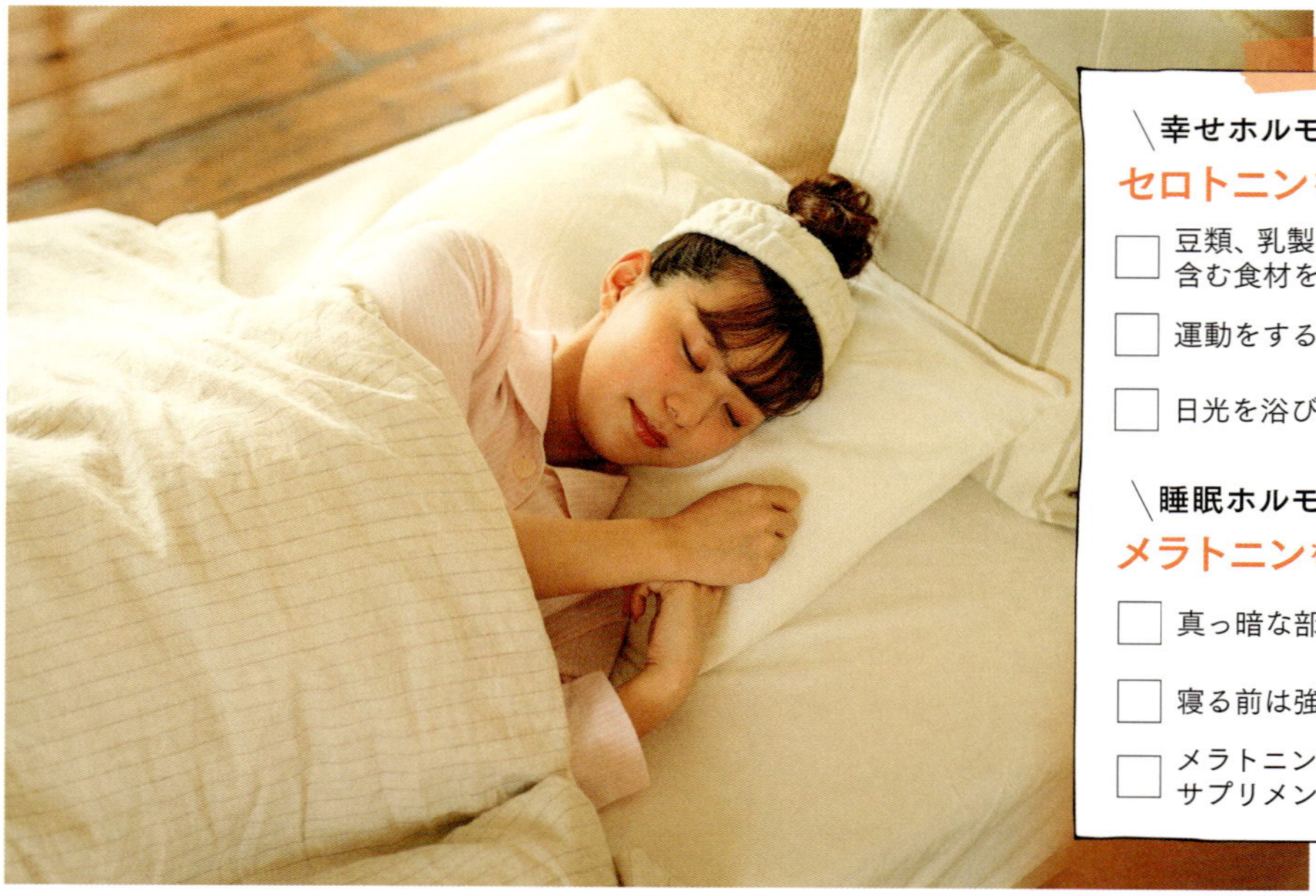

＼幸せホルモン／

セロトニンをアップ！

- □ 豆類、乳製品、ビタミンB_6を含む食材を食卓に！
- □ 運動をする
- □ 日光を浴びる

＼睡眠ホルモン／

メラトニンをアップ！

- □ 真っ暗な部屋で寝る
- □ 寝る前は強い光刺激を避ける
- □ メラトニンのサプリメントも有効！

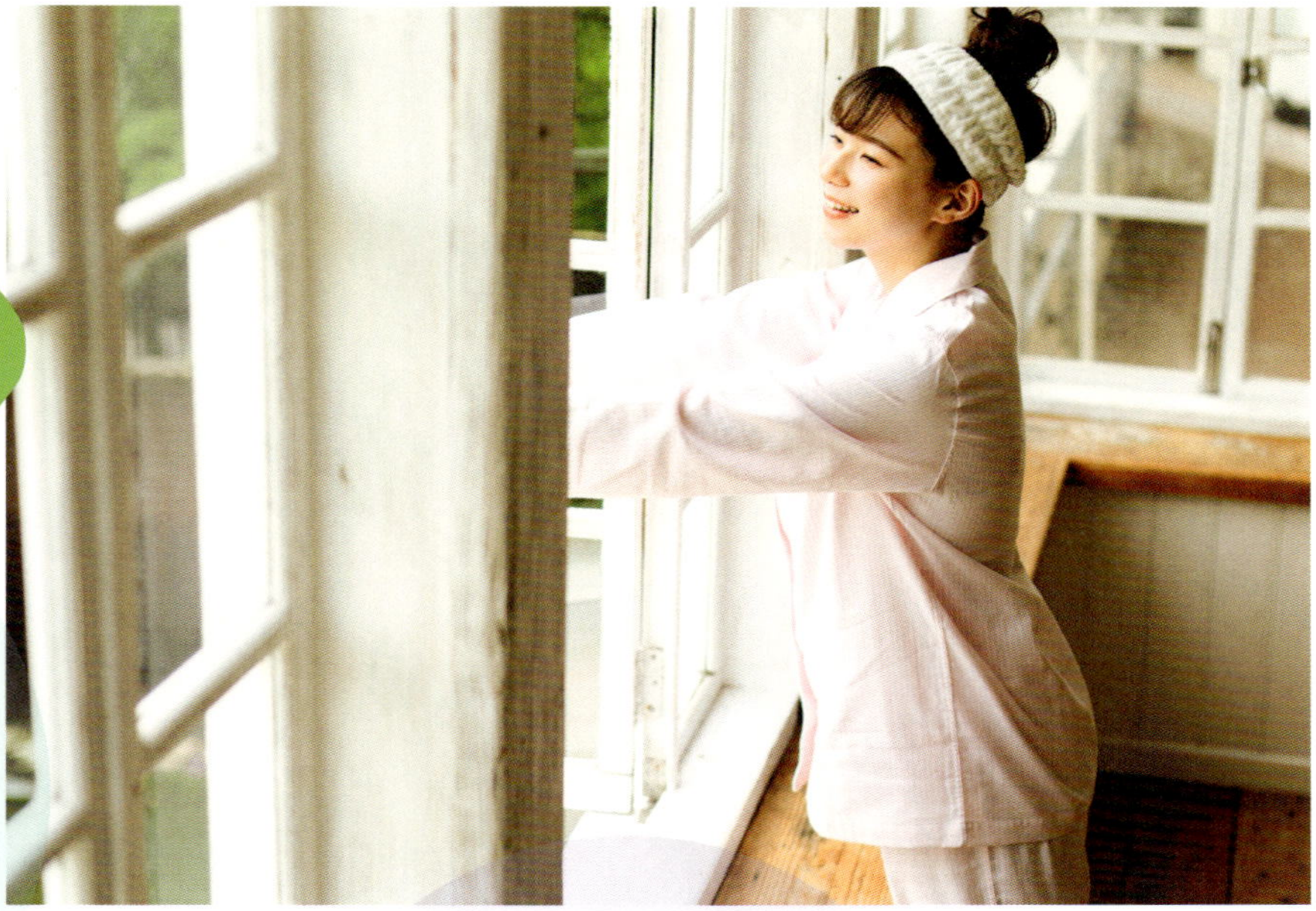

深い眠りのためにできること

寝る前のスマホ、PCは厳禁!!

スマホやPC画面の光は、交感神経を刺激して寝つきが悪くなる原因に。また、卵子の質をよくするために重要なメラトニンというホルモンの分泌量も減ってしまいます。就寝の1時間前からは、スマホやPC、テレビ、ゲームなどを控えましょう。

寝る前のストレッチで体をほぐす

ゆっくり体を伸ばすストレッチで、心身をリラックスさせましょう。血流がよくなるほか、副交感神経が優位になって自然な眠けに誘われます。無理をせず、自分が心地いいと感じるところまででOK！ ゆったりした呼吸を心がけましょう。

入浴は就寝の1～2時間前までに

お風呂で体をあたためるのは血流改善や冷え解消にも効果的。ただ、眠りにつくには体温が下がって、副交感神経の働きが優位になることが必要です。お風呂で体がポカポカしたままでは、なかなか眠りにつけないことも。時間がないときは、ぬるめのお湯につかる程度に。

夕食が遅くなるときは軽めに

良質の睡眠のためには、寝る2～3時間前までに食事を終えていることが理想。忙しくて夕食の時間が遅くなるときには、消化のいいメニューで軽めにすませましょう。脂質が多い食事は消化に時間がかかり、睡眠中も消化にエネルギーが回されてしまいます。

日付が変わる前にベッドに!

卵子の質を高めるメラトニンは、睡眠中に分泌されます。しっかり睡眠時間を確保するためにも、質のいい睡眠をとるためにも、深夜0時までにはベッドに入る習慣をつけましょう。

午後からはカフェインを控える

コーヒーなどに含まれるカフェインには、交感神経を活発にし、眠けを抑える効果があることはよく知られています。またカフェインを多量にとると、妊娠する力が低下するという報告も。カフェインの影響は摂取後6～8時間にわたって続くため、午後からはノンカフェインのお茶を楽しむのがおすすめです。

東洋医学で体質改善！

体全体の循環をよくし、体質改善に効果的な東洋医学。
漢方薬の服用のほか、おうちで手軽にできるツボ押しやお灸などもおすすめです。

体全体の調子を上向きにして妊娠力を底上げしよう！

東洋医学は、数千年の歴史がある医学。体が本来持っている生命力を高めるために漢方、鍼灸、あんまなどの方法を用います。病気や不調が出ている部分に直接アプローチする西洋医学に対し、体質を根本から改善して病への抵抗力をつけたり、病気を未然に防いだりするのが東洋医学。不妊治療とも相性がよく、クリニックによっては治療に漢方薬を併用しているところもあるほどです。即効性はありませんが、続けていくうちに徐々に妊娠しやすい体へと近づくもの、といえるでしょう。

東洋医学では、舌の色や形、顔色、現在感じている体調などから、体質を判断し、一人ひとりに合ったアドバイスを行います。たとえば慢性的な冷えや肩こりがあったり、経血にドロッとしたかたまりがまじったりする人は、血流が滞っている可能性があり、東洋医学では「瘀血《おけつ》」という状態だと考えられます。自分のタイプをチェックし、食事を工夫したり、生活習慣を見直すための参考にするのもよいでしょう。

東洋医学には「医食同源」という言葉があり、食べ物は薬と同じくらい健康をつくる役割がある、と考えられています。体質改善に役立つ食材で献立を組み立ててみるのも楽しいもの。体をあたため、血流をよくすることで、体全体に栄養を行き渡らせましょう。

また、ツボ押しやお灸、鍼などでも、妊娠力アップが期待できます。専門家の施術を受けるほか、自宅で足ツボマッサージをしてみるのもおすすめです。

ただ、こうした知恵も「妊活にいいから全部やらなきゃ！」と躍起になってしまっては逆効果。かえってストレスがたまってしまいます。自分が心地いいと思うもの、無理なく続けられるものをチョイスして、ゆったりリラックスしながら楽しみましょう。

あなたはどのタイプ？ 体質をチェック！

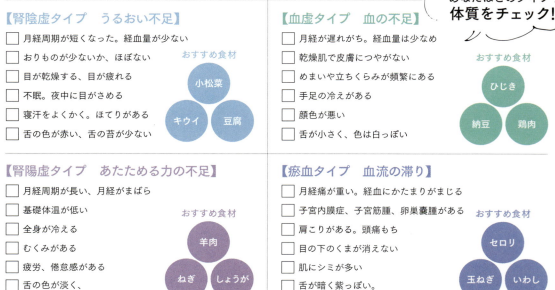

【腎陰虚タイプ　うるおい不足】

- □ 月経周期が短くなった。経血量が少ない
- □ おりものが少ないか、ほぼない
- □ 目が乾燥する、目が疲れる
- □ 不眠。夜中に目がさめる
- □ 寝汗をよくかく。ほてりがある
- □ 舌の色が赤い、舌の苔が少ない

おすすめ食材
小松菜
キウイ
豆腐

【血虚タイプ　血の不足】

- □ 月経が遅れがち。経血量は少なめ
- □ 乾燥肌で皮膚につやがない
- □ めまいや立ちくらみが頻繁にある
- □ 手足の冷えがある
- □ 顔色が悪い
- □ 舌が小さく、色は白っぽい

おすすめ食材
ひじき
納豆
鶏肉

【腎陽虚タイプ　あたためる力の不足】

- □ 月経周期が長い、月経がまばら
- □ 基礎体温が低い
- □ 全身が冷える
- □ むくみがある
- □ 疲労、倦怠感がある
- □ 舌の色が淡く、歯のあとがついている

おすすめ食材
羊肉
ねぎ
しょうが

【瘀血タイプ　血流の滞り】

- □ 月経痛が重い。経血にかたまりがまじる
- □ 子宮内膜症、子宮筋腫、卵巣嚢腫がある
- □ 肩こりがある。頭痛もち
- □ 目の下のくまが消えない
- □ 肌にシミが多い
- □ 舌が暗く紫っぽい。裏側の静脈が太く浮き出る

おすすめ食材
セロリ
玉ねぎ
いわし

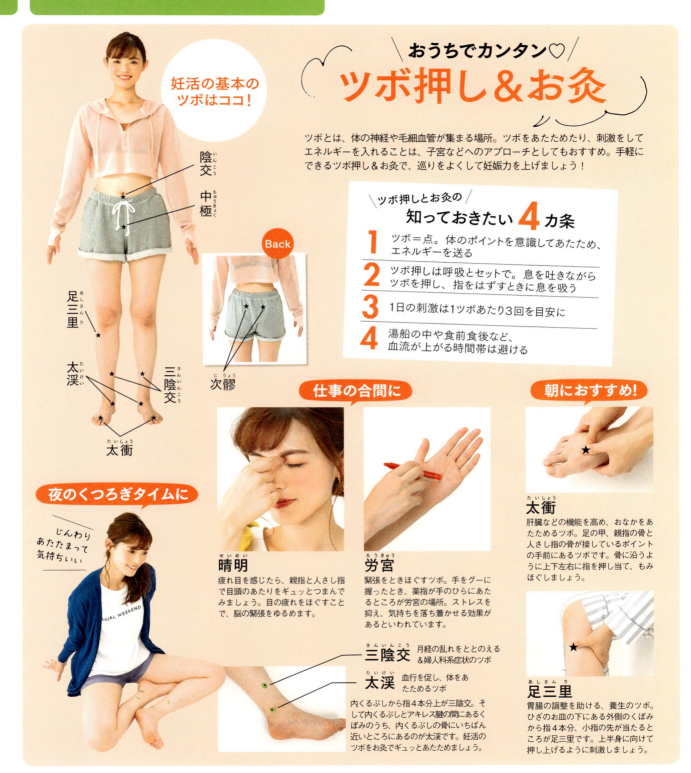

おうちでカンタン♡

ツボ押し&お灸

ツボとは、体の神経や毛細血管が集まる場所。ツボをあたためたり、刺激をしてエネルギーを入れることは、子宮などへのアプローチとしてもおすすめ。手軽にできるツボ押し&お灸で、巡りをよくして妊娠力を上げましょう!

ツボ押しとお灸の 知っておきたい4カ条

1. ツボ=点。体のポイントを意識してあたため、エネルギーを送る
2. ツボ押しは呼吸とセットで。息を吐きながらツボを押し、指をはずすときに息を吸う
3. 1日の刺激は1ツボあたり3回を目安に
4. 湯船の中や食前食後など、血流が上がる時間帯は避ける

妊活の基本のツボはココ!

仕事の合間に

晴明《せいめい》

疲れ目を感じたら、親指と人さし指で目頭のあたりをギュッとつまんでみましょう。目の疲れをほぐすことで、脳の緊張をゆるめます。

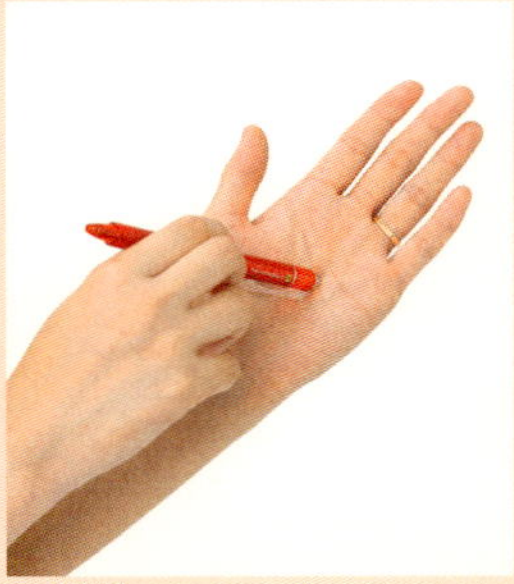

労宮《ろうきゅう》

緊張をときほぐすツボ。手をグーに握ったとき、薬指が手のひらにあたるところが労宮の場所。ストレスを抑え、気持ちを落ち着かせる効果があるといわれています。

朝におすすめ!

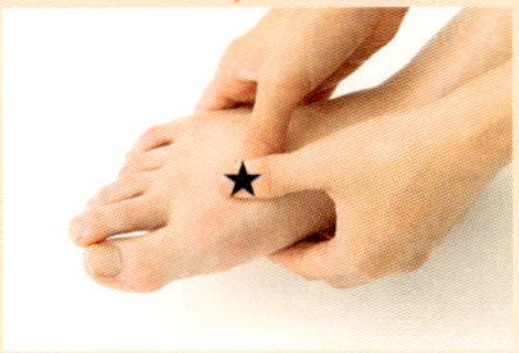

太衝《たいしょう》

肝臓などの機能を高め、おなかをあたためるツボ。足の甲、親指の骨と人さし指の骨が接しているポイントの手前にあるツボです。骨に沿うように上下左右に指を押し当て、もみほぐしましょう。

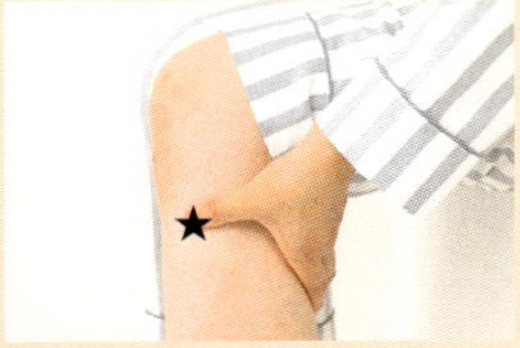

足三里《あしさんり》

胃腸の調整を助ける、養生のツボ。ひざのお皿の下にある外側のくぼみから指4本分、小指の先が当たるところが足三里です。上半身に向けて押し上げるように刺激しましょう。

夜のくつろぎタイムに

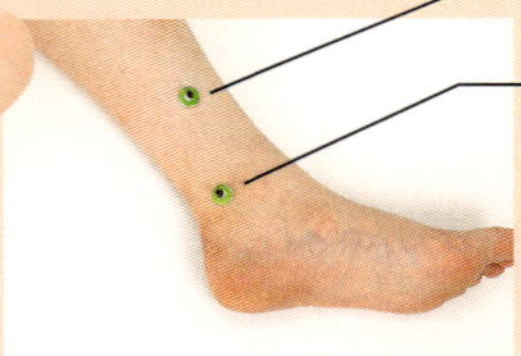

三陰交《さんいんこう》 月経の乱れをととのえる&婦人科系症状のツボ

太渓《たいけい》 血行を促し、体をあたためるツボ

内くるぶしから指4本分上が三陰交。そして内くるぶしとアキレス腱の間にあるくぼみのうち、内くるぶしの骨にいちばん近いところにあるのが太渓です。妊活のツボをお灸でギュッとあたためましょう。

妊活卒業生インタビュー9

グレードのよい受精卵が育たず、あらゆる卵巣刺激法にトライ！ 5回目の体外受精で妊娠

まなさん（32歳）

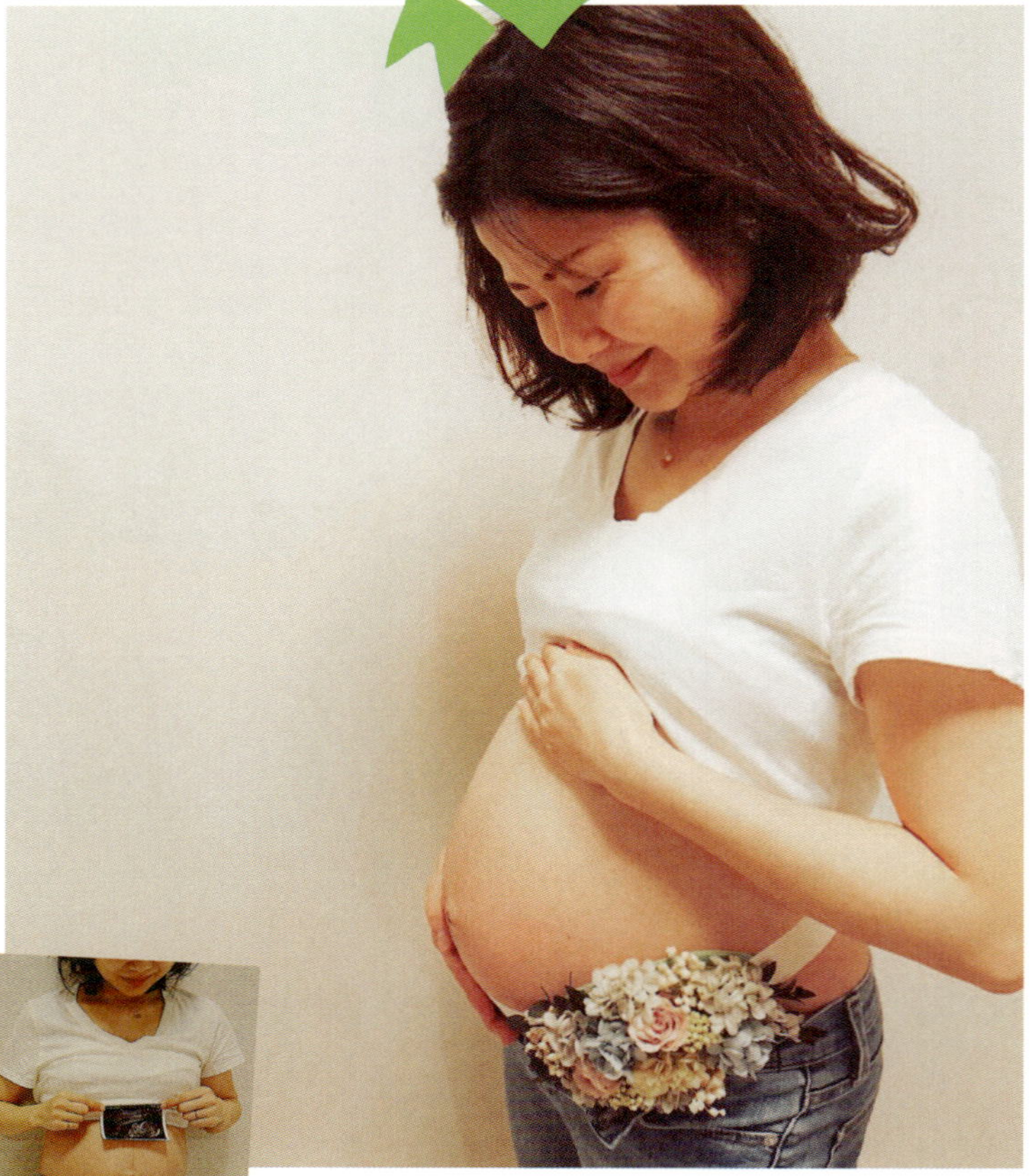

History

28歳　結婚
29歳　半年間の自己流タイミング法ののち、近所の産婦人科で病院指導のタイミング法を６周期
30歳　人工授精を５回行う
31歳　体外受精にステップアップ
高刺激法を１回行ったのちに転院し、自然周期法の体外受精を１回行う
再度転院し、高刺激法１回、低刺激法を２回行う
32歳　５回目の採卵、４回目の移植で妊娠に至る

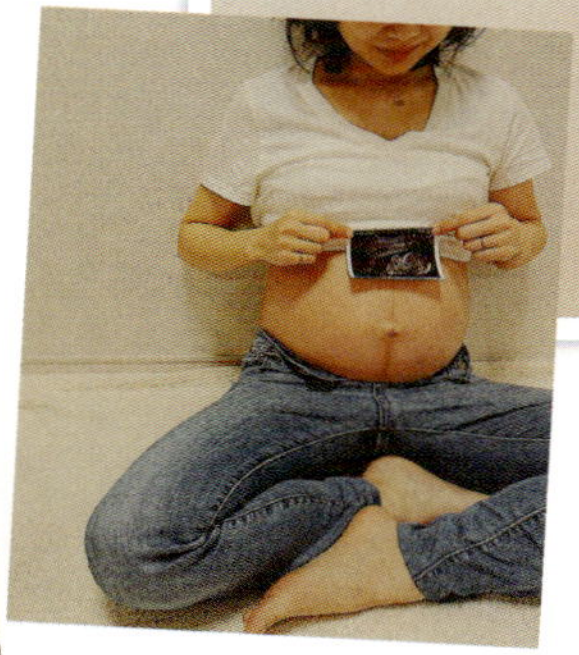

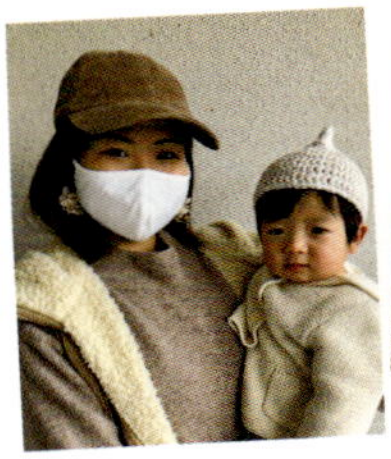

自分に合う卵巣刺激法を探して試行錯誤！

はじめて体外受精にトライしたのは、妊活を始めて3年目。近所のA総合病院が体外受精を行っていたので、通いやすさも考慮して通院してみることに。アンタゴニスト法で毎日排卵誘発剤を打ちましたが、採卵できたのは2個、移植できたのはたった1個。結果につながらずガッカリして、もう高刺激法はしたくないと転院を決めました。

次のB院は、医師の指名が可能でオーダーメイドの治療ができること、年中無休で患者の体の周期を優先して治療してもらえることを魅力に感じて決めました。A総合病院では、待合室に妊婦さんや赤ちゃんもいて精神的につらかったので、子連れ通院NGなのもポイントでした。ここでは自然周期法にチャレンジしましたが、採卵結果は未熟卵が1個だけで、移植すらできず。残念ながら私の場合、薬を使わない自然周期法では卵が育たないことがわかりました。

その後、通いやすいC院に移ると、担当医から「別の高刺激法を試してみましょう」と言われてトライ。採卵数は4個で、そのうち2個を新鮮胚移植しましたが結果はダメ。高刺激法でも採卵数が増えないのは、初回と同様でした。

強い刺激を与えても卵子がたくさんとれないなら、低刺激法のほうが注射の回数も少ないし、治療費も抑

えられる。その後は、低刺激法に変えました。結局、高刺激でも低刺激でも採卵結果はほとんど変わらなかったので、私はもともと卵が育ちにくい体質なのかもしれません。

胚盤胞にこだわらず初期胚を新鮮胚移植

採卵後は凍結するケースが多いようですが、私はすべて初期胚を新鮮胚移植で子宮に戻しました。薬の量も少なく、採卵数も少ないため、このまま移植してみてもよいとのことでした。また、卵のグレードが平均3と低く、分割スピードが遅かったことも理由のひとつです。最初のうちは卵が2個あるなら1個は凍結したいと思いましたが、このまま培養して分割が止まってしまうより、すぐに2個戻したほうが可能性は高まるというお話があり、納得しました。

不妊の原因は特に見つかりませんでしたが、TSH（甲状腺刺激ホルモン）の値がやや高めで、チラージンという薬を処方されました。また4回目の採卵のときには、私の希望で着床不全・不育症検査をしてもらいました。主治医にはまだ必要ないかもと言われましたが、もうできることは全部やって1つずつ原因をつぶしていきたかったのです。その結果、明らかな異常ではないものの、抗カルジオリピンの値が基準値よりも若干高く、「着床不全の疑い」という診断。抗血栓薬の小児用バファリンと柴苓湯《さいれいとう》という漢方を処方されました。

C院では、自分が調べていったことを質問すると「それはあなたには必要ない」「試すならこっちの薬がいい」など、データに基づいたアドバイスをしてくれるのがよかったです。すべてを病院まかせにするのではなく、疑問点は主治医にぶつけて相談し、納得のいく治療を受けることがたいせつだと思います。

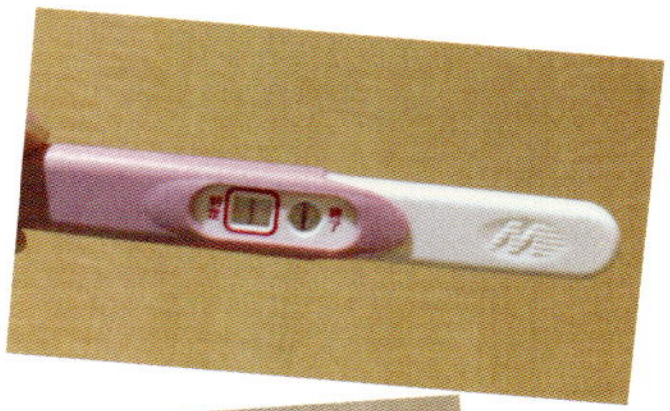

病院で妊娠判定を受け、最寄り駅のトイレで判定薬を試したら、クッキリ赤い線が！

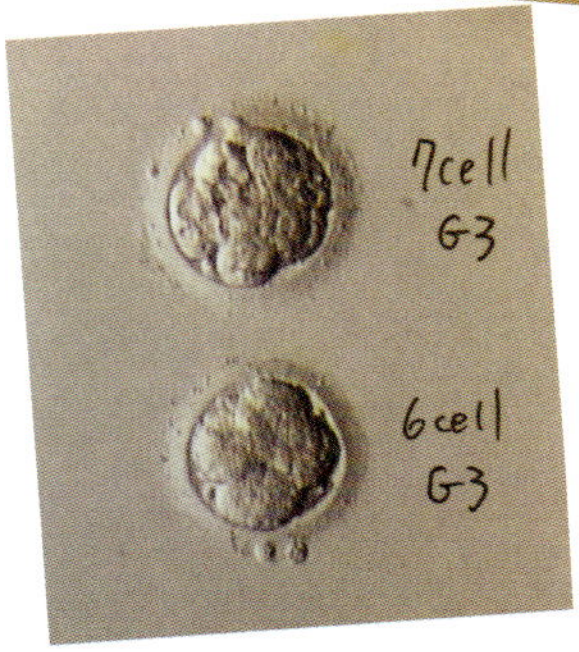

最後の移植で戻した2つの新鮮胚。どちらもグレード3と低く、分割スピードも遅かったので、まさか妊娠できるとは思っていませんでした。

ゴールを設定し、全力で走り切った

結局、採卵5回目、移植4回目で妊娠することができました。どうせ今回もむずかしいだろうと、次の周期の予定を立てていたので、最初に聞いたときは信じられなくて。「私でも妊娠できたんだ」というのが素直な感想でした。毎回、判定日は落ち込むので夫と飲みに行くのが恒例行事でしたが、居酒屋で「今日は生ビール飲めないの」と言うと、夫も「まさか！」と大喜び。ふたりで涙しました。夫は、最初は治療で子どもを授かることに違和感を覚えていたようで、ケンカもしました。でも、次第に私の熱意をくんで協力してくれるようになり、涙の妊娠報告の日を迎えました。

私は毎回、卵のグレードが低く、最後に戻した卵もグレード3。分割も遅かったです。それでもちゃんと妊娠できたので、卵のグレードが低くても落ち込むことはありません！息子はもうすぐ1歳になりますが、おかげさまで元気に育っています。

治療費は保険適用前だったので、全部で220万円くらいかかりました。治療を優先するために私はパート勤務にしていたので、金銭面のやりくりは大変でしたが、自治体の助成金で半分くらいは戻ってきました。体外受精は助成金が出る6回までと決めていました。終わりが見えないとつらいので、区切りを決めたほうががんばりやすかったというのもあります。通算5回も採卵し、全力で走り切った感があります。

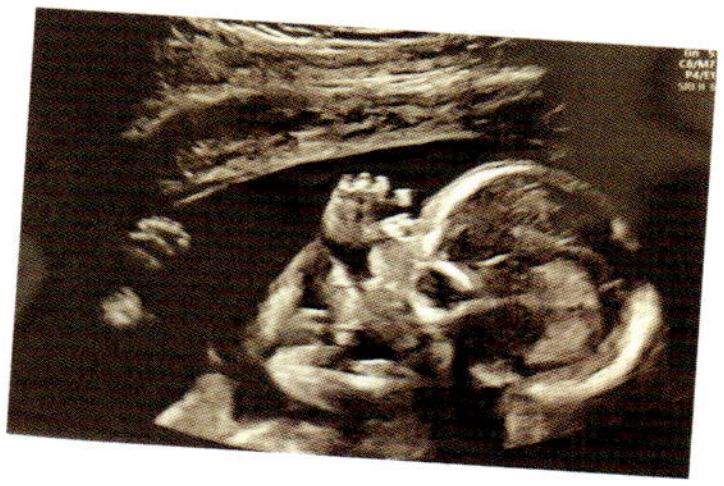

17週の3Dエコー。夫のお父さんにそっくり！

結果を気にしすぎず、笑顔でおおらかに

最後の移植から判定日まではじめて実家に帰り、家族とのんびり過ごしました。それまではあまり動かないほうがいいのかな、結果はどうだったかなと、ハラハラしていましたが、5回目ともなると緊張感も薄らぎます（笑）。できるかぎりのことはやったんだから、あとはもう何が起きても大丈夫だと、どーんとかまえていられました。くよくよ考えずに運を天にまかせていたのがよかったのかもしれません。

終わりの見えない治療を続けるのは本当にしんどいこと。私もうまくいかないときは泣いたり、怒ったり、イライラしたり。でも最後のときはいっぱい笑いました。家族と笑って、友だちと笑って。「笑う門には福来る」といいますが、笑顔でいれば運も開ける気がします。子どもを望むすべての人に幸せな未来が訪れることを、心から全力で祈っています！

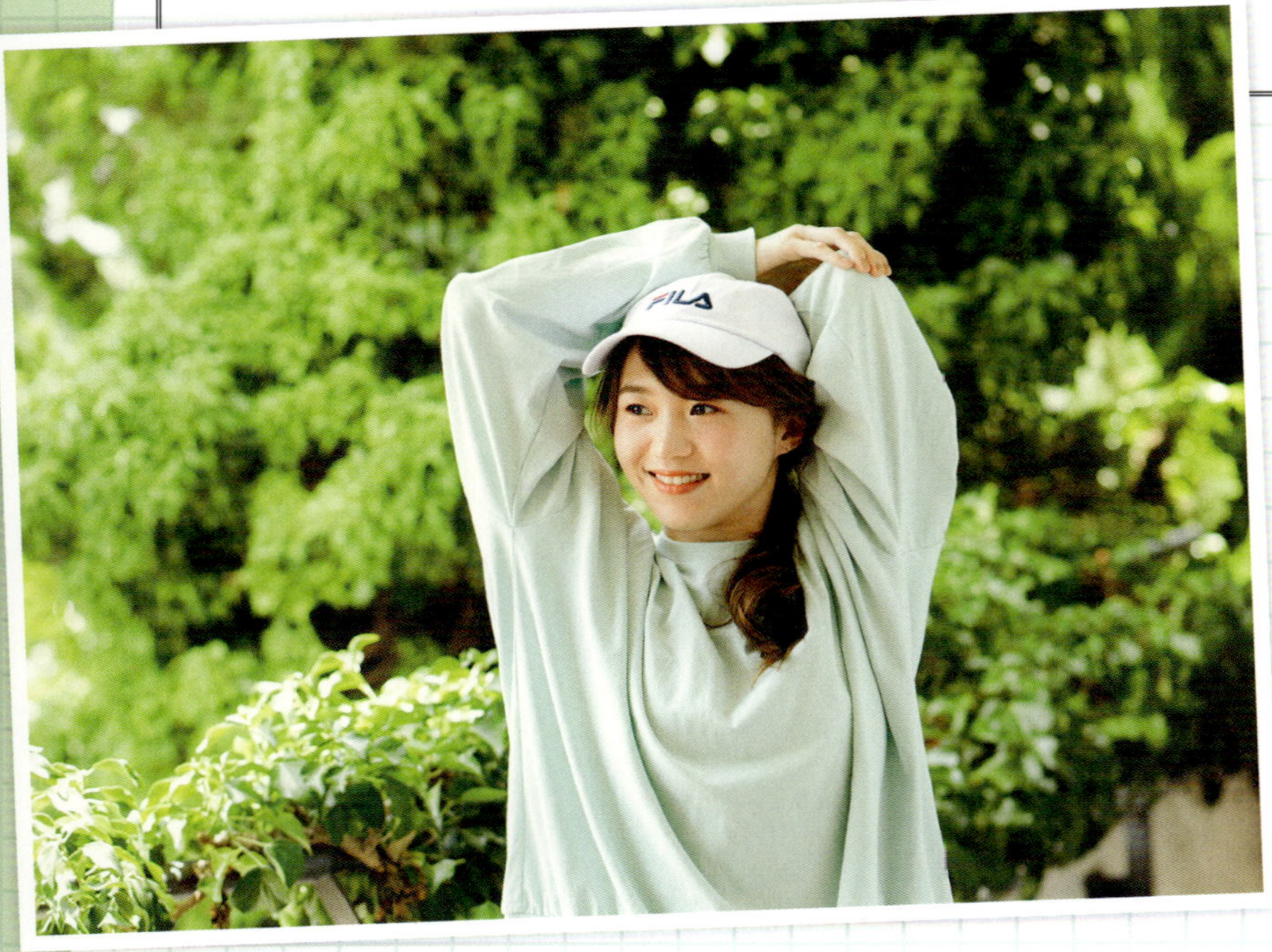

体外受精前の
一般不妊治療。
成功率を高めるには？

人工授精

体への負担が少ない人工授精

高度な不妊治療の前の〝一般不妊治療〟である人工授精は、年齢に関係なく保険が使えます。

人工授精は、超音波検査で卵胞の発育を観察し、排卵日を予測するところからスタートします。排卵日が決まったら精子を採取し、精製して運動率のよい精子を選抜して、子宮の奥に注入します。人工授精のあと、受精卵の着床環境をよくするために、黄体補充をするケースも。近年、超音波の精度が高まり、排卵日をかなり正確に予測することができるようになりました。排卵直前に精子を送り込むことで、受精率アップを狙います。

体外受精を何度か行ってうまくいかなかった場合、人工授精にステップダウンするのも有効です。「体外受精で結果が出ないのに、より妊娠率の低い人工授精をする意味は？」と疑問に思うかたもいるかもしれません。けれど、精度の高い人工授精を行えば、体に負担をかけずに妊娠できる可能性もあります。卵管が通っていて、精子も人工授精の基準をクリアしているなら、検討する価値はあります。

生活習慣の改善で治療の効果を高める

人工授精に限らず、妊娠のためには質のいい卵子、精子を育てることが大事。夫婦共に規則正しい生活を心がけましょう。抗酸化力の強い緑黄色野菜を意識してとる、有酸素運動を習慣にするなど、できることはたくさんあります。音楽を聴いたり、夫婦で旅行を楽しんだりするのもおすすめ！

また、男性は質のいい精子を育てるために、睾丸をあたためないことを意識！長風呂や長時間のサウナは避けましょう。また、育毛剤の中には、男性ホルモンを抑制する成分が使われているものもあるので注意して。

人工授精にトライするときも、体質改善や精子を元気に届ける工夫をして臨みましょう。

元気な精子を採取するために

- [ ] 今すぐ禁煙！
- [ ] ぴっちり下着は避ける
- [ ] 禁欲は１～２日程度に
- [ ] 射精時の興奮度を高める
- [ ] 自宅採取した精子はすぐに保温！
- [ ] 保温しながらすぐにクリニックへ

睾丸をあたためないこと、精子を老化させないことが大事！

PART 6

＼特別養子縁組ってどんな制度？／

母になるための もう1つの選択肢

赤ちゃんを迎える方法は、不妊治療だけではありません。
自分で産まなくても、育てることで母になる養子縁組という
選択肢もあります。生みの親と暮らせない子どもを家庭に迎え、
戸籍上も実の子どもとして育てていく制度が「特別養子縁組」。
制度のしくみや、実際に養子を迎えた家族のストーリーをご紹介します。

特別養子縁組について知りたい！

さまざまな事情から生みの親と一緒に暮らせない子どもを家庭に迎える、特別養子縁組。制度のしくみを紹介します。

子どもが愛情に包まれて成長するための制度

なんらかの事情があって生みの親が育てることのできない子どもを家庭に迎え、実の子どもとして育てていく「特別養子縁組」。子どもが生涯にわたって安定した家庭を得て、すこやかに育っていくことをめざした公的制度です。

日本では、実親と暮らせない子どもの多くは養護施設で育ちます。けれど、子どもにとって自分をまるごと愛してくれる人とともに暮らす安心感はとても大きいもの。血がつながっていなくても、養親に愛情いっぱいに育てられたほうが幸せなはずです。

特別養子縁組という方法で母になる、父になるという方法もあることを知っておくことが、人生の選択肢を広げてくれるかもしれません。育ての親となって幸せを築いていくことも、さまざまな家族のかたちのひとつです。

特別／普通養子縁組と里親制度の違い

	特別養子縁組	普通養子縁組	里親制度
子どもの年齢	原則として15歳未満	制限なし。育ての親より年下であること	原則として18歳まで（必要な場合は20歳まで）
子どもを迎える親の年齢	原則として25歳以上の夫婦（一方が25歳以上であれば、もう一方は20歳以上で可）	20歳以上	制限なし
実親との親族関係	終了する	終了しない	終了しない
戸籍の表記	長男・長女（実親の名前の記載なし）	養子・養女（実親の名前の記載あり）	なし
縁組の成立	家庭裁判所が決定（6カ月以上の監護期間後）	養親と養子の同意	児童相談所からの委託
関係の解消（離縁）	原則として認められない	認められる	18歳で自立するか、生みの親のもとに戻る

Q 養子、里子を迎えることを考えたことはありますか？

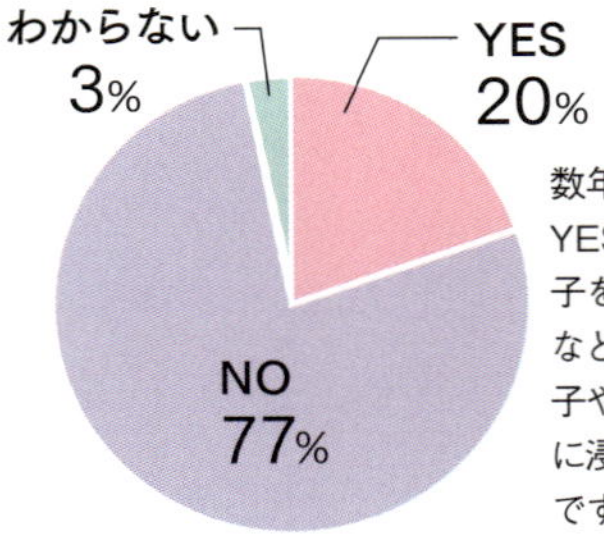

数年前の本誌調査より、YESの割合はアップ。養子を迎えた芸能人の発表などにより、日本でも養子や里子の制度が社会的に浸透し始めている印象です。

Q 養子、里子を迎えるにあたって不安なことは？

「実子と同じように愛情を注ぐことができるのか」
（妊活歴6カ月、35歳、にこちゃんさん）

「顔がまったく似ていなかったとき、周囲の目が気になります」
（妊活歴3カ月、32歳、よっちゃんさん）

「血のつながりがないと子どもが知ったときの気持ちと対応」
（妊活歴2年、34歳、おはなちゃんさん）

Q 養子、里子の違いを知っていますか？

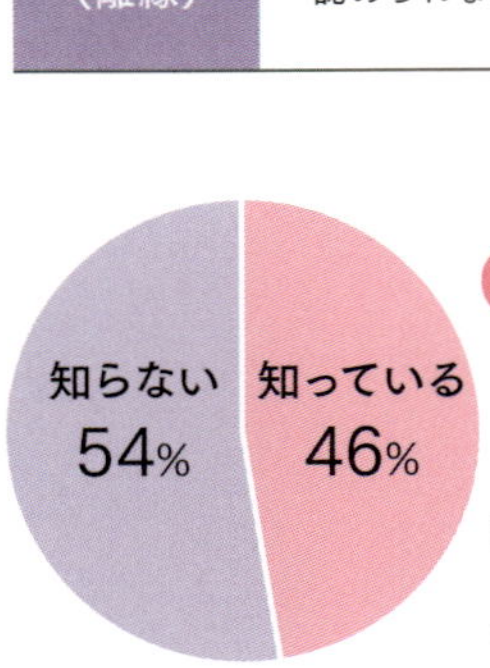

養子や里子を考えたことがない人の中にも、基本的な制度や費用について知りたいという意見がたくさんありました。

特別養子縁組のキホン

1 養子と里子の違いは…

戸籍上も親子になるのが「養子」、親がわりに18歳まで育てるのが「里子」

養子縁組とは、子どもとの間に法律上の親子関係をつくることですが、里親委託は実親にかわって、一定期間（原則として18歳まで）家庭で子どもを預かって育てる制度です。子どもとの間に法的な親子関係はなく、実親が親権を持っています。里子の養育期間中は国から一定の里親手当が支給されます。養育里親の場合は月額8万6000円（2人目以降4万3000円）で、このほかに一般生活費（乳児5万8570円、乳児以外5万800円）も支給されます。

2 特別養子縁組と普通養子縁組の違い

実親と子どもの法的関係が残るかどうか

一番の違いは、生みの親と子どもの法律上の関係です。不妊治療をへた夫婦の多くが望む特別養子縁組の場合、子どもが戸籍上も実親との親子関係を断ち切り、養親《ようしん》と子どもは法律的にも実の親子と同様の関係に。戸籍の続柄記載も「長男・長女」となります。子どもの福祉のための制度です。

一方の普通養子縁組では実親と子どもの法的な関係は残り、戸籍には実親と養親、両方の名前がのります。続柄の記載は「養子・養女」に。家督を継がせるため、配偶者の連れ子を養子にするためなど、さまざまな目的があります。

3 特別養子縁組はどこに申し込む？

【児童相談所】	【民間あっせん団体】
＊住民票のある自治体で申し込む	＊全国から申し込める
＊新生児の委託は少ない	＊新生児、乳児がほとんど
＊費用は基本的に無料	＊費用は50万～200万円

児童相談所か、民間あっせん団体か？

児童相談所で特別養子縁組を申し込む場合、まず住民票がある都道府県で「養子縁組里親」の認定を受けて、里親に登録する必要があります。自治体によってとり組み方にかなり差があり、ほとんど特別養子縁組を扱っていない地域も約4割あります。面談や研修を受けて里親に認定されると、管轄地区内の乳児院や児童養護施設にいる子どもとのマッチングが行われます。新生児の委託は2割程度と少なめです。打診を受けたら、その子どものいる施設に養親候補の夫婦が通って、一定期間交流したあとに委託が決まるケースが多いようです。登録後、数カ月で委託される場合もあれば、数年待っても打診がないこともあります。

一方の民間あっせん団体の場合、令和3年4月1日現在、全国に22の養子縁組あっせん事業者が国の許可を受けています。団体によって方針はさまざまなので、まずはウェブサイトや説明会などで情報収集して、自分たちにいちばん合った団体を選びましょう。

民間団体の多くは、予期せぬ妊娠に悩む女性たちの相談窓口にもなっており、特別養子縁組でも新生児の委託がほとんどです。

児童相談所、民間あっせん団体、いずれの場合も委託後、家庭裁判所へ申し立てをし、6カ月の試験養育期間中に家庭訪問や面談をへて、特別養子縁組が確定します。

民間の養子縁組あっせん団体一覧（令和3年4月1日現在）

事業所所在地自治体名	事業者名
北海道	医療社団法人弘和会 森産科婦人科病院
茨城県	特定非営利活動法人 NPO Babyぽけっと
埼玉県	医療法人きずな会 さめじまボンディングクリニック
千葉県	特定非営利活動法人 ベビーブリッジ
東京都	一般社団法人 アクロスジャパン
東京都	認定特定非営利活動法人 環の会
東京都	社会福祉法人 日本国際社会事業団
東京都	特定非営利活動法人 フローレンス
東京都	一般社団法人 ベアホープ
滋賀県	医療法人青葉会 神野レディスクリニック
奈良県	特定非営利活動法人 みぎわ
和歌山県	特定非営利活動法人 ストークサポート
山口県	医療法人社団諍友会 田中病院
沖縄県	一般社団法人 おきなわ子ども未来ネットワーク
札幌市	医療法人明日葉会 札幌マタニティ・ウイメンズホスピタル
千葉市	社会福祉法人 生活クラブ 生活クラブ風の村ベビースマイル
大阪市	公益社団法人 家庭養護促進協会大阪事務所
神戸市	公益社団法人 家庭養護促進協会神戸事務所
岡山市	一般社団法人 岡山県ベビー救済協会
広島市	医療法人 河野産婦人科クリニック
熊本市	医療法人聖粒会 慈恵病院
熊本市	社会医療法人愛育会 福田病院 特別養子縁組部門

（民間あっせん機関による養子縁組のあっせんに係る児童の保護等に関する法律（平成28年法律第110号）に定める許可を受けたもの）
https://www.mhlw.go.jp/content/11900000/000513198.pdf
厚生労働省　家庭福祉課調べ

＼もっと知りたい！／
特別養子縁組Q&A

特別養子縁組にまつわる素朴なギモンの数々。
民間の養子縁組あっせん団体、アクロスジャパンの養親希望者へのアンケートをもとに、代表の小川多鶴さんにお答えいただきました。
※養親の条件、縁組の規約等は団体によって異なります。

Q 日本で生みの親と暮らせない子どもの数は？

A 約46000人

約85%が乳児院や児童養護施設などで暮らしています。一方、欧米では、施設よりも養子として家庭で育つケースがほとんどで、アメリカでは約8割、オーストラリアでは9割以上の子どもが養子になっています。

Q 養親の年齢制限は？

A 45歳までが望ましい

厚生労働省のガイドラインでは、子どもとの年齢差は45歳までが望ましいとされています。 アクロスジャパンの場合、養子に法的安定性を与える目的で、養親の年齢を47歳までとしています。

Q 民間団体から養子を迎えるのにかかる費用は？

A 約50万～200万円

団体の方針や支援の手厚さ、実母の出産状況によってもかかる経費は違い、一概にはいえません。厚生労働省や自治体から認定された一部のモデル団体には給付金が出ます。今年度は当該団体で縁組された養親にも最大で30万円の給付金が出る予定です。

Q 民間団体で迎える養子の平均年齢は？

A 0歳

民間団体の場合、新生児の委託がほとんど。生後数日で養子を迎えるご夫婦が多いです。一方、児童相談所の場合、新生児委託は少なく2割程度です。

Q 特別養子縁組の成立件数は？

A 年間約500件

特別養子縁組の件数は横ばいで推移してきましたが、この数年、大きく増加しています。2017年に国が発表した「新しい社会養育ビジョン」で、特別養子縁組を5年以内に年間1000件以上にまで増やしていこうということがいわれています。

特別養子縁組の成立件数　　（出典）最高裁判所「司法統計」

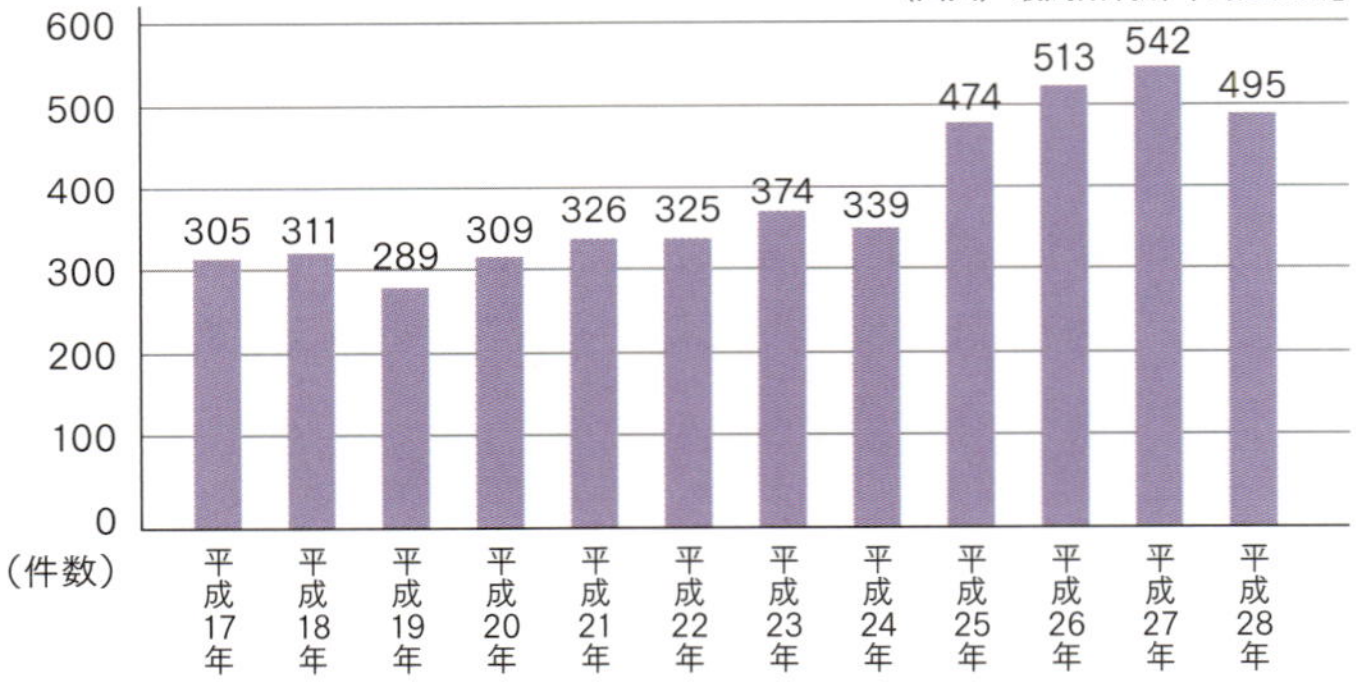

Q 養母の平均不妊治療期間は？

A 約4.5年

40歳ごろまでを不妊治療の区切りの目安にされて、そこから養子縁組を考え始める40代前半のカップルが多いようです。不妊治療中、もっと早い段階で養子縁組についてくわしく知る機会があれば、治療をやめる区切りをつけやすかったし、早く養子を迎えたかもしれないというご意見も多く寄せられています。

Q 子どもには養子であることを告知する必要がある？

A YES

「真実告知」は子どもの持つ権利とされています。子どもは成長するにつれて、必ず自分のルーツを知りたがります。幼いうちから自然に日常の中で、真実を伝えるよう説明しています。

Interview

家族のかたちはそれぞれ 育てて母になるという選択肢も知ってほしい

不妊治療の最初に養子の説明があるアメリカ

私は以前住んでいたアメリカで４年間、不妊治療をしました。現地のクリニックでは、治療を始める前にカウンセリングがあり、『あなたは今こういう状態で、治療の方法にはこれとこれがあります。成功率はそれぞれ何%です』と説明されます。選択肢の中には、養子縁組も入っていて、説明会の日時や費用のことなど、いろいろ教えてくれます。患者には知る権利があり、医師はそれらの情報提供を法律で定められているのです。

不妊治療で精魂尽き果てた末に、養子縁組に行きつくのではなく、スタートの段階で養子縁組という選択肢もあると知っておくことで、その後の不妊治療の進め方や精神的な負担もずいぶん変わってくるのではないでしょうか。自分で産むことだけが母になる方法じゃない。本当に子どもが欲しいなら、育てて母になる方法もあり、実の親子と何も変わらない。選択肢は自分にあるんだよということを知ってほしいなと思います。

養親希望者のほとんどは不妊治療の経験者です。治療の継続中など、少しでも迷っているかたには、制度を知ったうえで、もう一度よくお考えいただき、自分で産むのが目的ではなく、育てたい！と思ったらまたいつでもいらしてくださいとお話ししています。周囲に子どもをせかされて、しかたなく養子をもらうんじゃ、みんな不幸ですもんね。

ほかの団体や児童相談所もぜひ見てきてくださいということもみなさんに伝えます。自分で納得して決めるというのがいちばん大事です。さまざまな研修を受けて、養子縁組の背景も理解し、それでも子どもが欲しいという強い気持ちを持つかたはみなさん、わが子に出会われています。

２人目不妊で日本から養子を迎えて

私は２００５年に日本から養子を迎えました。不妊治療中に夫から「そんなに大変なら養子を迎えようか」と言われて最初は驚きました。夫は日系アメリカ人で、親戚にも養子がたくさんいる環境でした。私にはすでに自分で産んだ長女もいましたが、確かに実子か養子かということより、どう育てるかが大事だと思えたのです。

長男はもう14歳。家族になれてとても幸せです。彼を迎えた当時は情報も少なく、制度もととのっていなかったので、その後いろんなかたの相談を受けました。その経験から10年前に帰国して、アクロスジャパンを立ち上げました。苦労も多いですが、厳しい状況の中で生まれた子どもが、あたたかい家庭に迎えられ、養親と幸せに暮らしているのを見ると、この仕事をしていてよかったと思います。

日本で体外受精や顕微授精などの生殖補助医療によって生まれた子どもは年間４万７３２２人（２０１４年）。そのほぼ同数の約４万６０００人の子どもがなんらかの事情で家庭で暮らせない社会的養護児童です。アメリカではその約８割が養子になりますが、逆に日本では８割以上の子どもが養護施設で暮らしています。

政府は２０１７年、施設ではなく家庭で養護する子どもの割合を75%に引き上げましょう、特別養子縁組の数も現在の２倍の年間１０００件に引き上げましょうという「新しい社会的養育ビジョン」を発表しました。

日本でも最近は養子縁組に対する考え方が変わってきました。家族のかたちはそれぞれ。いろんな生き方が受け入れられる世の中になることを願っています。

アクロスジャパン理事
小川多鶴さん

アメリカ在住中、4年間の不妊治療後に第２子となる養子を迎える。日本の養子縁組のさまざまな問題に直面した経験から、2009年に帰国して一般社団法人アクロスジャパンを設立。予期せぬ妊娠に悩む女性の支援や、子どもを望む夫婦との養子縁組事業を行っている。

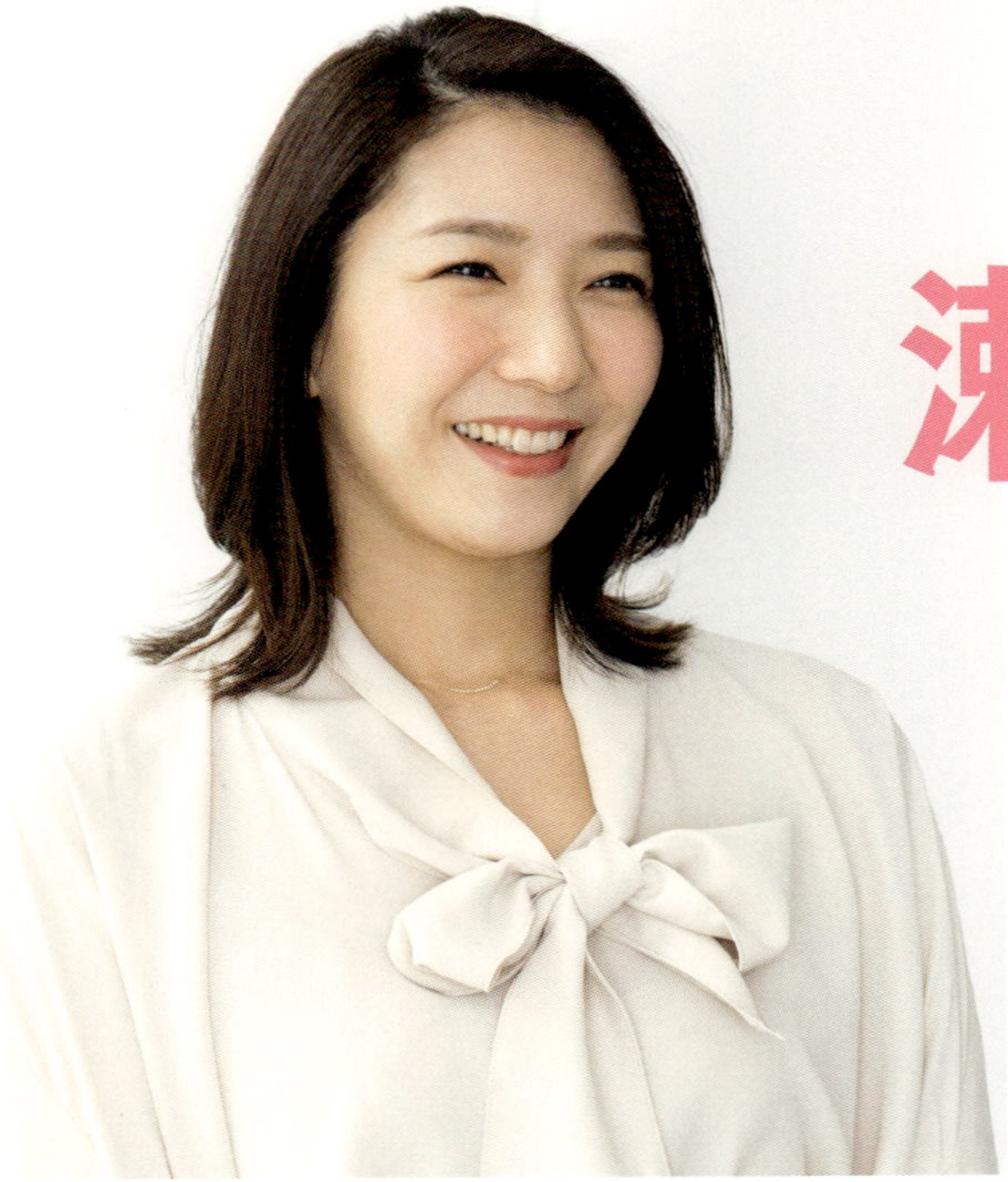

Special Interview

瀬奈じゅんさん

宝塚歌劇団月組のトップスターをへて、
さまざまな舞台で活躍中の瀬奈じゅんさん。
いつしか不妊治療で妊娠することがゴールになっていたという
彼女は特別養子縁組で母になりました。
過去の自分のようにつらい不妊治療を
がんばっている女性に伝えたいメッセージとは？

1992年、宝塚歌劇団に入団。2005年に月組トップスターになる。09年に退団後は女優として舞台やテレビ番組、ラジオなど多方面で活動。12年に舞台俳優・ダンサーの千田真司さんと結婚。特別養子縁組で子どもを授かったことを公表し、特別養子縁組についての理解を広める活動を行っている。

特別養子縁組が「勇気ある決断」ではなくあたりまえの選択肢のひとつになりますように

がんばっても結果が出ない。人生初の挫折を経験

夫婦共に大の子ども好き。すぐにでも子どもが欲しいと願っていた瀬奈さんが不妊治療を始めたのは41歳のとき。舞台の仕事は休み、治療に専念することにしました。

「卵管の通りが悪かったことと、年齢的にも急いだほうがよいということで、最初から体外受精を選択。希望を持ってスタートしましたが、2回目の移植で着床した受精卵はそこで成長がストップしてしまい、気分はどん底に。でもそれは、長い不妊治療のほんの始まりでした」

2年半の間に体外受精を7回行って、5回は着床。けれど、子宮内膜の厚みが足りず、卵が育ち続けることはありませんでした。

「ホルモン剤の副作用で体がむくみ、ホルモンバランスの乱れから急に涙が出てしまうこともありました。それでも結果が出ない……。人生初の挫折でした。宝塚歌劇団時代にもつらいことはあったけど、努力を重ねてトップスターになって、夢をかなえてきた。でも人生にはがんばってもどうにもならないことがあるとはじめて知りました」

そんなある日、長く不妊治療を続けてきた友人から妊娠の知らせが届きます。

「このときは心からおめでとうと言えたけれど、このまま治療を続けていたら、たいせつな人の幸せを喜べなくなるかもしれない。そうなる前にやめるべきじゃないか……、そんな思いが頭をもたげた瞬間でした」

はじめてわが子を抱いた日。私を待ってくれていたんだ

治療を続けるうちに心も体も疲弊していく瀬奈さんを見て、養子という選択肢があることを切り出したのは、夫の千田さんでした。

「はじめて聞いたときは『私はあなたとの子どもが欲しくてがんばっているのに、なんでそんなことを言うの？』というのが正直な気持ちでした。でもしばらくたって、信頼する彼が言ってくれたことだから、とりあえず調べてみようと思ったんです」

不妊治療を続けながら、夫婦で民間団体の説明会に参加したり、実際に特別養子縁組の子どもを迎えたご夫婦の話も聞きました。

「血がつながっていないのに、親子の顔がそっくりなのに驚きました。一緒に暮らしているとこんなにも似てくる、血のつながりなんて関係ないんだと思えたんです」

はじめて特別養子縁組の親子に会ったときのことを、こう振り返る瀬奈さん。

「本来、不妊治療の目的は子どもを産み育てて幸せになること。それなのに、長く治療を続けるうちに、いつしか妊娠がゴールになっていた。でも、心身共にすり減った状態では子育てはできませんよね。ボロボロになる前に治療をやめ、真剣に特別養子縁組を考えようと心が切り替わっていきました」

夫婦で幾度も話し合いを重ねた末、ふたりは民間団体「ストークサポート」に登録します。そして10カ月後、審査や研修をすべて終え、わが子を迎える日がやってきました。ま

だ生後5日。事前に産院から、まだ哺乳びんでミルクを飲むのが下手なので、レクチャーの時間をくださいと言われていました。

「この子は出産後すぐに生母と離れて、看護師さんが交代で見てくださっていたのですが、私が抱っこをしてミルクをあげたら、レクチャーもなしにすんなり飲んでくれたんです。『あぁ、待っててくれたんだね』と、その場にいた全員で泣きました。車で産院に向かうときにはいなかったのに、帰りはこの子と一緒。抱っこして駐車場まで歩く間、いつもよりお日さまがキラキラして見えました」

自然なかたちで真実告知を始めています

小さかった赤ちゃんは、すくすくと成長。瀬奈さんは2歳ごろから、「真実告知」を始めているそう。特別養子縁組では、本人に出生の事実を伝える真実告知は子どもの権利だとされています。本人が知る前に第三者から聞くのを防ぐためにも、なるべく小さいうちに伝え始めることが推奨されています。

「お風呂に入ったときに『ママのおなかはこわれていて、あなたを産んであげることができなかったんだよ。もうひとりのお母さんのおなかから生まれて、ママのところに来たんだよ』と話しています。まだよくわかっていませんが、徐々に理解してくれるといいですね」

瀬奈さんには、不妊治療中に忘れられない光景があるといいます。

「私は体外受精専門の病院に通っていたのですが、朝から何百人もの女性が治療に訪れる。待合室で長い順番を待っているとき、ふと『この中で何人の女性がわが子を抱けるんだろう』と思ったんです。みなさん、どんな思いでここにいるんだろう、と。あの待合室に特別養子縁組の冊子があれば、中には救われるかたもいるかもしれない。私は、不妊治療をがんばっているかたに養子をすすめるつもりはありません。でも、そういう制度があると知っているだけで気持ちが全然違う。不妊治療で燃え尽きる前に、選択肢のひとつとして知っていただけたらと思います」

特別養子縁組があたりまえに受け入れられる社会へ

瀬奈さんが特別養子縁組で子どもを迎えたことを公表したのは、6カ月の試験養育期間を終えて、戸籍上も親子になったあとのことでした。それまでは実親が養子縁組を撤回することもできるからです。

「公表後は批判もあるかもしれないと覚悟していましたが、それは杞憂でした。昔は偏見もあったかもしれませんが、みなさん理解してくださって、ずいぶん時代が変わったんだなと感じました。『すばらしいことをしたね』『勇気ある決断だね』と言っていただくことも。その言葉はとてもうれしかったのですが、特別養子縁組が勇気ある決断ではなく、あたりまえの選択肢として浸透してほしいというのが、私たち夫婦の本当の願いです」

ふたりは、自分たちのように不妊に悩む夫婦の助けになりたいという思いから、特別養子縁組に関するサイト「＆ｆａｍｉｌｙ‥」を立ち上げました。わが子が大人になったとき、養子縁組の親子が特別視されない世の中になっていてほしいという願いも込めて。

「まずはこの制度を知っていただくことからスタート。普通養子と特別養子の違いを知っているかたもまだまだ少数だと思います。でも、たとえば『お酒は20歳になってから』というのは、日本人のほぼ全員が知っていますよね。そのくらい誰もが知っている制度になることが目標です」

社会を変えていくために動き始めた瀬奈さんご夫婦は、ウェブサイトでの情報発信や講演会など、勢力的な活動を続けています。

「不妊治療中をがんばっているみなさんの中には、人にはわからないつらい思いを抱えていらっしゃるかたも多いと思います。人から何を言われても、耳に入らないかもしれない。私がそうでした。自分のせいでこうなったんじゃないかと、いつも自分を責めていました。結局、私は子どもを産むことはかないませんでしたが、今、愛すべき命に恵まれて、とても幸せです。不妊治療中のかたには、決して自分を責めず、ゆったりとした気持ちでとり組んで、と伝えたいですね。上手に息抜きをしながら、納得するまでやりきることが大事だと思います。そして、心のどこかにでも特別養子縁組という選択肢を知っていただけたら、それが少しでもみなさんの助けになれば、心からうれしく思います」

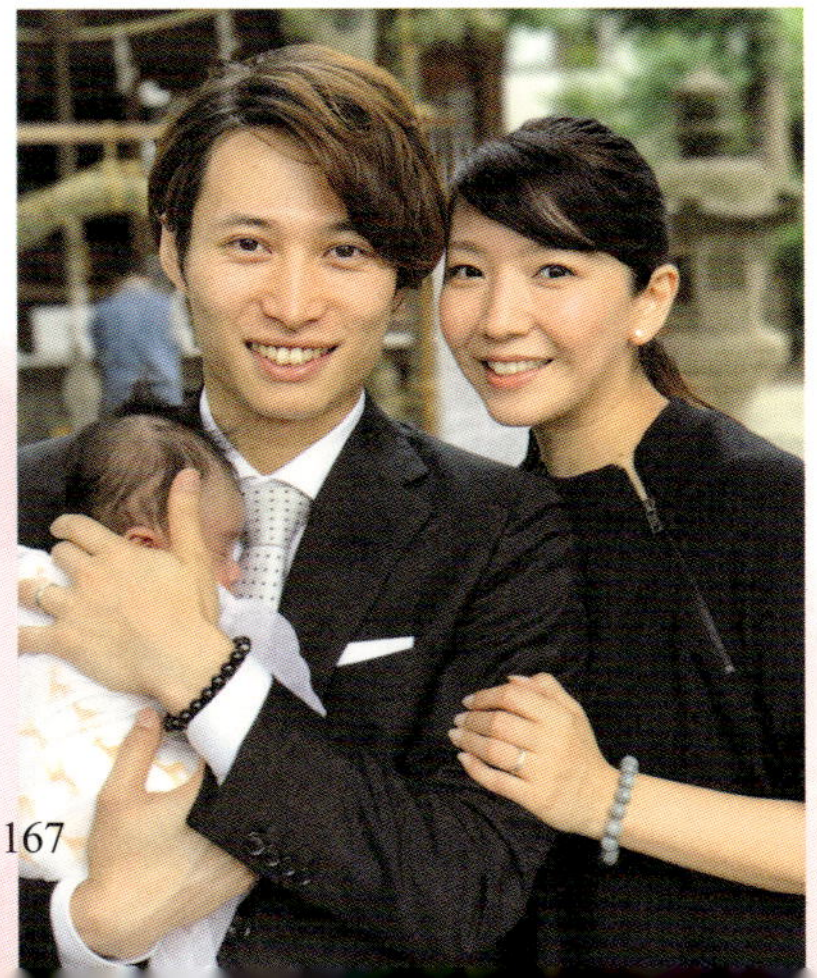

特別養子縁組のウェブサイト「&family..」

不妊治療をへて、特別養子縁組でわが子を授かった自身の体験をもとに、瀬名さんご夫妻が立ち上げた「&family..」。「さまざまな愛のカタチ、家族のカタチ」が受け入れられる社会をめざして、ウェブサイトでのさまざまな情報提供や講演などの活動をされています。
https://andfamily.jp/

＼瀬奈さん、千田さん教えて！／

特別養子縁組相談室

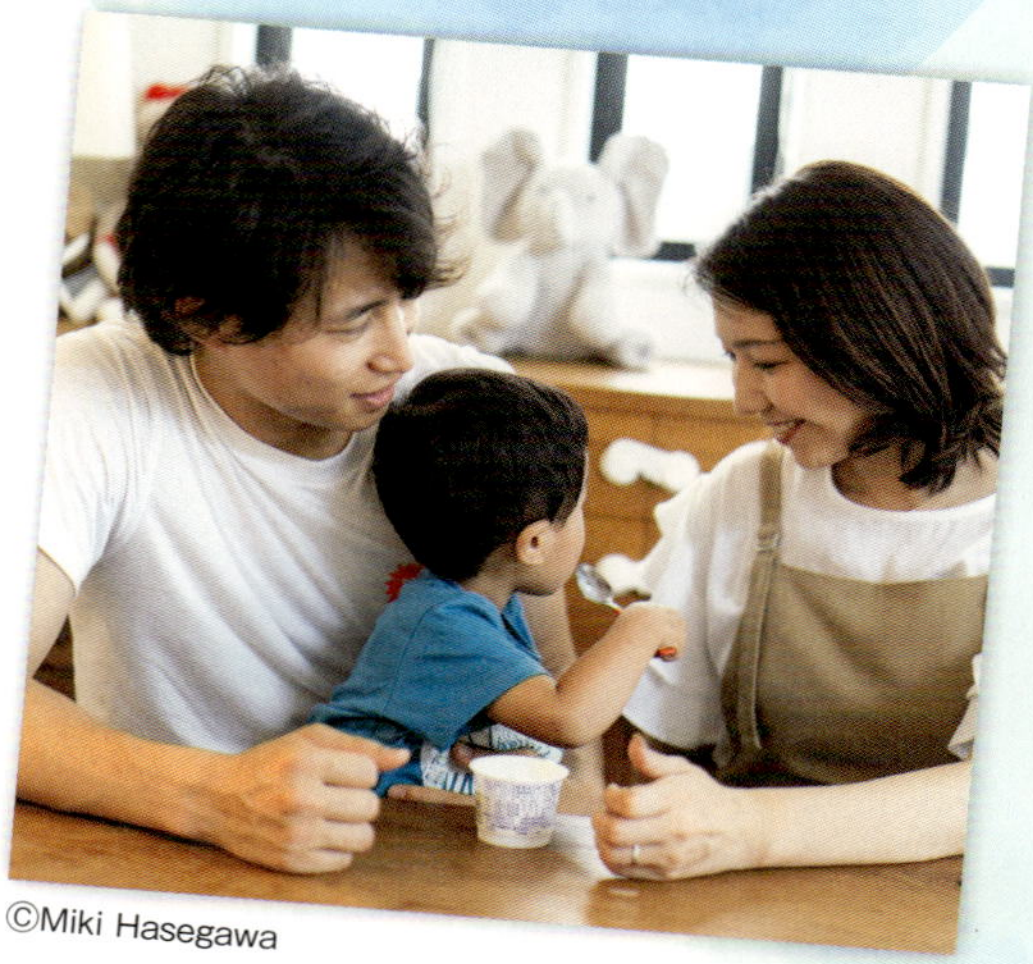
©Miki Hasegawa

Q 血がつながっていなくても愛せる？

特別養子縁組に興味がありますが、血のつながらない子どもでも実の子と同じように愛せるのか、自信がありません。
（Eさん／39歳・妊活歴3年）

千田真司さん
僕はチャイルドマインダーというイギリスの保育資格を持っていて、ときどきベビーシッターをしていた経験があります。どの子も同じようにかわいいし、もし万が一、親御さんに何かあっても、僕はきっと愛情を持って育てられると思っていました。血縁がないことへの不安はありませんでしたね。
もちろん血のつながりにこだわるかたもいて当然。みなさんに特別養子縁組をおすすめしようとは思っていません。ただ、もし興味があるけれど、そこで迷っているかたがいたら、あっせん団体の説明会などで、実際に養子を迎えたご家族を自分の目で見るのが一番だと思います。

瀬奈じゅんさん
私たちも団体の説明会で特別養子縁組のご家族の幸せな姿を見て安心し、一歩踏み出す勇気をもらいました。一緒に暮らしていると似てくるといいますが、その親子の顔がそっくりなのには驚きました。実はうちの息子も最近、パパに似ているねと言われることが増えました。変な口ぐせまで似てきたみたい（笑）。血のつながりもそうですが、やはり育った環境が大事なのではないかと思っています。

Q 家族が反対しています

夫婦は特別養子縁組を望んでいますが、実家の親が反対しています。無理に進めないほうがいいのでしょうか。
（Yさん／35歳・妊活歴3年）

千田真司さん
子どもを迎えたときに祝福してもらいたいから、無理に進めるのはよくないと思います。家族にも根気よく説明し、理解してもらう必要があります。
僕たちの場合も家族に話すことが、自分たちの気持ちと向き合うよい機会になりました。正直、大賛成！という家族ばかりではなかったです。僕の妹も「ふたりでいても幸せなのに、どうして養子を迎える必要があるの？」と素直な意見をぶつけてきてくれました。2〜3時間かけて話し、どこまで納得したかはわかりませんが、息子と対面してからは一瞬でとりこになり、遠方からしょっちゅう会いにきてくれます。

瀬奈じゅんさん
私の父も、最初は「反対ではないけれど、どこか違和感がある」と正直に伝えてくれました。血がつながっていないのに家族になって、その子どもがかわいそうではないかと。そんな父も今は孫にデレデレで、血のつながりなんてまったく気にしていないようですが（笑）。

Q もし障害があったら、と不安は？

特別養子縁組で迎える子どもに障害があったらと思うと、踏み切れない気持ちがあります。おふたりはご縁のあった赤ちゃんに身体的トラブルがあったらなどと、心配されたことはありましたか。
（Mさん／28歳・妊活歴1年）

瀬奈じゅんさん
私は当時43歳でしたので、自分が高齢出産したとしても、病気や障害など、さまざまなリスクがあったはず。それは養子でも同じことです。元気に生まれてきてくれることを願っていましたが、もし何かの障害があっても受け入れる心の準備はできていました。

特別養子縁組について知りたい!

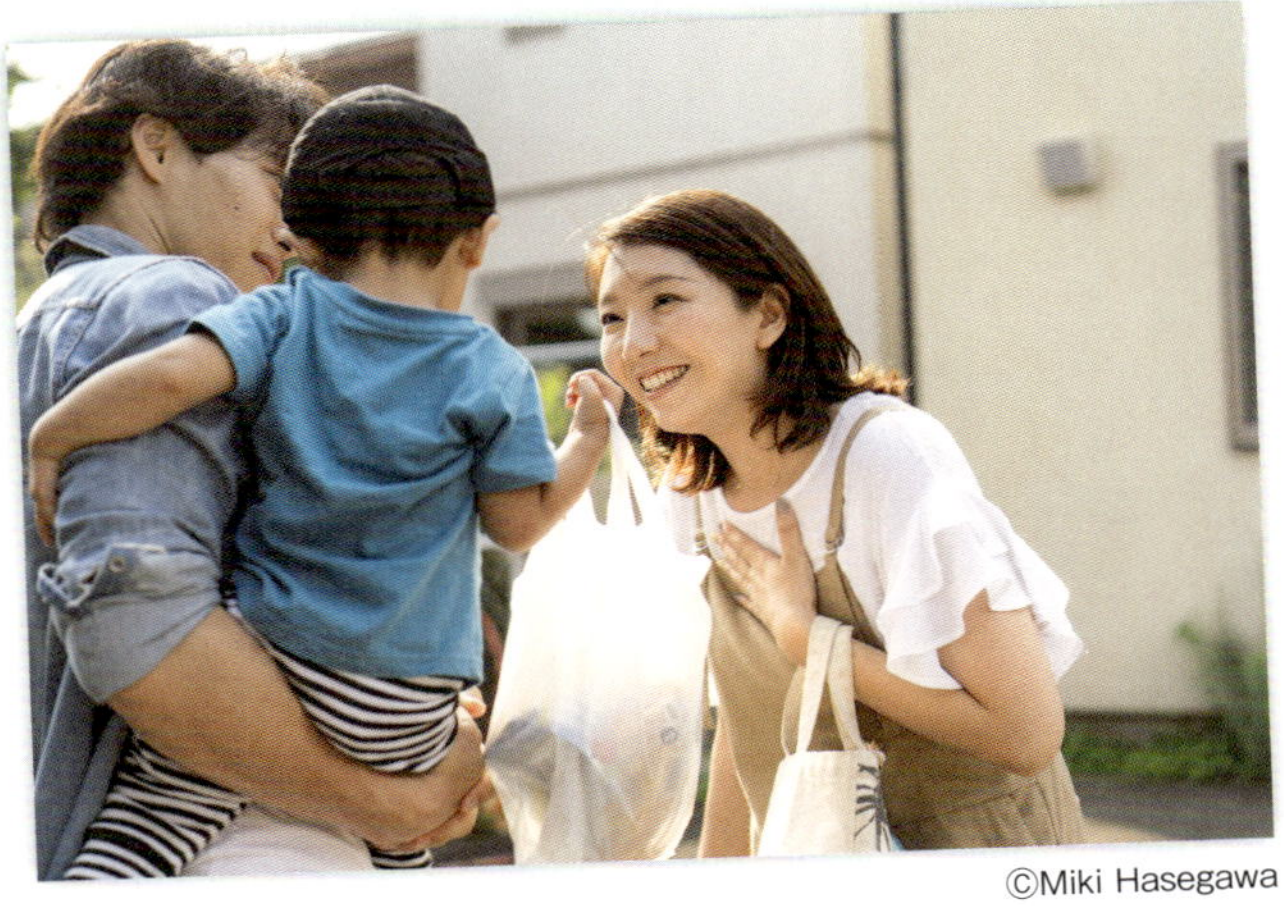

©Miki Hasegawa

Q あっせん団体がたくさんあって、どうやって選んだらいいかわかりません

（Kさん／41歳・妊活歴4年）

瀬奈じゅんさん

団体選びは本当に「相性」。まずは各団体のホームページを見てみてください。団体によって養親の年齢制限も40～45歳と幅があります。その他の条件が合うかどうかもチェックしましょう。どの団体も説明会やセミナーなどを開催しているので、興味があればぜひ足を運んでみてください。

Q 特別養子縁組にあたり、いちばん悩んだことは？

決意するにあたって、いちばん悩んだこと、不安だったことはなんですか？　どのように解消されましたか？

（Sさん／32歳・妊活歴2年）

千田真司さん

最初は何も情報がない中で調べ始めたので、どういう制度なのかもわからず、うまく家族になっていけるのか、不安はありました。また、特別養子縁組制度は基本的に子どものための制度なので、自分たち夫婦に子どもができないから養子を迎えたいというのは、エゴなのではないかと悩んだこともありました。そんなとき、民間団体「ストークサポート」のスタッフが「不妊治療をがんばってきて、それがむずかしかったから特別養子縁組を考えたいというのは、エゴではなく、自然な思いなのでは？」と言ってくださり、とても救われました。そのこともあって、このかたにおまかせしたいという気持ちになり、ストークサポートに登録しました。

Q 夫が特別養子縁組に消極的です

私はぜひ養子を迎えたいのですが、夫は「養子をもらってまで……」と消極的。こんな場合はどうしたらいいでしょうか。

（Kさん／40歳・妊活歴2年）

千田真司さん

やはり夫婦の熱量が同じでないと、なかなかむずかしいと思います。どちらかに何か引っかかる部分があるなら、それはとり除きながら進めるべきだと思います。特別養子縁組は戸籍上も親になるので、子どもを迎えてからは引き返せないからです。そういう点では、戸籍上の関係を結ばず、期間も限定の里親制度とは大きく異なります。

きっと、夫婦が同時に興味を持つことのほうが少ないはず。うちの場合、特別養子縁組は僕のほうから提案しました。先に興味を持ったほうが根気強く理解を得る努力をし続けるしかないと思います。具体的には、関連する本や映画、ドキュメンタリー、SNSなど、気軽に見たり読んだりできるものからすすめて、興味がわいたらあっせん団体のイベントや説明会へと、ステップを踏んでいくのがいいのではないかと思います。

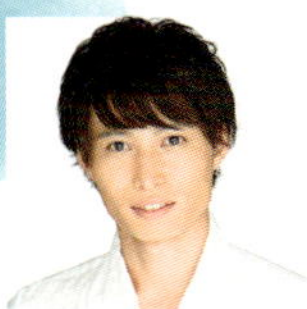

千田真司さん
俳優、ダンサー、振付師。2008年『さらば我が愛、覇王別姫』で舞台デビュー。ダンススタジオ「FABULOUS BUDDY BEAT」を主宰し、指導者としても活動。2014年にチャイルドマインダー取得。18年にand family株式会社を立ち上げ、特別養子縁組の啓蒙活動を始める。著書に『ちいさな大きなたからもの』（方丈社）がある。

妊活卒業生インタビュー 10

無精子症での顕微授精をへて特別養子縁組でわが子に出会う

茂樹さん・里和さん

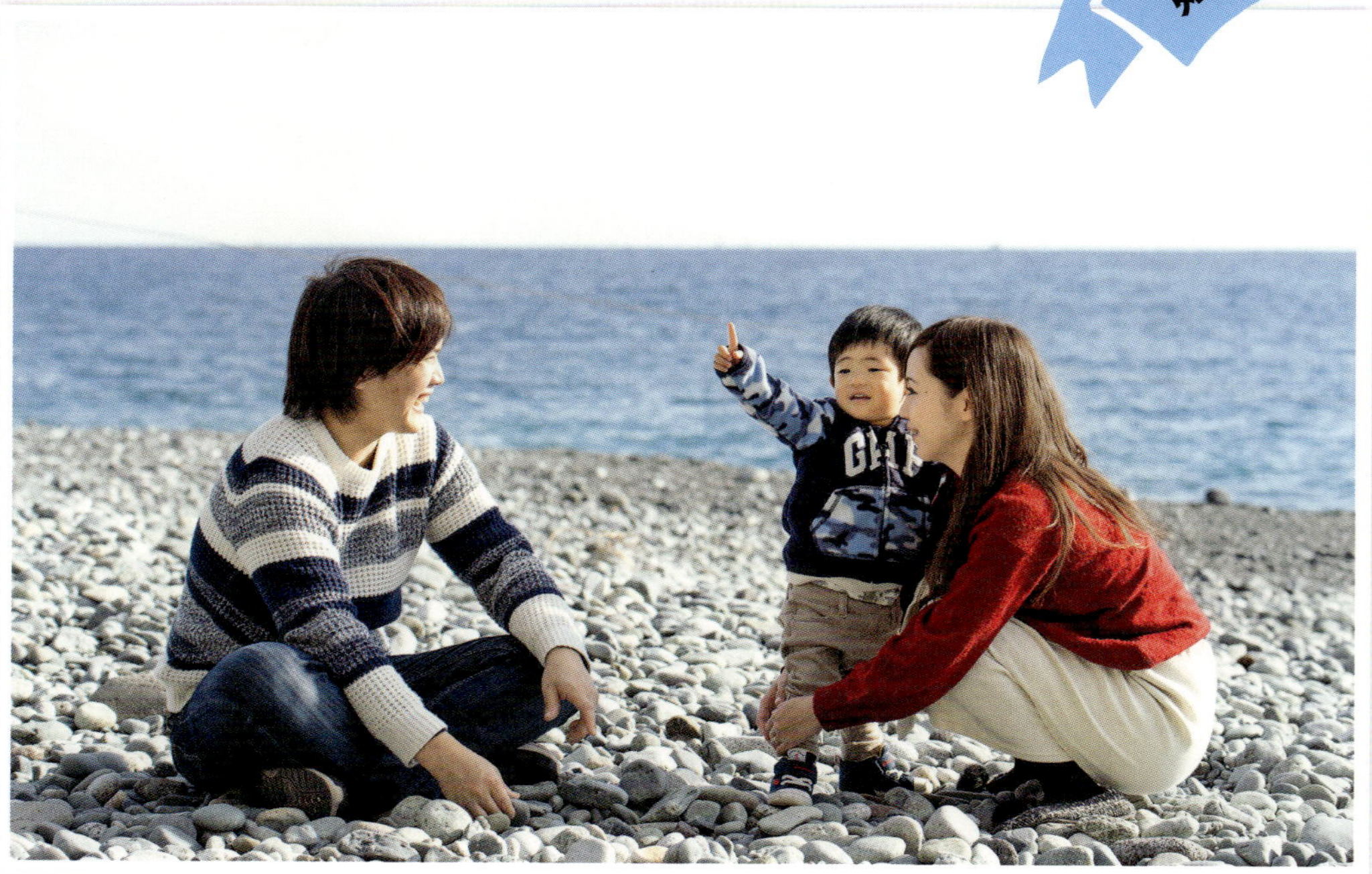

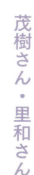

治療の道を断たれ、絶望の淵に立たされた

ふたりが結婚したのは里和さんが22歳、茂樹さんが23歳のとき。若いママとパパに憧れ、すぐにでも子どもが欲しいと思っていました。ところが1年ほどして不妊の検査をしたところ、夫の精液には精子が1個も見つからず、無精子症だとわかりました。いわゆる男性不妊です。

「まさか自分が原因だとは思っていなかったので、頭が真っ白になりましたね。『非閉塞性無精子症』といって、精子がうまくつくれない状態でした。その原因となったのが、男性のX染色体が1つ多い『クラインフェルター症候群』という病気です。通常、男性の染色体はXY、女性はXXですが、僕の場合、XXYだとわかりました」

茂樹さんはMD-TESE（顕微鏡下精巣精子採取術）手術を選択。精子は動いてはいなかったものの、それでも受精は可能だということで顕微授精に移りました。

グレードのよい受精卵ができたと言われたときは、ふたりで大喜び。市販の検査薬でも妊娠反応が出ましたが、結局、化学流産してしまいました。その後も何度か顕微授精。移植回数は3回に及びますが、妊娠成立には至りません。ついに手術でとり出した精子もなくなってしまいました。

「再度MD-TESEの手術を受けましたが、もう片方の精巣からは精子がとり出せませんでした。精子になる前の細胞で顕微授精をする方法もあると聞いて、東北から九州の病院にまで足を運びましたが、そこでも治療は無理だと言われて。実子を持つ可能性は消滅。自分が原因だと思い詰め、一時は離婚したほうが妻のためではないかとまで考えました」

夫婦で協力して特別養子縁組の情報収集

特別養子縁組を提案したのは、里和さんのほうでした。

History

夫23歳・妻22歳
中学の先輩・後輩同士で結婚
夫24歳・妻23歳
夫の無精子症が判明。MD-TESE手術で精子をとり出し、顕微授精にトライし始める
夫26歳・25歳
治療の選択肢がなくなり、不妊治療を終了。実子をあきらめる
夫28歳・妻26歳　民間のあっせん団体に登録
特別養子縁組で、生後5日の里樹くんを迎える
夫28歳・妻27歳
試験養育期間を終了し、特別養子縁組成立。戸籍上も家族に

「ブログで、あるかたが男性不妊の治療を終えて、養子縁組で双子を迎えたのを知って、養子もいいなと思い始めたんです。私も幼少期、友だちの親にかわいがってもらったりして、そんなに血のつながりにはこだわりがないと気づいて。それで夫に相談したのですが、最初は聞く耳持たずでしたね」

当時の茂樹さんは、自分が原因で子どもができないと思い詰めていた時期。目つきまで変わってしまって、友だちからも心配されていたといいます。

それからしばらくして、茂樹さんは仕事で単身赴任することに。少し離れてみると冷静になり、心にも余裕が生まれ始めました。養子のことも前向きに調べてみようと気持ちも変わっていきました。

特別養子縁組を視野に入れてからは、茂樹さんが積極的に資料請求や説明会の申し込みなどに奔走。ふたりで協力し合うことで、里和さんの心の負担も軽くなったといいます。

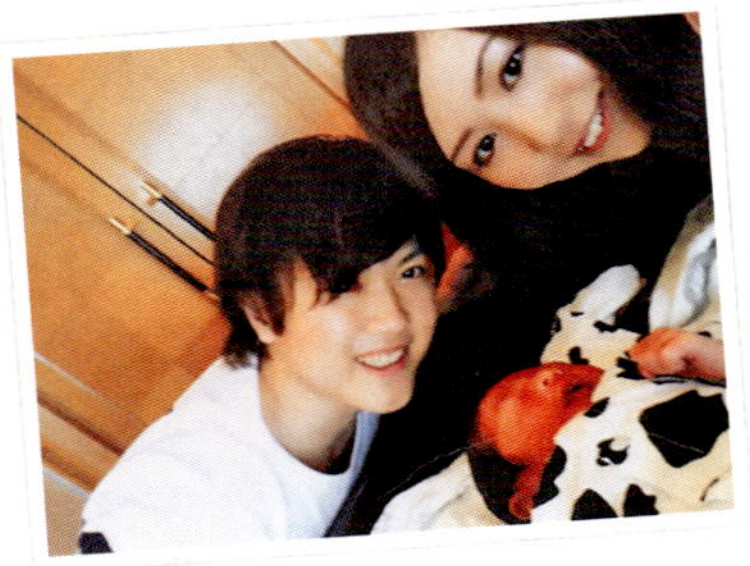

生後５日目の里樹くんを迎えに行った日。
はじめての家族写真です。

「それまでは友だちに会うのもおっくうでしたが、気持ちも明るくなって、外出も楽しめるようになりました」

特別養子縁組で生後5日のわが子を迎えて

養子を考え始めてから1年ほどして、ふたりは民間のあっせん団体に登録しました。研修を終えていよいよ本登録という日に、「もうすぐ生まれる子がいますが、お考えになれますか」と言われてびっくり。6月19日に本登録の面談をして、赤ちゃんが生まれたのが23日、お迎えが28日という急展開です。まだ性別もわからない中、あわててベビー服を買いに行ったり、お下がりをもらったり。飛行機を手配して、赤ちゃんが生まれた産院までお迎えに行きました。

「道中は、今までのつらかったことを思い出して泣いたり、もうすぐ会えるという期待もあったりで、もうパニックでした」と振り返る里和さん。はじめて赤ちゃんを抱っこした茂樹さんは、やっと会えた!という喜びと、父親になることの少しの不安が入りまじった気持ちだったといいます。赤ちゃんは男の子。ふたりの名前から1字ずつとって、里樹と名づけました。

「里樹が生後1カ月のときに、実母さんにも会うことができました。私たち夫婦に託してよかった、と言ってくれたのが印象に残っています。育児日記の出産のページを書いていただいたので、将来、息子に見せたいと思います」

血のつながりなんて関係ないと断言できます

特別養子縁組では、子どもに出生の真実を伝える必要がありますが、ふたりはすでにその練習を始めています。

「隠すのは絶対によくないと思うので、うちはなんでもオープンです。最近は団体からすすめられた真実告知のための絵本を読んであげていますが、主人公を息子にたとえて『父ちゃんと母ちゃんはね……』と言い換えたりしています」と茂樹さん。里和さんもお風呂の中で「里樹のお母さんは2人いるんだよ」などと、語りかけているそうです。

「赤ちゃんを迎える前は不安もありました。でも、今まで育ててきて、血のつながりのないことが気になったことは、まったくありません」とふたりは口をそろえます。

「里樹が熱性けいれんを起こして病院に行ったとき、『ご両親は熱性けいれんにかかったことはありますか?』と聞かれたんです。それで『僕はないです!』と言おうとしたら、妻があわてて『養子です』って。それで、あ、そうだった!と思い出したくらい。ふだんは養子だということはすっかり忘れていますね」と笑う茂樹さん。

「育てていくうちに、養子ではなく、わが子になるんだなと感じます。よく『血のつながりがなくても愛せますか?』と聞かれますが、大丈夫、愛せます! 養親仲間も『うちの子がいちばんかわいい』って言っていますよ（笑）」と里和さん。かけがえのない宝物をいつくしむふたりの姿は、まぎれもなく母と父。愛情にあふれた子育ての様子が伝わります。

ふたりはテレビのドキュメンタリー番組にも出演。20代で特別養子縁組をする人は珍しいので、若い夫婦に勇気を与えてほしいとオファーを受け、承諾したそうです。自分たちも特別養子縁組のブログなどに背中を押されて助けてもらったので、今度は悩んでいる人たちの役に立ちたいという気持ちが強いといいます。

「番組を見て、特別養子縁組を決めた人もいるそうで、うれしかったです。養親仲間からは、『あらためてこの道に進んでよかったと思った』という言葉をもらいました。困ったときに相談できる養親仲間は、子育ての頼もしい味方です。私たちを見て、こういう家族のかたちもいいなと思ってもらえたらうれしいです」

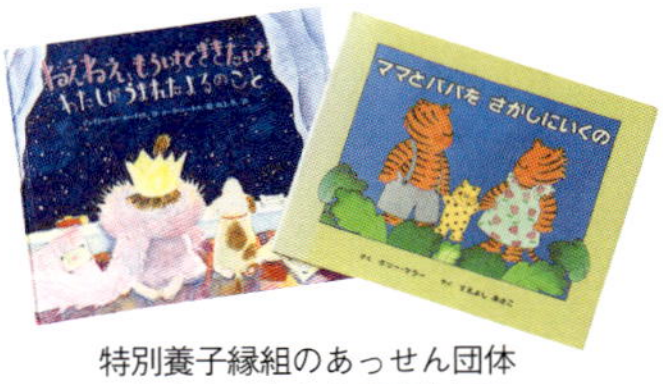

特別養子縁組のあっせん団体からすすめられた真実告知のための絵本２冊。

INDEX
索引

あ

い

う

え

お

か

き

す

せ

そ

く

け

こ

さ

し

STAFF

カバーデザイン／川村哲司（atmosphere Ltd.）

カバーイラスト／ 100% ORANGE

カバーそでイラスト／仲川かな

本文デザイン／高松佳子

本文撮影／黒澤俊宏、佐山裕子（主婦の友社）
大林博之、土屋哲朗

本文イラスト／いいあい、蛯原あきら、香川尚子、小林 晃、sayasans、
高橋ポルチーナ、Chieko、とげとげ。、七月マイ、福井典子、Pai

ドクターマネジメント／今井里佳、呉 佳叡
（HORAC グランフロント大阪クリニック）

調理／藤井 恵、ダンノマリコ、あまこようこ

構成・文／浦上藍子

取材・文／山岡京子、水口麻子、加藤夕子（リワークス）

協力／伊藤絵里子

校正／田杭雅子、鈴木直子

編集担当／大隅優子、大井牧子（主婦の友社）

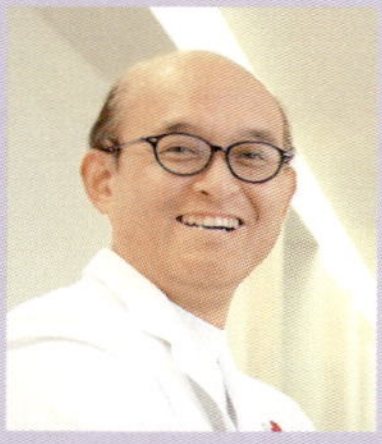

監修

HORACグランフロント大阪クリニック院長

森本義晴先生

IVF JAPAN CEO。関西医科大学卒業、同大学院修了。日本専門医機構産婦人科専門医、日本産科婦人科学会指導医、日本生殖医学会生殖医療専門医・指導医。世界体外受精会議前理事長、日本生殖医学会特任理事・倫理委員・渉外委員・編集委員・功労会員、生殖バイオロジー東京シンポジウム理事長、他多数。韓国CHA University客員教授・三重大学客員教授・岡山大学客員教授・聖マリアンナ医科大学客員教授・関西医科大学臨床教授・近畿大学先端技術総合研究所客員教授。世界最大の不妊・不育治療専門機関「IVF大阪クリニック」「IVFなんばクリニック」「HORACグランフロント大阪クリニック」を開設。体質改善を目的とした統合医療の重要性を提唱し、また最先端の科学技術の研究にも注力し続け、これまで300万人以上の治療に携わってきた不妊治療の第一人者。

IVF JAPANグループのクリニック

HORAC《ホーラック》グランフロント大阪クリニック

大阪府大阪市北区大深町３-１ グランフロント大阪 タワーＢ 15階
交通：JR「大阪」駅、JR東西線「北新地」駅、
地下鉄御堂筋線・阪急・阪神「梅田」駅、地下鉄四つ橋線「西梅田」駅、
谷町線「東梅田」駅　各駅下車徒歩５分
☎06-6377-8824　http://www.ivfhorac.com/

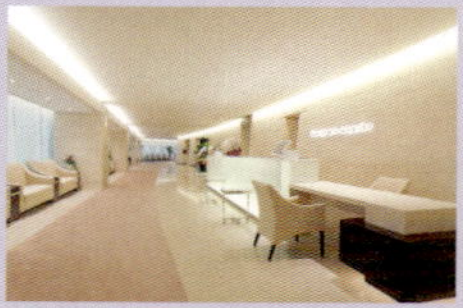

ロビーエリアは眺望抜群、
広々とした癒やしの空間。

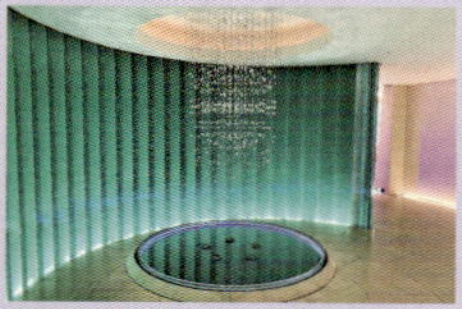

正面入り口を入ると、
気を感じる「命の泉」が。

IVFなんばクリニック

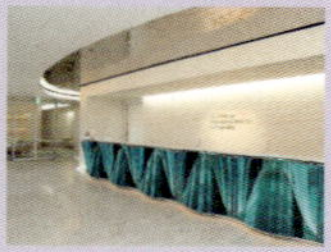

大阪府大阪市浪速区難波中2-11-18
パークスサウススクエア12・13・14階
交通：南海「なんば駅」2階 中央改札口より約6分
Osaka Metro御堂筋線
「なんば」駅4番出口より約8分
Osaka Metro堺筋線
「恵美須町駅」1-B出口より約9分
Osaka Metro御堂筋線・四つ橋線「大国町駅」Ｉ出口より約10分
☎06-6978-8824　https://www.ivfnamba.com/

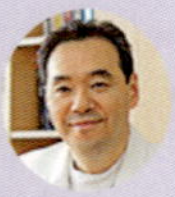

院長
中岡義晴先生

IVF大阪クリニック

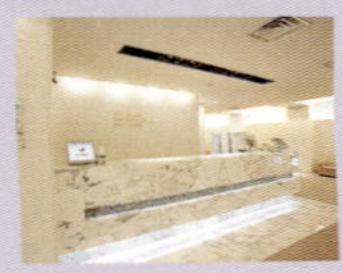

大阪府東大阪市長田東 1-1-14
交通：地下鉄中央線「長田」駅
４番出口より徒歩２分
☎06-4308-8824
http://www.ivfosaka.com/

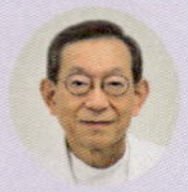

院長
福田愛作先生

はじめての不妊治療《ふ にん ち りょう》 最新版《さい しん ばん》

2025年４月10日　第１刷発行

編者　主婦の友社
発行者　大宮敏靖
発行所　株式会社主婦の友社
〒141-0021 東京都品川区上大崎3-1-1
目黒セントラルスクエア
電話 03-5280-7537（内容・不良品等のお問い合わせ）
049-259-1236（販売）
印刷所　大日本印刷株式会社

ISBN 978-4-07-461422-6

■本書のご注文は、お近くの書店または主婦の友社コールセンター（電話0120-916-892）まで。
※お問い合わせ受付時間　月～金（祝日を除く）10:00 ～ 16:00
※個人のお客さまからのよくある質問のご案内
https://shufunotomo.co.jp/faq/

※本書は『赤ちゃんが欲しい』の内容に新規取材を加え、再編集したものです。
※掲載の情報は2025年2月現在のものです。国や自治体の最新情報をご確認ください。
※掲載の体験談は取材当時のものです。